Pirmin M
Paracelsu

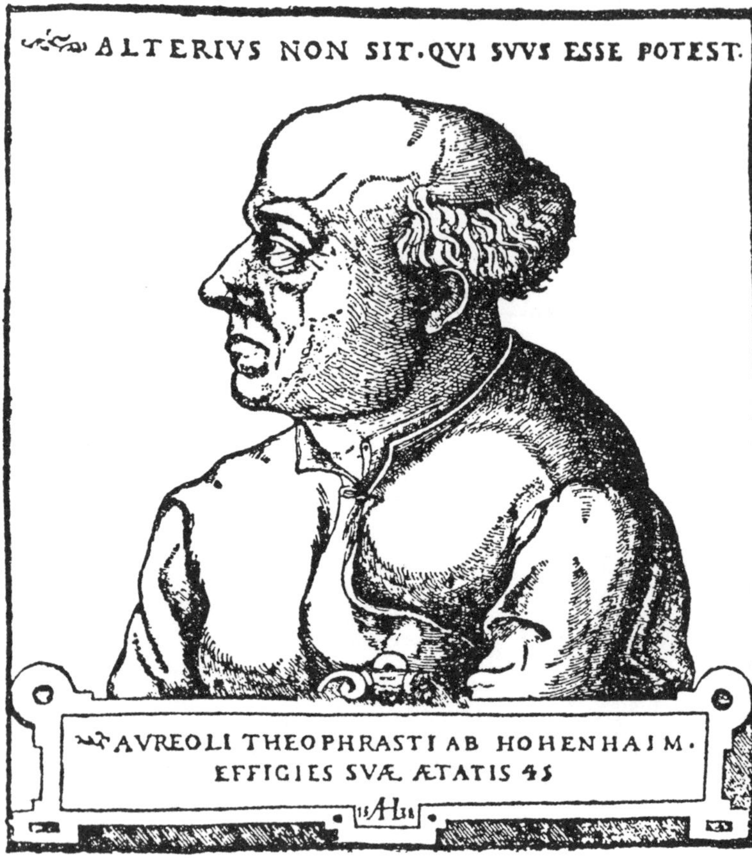

Sogenannter Erster Hirschvogelstich von Theophrastus von Hohenheim vom Monogrammisten A.H. (Augustin Hirschvogel?) aus dem Jahre 1538

Pirmin Meier

Paracelsus

Arzt und Prophet

Unionsverlag

Die Erstausgabe erschien 1993
im Ammann Verlag, Zürich.

Im Internet
Aktuelle Informationen,
Dokumente, Materialien
www.unionsverlag.com

Rieterstrasse 18, CH-8027 Zürich
Telefon 0041-44-283 20 00, Fax 0041-44-283 20 01
mail@unionsverlag.ch

Umschlaggestaltung: Martina Heuer, Zürich
Umschlagbild: Denis Kozlenko
Druck und Bindung: fgb – freiburger graphische betriebe
ISBN 978-3-293-00458-0

In memoriam
Otto Stich-Stampfli
(1927–2012)

Der Zorn der Turteltaube
oder
aus dem Leben eines Streitbaren

Einleitung

Der Tote gehört allen, den Lebenden will keiner. Der Bürger der Stadt Strassburg, dessen schillernde Gestalt als Doktor Paracelsus in den Sammelwerken über grosse Deutsche, Schweizer und Österreicher mit Stolz und Verwunderung in Anspruch genommen wird, ist in manchen seiner grundlegenden Orientierungen ein Produkt italienischer Bildung zur Zeit der Renaissance, ein Europäer fürs Bilderbuch.

Politisch ist er trotz der Einzigartigkeit seiner Erscheinung ein Beispiel für die Widersprüchlichkeit der schweizerischen Freiheit. Der Mann, dessen Humanisten-Devise lautet, es solle keinem andern angehören, wer in sich selber bestehen kann, bleibt bis zu seinem Tod Leibeigener des Fürstabtes von Einsiedeln. Seine grobe Landessprache ist ein ländlich-derbes Frühneuhochdeutsch, auch Gemeines Landdeutsch genannt, das er trotzig als Wissenschaftssprache behauptet. Man hängt ihm deswegen eher spöttisch den Beinamen »Luther der Medizin« an. Dabei sind seine Bekenntnisse zum Deutschtum im Gegensatz zu denjenigen der Zeitgenossen Ulrich von Hutten und Martin Luther weder national noch im Sinne volksnaher Glaubensunterweisung zu verstehen, sondern aus dem Geist einer erlebten und erlittenen Erfahrung, die er treffend »Erfahrenheit« nennt. Er spricht gerne von »deutschen Eseln«, »deutschen Narren« und von »Doktor Fürtzli«, wenn von deutschen Kollegen die Rede ist.

Im österreichischen Raum, wo er einen Teil seiner Jugendjahre verbringt und später einige Jahre praktiziert, fällt er zweimal durch fluchtartiges Verduften auf. Aus dem ersten Mal ergibt sich das früheste, aus dem zweiten das letzte gesicherte Zeugnis aus seinem Lebenslauf. 1526 bekundet ein eilig angefertigtes Protokoll, dass er Salzburg in den Wirren des Bauernkrieges verlassen hat, und am 24. September 1541 vertauscht er das Leben mit dem Tode, drei Tage nach der Niederschrift eines Testaments, welches die Hinterlassenschaft eines nicht eben erfolgreich durchs Leben gegangenen Menschen dokumentiert. Ein Abschied, um den sich Legenden ranken – eine gerichtsmedizinische Autopsie ist 450 Jahre später noch im Gange. Dass dieser Mann schon bald, zum Beispiel im England Shakespeares, zu den bedeutendsten Vertretern seiner Wissenschaft gezählt würde, ist am Tag seiner Beisetzung nicht absehbar. Und wer hätte es sich träumen lassen, dass der Landfahrer aus Einsiedeln und Villach einmal sogar als »Barakalsus, der Begründer der neuen chemischen Medizin«[1] im Almanach der orientalischen Wissenschaft Gastrecht erhielte?

Über dieses Leben, getaucht ins Zwielicht von Gerüchten, Legenden und Verfemungen, aber auch bis zur Unkenntlichkeit überstrahlt von Nachruhm, ist fast nichts sicher verbürgt. Kaum kann gesagt werden, welche von den verschiedenen Varianten seiner Unterschrift eigenhändig ist, vielleicht gar keine. Chronologisch geordnete Lebensläufe mit anscheinend zusammenhängenden Reisewegen sind bezeichnenderweise oft skizziert worden, doch haben die besten Kenner der Texte, Hans Huser am Ende des 16. Jahrhunderts sowie Karl Sudhoff und Kurt Goldammer im 20. Jahrhundert, auf das Unternehmen einer zusammenhängenden Biographie verzichtet. Im Vergleich zu Luther oder etwa Goethe wissen wir vom berühmt-berüchtigten Paracelsus, dessen Name in der Geschichte der Wissenschaft keinen geringeren Nachhall hat, weniger als einen kleinsten Bruchteil, so weit wir uns auf urkundlich gesicherte biographische Zeugnisse stützen können. Zur mühsamen Quellenlage gesellt sich die Schwerverständlichkeit vieler seiner Schriften. Dabei sind diese noch am ehesten Grundlage für die Konstruktion einer Biographie, bei der so gut wie alle weiterreichenden Zusammenhänge bestenfalls zuverlässig begründete Szenarien sind. Dennoch, die Erscheinung seiner Gestalt hat in Geschichte, Wissenschaftsgeschichte, Sage und Literatur eine fast einzigartige Ausstrahlung. In dem Sinn kann von einem »Phänomen« gesprochen werden.

Für eine Darstellung dieses Phänomens kann das herkömmliche biographische Schema schon in Hinsicht auf die Quellenlage nicht genügen. Eher möglich sind Schlaglichter, wie sie zum Beispiel

Robert-Henri Blaser auf den Basler Aufenthalt Hohenheims geworfen hat[2]. Dabei erweist sich, dass ein Porträt, herausgearbeitet aus der historischen Situation einer Stadt und dem personalen Umfeld, am ehesten unser Verständnis einer so rätselvollen Persönlichkeit erhellen kann. Eine Biographie von Paracelsus bleibt indes ein Unternehmen, dem das Bild aus der mittelalterlichen Mystik, »auf den Regenbogen gezimmert« – gemeint ist die menschliche Existenz ganz allgemein – wohl für immer anhaftet. In diesem Sinn könnte die Rekonstruktion des Regenbogens vom 28. Oktober 1531 im Raum Sankt Gallen/Bodensee beispielhaft stehen für die Möglichkeiten und Grenzen der Erforschung des Lebenslaufes von Theophrastus von Hohenheim überhaupt.

Unser Versuch, die geistesgeschichtliche Biographie Hohenheims aus seiner Sankt Galler Zeit und aus den Grundlinien seiner Werke darzustellen, setzt einige rudimentäre Vorstellungen über seinen »Gesamtlebenslauf« voraus. Als einigermassen verbürgt gelten die folgenden Nachrichten:

Der Sohn eines deklassierten schwäbischen Niederadligen, mit medizinischer Ausbildung, und einer Schweizerin kommt 1493 oder 1494 in Egg an der Sihl auf die Welt, im Herrschaftsbereich des Benediktinerklosters Einsiedeln im heutigen Kanton Schwyz. Spätestens 1502 übersiedelt Vater Wilhelm von Hohenheim mit Theophrastus, seinem einzigen nachgewiesenen Kind, nach Villach in Kärnten. Der Junge ist für eine höhere Ausbildung vorgesehen, über deren Details aber keine einzige erhaltene Urkunde sicheren Aufschluss gibt, was in der Bildungsgeschichte des Humanismus einigermassen erstaunlich ist. Nach Jahren als fahrender Schüler deuten gewichtige Indizien hin auf eine Doktorpromotion unter dem Gewölbe der Universität Ferrara (um 1515 oder etwas später). Darauf erprobt er seine ärztliche Kunst als Feldchirurg in Oberitalien, den Niederlanden und im Gefolge des dänischen Königs Christian II. bei der Belagerung von Stockholm. Bis 1524 muss er ausgedehnte Reisen unternommen haben, deren Verlauf im einzelnen nicht mehr zu klären ist. Litauen und Polen sind ebenso genannt wie die Johanniterhochburg Rhodos, die Walachei und Slowenien, aber auch Frankreich, Spanien und Portugal.

1524 trifft er in Salzburg ein, wo er sich sesshaft machen will. Kaum zwei Jahre später treffen wir ihn im süddeutschen Raum, in Baden-Baden, in der Nähe von Freiburg, wo er die Äbtissin Anna Bletz von Rottweil behandelt, und in Strassburg, wo er am 5. Dezember 1526 das Bürgerrecht erwirbt und engen Kontakt mit reformatorisch gesinnten Persönlichkeiten pflegt. Ein negativ verlaufenes Streitgespräch mit einem gewissen Wendelin Hock in Strassburg und die erfolgreiche Behandlung des berühmten Basler Buchdruckers Johann Froben veranlassen ihn, bereits 1527 in Basel ansässig zu werden. Hier hält er sich für einen Ordinarius an der 1460 gegründeten Universität, was er juristisch gesehen niemals gewesen ist. Hingegen weisen ihn die Dokumente als Stadtarzt aus, die einzige »feste Stelle« seines Lebens, die er annähernd zehn Monate innehat.

In dieser kurzen Zeit hält er in Gegenwart bedeutender Humanisten wie Bonifaz und Basil Amerbach sowie Johannes Herbster, genannt Oporinus, medizinische Vorlesungen, zum grossen Teil in deutscher Sprache, was im oberdeutschen Raum für grosses Aufsehen sorgt. Diese Vorträge, nicht zufällig auch während der Semesterferien gehalten, bedeuten in vielem eine revolutionäre Kriegserklärung an die herrschende Schulmedizin, welche auf dem System des römischen Arztes Galenus von Pergamon gegründet ist. Wegen der hohen Bedeutung, die sie der Lehre von den vier Säften – Blut, Schleim, gelbe Galle, schwarze Galle – zumisst, wird diese traditionelle Lehre Humoralpathologie genannt. Ihrer Dogmatik stellt Theophrastus von Hohenheim aber keine wie immer geartete »moderne« Medizin entgegen, sondern eine erfahrungsbezogene und zugleich spekulativ-spirituelle Ganzheitsmedizin, welche neben vorausweisenden Gesichtspunkten zum Teil an uralte, auch volksmedizinische, magische und alchemistische Traditionen anknüpft und die Heilkraft der Natur, der Bilder (Signaturen), der seelischen Kräfte (Imagination) und des Glaubens betont. Im Vordergrund steht dabei die naturphilosophische und zugleich medizinische Betrachtung der Stoffe, welche unter dem Gesichtspunkt der drei Prinzipien Sal, Sulphur und Merkur ausgelegt werden.

In Basel nimmt er sich neben der Lehrtätigkeit der Missstände in den Apotheken an, die er durch Prüfung der Apotheker, Kontrolle der Rezepte, Visitation, Regelung der Taxe und Verbot gegenseitiger Gewinnbeteiligung zwischen Ärzten und Apothekern zu beheben versucht. Zu seinen prominenten Patienten gehören ausser Froben der berühmteste Humanist der Epoche, Desiderius Erasmus von Rotterdam, ferner der Domherr Cornelius von Lichtenfels. Neben der Umstrittenheit seiner Stellung als Lehrer führt vor allem der Honorarprozess mit Lichtenfels zu einer vorzeitigen und wohl überstürzten Auflösung des Arbeitsverhältnisses in Basel.

Zusammen mit dem abermaligen Scheitern als medizinischer Schriftsteller in Nürnberg (1530) stellen diese Streitigkeiten für den Mann, der auszog, die Medizin zu reformieren, einen vernichtenden Schlag dar. Dabei scheint es historisch nicht gerecht, in den Zusammenstössen des Paracelsus – so lautet sein Humanistenname seit 1529 – mit seinen Kontrahenten lediglich den Kampf eines Guten und Erleuchteten mit den Mächten der Finsternis zu sehen. Mit dem Fanal der Bücherverbrennung und einer selbst für die grobianischen Gewohnheiten der Zeit oft masslosen Polemik, verbunden mit einer an den Zeitgenossen Michael Kohlhaas gemahnenden Leidenschaft für das Rechtbekommen und Rechtbehalten, hat hier ein bedeutender Geist anfänglich durchaus vorhandene Sympathien und Möglichkeiten verspielt. In der Tradition des Hippokrates sieht Hohenheim in der ärztlichen Tätigkeit eher eine Kunst als eine Wissenschaft, sogar die edelste und höchste Kunst, die jedoch durch mannigfachen Missbrauch bedroht ist. Die Laienärzte und Doktoren bedienen sich einer überholten Dogmatik, um desto besser dem Geld als der Kunst anhangen zu können. »Es möcht ein turteltaub zornig werden mit solch lausigen zoten« (XI, 153), ruft er in der sechsten Kärntner Defension aus, »zu entschuldigen sein wunderliche weis und zornige art« (XI, 151). Der Zorn der Turteltaube steht bildlich für ein Leben des Kampfes und zugleich für eine zärtliche Arznei, deren höchster Grund die Liebe ist (VII, 369).

Vor und nach Basel ist das Leben des Paracelsus meistenteils dasjenige eines Landfahrers: ein Tramp des 16. Jahrhunderts, der auf der Suche nach dem wahren Gold der Alchemie, den Arcana, den Heilmitteln aus dem Lichte der Natur, »Schuh und Hut verzehren« muss (XI, 145), analog dem hungernden Goldgräber in Charlie

Chaplins Film »Goldrausch«. Auf diesem Weg bildet Sankt Gallen, die dank dem aufstrebenden Leinwandgewerbe in Wirtschaft und Bildung erstaunlich fortgeschrittene Ostschweizer Kleinstadt, für kurze Zeit einen zweiten Höhepunkt in seinem Leben und Schaffen. In keiner Phase seines Lebens wirken ärztliche Berufung und leidenschaftliches Engagement als Prophet und Seelsorger bei Hohenheim so intensiv zusammen wie in den dramatischen Wochen zwischen dem Erscheinen des nachmals nach Edmund Halley benannten Kometen und der vernichtenden Niederlage der Anhänger Ulrich Zwinglis im Zweiten Kappeler Krieg 1531.

In den Jahren um die Sankt Galler Zeit entsteht das Werk des Laientheologen Theophrastus Paracelsus, das zur Hauptaufgabe der neueren Forschung geworden ist. Die 1530-er Jahre sind zugleich die Zeit, in denen Paracelsus als Magus und Sagax zu seiner Reife gelangt – mit einem Tiefgang und einer Glaubwürdigkeit, der Esoterik-Moden späterer Epochen vieles schuldig bleiben. Einzigartig im Gesamtwerk, von dem bisher rund 10 000 Seiten publiziert sind, ist die Zusammenschau von Medizin, Kosmologie, Psychopathologie, magischen Gesichtspunkten und politischer Kritik, die sich in einem faszinierenden Symbol- und Zeichensystem offenbart. Dabei müssen die naturwissenschaftlichen sogenannten Pionierleistungen des bedeutenden Arztes künftig wohl zurückhaltender bewertet werden, dafür kommt die ethische Substanz umso mehr zum Leuchten[3].

Nach einem späten, gescheiterten Versuch, in Kärnten doch noch einige seiner Hauptwerke zu publizieren, liegt auf seinen letzten Jahren ein Schleier der Resignation, wie vor allem der zweite Stich des Monogrammisten A.H. von 1540 kundtut. Der Tod in Salzburg trifft einen leidenschaftlichen Empiriker, der im Labyrinth ärztlichen Strebens und Irrens unbeirrt ganze Erdteile auf die Landkarte von Utopia gezeichnet hat.

Die sogenannte »wahre Leistung« von Paracelsus ist nur in Annäherungen zu berühren. Scharfe Beobachtungen und das Erproben neuer Mittel, etwa die Quecksilberbehandlung bei Wassersucht oder die Förderung der Verdauung durch saure Brunnen (Sankt Moritz, Eger), ferner die Lehren von den Gerinnungen und Steinbildungen (Tartarus), von der Epilepsie und der Syphilis mögen im einzelnen beeindruckend sein, auch seine Einstellung zur Chirurgie. Die Aufnahme chemisch-metallischer Arzneimittel in die Londoner Pharmakopöe von 1618 ist dank britischer Paracelsisten ein später Triumph. Noch stärker berührt womöglich der Blick in die Hölle menschlichen Leidens, wie er ihn uns vor allem in den Vorlesungen über die Geschwüre gewährt. Es sind dies, wie auch das grausame Beispiel der Geisteskrankheiten, Abgründe, die selbst einen gläubigen Menschen wie ihn am Sinn der Schöpfung zweifeln lassen, wenn eine Stelle aus dem Sankt Galler Buch *Von den unsichtbaren Krankheiten* so gedeutet werden darf[4].

Theophrastus von Hohenheim, als Arzt und Christ stets auf der Seite der Entschiedenen, erweist sich als Wissenschaftler erstaunlich skeptisch. Gerade darum birgt sein Werk, wie auch sein Leben, noch viele staunenswerte Rätsel. Dem Suchenden offenbart sich aus den Schlaglichtern dieses Geistes nicht nur wissenschaftlicher, sondern oftmals auch reicher menschlicher Gewinn.

Der feurige Salzgeist von Sankt Gallen

Regenbogen bei Sonnenaufgang

Erwäge, wie sein blutgefärbter Rücken
In allen Stücken
Dem Himmel gleiche geht.
Daran, nachdem die Wasserwogen
Von unserer Sündflut sind verzogen
Der allerschönste Regenbogen
Als Gottes Gnadenzeichen steht.
Johann Sebastian Bach, *Johannes-Passion, Arie*

Im späten Weinmonat 1531 herrscht Weltuntergangsstimmung in den reformierten Gemeinden der Deutschschweiz. Am 11. Oktober ist für ihr geistlich-weltliches Haupt die Sonne für immer untergegangen: Ulrich Zwingli, Reformator von Zürich und republikanischer Streiter der Christenheit, wird an der Stätte des Massakers bei Kappel am Albis wie ein Landesverräter gevierteilt und wie ein Ketzer verbrannt (KS, 376). Weitere sechshundert Mann seines Gefolges bleiben auf der Wallstatt liegen, darunter zahlreiche Prädikanten. Am 24. Oktober, einem Dienstag, verlieren die mit Zürich verbündeten Städte das nächtliche Gefecht beim Gubel im Kanton Zug mit abermals achthundert Gefallenen. In Basel beginnt dieser Tage der Todeskampf des glänzenden Kirchenmannes Johann Ökolampad. Ihn hat keine Waffe eines grobhölzigen Innerschweizer Kriegers aus den katholischen Fünf Orten niedergestreckt. Ein Feind anderen Kalibers macht sich an sein geschichtsmächtiges Werk, nämlich die »umbfressend krankhait, so man den Krebs nennt« (KS, 384), mit herauswachsenden Metastasen am Kopf und am Rücken.

Selbst dem grossen, feisten, kräftigen Stadtarzt, Reichsvogt und Reformator von Sankt Gallen, dem hochgelehrten Doktor Joachim von Watt, genannt Vadianus, geht es schlecht wie sonst nie, auch gesundheitlich. Seine Versuche, die kriegerische Entwicklung zu bremsen, haben die Niederlage des eigenen Lagers eher noch beschleunigt. Jetzt fühlt sich der mächtige Mann krank. Mit lauter Stimme ruft er aus: »O einer frommen gmaind Sant Gallen!« (KS, 372). Sein Lebenswerk ist in Gefahr. Wie lange geht's noch, bis der vertriebene Abt von Sankt Gallen im Triumph wieder in seine alte fürstliche Residenz einreiten wird? Es kann nur eine Frage von Monaten, vielleicht Wochen sein.

Die Stadt Sankt Gallen, frühbürgerliche Hochburg des Gewerbefleisses und des Leinwandhandels, ist im Augenblick nur noch bedingt regierbar. Immerhin, das republikanische System mit jährlich wechselndem Bürgermeister, Unterbürgermeistern, Rat und zünftischen Elfern kennt keine unersetzbaren Führer. Zum Glück, denn einige der leitenden Männer aus den besten Familien sind gefallen, darunter der Bürgermeister des Jahres 1530, Kunrad Maier. Der amtierende Bürgermeister und einstige Haudegen in französischen Diensten, Christian Studer, liegt schon seit einigen Monaten todkrank in seinem Haus beim ehemaligen Bruderspital unweit des Stiftsbezirks. Er lässt sich nicht von Vadian verarzten, der es ohnehin vorzieht, schwere bis hoffnungslose Fälle an minder prominente Fachleute weiterzureichen, manchmal auch an Spezialisten in Konstanz oder Feldkirch. Im Falle von Studer scheint es auch ein Problem fehlenden gegenseitigen Vertrauens zu sein. Darüber hinaus lässt der Ruf der städtischen Ärzte Bichwiler und Kaspar Brisig[1] allzu sehr zu wünschen übrig, als dass sie für die Behandlung des Stadtoberhauptes in Frage kämen. Auch kein sonstiger Bader oder Wundarzt erhält den Zuschlag. Wichtig ist in der derzeitigen Lage ein persönlicher, exklusiver Leibarzt, denn in einigen Quartieren der Stadt wütet die Pest (KS, 370).

Die letzte irdische Hoffnung des 73-jährigen Bürgermeisters ruht in der Arznei eines seltsamen Doktors aus dem Bekanntenkreis seines von Alchemie und schönen Wissenschaften begeisterten Schwiegersohnes Bartlome Schowinger, der gerade dabei ist, eine weitverzweigte Handelsgesellschaft aufzubauen. Eine glänzende Partie für Tochter Helena, sie wird nicht darben. Und ein kluger Ehemann liebt seinen Schwiegervater, steht ihm mit Rat und Tat zur Seite, besonders wenn dieser Bürgermeister ist und reich. Mit dem Erben pressiert es nicht. Der Privatarzt ist ein zartgliedriges Männchen, kaum vierzig, rachitisch, bucklig mit Riesenschädel, eher für einen Venediger zu halten als für einen in Italien promovierten Doktor beider Arzneien, der Leibarznei (innere Medizin) wie der Wundarznei (Chirurgie). Die einheimischen Heilpraktiker wollen ihn in einen Prozess verwickeln, Vadian behandelt ihn als Luft, im städtischen Klatsch, für den die Chronisten Johannes Kessler und Johannes Rütiner, Schwiegervater und Schwiegersohn ihrerseits, zuständig sind, nimmt man von ihm – in schriftlicher Form meist erst nachträglich – Notiz als Kuriosum. Wie heisst er gleich?

»Doktor Theophrastus« ist zu Lebzeiten am häufigsten belegt, »Theophrastus von Hochenheim« kommt vor (KS, 360). Von Paracelsus hingegen wissen die ältesten Sankt Galler Quellen vor 1537 nichts. Schon gar nicht kennen sie den erst von späteren Biographen zusammengebastelten sogenannten vollen Namen, in der Version des Zürcher Arztes Dr. Hans Locher von 1851: *Philippus Aureolus Theophrastus Bombastus Paracelsus von Hohenheim, der Luther der Medizin und unser grösster Schweizerarzt*[2]. Immerhin ist der Name Paracelsus seit 1529, in der Nürnberger *Practica, gemacht auf Europen,* einer Kalenderschrift, geläufig, seit 1531 auch in Schweizer Drucken.

Für einen nirgends niedergelassenen Arzt, Forscher und Schriftsteller mit gescheiterter Karriere als Hochschullehrer und einen mit Druckverbot belegten Fachbuchautor bedeutet ein reicher, voraussichtlich nicht mehr genesender Patient, bei dem und von dem man leben kann, einen seltenen Glücksfall. Während siebenundzwanzig Wochen ist Hohenheim im Hause von Christoffel oder Christian Studer wohnhaft. Eine überdurchschnittliche Dauer relativer Sesshaftigkeit für einen »Landstreicher in allen genera der Kreaturen«(XII,268), wie der Forscher in der *Astronomia Magna* bezeichnet wird. Gewiss gibt es hier statt der üblichen Milchsuppe auch mal luftiges Rebhuhn oder feuriges Wildbret, fein zubereitet unter der Oberaufsicht der Frau Bürgermeisterin, Grossmutter Helena Studer, geborene Zili, 64-jährig und noch rüstig – zwanzig Jahre Leben stehen ihr noch bevor[3]. Auf der Spur seines Erdenlebens eine der ganz wenigen Frauen, deren Namen und Adresse wir kennen. Die Präsenz dieser Frau, die durchaus im Hintergrund bleibt, ist insofern schicksalhaft, als der Aufstieg Studers, vermögensmässig und politisch, wesentlich von der Verehelichung mit dieser, seiner dritten Gattin zusammenhängt. Vor allem dank dieser Verbindung verfünffacht sich sein Steuervermögen in kurzer Zeit[4], um dann dank der Gründung einer Handelsgesellschaft mit Hans Heuss aus Nürnberg (1511) mehr oder weniger von selbst anzuwachsen. Die Familie Zili, stark im Seiden-, Safran- und Feigenhandel, mit guten Beziehungen nach Venedig, ist die Geldursache, dass zum Beispiel Jacob Zwingli, der Bruder des Reformators, in Wien studieren kann, desgleichen natürlich Dominik Zili, der spätere Prädikant der Bürgerkirche Sankt Laurenzen, das protestantische Bollwerk gegenüber der Stiftskirche[5]. Dieser Zili wiederum hat wegen seiner täuferfreundlichen Haltung das Heu mit Vadian nicht auf der gleichen Bühne, wie man in der Ostschweiz für Meinungsverschiedenheiten zu sagen pflegt. Fürwahr, Helena Studer wäre mit der paracelsischen Formel »Grossmutter der Sterne« (XIII, 390) kaum überzeichnet. Sie steht für einen diskreten, alles umhüllenden materiellen Hintergrund, ohne den es in der Familie weder einen Bürgermeister noch einen erstklassigen Schwiegersohn noch einen Privatarzt namens Hohenheim hätte geben können.

Hohenheim bei Christian und Helena Studer. Kommen Schowingers zu Besuch, oder lässt er sich einladen in deren schönes Haus zur Wahrheit im Loch? Bei einem Glas Seewein oder Rheintaler über Alchemie zu diskutieren, so stellen wir uns vielleicht ein Stück Lebensqualität im Zeitalter der Renaissance vor. Eine Bilanz der Quellen macht nüchterner. Nach dem Zeugnis des oenologisch versierten Arztes kriegt man von diesen Ostschweizer Sorten – wie vom Kelheimer aus Bayern – nichts als Bauchgrimmen (XI, 95). Daran ändert Vadians humanistisch stilisierte Produktwerbung nichts – »gute, frische, gesunde Weine, mehrteils rot oder schillerfarben«[6]. Der Jahrgang 1529 ist nachweislich als »ain gritzsurer win, den niemand on rümpfen trinken möcht« bezeugt, grässlich und krankmachend (KS, 335). In der Ostschweiz nennt man ihn nur »Behüt is Gott«[7]. Der 1530-er ist zwar besser, dafür liegt die Misere bei der Menge[8]. Für das überdurchschnittliche Weinjahr 1531 ist die Lese noch im Gange.

Gibt es beim Wein vielleicht Ersatz durch teure Importe, klappt es mit den erhabenen Gesprächen zwischen Schowinger und Hohenheim über die Gegenstände der Wissenschaft überhaupt nicht. »Mein zungen ist zum schwätzen nicht gericht, allein zum werken und warheit« (II,3, 168) notiert dieser wenig später. Bartlome Schowinger ist kein Zeuge dafür, dass dies nur im Understatement gesagt wäre. In Sankt Gallen hat sich der Wanderarzt seinem reichsten und interessiertesten Gesprächspartner nicht genügend verständlich machen können. In einem späten Schowinger-Brief wird über den Gast bitter vermerkt, »dass er ettlich ding, die er geschriben, selb nicht recht verstanden hat, und dieses ist die ursach, dass seine hinder ihm verlassne buecher und kunst, wenigen zu nutz und hilf kommen mögen«[9].

Überdies ist dem leidenden Stadtvater nicht mehr viel zu helfen in einem Alter, da – gemäss Hohenheims kürzlich verfasstem geheimen Kommentar zum 89. Psalm – »wird uns genommen das gesicht, die bein, die fuess, die vernunft, die sinn, und all jammer fallt mit haufen herzu« (II, 4, 219). Wichtig ist bei einem solchen Patienten die soziale Komponente in der Pflege und Betreuung, das Verhalten der Ehefrau und des Hausgesindes, die gemäss dem Basler Hippokrates-Kommentar »ein gleich herz sein« sollen mit dem Kranken. Diejenigen, »die ihm kochen«, ihn »warten, heben und legen«, sollen mit ihm ein Gemüt und ein Begehren haben. Zu dieser »herzlichen« Atmosphäre am Krankenbett hat auch der Patient selber beizutragen, wie selbstverständlich der Arzt, dem im Werk der Barmherzigkeit nur eine, zwar wichtige, Aufgabe unter vielen zukommt. Wo diese Herzenseintracht fehlt, etwa wenn »das hausgesint wider den hausvater ist, was sol sich der arzet versehen an dem ort?« (IV, 498)

Aus dieser Einstellung heraus kann sich Hohenheim neben seiner ärztlichen Tätigkeit mit gutem Gewissen schriftstellerisch betätigen und darüber hinaus in der Umgebung seinem Forscher-und Wandertrieb frönen. Als Maxime leitet ihn dabei der Grundsatz aus dem *Nymphenbüchlein:* »Wie ein Kranker eines Arztes, bedürfen die Dinge eines Philosophen» (XIV, 119). Schliesslich wächst hinter dem Ofen kein guter Cosmographus oder Geographus: »Gibt nicht das gesicht (=die Anschauung) den augen den rechten grunt?... nun gehet doch ein buhler einen weiten weg, dass er ein hübsch frauenbilt sehe, wie vil mer einer hübschen kunst nach !... die hinder dem ofen sitzen, essen rebhüner und die den künsten nachziehen essen ein milchsuppen« (XI, 145).

Die Kunst geht keinem nach, es muss ihr nachgegangen werden (XI, 142). Darum gibt es auch als wohlbestallter Gast von Christian Studer kein Ausruhen.

Immerhin, ein gutes Bett ist für den Verfasser des Buches *Paramirum* und der Ausarbeitungen *Von den unsichtbaren Krankheiten,* alles in Sankt Gallen geschrieben, nützlich. Nur ist das Leben zu kurz, die Kunst zu lang, um anders als in Kleidern und Schuhen schlafen zu können. Rütiner berichtet: »Er ist sehr fleissig, schläft wenig, zieht sich niemals aus; mit Stiefeln und Sporen ruht er etwa drei Stunden, dann schreibt er wieder»[10]. Bemerkenswert an dieser Notiz, als deren Gewährsmann ein Meister Simon genannt wird, ist der Hinweis auf das autographische Schreiben. Üblicherweise hat Hohenheim seine Werke einem Famulus oder Assistenten diktiert, zum Beispiel dem Basler Johann Herbster, genannt Oporinus, der Ähnliches über die Lebensgewohheiten seines Meisters zu berichten gewusst hat wie der genannte Simon[11].

Mittlerweile schreiben wir Samstagmorgen, den 28. Oktober 1531. Falls Hohenheim die Nacht überhaupt im Hause seines Gastgebers verbracht hat, ist er sehr früh aufgestanden. Für die Sankt Galler Reformierten ist zu dieser Zeit fünf Uhr als die Stunde des Morgengebetes angegeben (KS, 385). Wer verreist, das gilt für das sechzehnte Jahrhundert genau so wie noch für das achtzehnte, bricht in aller Herrgottsfrühe auf. Daher ist die Vorstellung nicht aussergewöhnlich, Hohenheim reite an diesem Tag, allein oder in Begleitung, das Steinachtal hinunter in Richtung Bodensee, vielleicht, um sich bei der äbtischen Schifflände, »bei welcher ein schön gredhaus stat«[12], nach Konstanz oder Überlingen einzuschiffen. Entgegen einer liebenswerten Überlieferung können wir das Schlösschen Schowingers in Horn nicht in Betracht ziehen. Dieses ist nämlich nicht vor 1546 erbaut und nicht vor 1566 in Schowingerschem Besitz[13]. Leider auch nicht belegt sind Kontakte Hohenheims mit Konstanzer Apothekern, Ärzten und Schulmeistern. Hingegen wissen wir, dass im Herbst 1531 seine Kometenschrift dort zum Verkauf angeboten wird (IX, 392).

Als Route nicht auszuschliessen ist die alte Reichsstrasse nach Konstanz mit gelegentlichen Ausblicken auf den Bodensee, desgleichen der Weg nach Arbon oder nach Rorschach. Von all diesen Örtlichkeiten aus ist nämlich die Begegnung mit dem seltsamen Gesellen möglich, die uns beinahe auf die Minute genau berichtet ist. Betitelt ist er in heimlichen Aufzeichnungen als *Apotheker im Firmament* (XII, 189), *Lehrer im Firmament* (XII, 192), *Apollo*, auch »der schulmeister, den got gestelt hat in den unsichtbaren schulen, im firmament« (XII, 190). Was das konkret anzeigt, kann nur durch Erzählung und behutsame Kommentierung angedeutet werden.

Bei Tagesanbruch präsentiert sich, nach Wochen vorwiegender Trockenheit[14], die meteorologische Lage ähnlich wie die politische seit dem Debakel der Protestanten vom vergangenen Dienstag. Die Zeichen stehen auf Veränderung. An diesem 28. Oktober geht im Bodenseeraum die Sonne, bei Wind und einem nordostwärts abziehenden Unwetter, gemäss julianischem Kalender um 6.47 Uhr auf. Für die Fischer von Romanshorn, die Schiffer der Bootsanlegeplätze von Steinach und Horn, für die evangelischen Kirchgenossen der weitverzweigten Bodenseegemeinden, darunter Arbon, gibt es Anlass zum Staunen in einer Zeit, da schreckliche Nachrichten sich jagen.

»In der Höhe der bodenseeischen Grenzen«, notiert Hohenheim, ist vom Norden nach Süden, während gut einer Stunde, »vor mittag zwischen VI und VIII ura«, ein gewaltiger Regenbogen zu sehen (IX, 403). Eine Seltenheit zu diesem Zeitpunkt, dank der aufgehenden Sonne erreicht der Regenbogen seine maximale Scheitelhöhe, ein Zusammenhang, der Hohenheim bekannt ist, aber nicht im Vordergrund steht. Wichtiger ist für ihn, dass der »fridbogen« in dieselbe Richtung weise, aus welcher man zwei Monate zuvor den schrecklichen Kometen wahrgenommen hat. Das ist der noch namenlose Himmelskörper, der für die Nachgeborenen unter dem Namen des Entdeckers seiner Periodizität, Halley, noch im 20. Jahrhundert Panik, Schrecken und Entsetzen auslösen wird.

Für die wundersame Naturerscheinung des Regenbogens hat das Volk seit ungezählten Generationen seine ihm eigenen Deutungen. Zum Beispiel soll der »Himmelsring«, wie man im Schwabenland sagte, auf geheimnisvolle Weise das Wasser hinaufziehen in den Himmel. Diese Vorstellung ist weltweit verbreitet. In Thailand spricht man von dem »das Wasser aus dem Meer Heraufpumpenden«[15]. Am »teutschen meer« (VIII, 140), wie der Bodensee von Hohenheim an anderer Stelle genannt worden ist, gilt der Regenbogen, die »Wolkendeichsel«, seit jeher als Zeichen der Wetterprognose. Für Hohenheim ist die Deutung »wegen des schönen wetters« (IX, 407) und »wollen regenwetter machen« (XIII, 206) geläufig. In Romanshorn sagt man noch 450 Jahre nach seinem Tode:

»Rägeboge überem See – morge rägnet's niene mee.
Rägeboge überem Tal – morge rägnet's überaal«[16].

Hohenheim kann zu dem Zeitpunkt, da der Regenbogen sich wunderbar über den See spannt, als Experte für Meteorologie und Erforscher dieses besonderen Phänomens gelten, obwohl seine Abhandlungen *De meteoris* zu seinen Lebzeiten nicht gedruckt werden. Über das Wetter hat er sich bereits in seinen Kalenderschriften (ab 1529) ausgelassen. Für ihn gibt es zwei Möglichkeiten, die Zeichen am Himmel zu erklären, nämlich »natürlicher art« (IX, 408), und wie bei der Deutung des Kometen ausgeführt, »die auslegung nemen von dem, der das liecht (der natur) gemacht hat« (IX, 377), konkret heisst das eine predigtartige Auslegung auf der Grundlage von Bibeltexten. Zu dieser historischen Stunde, da die Überlebenden aus dem Kappelerkrieg in die Ostschweiz heimkehren und auch die Gemeinden am Bodensee um ihren Glauben fürchten müssen, wäre die Veröffentlichung einer naturphilosophischen Deutung nicht angemessen, ganz zu schweigen davon, dass bis zu diesem Tage sowieso noch keine naturwissenschaftlichen Schriften Hohenheims im Druck erscheinen konnten. Viel hätte er zu schreiben über den Regenbogen, aber er bringt längst nicht alles an die Öffentlichkeit. Die flugblattartige Schrift *Usslegung des Fridbogens, so erschinen ist im Winmon, gestanden uff den Bodenseeischen Grenzen, im Jahr 1531, der do abkündt den Unfriden, so der Comet, im Ougstmon erschinen, angezaigt hat*, hält sich weitgehend an die Textsorte religiöser Erbauungsliteratur, allerdings mit kühnen Perspektiven. Von der Freiheit eines Christenmenschen, der Losung der reformatorischen Ära, wird ausgiebig

Gebrauch gemacht. So ist der Text, trotz des ohnehin seltenen Falles der Publikation, eher unter dem Tisch verbreitet und nicht weiter rezipiert worden. Bezeichnenderweise hat sich nur ein einziges Exemplar der Nachwelt erhalten, in der Bibliothek des deutschbürgerlichen Erfolgsschriftstellers Gustav Freytag (IX, 20), von woher es dann den Weg in die Stadtbibliothek Frankfurt am Main gefunden hat. Karl Sudhoff, der führende Paracelsus-Herausgeber unseres Jahrhunderts, hat es dort nach 1900 aufgestöbert. Ein Druckort ist nicht angegeben, doch scheint Froschauer in Zürich wahrscheinlich.

Was bedeutet der Regenbogen für Hohenheim? Wie stellt er sich seine Entstehung vor, die Erscheinung, das Farbenspiel? Was meint die Himmelserscheinung als apokalyptisches Zeichen?

Für die Beantwortung dieser Fragen genügt es nicht, die Regenbogenschrift für sich allein zu Rate zu ziehen. Es muss auch das übrige Schrifttum berücksichtigt werden, obwohl sich der Verfasser, vielleicht auch als Schutzbehauptung, von allen rein natürlichen, heidnischen und »saduceischen« Deutungen des Regenbogens distanziert (IX, 407). Dabei scheint die Differenz zwischen der allgemeinen Lehre vom Regenbogen, die aus dem Lichte der Natur zu ergründen ist – also einer Art Naturwissenschaft –, und der Auslegung dieses konkreten Regenbogens, die aus dem Geiste der Prophetie zu erfolgen hat, von Bedeutung.

Ein wissenschaftsgeschichtlich frappanter Gedanke steht im Schnittpunkt der beiden Deutungsansätze und bildet das Kernstück der publizierten *Usslegung*. Es handelt sich um eine Art Lösch-Theorie. Der Regenbogen (in der Flugschrift immer »arcus« oder »fridbogen« genannt, als bestünde ein Tabu gegenüber der üblicheren Bezeichnung) bedeutet, dass der Komet »glicherwis wie ein hufen holz, der da brint, mit wasser gelöscht würd« (IX, 407). Um es vereinfachend zu sagen: Der Regenbogen über dem Bodensee löscht den schrecklichen Kometen ab. Dabei bedient sich Hohenheim der Erfahrung der Berg- und Hüttenleute: »Und wie nach dem uslöschen die kolen glügen und dempfen, so brint doch kein holz mer, also verzeren die kolen sich selbs in ein eschen, die schlüft in die erden, die verdekt und verschlukt si« (I, 407).

Diese Bildsprache darf nicht als Darstellung einer Ursächlichkeit im Sinne der modernen Naturwissenschaften verstanden werden. Eher geht es um die Beziehung zweier Symbole, durchaus unter dem Gesichtspunkt einer zeitlichen, »astralen« Relation, aber auch im Hinblick auf das, was der Gläubige unter den letzten Dingen versteht. Die »Wahrheit« dieser Theorie hat zu tun mit der Wahrheit und Wirklichkeit zweier Naturerscheinungen, weniger für sich selber betrachtet, sondern bezogen auf den Menschen, das menschliche Empfinden, das Kollektiv, die historische Situation. Dabei ergeben sich Perspektiven, die uns als kindlich-naiv erscheinen, zumindest als Ausdruck einer mythischen Betrachtungsweise. Im Einzelfall überrascht aber die Präzision der Beobachtung, die schon einem neuen Zeitalter angehört.

Für Hohenheims Erfahrung und Wissenschaft wie auch für seine seherische und prophetische Statur bildet der Regenbogen ein Beispiel voller Phantasie, Schönheit, Tiefsinn und überraschender Durchblicke.

In den Konzepten und Ausarbeitungen zu *De meteoris*, die dem ersten Meister der Paracelsus-Edition, Johann Huser, 1589 noch in der Original-Handschrift vorgelegen sind, finden wir gleich eingangs den befremdlich scheinenden Satz: »Die geburt und herkomen des regenbogens, ist gleich der geburt der frauen« (XIII, 211). Im Anschluss daran werden die Doppel- und Dreifachregenbogen, an anderer Stelle schon »gemini« genannt, erklärt. Sie sind den Zwillingen und Drillingen zu vergleichen. Bei dieser Analogie bleibt es nicht: Der Regenbogen wächst während vierzig Wochen unsichtbar aus seinem »stern underm firmament«, bis bei entsprechend »temperirtem wetter« die Stunde seiner Vollendung kommt, »subtil und zart, das in gar ein schnelle widerwärtigkeit zerbricht«. Die Kürze der vollendeten Himmelserscheinung wird, eine geläufige Figur bei Hohenheim, in Beziehung gebracht zur Zeitlichkeit des Menschen. »gleich als ein kint und ein hundertjeriger mann; so sie sterben, wie weit stênt sie von einander?« (XIII, 212). Gar nicht weit, machen doch gemäss dem Frühwerk *Volumen Paramirum* die inneren Planeten eines Menschen eine volle Drehung durch, unabhängig vom Alter, das er erreicht.

Auffällig ist bei Hohenheims naturphilosophischer Regenbogenbetrachtung eine Augenlust und auch im Sprachlichen artikulierte Zärtlichkeit, die in seinem Werk eher selten anzutreffen sind. »Wozu augen und zungen?... anderst alein, dass sie got dermassen gefallen haben« (XIII, 212). Dabei wird der Regenbogen mit der Schönheit der Blumen verglichen, zugleich mit der paracelsischen Version des Erstaunens als Anfang der Philosophie: »Also sehent ir, wie er (der Schöpfer) die form den rosen geben hat, den gilgen (Lilien), aus welcher form nichts nützlichs geschicht, als alein das wunder vor augen« (XIII, 212). Zum Sehen geboren, zum Schauen bestellt! Keine Spur aristotelischen Zweckdenkens, das die Naturphilosophie bis zur Aufklärung beherrscht.

Als eine Geburt des Himmels ist der Regenbogen »gleich wie ein blum, der über sich wechst mit sein blettern«. Nur sind seine »wurzeln« nicht in der Erde, »seind oben; so muss das gewechs herab stehen, das ist von irem boden und nicht in iren boden« (XIII, 213): der Blütenboden der Sterne. Das Firmament ist der uns spiegelverkehrt erscheinende Garten des Himmels, bewohnt von einem Apotheker und Schulmeister eigener Art und seinen Gehilfen, den geheimnisvollen Penaten. Diese, ebenso gut als Kräfte wie als eine Art Geister zu deuten, treiben als Künstler im Firmament, Regenbogenkobolde, ihr alchemistisches Wesen (XIII,205). Zu ihrem Werk gehören zum Beispiel Himmelserscheinungen wie zwei oder drei Sonnen samt Regenbogen, zwei oder drei Monde, wie sie in Johannes Kesslers *Sabbata* für den 27. Februar 1527 notiert sind (KS, 243). Desgleichen sind die Penaten »büxenmeister und richten das geschüz« (XIII, 193), um den Menschen nicht allein das Wetter anzuzeigen, sondern auch Sodom und Gomorrha, sittliche Entartung. Vorstellungen dieser Art sind im 20. Jahrhundert noch im luzernischen Napfgebiet lebendig. Dort sind dem Innerschweizer Volkskundler Josef Zihlmann die Artillerieschiessen der Erdmännchen, ein bekanntes Wetterzeichen, nicht entgangen[17].

Die Penaten haben genug »zeug« im Himmel, um zur Verwunderung der Chronisten eine Sonne und noch dazu einen Mond aus Messing zu präsentieren. Sie machen auch »ring oder regenbogen umb sonn und mon oder ander vil dergleichen zeichen, von allerlei farben« (XIII, 205). Erwähnt sei in diesem Zusammenhang der besonders geheimnisvolle Mondregenbogen.

Dass die Regenbogen in dieser Theorie sowohl gemacht als auch geboren werden, ist nur scheinbar ein Widerspruch. Mit dieser Bildersprache bringt Hohenheim auf seine Weise die Phänomene zum Sprechen, oft mit dem Risiko von Fehldeutungen. Die Dinge interessieren ihn wegen ihrem Zeichencharakter, den er als Weissagung, Naturoffenbarung oder schlicht als praktischen Wink auslegt, was gerade für einen Arzt besonders wichtig ist.

Als Praesagium (Weissagung) sind die Regenbogen nach biblischem Vorbild Friedenszeichen. Naturwissenschaftlich hingegen »nichts dann sulphur, sal und mercurius mit sampt iren farben« (XIII, 206). In den gleichen mehr naturwissenschaftlichen Zusammenhang gehört die Bemerkung: »Die regenbogen nemen ir farben aus dem salz des feurs, dan sie gent aus dem element feur; das selbig seind auch des elements feurs farben und weiter keini. und wie ir sehent ein feur aufbrennen, do salz inngeworfen wird, underschitlich, grün, gelb, blau, braun, rot, etc. also wie die selbigen farben sich nicht untereinander vermischen, sondern frei aufgehent, geteilt neben einander, also der regenbogen sein farben dermassen teilt, die er dan hat aus der kraft des salzgeists, so im element des feuers liegt« (XIII, 211 f.).

Was bedeutet dies als Erklärungsmodell für den Regenbogen? Im Gegensatz zu Roger Bacon, der schon dreihundert Jahre vor Hohenheim die Entstehung des Regenbogens durch Lichtbrechung in Wassertropfen im Prinzip richtig erklärt hat[18], im Gegensatz auch zu Spinoza und Newton[19], hält Hohenheim die Bildung der Farben am Himmel nicht für ein physikalisches, sondern für ein chemisches Problem. Dabei ist er von einer rein chemischen Betrachtungsweise allerdings noch weit entfernt, bezieht alchemistische und magische Vorstellungen stets in seine Erklärungen mit ein. Der Regenbogen wird hier nicht aus dem Gesichtspunkt der Optik betrachtet, sondern als eine Art koboldisches Feuerwerk auf der Grundlage der drei biochemischen und biospirituellen Prinzipien Sal, Merkur und Sulphur, über die Hohenheim im Frühjahr 1531 ein Buch geschrieben hat. Sal steht für das Feste und Resistente, wofür Salz nur ein

Beispiel unter vielen ist, Merkur für das Flüssige und Flüchtige, zum Beispiel Quecksilber, Sulphur für das Brennbare, zum Beispiel Schwefel. Farben kennt Hohenheim gemäss dem *Liber de imaginibus* insgesamt sechs: schwarz, weiss, gelb, rot, grün und blau. An anderer Stelle ist dann wieder von sieben Farben die Rede, die durchwegs mit Planeten und Metallen in Beziehung gebracht werden: Saturn – Blei – grün; Merkur – Quecksilber – gelb; Venus – Kupfer – indigo; Jupiter – Zinn – blau; Mars – Eisen – rot; Mond – Silber – violett; Sonne – Gold – orangerot[20]

In einer Untersuchung, die *Paracelsische Auffassungen über Farben-Erscheinungen* zum Gegenstand hat, stellt Ernst Darmstaedter die These auf, Hohenheim habe die Flammenfärbung durch Metalle und Metallverbindungen gekannt, etwa die grüne bzw. blaugrüne Färbung durch Kupfer, die fahlblaue durch Blei und Antimon, ferner die Gelbfärbung durch Kochsalz (Chlornatrium). Diese Beobachtungen in der Küche des Alchemisten werden dann via Analogieschluss auf den Regenbogen übertragen[21].

Der Zusammenhang zwischen paracelsischer Alchemie und den Farben ist schon Goethe in seinen *Materialien zur Geschichte der Farbenlehre* nicht entgangen. In bewunderungsvollem Referieren der Urstofflehre von Merkur, Sulphur und Sal kommentiert er, Paracelsus schreibe den Ursprung der Farben dem Schwefel zu, »wahrscheinlich daher, weil ihm die Wirkung der Säuren auf Farbe und Farbenerscheinungen am bedeutendsten auffiel, und im gemeinen Schwefel sich die Säure im hohen Grade manifestiert. Hat sodann jedes Element seinen Antheil an dem höher verstandenen mystischen Schwefel (dem Urstoff Schwefel), so lässt sich auch wohl ableiten, wie in den verschiedensten Fällen Farben entstehen können«[22].

Von einer einigermassen geschlossenen Theorie der Regenbogenfarben kann indes bei Hohenheim nicht die Rede sein. Das eine Mal gehen die Farben vom Prinzip Sal aus, das andere Mal, wie in der gewichtigen Programmschrift *Paragranum* (1530), vom Sulphur: »Dan im sulphur ist die gelbe, weisse und röte, auch breune und schwerze. nun ist in jeglichen farben ein sondere tugent und kraft, und andere ding, die solche farben auch haben, haben nicht dise, sondern in solchen farben andere tugent« (XIII, 192). Die hier genannte »Tugend«, sicher nicht weit entfernt von Goethes sinnlich-sittlicher Wirkung der Farben[23], legt nahe, worum es bei den Farbenerscheinungen im allgemeinen und beim Regenbogen im besonderen geht: Um die Signatur der Dinge, um die Zeichen aus Natur und Übernatur, zu denen wir aufschauen und von denen wir uns führen lassen sollen. Dies gilt für die Zeichen aus dem grossen Leib, der Natur, dem Weltall, dem Makrokosmos genauso wie für die Zeichen, mit denen sich die kleine Welt, der Menschenleib, dem Blick und dem Gespür des erfahrenen Arztes offenbart.

Ende Oktober 1531 muss sich Hohenheim sehr wohl bewusst gewesen sein, welche von seinen Gedanken über den Regenbogen für die Öffentlichkeit geeignet sind und welche eher nicht. In der Katastrophenstimmung dieser Tage hätten Erörterungen, ob die Farben des Regenbogens ihre Herkunft vom Sulphur oder vom Sal nehmen, visionäre Bilder von den Penaten und vom Regenbogen als dem Werk einer Frau, in keiner Weise nützlich oder wenigstens verständlich werden können. Ohnehin haben wir im theologischen Schrifttum Hohenheims aus den 1530-er Jahren Belege für zunehmende Selbstzweifel im Hinblick auf die Naturwissenschaften: Die Astronomie sei »an ir selbst nit gültig«, die Medizin gewähre längst nicht allen Kranken ihre Gnade, die Philosophie schliesslich leide daran, »dass sie spöttig gehalten wird... das ist mir ein kreuz gewesen und noch bis auf die stund« (II, 3, 169).

Was Hohenheim vorlegt, ist geistlicher Sanitätsdienst, eine Friedensschrift, welche die apokalyptische Stimmung zwar aufnimmt, durch ein ruhiges Zureden ihr aber gleichzeitig entgegenwirkt. An diesem Samstag sagt der Regenbogen, bzw. die Bibelstelle, auf die Hohenheim sich gleich eingangs seines Aufrufs beruft: »ir sollent schouen, dass üwer flucht nit beschehe am sabbath oder im winter,... wissent, dass üch der sumer verkünt ist, nach dem der winter kumen würd«. Im Herbst verkündet der Verfasser seinen Lesern den Sommer, die Zeit der Vollendung, der Reife, des Reiches Gottes, im Zusammenhang seines Schrifttums stets auch die Zeit des seligen Lebens im neutestamentlichen Sinne. Der Regenbogen steht im Sinne von Matth. 24, 29–31 und Marc. 13, 24–25 als ein Zeichen der Zeit, das es über die Kunst der Sadduzäer hinaus zu deuten gilt

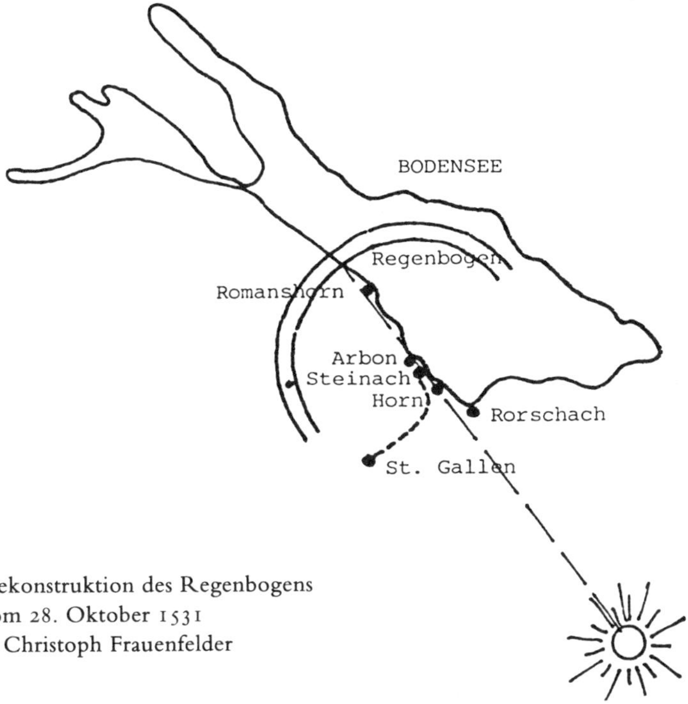

Rekonstruktion des Regenbogens
vom 28. Oktober 1531
© Christoph Frauenfelder

als heilsgeschichtliches Signal. Und dieses kündet den Unfrieden ab, »so der Comet angezeigt hat«, wie das Titelblatt der Regenbogenschrift sozusagen in Schlagzeilen bekannt gibt. Wenn in diesem Zusammenhang dann doch gewarnt wird vor astrologischen Auslegungen, mag dies eher an die Adresse der Konkurrenz, der vielfältigen Kalenderverfasser, gerichtet sein, als dass es eine Zurücknahme der eigenen Auffassungen Hohenheims wäre. Der Komet hat seinen »schwanz am sternen, das er das selbig hus keren wil« (IX, 409). Jetzt aber hat das »unfridsam zeichen sin bedütung volendet« (IX, 407). Darüber hinaus wird nichts Gutes versprochen, lediglich zum Ausharren ermahnt und zum Einhalten des Evangeliums.

Dies ist nach Hohenheim die einzige sichere Botschaft aus dem Zeichen des Regenbogens. Alle anderen Deutungen sind ungewiss: »alle zeichen stont in der hand gottes, und diewil si us der hand gottes nit gelegt sind, so mag si niemant gewiss im louff ergründen und erfaren, dan sie werden teglich verendert, welchs verendern einen ungewissen astronomum macht« (XIII, 408).

In seiner Heilwirkung ist der Regenbogen der Arznei vergleichbar, wie deren Quintessenz ist er nicht mit Händen zu greifen, entgegen dem Wahn des Doktors Faustus[24]. »Ein arznei, die da ingenommen wird spiritualiter in irer essentia, so bald sie in leib kompt, so stet sie in irer form zu gleicher weise wie ein regenbogen im himel, ein bilt oder form im spiegel« (XI, 209). Das Bildnis ist es, welches heilt – ein magischer Prozess gemäss dem Wesen der Naturmagie [25].

Arzt und Prophet – so lernen wir Hohenheim kennen aus den archäologischen Spuren eines mehr als 460 Jahre zurückliegenden Sonnenaufgangs. Erhaben, das heisst nach Kant uns an unsere sittliche Bestimmung erinnernd, wirkt die Demut des Wissenschaftlers und Theologen, dem es nicht um Rechthaberei geht, sondern um konkrete Hilfe und Trost für die bedrängten Menschen. Er selbst nennt sich am Ende der Regenbogenschrift bescheiden nur »Theophrasto interprete«, Ausleger. Ein Jahr zuvor hat er in einem lateinischen Brief die ihm von einem Nürnberger Arzt unterschobene Bezeichnung »vates et medicus« (Seher und Arzt) launig angenommen mit der Bitte »Hab mich lieb«[26]. In der *Astronomia Magna* von 1537 werden, aus der Sicht einer umfassenden Kosmosophie, die Ämter des Propheten und des Arztes als die schlechthin höchsten angesehen: »Der so ein Prophet ist, was ist ihm nicht wissend oder verborgen? Der so ein Doktor ist, wer ist über ihn? Denn aus solchen gehen feurige Striemen, das ist: wie das Feuer sind sie mit ihren Werken.« (nach XII, 320)

Beide, der Arzt und der Prophet, sind im sittlichen Verständnis Anwälte der Wahrhaftigkeit und der Gerechtigkeit. In diesem Zusammenhang bringt auch das Sankt Galler Buch *Paramirum* den Bildbegriff Feuer: »Ein jeglicher glaube dem andern, so viel er selbst im Feuer erfahren hat. Denn die Arznei kann nicht dulden zu glauben, was nicht im Feuer bewährt ist. Aus dem Feuer wächst der Arzt, wie angezeigt worden ist. Darum lerne Alchemia, die sonst spagyria heisst: die lehret das falsche scheiden von dem gerechten« (IX, 55).

Die Geschichte ist ein alchemischer Verbrennungsprozess. Der Mensch, der aus Gottes Kraft das Grosse Werk zu tun wagt, muss sich, strebend und irrend, ganz hergeben.

Die Wahrheit im Loch

Jedes Haus trägt seine eigene Erkenntnis aller natürlichen Dinge (XIV,115).

»Anno 1532 wohnte in diesem Hause der berühmte Arzt Theophrast von Hohenheim, genannt Paracelsus, als Gast von Bartholomäus Schobinger.« So zu lesen an einer gediegenen Glasscheibe, eingelassen im Treppenhaus eines prächtigen Sankt Galler Bürgergebäudes. Die Grafik zeigt zwei Männer, einen bärtigen Patriarchen und seinen Gast, glatzköpfig, in grünem Mantel, gestiefelt. Die beiden wackeren Mannen schütteln sich herzhaft die Hand. Eine Szene des Abschieds. Hätte Josef Viktor von Scheffel, der mit seinem Jahrhundertbestseller *Ekkehard* (1855) Sankt Gallen berühmt gemacht hat, an der Gestaltung der Gedenktafel mitwirken können, die Inschrift würde lauten: »Wir alemannischen Männer haben einander gern«[1].

Paracelsus-Gedenktafeln sind Glückssache. Auch diejenige im schönen Haus zur Wahrheit im Loch, am Gallusplatz gleich gegenüber dem Stiftsbezirk. So unsicher und so schmal sind die Spuren Hohenheims, dass weder Holztafel noch Bronzerelief bei seiner sogenannten Geburtsstätte bei der Teufelsbrücke, noch das sogenannte »Paracelsushaus« im baden-württembergischen Esslingen einer kritischen Betrachtung standhalten[2]. Meist besteht zwar ein Zusammenhang mit der Lebensgeschichte von Hohenheim, doch entpuppt sich dieser im Regelfall bei näherem Hinsehen anders als von der Gedenktafel suggeriert.

Belegt ist der Aufenthalt im Hause des Bürgermeisters Christian Studer, der am 30. Dezember 1531 stirbt, »ein man zu unseren widerwertigen ziten ganz tröstlich gewesen, evangelische ler, gricht und grechtigkeit flissig und dapfer geufnet, gehandhabt und die warheit lieb gehebt« (KS, 385), wie Kessler salbungsvoll im Nachruf festhält. Dass Hohenheim nun zu Schowinger umgezogen sei, wird zwar von Karl Sudhoff unterstellt, lässt sich aber aus den Quellen nicht absichern. Der hierzu wichtige späte Brief von Bartlome Schowinger an einen unbekannten Adressaten erwähnt ausdrücklich, dass er den Theophrastus »gar wol kennt, und in 27 wochen in mines Hern schwehers sellig Haus ghalten«[3]. Von einer Beherbergung im eigenen Hause steht nichts, obwohl dies doch das naheliegendste Argument für die Bestätigung guter persönlicher Kenntnis wäre.

Wie auch immer, die Begegnung zwischen Hohenheim und Bartlome Schowinger, unter Einbezug auch des älteren Bruders Hieronymus, ist unbeschadet von allen Unsicherheiten betreffend die Aufenthaltsdauer und die Unterkünfte des seltsamen Gastes in Sankt Gallen und Umgebung denkmalfähig. Und zwar nicht im Sinne einer alemannischen Männeridylle aus dem Zeitalter der Renaissance, sondern als Beispiel für massgebende Orientierungen und Haltungen, durch die der Geist der Neuzeit die Welt sogar nachhaltiger verändern sollte als durch die Ideen und Taten der Reformatoren. Die »Wahrheit im Loch«, der Name des Hauses, in dem Hohenheim wahrscheinlich geweilt hat, ohne darin zu wohnen, deutet mannigfaltige Zusammenhänge an. »Im Loch« ist der mittelalterliche Name des Quartiers, »zur Wahrheit« der 1531 wohl noch nicht existierende Hausname. Die »Wahrheit im Loch« steht bildlich für eine verborgene, bis jetzt kaum wahrgenommene Botschaft aus dem vieldeutigen Zeichensystem der Alchemie. In einem weiteren Sinn mag der Name des Schowinger-Hauses auch symbolisch stehen für die tragische Sackgasse, die Sankt Gallen für Hohenheim bedeutet, unmittelbar vor der Krise der sogenannten Appenzeller Zeit, welche in den 1530-er Jahren nach Kurt Goldammer die »Periode seines grössten Elends« bedeutet.

Wer sind die Schowinger? Gemäss den Nachforschungen von Viktor Schobinger hat Hans Schowinger, als Leibeigener des Abtes von Sankt Gallen Obervogt zu Oberberg, drei Söhne, von denen jeder eine aussergewöhnliche Lebensgeschichte vorweisen kann[4]. Der älteste, Hieronymus, Jahrgang 1489, gelernter Bäcker, exponiert sich am stärksten in den Wirren der Reformation. Im sanktgallischen Gossau ist er ein massgebender Aktivist bei der Durchsetzung der neuen Lehre. Nach der Vertreibung des Abtes Franz Gaisberg (1529) finden wir ihn in der Höhle des Sankt Galler Bären als einen der Schaffner des verwaisten Stifts. Dort sind Raumkapazitäten freigeworden. Dies gibt dem guten Hieronymus, wegen seines Wuchses mit gynoidem Fettansatz »das muterli« genannt[5], Gelegenheit, sich von Hohenheim irgendwo im geschichtsträchtigsten Gebäudekomplex der Ostschweiz eine alchemische Küche einbauen zu lassen. Fürwahr eine denkwürdige Episode, von Rütiner glaubwürdig verbürgt. Nach dem 1. März 1532, dem Datum des Wiedereinzugs des neuen Abtes Diethelm Blarer von Wartensee, kommt Hieronymus an die Kasse. Trotz sauberem Inventar muss sich der zarte Mann die Folter gefallen lassen, wohl als Sündenbock für den Bildersturm, an dem er sich, zumindest in Gossau, beteiligt hat[6]. Man sieht, Rekatholisierungen gehen gerne mit Unannehmlichkeiten einher. Mit der alchemischen Küche dürfte es aus gewesen sein. Immerhin haben die Stadtbürger von Sankt Gallen ihren Glauben behauptet. Hieronymus Schowinger betätigt sich bis an sein Lebensende als Bäcker am Kirchplatz in Gossau. Vielleicht hat er es von Hohenheim gelernt: »Dan ein alchimist ist der becke in dem so er brot bacht...« (VIII, 181).

Heinrich Schowinger, zwei Jahre jünger als Hieronymus, lässt sich als Jüngling in der Gallusstadt zum Kaufmann ausbilden, verlässt dann die Schweiz und taucht in seiner Wahlheimat München als Eisenwarenhändler auf. Dort besitzt er zur Zeit von Hohenheims Sankt Galler Aufenthalt bereits zwei Häuser an bester Geschäftslage unweit des Sendlinger Tores. Heinrich Schowinger legt den Grund zu der internationalen Schowingerschen Handelsgesellschaft, die nach seinem frühen Tode ihre höchste Blüte unter dem Diktat seines Bruders Bartlome erreichen wird. Interessant an Heinrich ist, dass er trotz seiner grundsätzlich evangelischen inneren Ausrichtung bereits den Vorrang der Geschäftsrücksichten vor der Konfession praktiziert. Die Münchner Linie der Schowinger, die sich am frühesten »Schobinger« schreibt, geht katholisch in die Ewigkeit ein[7].

Bartlome Schowinger ist 1500 geboren. Ein Porträt von 1527 zeigt einen sanft und entschlossen blickenden Mann von gesunder Dicke, mit knolliger nordischer Stupsnase und, wohl nicht unähnlich seinem ältesten Bruder, einer andeutungsweise weiblich wirkenden Körpergestalt. Dieses Phänomen will Dr. Hermann Abele auch bei der Knochenanalyse der Gebeine Hohenheims festgestellt haben[8]. In Anbetracht der völligen Zugeknöpftheit Vadians für Hohenheim in

Sankt Gallen ist Bartlome der einzige Ansprechpartner von bedeutendem Format mit ausgewiesenen vielseitigen Interessen.

Diese schlagen sich in einer Studienbibliothek nieder, die beim zeitgenössischen Bürgertum des oberdeutschen Raumes wohl nicht oft übertroffen wird, vor allem was die auserlesene Qualität der Bestände betrifft. Rütiner hat 1545 eine Bücherliste dieser imponierenden Bibliothek erstellt, eine wahre Fundgrube für den Paracelsusforscher, besonders seit der mit vielfältigen Registern versehenen Transkription von Viktor Schobinger. Da finden wir die Hauptwerke der drei bekanntesten Reformmediziner von Ferrara, bei denen Hohenheim zum Teil studiert hat, Niccolo Leoniceno, Giovanni Manardi und Michele Savonarola, alchemistische Klassiker wie Arnaldus de Villanova, ohne den zahlreiche paracelsische Theorien kaum entwickelbar gewesen wären. Es fehlen nicht Brunschwigs *Distillierbuch* und *Neues Distillierbuch*, die Kräuterbücher von Macer, Brunfels, Dioscurides, der *Spiegel der Artzney* und das Wildbäderbuch von Laurenz Fries, dem Freund und Gastgeber Hohenheims aus der zweiten Elsässer Zeit. Im Büchergestell steht auch Ritter Ulrich von Huttens unakzeptables Holzbüchlein, sein verzweifelter Strohhalm gegen die Syphilis. Gut vertreten ist die Astronomie, zum Beispiel mit dem Sphärenbuch von Johannes de Holywood, einem Engländer aus Yorkshire. Sowieso die medizinischen Klassiker von Hippokrates über Galen bis Avicenna und Albertus Magnus. Die Werke von Aristoteles und Plinius aufzuzählen, erübrigt sich. Interessant sind noch deutsche mystische Schriften (Johannes Tauler) und Werke des kritischen Humanismus (Laurentius Valla, selbstverständlich auch Erasmus).

Das erwähnte Bildnis des 27-jährigen Bartlome ist mit einem Text versehen, dessen astrologisch-alchemistischer Charakter nicht von der Hand zu weisen ist, mit Venus und Mercurius schon in der ersten Zeile[9]. Die einschlägigen Interessen dürften also zur Zeit des Eintreffens Hohenheims in Sankt Gallen längst entwickelt gewesen sein. Trotzdem müsste eine Untersuchung der Schowinger-Bibliothek unter dem Gesichtspunkt allfälliger Einflüsse auf Hohenheim ein äusserst hypothetisches Unterfangen sein, selbst wenn wir uns auf die bis 1531 erschienenen Titel beschränken. Welche dieser Titel hat

Schowinger zu jenem Zeitpunkt schon erstanden? Hat Hohenheim die Bibliothek konsultiert? Gibt es vielleicht sogar Bücher, die er in Sankt Gallen zurückgelassen hat, nachdem die Naturwissenschaften ihm in der Jahreswende 1531/32 ziemlich verleidet zu sein scheinen? Zu all diesen Fragen kann es nur Spekulationen geben. Keinen Spekulationen hingegen unterliegt die aussergewöhnliche Aufgeschlossenheit Schowingers für Fragen der neuen Wissenschaft – selbst dann, wenn er manche Bücher nur zu Sammlerzwecken und als eine weitere Form der Kapitalanlage angeschafft haben dürfte.

Über Alchemie hat er sich in seinem späten, in Waldshut verfassten Brief über Hohenheim mit einem differenzierten Urteil zu Wort gemeldet. Im Text, dessen Original in der Isaak Vossischen Handschriftensammlung in Leiden aufbewahrt wird, lobt »Bartholomaeus Schobingern avus«, wie die Unterschrift lautet, seinen unbekannten Adressaten, »dass... auch ihr euch der Alchimia nit hitzigcklich ergeben. Daran tut ir gar wol und recht. Dann diese kunst hat vor vil Jaren, und auf auf disen Tag vil grosser herren und Reicher leuth, deren ich noch vil weiss und kenn, mir irem grossen schaden verfuert und ain tail verderbt«[10]. Diese warnende Bemerkung gehört zu den Standard-Aussagen der Alchemie-Adepten. Sie ist auch wichtig angesichts der schweren Vorbehalte aus dem Lager der Strenggläubigen protestantischer und katholischer Provenienz.

Die grundsätzlich positive Wertung folgt gleich anschliessend an die obligate, auch bei Hohenheim selbstverständliche Warnung vor Missbrauch: »Dass aber üwer lust zu der nutzlichen und lustigen Kunst der Distilation durch welliche man auss ainer ieden materi die 5a Essentia (Quintessenz), als die aller subtilist substantz und hochste krafft durch hitz dess feurs schaiden und aussziehen mag, dieselbige und anderi arbeit, durch welche man den menschen in gsundhait enthaltten, oder dem kranken mit gewissen artzneien zu hilf kommen und gsund machen mag, dass ist die kunst, seinen Geliebten (welche mer uss liebe dess nechsten, dann von ihrs aignen Nutz den Menschen zuhelffen bgeren) erofnet und mittailt.«[11]

In der Sprache Hohenheims, artikuliert 1530 im Buch *Paragranum* über die vier Säulen der Arznei, liest sich dieselbe Auffassung über Alchemie wie folgt: »Nicht als die sagen, alchimia mache gold, mache silber; hie ist das fürnemen mach arcana und richte dieselbigen gegen die krankheiten; da muss er hinaus, ist also der grunt.« (VIII, 185)

Die »arcana«, die wunderbaren Heilmittel aus dem Licht der Natur, sind der »Grund« der Alchemie, nicht das Goldmachen. Um ihretwegen soll den Arzt nichts gereuen, um ihretwegen ist er ein »gewaltiger meister des irdischen lichts«. Bei so viel grundsätzlicher Übereinstimmung verwundern die negativen Bemerkungen Schowingers einigermassen, in denen er dem Theophrastus vorwirft: »Dan der Schulmaister, von welchem er sein Kunst ghebte, hat in in vilen Stuckhen betrogen, zum teil die Wahrheit verhalten und der mer teil, so er in gelert, nit genug verständlich underwisen, wo es sich dann in zeit, so er bi mir gewesen, offt im werckh befunden.« Glaubwürdig sind die Bemerkungen über Hohenheims Bücher »ains teils verporgelich, und ains tails die er warlich selb nit verstanden«. Überdies würden, dies gilt für die 1570er und 1580er Jahre, »vil buecher under sin nammen getruckht, die Theophrastus weder gesehen noch gemacht hat. Dan ich kenn des Theophrasti stilum wol, wie sein brauch in seinem schreiben gewesen ist.« Auf der Bücherliste von 1545 ist indes lediglich die *wundartznei Theophrasti Paracelsi* verzeichnet, immerhin ein zu Lebzeiten Hohenheims gedrucktes Hauptwerk von hoher Klarheit und zweifelsfreier Authentizität[12].

Der Schowingerbrief bezeugt eine hohe, sichere Vertrautheit mit dem Werk Hohenheims, belegt einen engen persönlichen Umgang (»bi mir gewesen«) und eine kritische Haltung, die gegenüber einem Manne, dessen Nachruhm einige Jahrzehnte nach dem Ableben explosionsartige Ausmasse annimmt, durchaus angebracht ist. Die eher negative Wertung muss indes, bei aller Glaubwürdigkeit der Verständigungsprobleme, nicht schon die Meinung aus dem Jahre 1531 wiedergeben. In Schowingers späten Lebensjahren hat Hohenheim besonders bei frommen Protestanten einen fürchterlichen Ruf. Bullinger hat ihn völliger Ungläubigkeit, Conrad Gesner sogar der Ketzerei des Arianismus bezichtigt, Oporin ihn gegenüber Johannes Weyer schwer verleumdet, Thomas Lieb, genannt Erastus, 1572 ein antiparacelsisches Pamphlet veröffentlicht, in dem der Teufel mit kräftigsten Farben an die Wand gemalt und Hohenheim als »grunzendes Schwein« beschimpft wird[13]. 1553 hat der Reformator Calvin den ketzerischen Arzt, Astrologen und eigenwilligen Theologen Miguel de Serveto in Genf dem Scheiterhaufen übergeben. Unter diesen Umständen ist es für einen klugen, weltgewandten Mann wie Bartlome Schowinger nicht geraten, sich unkritisch zu seinem alten Bekannten Theophrastus zu bekennen. Es bezeugt schon hohe Vertraulichkeit, dass überhaupt die engen Beziehungen von früher zugegeben werden. Die immerhin nur das Formale betreffende Kritik liegt auf der Ebene des Urteils von Conrad Gesner, der in seinem Lexikon *Bibliotheca Universalis* von 1545 im Zusammenhang mit »Theophrastus Bombastus ex Hohenheim« von »dictionibus & sententijs obscuris, barbaris, affectatis, ineptis« spricht, also einer dunklen, barbarischen, gekünstelten und unsachgemässen Sprache[14].

Während des Sankt Galler Aufenthalts sind die Beziehungen zwischen Bartlome und Theophrastus nachweisbar gut. Im lächerlichen Regenwurmprozess vor dem zünftischen Elferrat bzw. dem Grossen Rat, welcher zum abrupten vorzeitigen Ende der Sankt Galler Praxis hätte führen können, erwirkt der angesehene Handelsherr dank seiner Autorität den entscheidenden Aufschub. Er ist der einzige in den beschränkten Verhältnissen dieser Kleinstadt, der öffentlich für den in diesem Jahrhundert merkwürdigsten Besucher ein gutes Wort einlegt[15]. Diese Bemühungen können in dem Sinne gedeutet werden, dass Schowinger sicher am ehesten eine dauernde Niederlassung Hohenheims als Arzt in Sankt Gallen befürwortet hätte, sich wahrscheinlich sogar dafür eingesetzt hat.

Theophrastus von Hohenheim und Bartlome Schowinger, eine denkwürdige Begegnung zweier das bürgerliche Normalmass überragender Männer, die einander um ein Haar verstanden hätten. Über Alchemie sind sie im Prinzip gleicher Meinung. Für eine Reform der verknöcherten Bibliotheksmedizin sind beide aufgeschlossen. Die Zeichen der Zeit wissen beide zu deuten, allerdings jeder für sich und in ganz anderen Perspektiven.

Der eine ist Arzt, Alchemist und Christ in untrennbarer Einheit, der andere im Aufstieg begriffener Grosskaufmann mit überdurchschnittlicher Bildung, der bereits voll erfasst hat, dass die neue Zeit aus dem Geist der Wissenschaft geprägt sein wird. Aus diesem Grunde hält er sich à jour, ohne sich selbst von der ungewissen Flamme der Forschung verzehren zu lassen. Für seine berufliche Tätigkeit, die nach oben weisende Kurve seiner Gewinne, seine »kaufmanschätz« (II, 3, 169), ist von seiten Hohenheims weder Applaus noch Verständnis zu erwarten. Ein Kaufmann gehört für diesen schlicht einem »unbrüderlichen stand« (PS, 130) an.

Überdies steht Bartlome der Sinn keineswegs nach eschatologischen und apokalyptischen Perspektiven, nicht einmal im verzweifelten Weinmonat 1531, da der Keltertreter der Geschichte die glänzenden Trauben der Reformation zu Most zerstampft. Sogar in diesem Zeitraum gehören die Schowinger zu den ganz wenigen Protestanten in der Schweiz, denen eine erfreuliche Nachricht ins Haus steht. In den Schreckenstagen von Kappel und vom Gubel, da Hohenheim sich prophetisch über das Erdbeben vom 10. Oktober den Kopf zerbricht, hat Bruder Heinrich von München aus für den ganzen Schowinger-Clan einen zukunftsträchtigen Prestigegewinn ins Trockene gebracht: König Ferdinand stellt am 14. Oktober den Gebrüdern Schowinger einen prächtigen Wappenbrief aus, eine Turteltaube auf gelbem Grund, verziert mit zwei »Puffelhörnern«, in denen je eine rote und eine gelbe Pfauenfeder steckt[16]. Wenn das kein gutes Omen ist, zumindest für Bartlome!

Im Vergleich zu dem Doktor ist der Schwiegersohn seines Patienten ein Glückskind. Die Lebenslinien, die sich in Sankt Gallen berühren, könnten nicht unterschiedlicher verlaufen. Überraschend kommt dabei zum Vorschein, dass die von beiden Männern mit gutem Grund für erledigt angesehene Auffassung des Volkes, Alchemie habe mit Goldmachen zu tun, eine verborgene, vielleicht verdrängte Wahrheit für sich behält. Die »Wahrheit im Loch«.

In der Sage des Volkes seiner Heimat, im »Finsteren Wald« zu Einsiedeln, ist Hohenheim, »der Paracelsi«, auch Raster genannt, ein dämonischer Goldmacher, heimtückisch wie Rumpelstilzchen und ein Teufelskerl wie der Doktor Faust. In seinem Schwertknauf bewahrt er seine geheimnisvollen Pülverchen auf und noch dazu den Stein der Weisen. Von Basel bis Nürnberg, von Innsbruck bis Wien, sogar im fernen Siebenbürgen überbieten sich die Goldmachergeschichten um Hohenheim[17]. Der Weg nach Clausenburg ist weit, die Phantasie des Volkes ereilt mit Siebenmeilenstiefeln immer entlegenere Landschaften der »güldenen Welt« seines Paracelsus. Niemand merkt, dass die Wahrheit viel näher liegt. »Im Loch« – wo sonst?

Wenn Alchemie Goldmachen heisst und die Kunst, lange, gesund und glücklich zu leben, dann verwirklicht sich im irdischen Dasein von Bartlome Schowinger nicht weniges von dem, was das Volk im Zusammenhang mit Paracelsus träumt. Dies belegen keine Sagen, sondern Akten, ans Licht der Geschichte gehoben von einem leidenschaftlichen Familienforscher, Viktor Schobinger. Werfen wir einen Blick auf den geschäftlichen Werdegang des Mannes, der später vom Ostschweizer Polyhistor und Abenteurer Melchior Goldast von Haimisfeld (1576–1635) als der »reiche Philosoph« gerühmt wurde[18]. 1522, im Jahre seines ersten registrierten Geschäftes, einer Lieferung von Nägeln und Wachs an die Sankt Galler Lorenzenkirche, versteuert Bartlome Schowinger ein Vermögen von 498 Gulden. Ein gutes Startkapital für einen 22jährigen, die Summe von zehn Jahresgehältern eines äbtischen Obervogts. 1531 hat sich dieses Vermögen bereits versechsfacht. 1541, im Todesjahr Hohenheims, weisen 8800 Gulden Reichtum aus. 1560 bezeichnen 42 400 Gulden einen schwerreichen Mann, 1585 hinterlässt der 85jährige ein Privatvermögen von 104 000 Gulden als Krösus der Ostschweiz. Nicht genug, das Gesamtvermögen der Schowingerschen Handelsgesellschaft beträgt zu diesem Zeitpunkt nachweisbar 235 000 Gulden, muss aber noch um einiges höher liegen[19]. Nebst den Hauptsitzen in Sankt Gallen und München bestehen Niederlassungen in Lyon, Wien, Antwerpen und Mailand. Gehandelt wird im Prinzip mit allem, doch stehen Metallwaren, Textilien und die Ausbeutung von Silbergruben im Vordergrund. Zu den am häufigsten genannten Handelspartnern gehören nicht zufällig die Fugger. Diese sind mit 4 Millionen und 750 000 Gulden (1546) die Milliardäre der Epoche. Von ihnen ist das finanzielle Schicksal von Kaisern, Königen, Fürsten und Päpsten abhängig.

Im Vergleich zu den Fuggern ist Schowinger, bei aller Dynamik der Reise- und Geschäftstätigkeit, ein beschaulicher Multimillionär, ein Meister in der vornehmen Kunst, in der Weltgeschichte diskret und unschädlich zu bleiben. Extravaganzen leistet er sich über seine humanistischen Interessen hinaus wenige. Die paar Schlösser, die er aufkauft, darunter Horn am Bodensee, sollen das Glück seiner wohlgeratenen Söhne abrunden. Im ehelichen Stand hat er mit drei Frauen zwanzig Kinder gezeugt, von denen zehn hochkommen. Die Buben betätigen sich im Regelfall als einsatzfreudige Mitgesellschafter, zum Beispiel als Bergwerksbesitzer in Böhmen. Tobias, das Patenkind von Johannes Kessler, geht nach Italien, Frankreich und den Niederlanden, um Sprache und »Traffica« dieser Länder zu erlernen[20]. Einen Adelstitel hat sich Schowinger nicht gekauft, aus politischen Intrigen und Wirren, auch denjenigen der Reformation, hält er sich lebenslänglich klug heraus. »Der reiche Segen an zeitlichen Gütern«, schreibt sein dankbarer Enkel Jeremias Schobinger, »war durch harte Arbeit erworben, vermittelst seines unvergleichlichen Fleisses und unverdrossener Emsigkeit, die er in allen Dingen frühe und spath angewendet«[21]. Ein Frühkapitalist also wie aus dem Lehrbuch von Max Weber[22].

Als Folie beziehungsweise Modell für unseren Zusammenhang kann das 1985 erschienene kühne und zum Teil umstrittene Buch von Hans Christoph Binswanger gelten: *Geld und Magie – Deutung und Kritik der modernen Wirtschaft*. Der Ökonom stellt hierbei die These auf, die moderne kapitalistische Wirtschaft sei eine säkularisierte (verweltlichte) Form des Grossen Werks, eine »Fortsetzung der Alchemie mit anderen Mitteln«[23]. Diese habe sich derart erfolgreich entfaltet, dass die ursprünglichen Bemühungen der Alchemisten schlicht überflüssig geworden seien. Als alchemistisch deutet Binswanger das »Plus ultra« (immer weiter), den unbegrenzten Prozesscharakter der modernen Wirtschaft, das Prinzip des unaufhörlichen Wachstums, mithin auch das Bemühen, aus Quantität Qualität zu schöpfen. Auf der Grundlage einer Deutung von Goethes *Faust* kommen die drei paracelsischen Prinzipien als innere Hauptstruktur der modernen Wirtschaft zu Ehren. Mercurius steht dabei für das Prinzip von Wechsel und Papiergeld, Sulphur für das Prinzip der Investition und Sal für das Realkapital, die Summe der Produktionsmittel wie Schiffe, Maschinen, Infrastrukturanlagen einschliesslich Gebäude, Dämme und Kanäle. Die Pointe des verweltlichten alchemistischen Prozesses im Sinne der modernen Wirtschaft liegt in der Möglichkeit, die ganze Welt zu »vergolden«, das heisst, aus allem Geldwert zu schöpfen[24].

Dies ist selbstverständlich eine Auffassung von Alchemie, welche weder Hohenheim noch Schowinger je hätten akzeptieren können. Gerade darin sind sie sich ja einig, dass das Grosse Werk nicht zur Bereicherung dienen darf. Trotzdem erklärt das Binswangersche Modell ein Stück weit, aus welchem Untergrunde der neue Geist der Kapitalvermehrung aufgebrochen ist. Das Spannungsfeld Schowinger – Hohenheim bietet hierfür ein anschauliches, allerdings in der Gesamtheit seiner Dimensionen kaum voll ausschöpfbares Beispiel.

Entgegen aller Goldmachergeschichten bleibt die Armut, diese »falsche huer« (II,2, 314), Hohenheim lebenslang an die Fersen geheftet, derart existentiell, dass ihm nichts anderes übrig bleibt, als sie zum franziskanischen Bestandteil seiner eigenen Lebensphilosophie zu machen: »Selig und mehr dann selig ist der mann, dem got die gnad gibt der armut.« (PS, 261) Die geradezu programmatisch geforderte Armut des Arztes ist zusammen mit seiner »Frommheit« (IX, 562) und dem Vagantentum über Generationen Bestandteil von dem, womit Hohenheim provoziert.

Entsprechend erben seine »nägstgesipten Freunde...zuo Ainsidln in Schweitz« nicht wie die Kinder Schowingers eine sechsstellige Summe, sondern lediglich »Zehen gulden in Müntz«. Der grössere Rest des Nachlasses geht, ausser für Spesen und den gesetzlichen »Todfall« an den Einsiedler Leibherrn, an »Arm, Elend, dürfftig Leuth, die dan kain Pfründt noch ander fürsehung haben«[25].

Vor dem Hintergrund der mittlerweile bekannten Zahlen und Fakten, insbesondere des Schowingerschen Reichtums, der in der Eidgenossenschaft zu dieser Zeit keinen Einzelfall darstellt – zum Beispiel die Diesbach-Watt-Gesellschaft in Bern, Clauser in Luzern –, verwundert es uns nicht wenig, dass der Zürcher Conrad Gesner in seinem kurzen Lexikonartikel über Hohenheim von 1545 extra die hohe Besoldung heraushebt (»amplum stipendium«), die dieser als Professor in Basel bezogen habe. Für einen Polyhistor, der für Zeilenhonorar schuftet, gilt da der zukunftsträchtige Grundsatz, sich bei Salärvergleichen nach den Kollegen auszurichten[26].

Es ist wahr, in Basel hat Hohenheim bei einem Jahreslohn von umgerechnet 60 Gulden, von dem ihm an drei Zahltagen zu den Fronfasten insgesamt 45 ausbezahlt worden sind, als Stadtarzt und Professor vergleichsweise gut verdient – trotz Vorenthaltung des letzten Vierteljahreslohnes. Nur dem Stadtschreiber kommt eine noch höhere Besoldung zu[27]. Doch schränkt man ihn bei den privaten Einnahmen ein. Eine gesalzene Honorarrechnung an den reichen Domherrn Cornelius von Lichtenfels wird gerichtlich auf sechs Gulden herabgesetzt. Mit seinen Einnahmen in Basel muss er Famulus und Schreiber, sicher auch die Ausgaben für Labor, Pferde sowie Kost und Logis bestreiten. Überdies lässt er, eine Extravaganz, seine Kleider nicht waschen, sondern kauft laufend neue[28].

Über seine Einnahmen in Sankt Gallen wissen wir fast nichts. Ausser als Leibarzt Studers hat er nachweisbar nur in zwei Fällen praktiziert. Eine freie Tätigkeit ist angesichts der zünftischen Enge wenig wahrscheinlich. Aus dem Stiftsarchiv Sankt Gallen haben Paul Staerkle und Werner Vogler auf einen Honorarbeleg verwiesen, die Behandlung eines Mönchs betreffend. Viereinhalb Gulden sind der äbtischen Kasse belastet worden für »doctor teofrasthen von wegen her hansen«. Vermutet wird bei diesem »her hansen« der Münsterprediger Johann Hess. Dieser Rechnungseintrag bereitet vor allem wegen seines Datums (17. Dezember 1533) der Forschung einiges Kopfzerbrechen. Für die Biographie von Hohenheim steht dieser Rechnungsbeleg für den einzigen medizinischen Erfolg in der Gallusstadt. Johann Hess muss ernstlich krank gewesen sein, bedeuten doch viereinhalb Gulden das Honorar für vier bis fünf gründliche Konsultationen unter der Bedingung, dass die Honorarbasis dieselbe ist wie beim früheren äbtlichen Leibarzt Johann Rüss von Konstanz. Dieser, vor 1529 im Stift tätig, führte wie Hohenheim den Titel »baider artzny doctor«. Pro »Tageseinsatz« im Kloster gab's für Rüss einen Gulden zuzüglich reicher Naturalverköstigung, zum Beispiel Wein[29]. Für den – wie auch immer beschaffenen – Erfolg bei der Behandlung von Pater Johann Hess bürgt einigermassen dessen später Todestag, Dreikönigen 1545.

Nach dem Zeugnis der Quellen hat sich Hohenheim in der Ostschweiz weder Diener noch Schreiber leisten können, mindestens wird niemand dergleichen irgendwo erwähnt. Es geht ihm also deutlich schlechter als in Basel.

Ja, hätte er in Basel Stadtarzt und Professor bleiben können! Hätten sie ihn dort nicht schon nach zehn Monaten zur Flucht gezwungen! Hätte ihm seine Wahrheit doch nicht so viel Hass eingetragen! Ja, dann wäre Hohenheim vielleicht der Reformator der Medizin geworden. Ohne finanzielle Sorgen. Um gleichviel verdienen zu können wie sein Freund Schowinger in Sankt Gallen, während eines Menschenlebens, hätte Hohenheim zu den Bedingungen eines Basler Stadtarztes 1733 Jahre und 4 Monate arbeiten müssen.

Schowinger ist nicht im Haus zur Wahrheit im Loch gestorben, sondern auf einem Landsitz vor der Stadt. Im Gegensatz zu seinem Schwiegervater, einem Mitglied der Weberzunft, hat er den Zutritt zu den vornehmen Notabeln der Notensteiner Innung geschafft, welcher auch Vadian angehört. Für den Stadtchronisten Rütiner ist Schowinger jeweils für Fragen der Alchemie, auch Astrologisches, der zuständige Mann[30]. Hinter vorgehaltener Hand hat man ihm wohl immer schon die Fähigkeit zugetraut, Gold zu machen. Warum eigentlich nicht? Die Alchemie, das zeigen verschiedene Geschichten, eignet sich unter anderem vorzüglich als eine Art frühe Technik des Geldwaschens. Dem Volk kann man gigantische Vermögensvermehrungen wohl am ehesten mit dem Ruf eines Alchemikers verstehbar machen, seien diese wie bei Bartlome nun auf durchaus ehrliche Weise zustande gekommen oder auf unehrliche wie beim französischen Ehepaar Nicolas und Pernelle Flamel, die mit dem Ruf als Goldmacher zu verbergen trachten, dass sie ihren Reichtum der Verfolgung von Juden und schnödestem Wucher verdanken[31]. Dem bürgerlichen Moralismus der Schowinger entspricht es, dass sich Bartlome eines gewissen Zwiespaltes bei der Pflege dieser Kunst immer bewusst gewesen ist, nicht unähnlich zum Beispiel Johann Fischart, der Schwindel-Alchemisten satirisch aufs Korn nimmt und zugleich selber alchemistische Traktate verfasst[32]. So steht die Kunst des Reichwerdens für den Glanz und den Zwiespalt des frühen Bürgertums.

In den Niederungen kriecht der Regenwurm

Kessler und Rutiner sind in
ainem lib zwo seelen. Vadian

Der Leinwandherr lebt nicht vom Tuch allein. Sondern auch vom humanistischen Latein. Diesem Grundsatz, bei näherem Hinsehen keineswegs ein Kind des Dünkels und der Eitelkeit, verdankt Johannes Rütiner, Altersgenosse von Bartlome Schowinger, den eher leisen Nachhall seines Namens im denkwürdigen Museum der Sankt Galler Renaissance. Zwischen 1529 und 1539 führt der Elfer der Weberzunft, ab 1534, und nachmalige Ratsherr, ab 1549, ein Tagebuch, sein besonders in der Vadian-Forschung viel zitiertes Diarium. Eine saubere, zuverlässig zitierbare Transkription der schwer lesbaren mehreren hundert Textseiten ist erst in neuester Zeit von Ernst Gerhard Rüsch erstellt worden und harrt noch der Edition als kulturgeschichtliches Quellendokument von Rang.

Wie kommt es einem Leinwandfabrikanten in den Sinn, ein Tagebuch zu schreiben, meistenteils über geschäftsfremde Gegenstände, und dies erst noch, wenn auch unbeholfen, in der Sprache der Akademiker? Warum erwähnt er Hohenheims Aufenthalt in der Stadt erst nachträglich? Wie zuverlässig sind diese Berichte?

Der Leinwandhandel spielt für die Entwicklung der politischen Verhältnisse und der Bildung auch nichtklerikaler Bevölkerungsschichten eine nicht zu unterschätzende Rolle. Dies gilt für Sankt Gallen und Appenzell im 15. und 16. Jahrhundert ganz besonders. Es handelt sich um eine gesamteuropäische Tendenz, die sich im oberdeutschen Raum stärker als anderswo in freiheitlichen Bestrebungen Luft verschafft. In Sankt Gallen und im benachbarten Appenzellerland gehen die fortschreitende Entwicklung des Leinwandhandels, politische Unabhängigkeit (mit Rückschlägen) und frühe Ansätze zur Volksbildung Hand in Hand[1]. Das in der Gallusstadt blühende Leinwandgewerbe hat schon im 14. Jahrhundert zu einer Einwanderung in die Stadt geführt, aus Appenzell, Thurgau, Toggenburg, so dass unter dem Einfluss dieser Entwicklung die republikanische Partei der Stadt die aristokratische, mehr zur Abtei haltende Richtung überflügeln kann. Dies führt zu der bekannten Spannung zwischen Stadt und Abtei, welche die Geschichte der Ostschweizer Metropole über Jahrhunderte prägt, niemals aber stärker als zur Zeit der Reformation.

Der Handelsverkehr, der sich international ausweitet, aber auf einer sehr dezentralisierten Produktionsweise beruht (Heimarbeit, zum Beispiel in Appenzell) erfordert Kenntnisse der Rechnungsführung, Schreibfertigkeit, Sprachkenntnisse und nicht zuletzt die Fähigkeit, die politische Lage nah und fern, vor allem in der Schweiz und im süddeutschen Raum, realistisch einzuschätzen. Dazu wiederum ist eine fundierte Allgemeinbildung nützlich.

Aus all diesen Gründen berührt es keineswegs lächerlich, wenn wir in den frühen 1520-er Jahren so biedere Gestalten wie den nachmaligen Sattlermeister Kessler und den Leinwandfabrikanten Rütiner in den heiligen Hallen der Alma Mater zu Basel antreffen. Der Höhepunkt eines solchen Bildungsaufenthaltes ist die persönliche Besichtigung des Humanistenfürsten Erasmus von Rotterdam, da dieser in seinem blauen, weitärmligen samtverbrämten Rock seine gelehrten Gedanken vorträgt: »Allda hab ich in gesechen von person«, notiert Johannes Kessler. Ausser Basel hat er auch Wittenberg gesehen, mit Luther ist er am gleichen Tisch gesessen[2]. So etwas prägt. In den späteren Jahren betätigt sich Kessler aus Überzeugung als reformatorischer Prediger.

Rütiner schnuppert im Sommersemester 1522 in Basel Hochschulluft[3]. Eine interessante Zeit. Johann Ökolampad, Hohenheims späterer Förderer, wagt es, theologische Vorlesungen auf deutsch zu halten. Im übrigen ist die Universität noch für Jahre von einem scholastisch-konservativen Lehrkörper geprägt. Gediegene Bildung vermittelt sie allemal. Am schweizerischen Bürgertum im 16. Jahrhundert fällt eine verbindliche Wertschätzung hoher Bildung auf, die am Ende des 20. Jahrhunderts erstaunt. Es ist diese Wertschätzung, die Vadian wohl schon seit seiner Berufung zum Rektor der Universität Wien, erst recht nach seiner Rückkehr in die Heimatstadt, zur grössten Autorität macht, die es im bürgerlichen Sankt Gallen je gegeben hat. So gehört es zu den wichtigsten Motiven der schriftstellerischen Tätigkeit Rütiners und Kesslers, die als einmalig wertvoll empfundene Zeitgenossenschaft mit Vadian schriftlich zu verewigen. Hintergrund zahlreicher Aufzeichnungen sind Gespräche innerhalb der Stammrunde des Meisters, die sich jeweils nachmittags, bei aussergewöhnlichen Anlässen auch abends zu treffen pflegt. Bernhart Milt unterstellt Rütiner »eine Art Stammtisch-Tagebuch, das nicht wenig Stadtklatsch enthalte«[4]. Die insgesamt unkritische Haltung des schreibenden Leinwandherrn wird vom Rütiner-Forscher Ernst Gerhard Rüsch bestätigt, jedoch gerade deswegen in ihrem zeitgeschichtlichen Quellenwert hoch eingeschätzt[5]. Wichtig ist einerseits die Abhängigkeit von Vadian bei praktisch allen Wertungen, andererseits besticht die Menge der manchmal nebensächlich scheinenden Details. Überdies lernen wir eine Fülle von Personen kennen, Einzelheiten aus dem Wirtschaftsleben, Meteorologisches, immer wieder Politisches, vom Lokalen bis zur sogenannten grossen Politik, zum Beispiel das Treiben des Herzogs Ulrich von Württemberg.

Für Rütiner ist Hohenheim erst drei Jahre nach dem längsten und neun Monate nach dem letzten Sankt Galler Aufenthalt tagblattwürdig. Die für sein Verweilen in der Stadt bei weitem aufschlussreichste Notiz erfolgt sogar erst im März 1537, zu einem Zeitpunkt, da es mit dem Bekanntheitsgrad und mit dem wissenschaftlichen Ansehen des wandernden Doktors langsam zu tagen beginnt. Denn unterdessen sind immerhin die *Grosse Wundarznei* und – noch wichtiger für Sankt Gallen – das Pfäferser Baderbüchlein gedruckt. Der Name Paracelsus lässt sich nicht mehr ignorieren. Trotz der späten Niederschrift haben wir einen Bericht aus erster Hand vor uns. Als Gewährsmann ist Kaspar Tischmacher genannt, Hohenheims unmittelbarer Gegner in den Niederungen des Regenwurms.

Die Regenwurmkur

Rütiner berichtet: »Zur Zeit, da Theophrastus Paracelsus den Christian Studer in Behandlung hatte, sollte er auch den Sohn Kaspar Tischmachers wegen einer Handverletzung kurieren. Er nahm ihm einen Knochen heraus, und es entstand eine Kontraktur (Geschwulst). Tischmacher wollte ihn nun vor den Elferrat der Wundärzte zitieren. Auf dieses Aufgebot wollte er nicht reagieren, nannte sie nur alle Arschkratzer (Contempsit eos nominando arskratzer). Darauf wollte man den Stadtrat einschalten. Es war gerade zur Zeit, da er dem Schaffner Hieronymus Schowinger im fürstäbtlichen Hof eine (alchemistische) Küche einbaute. Dieser sagte es dem Bartholomeus, welcher für vierzehn Tage Aufschub besorgt war. Tischmacher beklagte sich endlich beim Dreierrat (Bürgermeister, Altbürgermeister, Reichsvogt), erreichte aber nichts. Darauf brachte er den Fall vor den Unterbürgermeister Andreas Müller. Jener (Hohenheim) befahl schliesslich, dem Knaben während einer Nacht lebende Regenwürmer (vivos regenwurm) aufzubinden. Drei Tage später trat die Heilung ein.«[6].

Nichts als Ärger! Auch in Sankt Gallen kann man nicht in Ruhe arbeiten bei einem derart läppischen Patientenumfeld. Welcher Arzt kennt sie nicht, diese Sorte von Patienten oder deren Angehörige, die gleich die Nerven verlieren, wenn es mit der Heilung nicht sofort klappen will? Von Pontius zu Pilatus rennen sie, von Instanz zu Instanz, statt Geduld zu haben mit den verschlungenen Wegen der Natur bei ihrem Heilungsprozess.

Mehr noch, der drohende Prozess ist alles andere als harmlos. Hohenheim hat schon in Basel einen verloren und damit seine Stelle als Stadtarzt, und zwar nicht wegen der Niederlage an sich, sondern weil er darauf »auf bösen Zetteln«[7] den Behörden Schimpfwörter austeilte. Bei Gott und der Heiligen Jungfrau, er sollte beim Gebrauch von Schimpfwörtern Vorsicht walten lassen.

»Arschkratzer« geht zwar noch. Er hat das Wort zur Titulierung gewisser Chirurgiehandwerker schon im Basler Wundarzneibuch *Bertheonea* gebraucht (VI, 195), gleich zusammen mit »leusstreler«, womit offenbar das ehrbare Barbier- und Baderhandwerk unfair apostrophiert ist. Nicht weit von den Arschkratzern entfernt sind die »Hodenschneider« angesiedelt (II, 172), ein weiteres Schimpfwort, mit dem nach Karl-Heinz Weimann Hohenheim wortschöpferisch in die Geschichte der deutschen Sprache eingegangen ist[8]. Im übrigen lauten die Komplimente Hudelarzt, Lumpenarzt, Bubenarzt,

Wolfarzt, Spekulierarzt, Küharzt, Kälberdoktor, Büffeldoktor, Holzhans, Sirupgeber, Schmierer, Seichseher, Augenreisser, Kopfmesser und Wurmsamer, ganz zu schweigen von den Apothekereseln und Tyriakskrämern[9]. Dies nur eine Auswahl der geläufigsten Schimpfwörter aus dem Vokabular, welches wir literarisch dem sogenannten Grobianismus zuordnen. Dieser erreicht zur Zeit Hohenheims, besonders in den Polemiken Luthers und seines einschlägigen Antipoden, des katholischen Literaten Thomas Murner, eine Hochblüte.

Wenn Hohenheim hingegen in den Gassen von Sankt Gallen oder Basel oder Nürnberg das Wort »Arschkratzer« gleichsam wie einen fröhlichen lutherischen Furz entweichen lässt, liegt eine Fehleinschätzung des Kommunikationsfeldes vor. Die grossen Polemiker Luther und Murner, in der modernen Zeit noch Karl Kraus, verdanken ihren Glanz und letztlich auch ihren Erfolg der Tatsache, dass eine Meute von Gleichgesinnten sich am wortgewaltigen Kesseltreiben ergötzt, ja nicht ohne eine Art Geilheit den neuesten Ausfällen entgegengiert. Auf diese Weise, angesichts der verbalen Demütigung oder gar Abschlachtung des Gegners, entsteht ein Machtgefühl, erhalten neue Schulen, neue Kirchen, neue Parteien ihre Mauern und grobgeschützigen Bollwerke.

Das ist die Situation Hohenheims nicht. Am allerwenigsten in Sankt Gallen, wo keine Gefolgschaft von Schülern in Betracht kommt und schlechthin niemand als wirklich gleichgesinnt anzusprechen ist. Darum wird die Situation für ihn gefährlich. Dass in der Eskalation des Streites Bartlome Schowinger, in Betscharts Paracelsus-Biographie ein ihm »wohlgesinnter Arzt« (!) genannt[10], auf Zeitgewinn aus ist, ist nicht nur ein Freundschaftsdienst. Ein Prozess gegen den Privatarzt seines Schwiegervaters gäbe tiefsitzenden Ärger. Vergessen wir nicht, dass Studer und sein Nachfolger im Bürgermeisteramt Joachim von Watt (Vadian),der Stadtarzt, nicht die besten Freunde sind. Im Corpus der Vadianischen Aufzeichnungen scheint Studers Name zu fehlen, der Nachruf von Johannes Kessler nach dem Tod des Bürgermeisters enthält nur wenige Zeilen frommes Bla-Bla, kein Vergleich zu den epischen Würdigungen von Persönlichkeiten wie Zwingli, Ökolampad, Herzog Friedrich dem

Weisen und anderen. Weder die Herkunft als Söldneroffizier noch die Verwandtschaftsverhältnisse noch der eine Generation umfassende Altersunterschied können den alten Studer dem dynamischen Joachim von Watt besonders nahe bringen. Eigentlich scheint Studer für den Abgang von der weltlichen Bühne fällig.

Wie auch immer, bei einem Prozess gegen Hohenheim müsste Vadian, der leitende Beamte mit der Oberaufsicht über das städtische Gesundheitswesen, so etwas wie einen Offenbarungseid leisten. Gerade dies aber kann man höheren Orts nicht wollen, und so wird der kleine Tischmacher bei seinem Parcours durch diverse Vorzimmer abgeschmettert. Die gruppendynamischen Verhältnisse an der Spitze der Stadt lassen den Prozess nicht zu.

Hohenheim hat im zweiten Halbjahr 1531, in welcher Zeitspanne wir diese Affäre ansetzen müssen, genug Lebenserfahrung, um sich nicht einfach auf das Glück und den Einfluss des reichen Schowinger zu verlassen. Im kritischen Moment, wenn die Ungeduld mit der Krankheit sich in Aggression gegen den Arzt verwandelt, muss man sich etwas einfallen lassen. Das Wort Psychologie genügt für das Verständnis dieser spätmittelalterlichen Szene nicht. Karl Sudhoff und Ildefons Betschart haben sicher nicht zu Unrecht Zeitgewinn als Grund für den Einfall mit den Regenwürmern vermutet[11]. Zu einer Zeit, in der Hohenheim die Asepsis noch nicht sauber handhabt (es sind in seinem Werk dazu sowieso nur Ansätze vorhanden), folgt dem Eingriff Schwellung und dadurch Steifigkeit der Hand. Aus Erfahrung weiss der Arzt, dass diese Symptome in einigen Wochen zurückgehen werden.

Der Regenwurm findet indessen nicht nur in der alten Volksmedizin Verwendung, auch ausserhalb der sogenannten Dreckapotheke, wir finden ihn in Hohenheims Originalwerk als Bestandteil eines zusammengesetzten, hochkomplizierten Rezeptes ausgerechnet im frühen *Kontrakturenbuch,* im Abschnitt »von den arcanen zu heilen die contracturen«! »Regenwürm die gereinigt seind« sind ferner ein Bestandteil einer Wundsalbe in der *Grossen Wundarznei* (X, 104). Dabei sind die zusammengesetzten Rezepte im Vergleich zu den einfachen, den »elementischen« und den »metallischen« Simplicia, gewiss die am wenigsten fortschrittlichen und am stärksten der

Altweiber-, Bauern- und Zigeunermedizin verpflichtet. In der Volksmedizin gilt der Regenwurm ganz allgemein als schmerzlindernd, gut besonders für »alte Schäden«, wobei man ihn je nachdem zerhackt, bratet, zerstösst, pulverisiert, dörrt oder eben auch lebend verwendet[12]. Im paracelsischen Originalrezept gegen die Kontrakturen werden Regenwurmbestandteile wie folgt behandelt: »Lass digeriren in einer sonnen oder in warmem mist ein monat, distillirs aus und in dem selbigen wasser leg dise stück« (II, 484). Insgesamt handelt es sich um einen alkoholischen Auszug aus Canthariden, frischen Kamillen, Johanniskraut, Wollblumen, Tausendgüldenkraut sowie einer Kupferlasur, wozu sich, magisch-volksmedizinisch begründet, Bestandteile von Frosch und Regenwurm gesellen. Die Heilkräuter liegen durchaus auf der heute noch in der Naturheilkunde anerkannten Linie.

Der Bericht von Rütiner zeigt, welches immer die abschätzigen Meinungen der Medizinhistoriker über die magischen Bestandteile in Hohenheims Arzneischatz sein mögen, dass eine Behandlung im konkreten Fall unter Berücksichtigung eines bestimmten Volksgeistes erfolgversprechend sein kann. Wie heilten die Chinesen? Wie heilen die Medizinmänner aller Völker? Welches war die Heilkunst der Hexen und Hebammen?

Die Untersuchung von Rütiners Bericht über die Regenwurmaffäre vor dem Hintergrund von Sprache und Arznei bei Hohenheim, wie wir sie aus dem gesicherten Werk kennen, ergibt im Licht vor allem der Schowingerschen Familiengeschichte glaubwürdige Indizien: die in den Paracelsus-Biographien der letzten fünfzig Jahre kaum erwähnte Geschichte ist nicht eine Sage unter vielen, sondern verdient als biographische Quelle volle Anerkennung.

Magister Simon über den Zigeuner Theophrastus

Von einem Magister Simon, einem gelernten Chirurgen, sicher ohne Hochschulabschluss in Strassburg ausgebildet, wo Hohenheim sich am 5. Dezember 1526 in die entsprechende Gilde eingekauft hat, vernimmt Rütiner: »Auch war Theophrastus so versessen auf die

Wissenschaft, dass er ganz Europa durchwanderte. Fünf Jahre lang war er Zigeuner (zeginer), damit er auch deren Kenntnisse verstehen könne. In den geheimen Wissenschaften hat man ihm die Palme überreicht (höchstes Lob gezollt), weil er Quecksilber im Feuer zu sublimieren und fix zu machen verstand.«[13]

Diese Stelle liegt mit dem Lob des Quecksilbersublimats auf einer allgemeinen Linie früher, positiver Urteile. Das nicht allzu grosse Büschel guter Haare, die Conrad Gesner an Hohenheim lässt, betrifft zuvorderst den spagirischen Bereich: »In der chemischen Kunst, die er selber, soviel ich weiss, die spagirische nannte, tat er es allen andern zuvor,« schreibt er in einem Brief an Didymus Obrechtus nach Strassburg[14]. So gilt Hohenheim schon früh als Vorläufer der Chemotherapie, unabhängig davon, ob das wirklich stimmt.

Dass nun aber Theophrastus fünf Jahre lang Zigeuner gewesen sein soll, scheint ebenso schief zu sein wie Rütiners gelegentlich fürchterliches Latein. Obwohl wir in Jugend, Bildungsgang, Wander- und Schriftstellerleben des Einsiedler Leibeigenen nirgends einen freien Zeitraum für diese fünf Jahre bei den Zigeunern erblicken, erweist sich der schreibende Leinwandherr einmal mehr als sorgfältig dokumentiert. Jenseits kritischer Überprüfungen schreibt er auf, was er hört. Und trifft genau eine der am weitesten verbreiteten Nachreden um die Mitte der 1530er Jahre, einer Zeit, da die Spuren des Lebenslaufs äusserst spärlich auszumachen sind. Offenkundig ist, dass man die Zigeunerlegende keineswegs in die Welt gesetzt hat, um das Ansehen des Wissenschaftlers Paracelsus zu heben oder gar, um ihn in den Ruf der Rechtgläubigkeit zu bringen. Das Gegenteil ist der Fall. Gerade eine solche Geschichte, herumgeboten in Vadians Stammtischrunde, »beweist«, dass man dem Kerl trotz nicht zu leugnender besonderer Fähigkeiten eben nicht trauen kann.

Das Geschwätz, er sei fünf Jahre lang als Zigeuner herumgezogen, muss dann auch in Bayern, Österreich und Böhmen die Runde gemacht haben. 1537, in der Vorrede zur *Astronomia Magna,* sieht sich der Betroffene zu einem ausdrücklichen Dementi gezwungen: »Dass ich in disem buche kein zauberer, kein heid, kein zigeuner wil geheissen sein und wil mich durch mein schreiben christlich bezeugen und die falschen christen mit irem falschen sauerteig schwezen lassen.« (XII, 12)

Diese Rückweisung lässt die Frage unbeantwortet, wie man ihn denn mit Zigeunern in Verbindung hat bringen können. Unter den zu Lebzeiten veröffentlichten Schriften gibt es einen positiven Beleg im Zusammenhang mit den in der *Grossen Wundarznei* gerne empfohlenen Wundtränken: »Ich hab auch in Crabaten (Karpaten) gesehen von einem Zigeiner, der nam ein saft von einem kraut, gab ihn auch zu trinken ein mal; was leibstich warent in die tiefe, die warent von einem trinken geheilt, was aber zum zufellen geneigt ward, in selbigen hat es keine kraft«. (X, 96) Dazu sind im *Liber de imaginibus* die Zigeuner zusammen mit analphabetischen groben Bauern Meister des Buchstabenzaubers, »in Ägypten noch eine gemeine, wolbekannte kunst und bei allen zigeinern in gutem wissen« (XIII, 376).

In der Schweiz ist aus der Sicht Hohenheims das abgelegene Luzerner Bergtal Entlebuch die Zigeunerhochburg. Die »Kunst« der »zigeiner« scheint auch dort parallel zu gehen mit Bauernweisheit, die gemäss dem *Liber de fundamento* im Entlebuch und im Muotatal der Weisheit Salomons entsprechen soll, mindestens sei dies nicht auszuschliessen (XIII, 307). Salomon, dies darf in diesem Zusammenhang nicht vergessen werden, ist mythologisch der Fürst der Dschinnen, Genien, ein grosser Meister und Gebieter im Geisterreich[15].

Die merkwürdige Stelle aus der Wundarznei *Bertheonea,* im Anschluss an eine Tirade gegen betrügerische, oft jüdische Ärzte, die mit Ruten aus Deutschland ins Welsche und umgekehrt getrieben würden, ergibt sich in einem Vergleich, der Hohenheim assoziativ in den Sinn kommt: Die vertriebenen Ärzte mahnen »mich an die zigeuner, die bringen ir kunst aus Ägypten und wachsen deren vil im Entlibuch, dörfen nicht heim vor siben jaren, wie deren brauch ist, die man mit ruten ausschlägt« (VI, 46).

Schon in der ersten Hälfte des 15. Jahrhunderts berichten die Chroniken vom Durchzug der Zigeuner, »hässlichen Menschen, sonnenverbrannt«, angeführt von »Grafen«, »Herzogen« und »Königen« mit auffälligen Frauen mit grossen Ohrringen und Schleierturbanen, welche die Wahrsagekunst beherrschen. Als Asylbewerber des Spätmittelalters geben sie sich als ägyptische Wallfahrer aus, welche als religiös Verfolgte zu sieben Jahren Wanderschaft verurteilt worden seien. Dabei zeigen sie in ihrer Echtheit stark umstrittene Geleitbriefe vor, von Kaiser Sigismund und sogar vom Papst, in denen ihnen Straffreiheit bzw. Exemption von der lokalen Gerichtsbarkeit zugesichert wird. Nach anfänglicher Toleranz kommt es am Ende des 15. Jahrhunderts zu Zigeunerverfolgungen. Als eine der ersten Behörden Europas erlässt der Rat von Luzern 1471 ein Dekret gegen die Zigeuner, was vor allem als Indiz für deren starke Präsenz auf luzernischem Hoheitsgebiet, wozu das Entlebuch gehört, hindeutet. Die pogromartigen Übergriffe mit Rutenschlagen liegen auf der Linie des Reichstages von Augsburg im Jahre 1500: »Wer Zigeuner schädigt, frevelt nicht«[16]. Wie weit diese Übergriffe gegen Zigeuner noch zur Zeit der Wanderschaft Hohenheims durch den Alpenraum vorgekommen sind, ist fraglich. Das wilde Entlebuch, im Spätmittelalter bekannt für seine Bären und Wölfe, die geheimnisvollen Einsiedler auf der nach ihnen benannten Brüderenalp, Goldvorkommen, dem Tannhäuser auf der Schrattenfluh[17], merkwürdigen Wanderergeschichten, gescheiterten Versuchen, die Reformation einzuführen und einen rebellischen Bauerngeist, zählt für Hohenheim trotz seiner Kleinheit zu den europäischen Landschaften, mit deren Kenntnis er sein Wanderleben bezeugt. Zigeunergeschichten gehören indes hier eher zu einer hartnäckigen Sagentradition als zur Geschichte. Erstaunlicherweise lassen sich verschiedene einheimische Geschlechter noch heute Zigeunerblut nachsagen, zum Beispiel die Sippe der Zemp. Dies dürfte indes für eine Familie, die schon im 16. Jahrhundert den Landschreiber, 1891 den ersten katholisch-konservativen Bundesrat, Josef Zemp, stellt, kaum wahrscheinlich sein.

Die Bemerkung Rütiners über Hohenheim als Zigeuner oder wenigstens Zigeunerfreund ist kaum aus der Luft gegriffen. Ohne die biographische Wahrheit wirklich zu treffen, bezeugt der Chronist aufgrund naheliegender Indizien das Image des Wanderarztes bei seinen Zeitgenossen. Im Sankt Galler Zusammenhang ist eine Nähe oder Beziehung zu dem von Rütiner erwähnten Zigeunerkönig von Lömmenschwil nicht auszuschliessen. Dieser beherrscht als Kesselflicker bzw. Vergolder Künste, die im weiteren Sinne zur Alchimia metallica gehören[18]. Was zur Zeit der Niederschrift durch Rütiner eher als Herabsetzung gemeint ist, erzeugt Jahrhunderte später Verwunderung und weist über die Niederungen des Regenwurms hinaus.

Der Wahrsager vom Hohentwiel

Ein Andreas Pinguis berichtet es, der Leinwandherr schreibt es Ende 1534 auf: »Der Arzt Theophrastus hat sich schon auf dem Hohentwiel aufgehalten. Dort hat er gegen Honorar (donatus munere) dem Ulrich die Wiedereinsetzung in seine Würden vorausgesagt.«[19]

Ob Geschäftsmann oder Reformator, als Sankt Galler Stadtbürger kann man es sich nicht leisten, die politische Entwicklung nicht sorgfältig genug zu verfolgen. Ab 1532 hängt die politische Grosswetterlage im süddeutschen Raum, mit entsprechenden Weiterungen auch in die Ostschweiz, von Erfolg oder Misserfolg des protestantischen Schmalkaldischen Bundes ab. Das Jahr 1534 bringt in diesem Zusammenhang keinen geringen Umschwung. Landgraf Philipp von Hessen, der aktivste Schmalkaldener, versetzt dem Haus Habsburg, also König Ferdinand, einen empfindlichen Schlag. Gegen das Bündnis der Schmalkaldener mit Frankreich vermögen die Klauen des österreichischen Adlers nicht zu greifen, und die Schlacht bei Lauffen am Neckar führt zum Verlust Württembergs. Der 1519 wegen seines schändlichen Verhaltens von Rittern wie Franz von Sickingen und Ulrich von Hutten vertriebene protestantische Herzog Ulrich von Württemberg (1487–1550) wird mit Hilfe der Schmalkaldener wieder in seine fürstlichen Hoheitsrechte eingesetzt. Dabei setzt er sich gewaltig für die Reformation ein, setzt auf die reformierte und die lutherische Richtung gleichzeitig, mit dem Schweizer Gastreformator Ambrosius Blarer und dem wittenbergisch gesinnten Johannes Brenz. Ein Schachzug ganz nach der Art Herzog Ulrichs ist der Einzug des gesamten Kirchenvermögens unter seine Obhut, der sogenannte Kirchenkasten.

Im Schloss Hohentwiel hat Herzog Ulrich seit 1511 Öffnungsrecht, seit 1521 verfügt er ganz darüber, obwohl der förmliche Kaufvertrag erst vom 24. Mai 1538 stammt. Wegen des letzteren Datums hat Sudhoff ein Zusammentreffen Hohenheims mit Ulrich auf Hohentwiel für kaum möglich angesehen, doch hat sich die Forschungslage unterdessen zugunsten der Glaubwürdigkeit der Rütiner-Notiz verändert[20].

Als Zeitpunkt der Prognostikation auf Schloss Hohentwiel kommen theoretisch die Jahre 1531–1533 in Frage, wobei allerdings die genauen Aufenthaltsdaten des Herzogs nicht vorliegen[21].

Die Prophezeiungen auf dem Hohentwiel, im Gegensatz zu den prophetischen Schriften des Jahres 1531 zum Zweck des Broterwerbs unternommen, zeigen Hohenheim auf einem eher niedrigen Niveau seiner geistigen Statur. Dies zu beachten ist umso wichtiger, wenn wir uns vergegenwärtigen wollen, welches Wirken ihm zu seinen Lebzeiten möglich ist und welches nicht. Aussergewöhnliche Werke wie *Volumen Paramirum, Archidoxen* und *Paragranum* hat kaum ein Zeitgenosse je zu Gesicht bekommen. Dafür handeln zwei Drittel aller Publikationen zu Lebzeiten des Paracelsus von mehr oder weniger konventioneller Astrologie – der nachmalig weltberühmte Name erscheint hier auch zum ersten Mal, in der Kalenderschrift *Practica gemacht auf Europen* (1529). Es ist, bei aller Mühseligkeit der Vergleiche, als könnte sich Mozart nur als Strassenmusikant oder Lindengeiger betätigen und Goethe ausschliesslich als Verfasser von Wetterberichten.

Dabei ist konventionelle Astrologie, auch damals, ein im Prinzip ehrlicher, dem Bedürfnis nach Beratung dienender Broterwerb. Von Johann Spiess wissen wir, dass sich Doktor Faustus vor allem davon ernährt hat. Hohenheim und der historische Faust stehen sich in diesem Punkt am nächsten, unweit von Nostradamus, der aber als genialer Vollprofi der Astrologie und Prophetie in die Geschichte eintritt[22].

Immerhin stehen für Hohenheim die Grundsätze der hier so genannten konventionellen Astrologie in einem grösseren, nicht nur kosmologischen Zusammenhang. Es geht beim berufsmässigen Prognostizieren wie bei der ärztlichen Diagnose um das Gespür für die Vorboten: »Es folgt alles mit Vorboten, und je mehr der Mensch Zukünftiges wirken wird, um so mehr werden diese praesagia besser.

Will es eine Stadt sein, so werden sie deutlicher als von einem Dorf, ein Land deutlicher als eine Stadt, grosse Herren, Fürsten mehr als der gemeine Mann, Kaiser, Könige wieder mehr« (nach XII, 216).

Das heisst schlicht, dass der stärkere Einbezug von Strukturen oder Personen bei politischen Entwicklungen das Prophezeien erleichtert. Sowohl die Prognostikationen für Herzog Ulrich wie auch diejenigen über die Lage in der Schweizerischen Eidgenossenschaft von 1531 sind zunächst nichts anderes als Ausdruck der natürlichen Fähigkeit, eine Entwicklung zu analysieren und von daher, ohne Unfehlbarkeitsanspruch, eine zukünftige Perspektive aufzuzeigen.

Unter den Gesprächspartnern Hohenheims ist Herzog Ulrich stärker als andere mit dem Ruf eines Schurken in die Geschichte eingegangen. Keine Hutten-Biographie vergisst es, die Ermordung von Vetter Hans von Hutten wegen eines Liebeshandels zu erwähnen. Ulrich wird dabei über diese Schandtat hinaus gleich noch als »Bauernschinder, Ausbeuter, Räuber, Feldherr zweifelhaften Ruhms« (Rueb) bezeichnet[23]. Hutten selbst hat im Dialog *Phalarismus* mit dem Bösewicht abgerechnet.

In Anbetracht dieses Rufs könnte man annehmen, die Geschichte mit diesen Prognostikationen für Herzog Ulrich habe, als Sankt Galler Stammtischklatsch, einen diskriminierenden Beigeschmack. Dies ist nach Auffassung des Rütiner-Kenners Ernst Gerhard Rüsch nicht der Fall. Zwei angesehene Sankt Galler Bürger, Jakob Grübel und Georg von Hewen, mit denen Rütiner Kontakt pflegt, stehen im Dienst des Herzogs, über den auch sonst nicht geschimpft wird[24]. Schliesslich tritt er für die gute Sache ein, die Reformation im Schwabenland, und deren Fortschritte sind angesichts der seit dem Zweiten Kappeler Landfrieden unkomfortablen Lage der Reformierten in der Schweiz von hoher Bedeutung.

Hohenheim selbst, in seinen theologischen Schriften als Moralist sogar noch stärker ausgewiesen als Hutten, hat keine Bedenken, seine Kunst einem Despoten zur Verfügung zu stellen. Dies ist ein Beispiel für die Kompromisse, die der in seinen Schriften oft unglaublich radikale Wanderer in der Praxis geschlossen hat, in einer Zeit, deren Geschichte, um abermals Goethe zu bemühen, unmöglich vom rein moralischen Standpunkt aus dargestellt werden kann [25].

Der Stadtarzt lässt erkunden

Glücklich die Stadt, die einen solchen Bürgermeister hat!
Leo Jud über Vadian

Bis ins 19. Jahrhundert und häufig auch später hält es die Geschichtsschreibung mit den grossen Männern, die nach Leopold von Rankes berühmtem Gemeinplatz Geschichte machen. Für die dramatische Dichtung von der Klassik bis zum Realismus besonders reizvoll sind die Begegnungen auf dem Höhenkamm der Historie. Gewaltig ist die Szene in Schillers *Don Karlos*, wo die erfundene Gestalt des Marquis Posa dem König Philipp II. von Spanien widersteht und Gedankenfreiheit fordert. Dramatisch ein unübertrefflicher Auftritt, in der realen Geschichte kaum denkbar. Ein Anwalt individueller Menschenrechte wie Posa und der katholische König Philipp, das steht zu befürchten, hätten einander schlicht nichts zu sagen gehabt. Zumindest hätte der eine die Sprache des andern nicht verstanden. Desgleichen bleibt es ein müssiges Gedankenspiel, für die Philosophie unseres Jahrhunderts ein gemeinsames Seminar von Heidegger und Wittgenstein zu phantasieren. Hätten sich damit Irrwege und Missverständnisse in der neueren Philosophie vermeiden lassen? Die beiden Denker befassen sich vielfach mit den gleichen Problemen, aber es ist kaum ein Zufall, dass sie sich füreinander nicht interessieren. Die Vorstellung, bedeutende Repräsentanten des Geistes und der Kunst müssten, nach dem Vorbild des Bundes zwischen Goethe und Schiller, zueinander finden, ist weitgehend ein Klischee. Das Gegenteil scheint häufiger der Fall: Goethe und Hölderlin; Gotthelf und Keller; Frisch und Dürrenmatt – sie hatten einander trotz bedeutender Übereinstimmungen beinahe nichts zu sagen. Auch die Wissenschaftsgeschichte präsentiert sich eher selten als ein Museum schöner Partnerschaft – so auch nicht im Fall Joachim von Watt und Theophrast von Hohenheim.

Wenn die beiden nicht zueinander gefunden haben, liegt historisch kein Sonderfall vor. In Sankt Gallen ist nicht ein einziger Wortwechsel quellenmässig dokumentiert – dies bei dem einzigartig weiten Beziehungsgeflecht von Vadian, das fast die gesamte humanistische Prominenz des oberdeutschen Raumes umfasst. Hohenheim gehört nun mal nicht dazu. Falls es zwischen den beiden ungleichen Gelehrten zu einer Begrüssung gekommen ist, bei der Kleinheit der Stadt unvermeidlich sowie von Sitte und Brauch nachgerade geboten, muss diese kühl gewesen sein, keinen weiteren Kommentar wert. Ein grosses Duell der Ärzte im Sinne der Dramaturgie von Friedrich Schiller findet nicht statt. Ein Marquis Posa der Medizin hat keine Gelegenheit, einem Mächtigen seiner Zeit sein Anliegen der Gedankenfreiheit für die Reformation der Heilkunde vorzutragen. Das Thema bleibt dennoch im Leben Hohenheims bitterer historischer Text. Das Publikationsverbot des Rates der Stadt Nürnberg, vom Februar 1530, hat verheerende Folgen, noch schlimmere als der Verlust der Professoren- und Stadtarztstelle von Basel. Es hat, nach vielversprechenden Anfängen mit der Publikation von Büchern zur Syphilis 1529/30, massgeblich dazu beigetragen, dass über 95 Prozent der Hohenheimschen Werke erst posthum erscheinen. Die *Grosse Wundarznei* (1536) ist die bedeutende Ausnahme geblieben, das einzige zu Lebzeiten publizierte, mehr als nur skizzenhafte Lehrbuch der Medizin.

Hohenheim hat das böse Verdikt nicht kampflos angenommen. Nach erfolglosen Eingaben an den Senat von Nürnberg verfasst er noch im Frühjahr 1530 die leidenschaftlichste Verteidigungsschrift in der Geschichte der Medizin, das Buch *Paragranum* mit der wissenschaftstheoretischen Grundlegung der vier Säulen der Arznei, aber auch einem viel zitierten und beanstandeten Selbstlob am Rande des Wahnsinns, nur noch vergleichbar mit den Spätschriften Nietzsches, ähnlich wie diese in totaler geistiger Isolation geschrieben.

Der Geist des 37jährigen ist nicht gebrochen. Seine letzte Hoffnung sind die Schweizer Reformatoren. Unter diesen hat Ökolampad massgebend zu seiner Berufung nach Basel beigetragen. Mit Leo Jud, dem zweiten Mann nach Zwingli in Zürich, kommt der Leibeigene aus Einsiedeln offensichtlich gut aus, weniger mit Heinrich Bullinger, den er ebenfalls persönlich kennt. In realistischer Einschätzung der verschiedenen reformatorischen und humanistischen Persönlichkeiten der Schweiz ist davon auszugehen, dass Vadian mit grossem Abstand über den weitesten Horizont und hervorragende Aufgeschlossenheit gegenüber Neuem verfügt, nicht nur in der Theologie, sondern in den Wissenschaften ganz allgemein. Dazu verfügt er über einen phänomenalen Einfluss dank seines weitgespannten Netzes humanistischer Korrespondenz, allerdings, das vergisst Hohenheim, gibt es in Sankt Gallen keine Druckerei!

Mit keinem zweiten bedeutenden Mann in Europa, so scheint es im Frühjahr 1531, bei der Ankunft in der Ostschweiz, liegen so viele Gemeinsamkeiten vor wie mit dem Sankt Galler Stadtarzt. Wie Theophrastus ist Vadian in der Schweiz und in Österreich geprägt worden. Mehr noch, 1506 hat von Watt in der zweiten Heimat Hohenheims gelebt, in Villach, der Wirkungsstätte von Vater Wilhelm von Hohenheim, Schule gehalten und sich daselbst im Singen ausbilden lassen. Und dann die glorreiche Tätigkeit als erst 32jähriger Rektor der Universität Wien im Schuljahr 1516/17! Ausser seinen, der Antike geltenden humanistischen Interessen, die Hohenheims Sache weniger sind, weiss Vadian ausgezeichnet Bescheid über Balneologie, Bergbau und Geographie, dazu ist er seit 1517 promovierter Doktor der Medizin. Unter den möglichen Gesprächsthemen könnten das Villacher Bad sowie die Bleibergwerke von Kärnten einen hervorragenden Einstieg in eine erste Unterhaltung bedeuten. Oder das geheimnisvolle Fasten des Eremiten Bruder Klaus, zu dem sie beide eine profilierte Meinung haben. Oder die Plinius-Kritik von Leoniceno aus Ferrara, den sie beide kennen. Fürwahr, sie sind auf vielen Gebieten Experten im selben Bereich, wenn auch selten mit derselben Optik.

In den Paracelsus-Biographien werden gerne persönliche Begegnungen der beiden Persönlichkeiten schon in Villach und Wien erfunden. Rührend die Version von Ernst Kaiser in der Rowohlt-Monographie. Danach hat Vadian in Villach dem lieben Vater aus dem Schwabenland geraten, den vielversprechenden Hohenheim junior bald auf eine Universität zu schicken[1]. Dies ist ebenso wenig zu belegen wie die Geschichte, der aufgeweckte Student Theophrastus habe zu Füssen des Rectors Magnificus einer der schönen Ursula – oder Weihnachtsreden gelauscht, womit dieser in Wien glänzt. Mit dem Verhältnis des Theophrast von Hohenheim zur heiligen Ursula, der Schutzmantelfrau der Universitäten, ist es so eine Sache. Die erhaltenen Matrikelverzeichnisse verschweigen hartnäckig seinen Namen, so auch die von Wien, die für die Bildungsgeschichte der Schweiz neben Basel und Paris wichtigste Hochschule.

Ein Kontakt in Villach oder in Wien ist unwahrscheinlich. Hohenheim wendet sich in nicht weniger als drei Beilagen zum Sankt Galler *Opus Paramirum* direkt an Vadian, einmal autobiographisch bekennend, das andere Mal auf Humanistenart hochpreisend, das dritte Mal paracelsisch ungeduldig. In keiner dieser drei Grussadressen, die jeweils rund eine Buchseite ausmachen, ist von einer früheren Bekanntschaft die Rede. Dabei bezeugen diese Texte, obwohl es andere Widmungsschreiben gibt, ein persönliches Bemühen, das im Corpus des Hohenheimschen Schrifttums einzigartig ist. Um keinen andern Menschen, auch nicht um Eramus von Rotterdam, seinen Basler Patienten, hat Hohenheim so intensiv geworben wie um diesen Doktor Joachim von Watt. Die Vergeblichkeit dieses Bemühens, als dessen letzter Zweck die geistige Partnerschaft im Bestreben um die Publikation eines medizinischen Hauptwerkes anzusehen ist, entbehrt nicht der persönlichen und geschichtlichen Tragik.

Nach den vorliegenden Indizien ist die Vorrede zum dritten Buch des *Paramirum* über die steinbildenden Krankheiten, datiert vom 15. März 1531, die erste Ansprache an Vadian, gerichtet an den »Leser«. Wir geben den Text in neuhochdeutscher Übersetzung wieder: »Obwohl die Zeit der Ruhe mir ganz abgeht, erfahrener Leser, und niemand da ist, der sie mir geben wollte, so möchte ich nicht übergehen den mir gegenwärtigen hochgelehrten Herrn Joachim von Watt, Doktor der Arznei, der Stadt Sankt Gallen Bürgermeister und Stadtarzt. Es geziemt sich, ihm die allgemeine Theorie beider Arzneien, wie sie meiner Erfahrenheit entspricht, vorzutragen. Und obwohl ich es in Basel mit nicht kleinem Fleiss angefangen habe, guter Hoffnung, Früchte zu ernten: rauh und räss sind die Wind' (so die Wahrheit anfängt, sich auszudrücken), zu vertreiben den Professoren.

Je und je habe ich gehofft, wer die Seele liebe, der liebe auch den Leib, wer die Seele verschone, verschone auch den Leib. Gemäss diesem Grundsatz, glaube ich, habe ich mich nicht wenig nützlich gemacht. Die Meute aber hat es mir gespalten: die war mir ein rauher Wind. Darum, Leser, sei aufmerksam, beurteile nicht das erste, das zweite, das dritte Kapitel, sondern spare dein Urteil auf das Ende und erwäge gemäss deiner Erfahrenheit, was ich in kurzen Blättern begreiflich mache. Lass dich nicht entsetzen, wenn ich jemanden angreife; wäge es ab jenseits von Gunst und Freundschaft auf der Waage der Gerechtigkeit. Es werden noch, so Gott will, mehr Bücher nachfolgen, auf guten Grund gebaut. Diese werden dich noch mehr erfreuen. Damit erkenn's und lern's! Gegeben zu S. Gallen am 15. Tag martii im 31. Jahr«. (IX, 121)

Bürgermeister ist hier Titel und nicht Amt, Vadian amtiert im Turnus 1526, 1529, 1532 und noch sieben weitere Jahre. Die Unruhe, ein Hauptmerkmal von Hohenheims Wesen, geistert durch diesen Diskurs der letzten Hoffnung. Nicht Freundschaft sucht er bei Vadian, sondern Gerechtigkeit, ausbreitend das Elend von Basel und werbend um Unvoreingenommenheit. Im dunklen Untergrund weht durch den Text die Sehnsucht, geliebt zu werden.

Die mutmasslich zweite Anrede des Stadtarztes, die Widmung des Gesamtwerks »Theophrasti von Hohenheim, geborn zu den Einsidlen, gemacht in den eren des erwirdigen hochgelarten herrn Joachim von Watt«, hat mehr rhetorischen Charakter. Es befindet sich darin eine Hochschätzung des Angesprochenen, die ihm wenigstens ebensoviel hätte bedeuten müssen wie die offiziösen Lobeshymnen des Stadthistoriographen Kessler. Unangenehm berührt indes das Aufgerufensein als Zeuge und Experte: »Der du nit der wenigist unsers vaterlands der eidgenossschaft vor allen arzeten erscheinst und trägst den gebürlichen palm, dich sonderlich zu einem richter hierin zu haben... dass ich solchs an dir ansech und mein zeit zu Sanct Gallen, die ich iezt verzer, nicht vergeblich hin loss gan und dein lob und erkantnus in natürlichen dingen auferweck, zum urteil, dass deiner und meiner unvergessen werd bei meniglichen so der arznei underworfen sind«. (IX, 39)

Ein starkes Stück für einen hergelaufenen Wanderarzt, das Prestige des prominentesten Sankt Gallers im Hinblick auf die wechselseitige Unvergessenheit ausnützen zu wollen! Fürwahr, der Arzt und gekrönte Poet Vadian, Kenner aller grossen Dichter und Verfasser einer richtungsweisenden Poetik, hat nicht davon geträumt, dass die zwei grössten Dichter der nächsten fünfhundert Jahre, Shakespeare und Goethe, diesen eher ungebetenen Gast zu den grössten Ärzten aller Zeiten rechnen würden.

Ob diese beiden Texte Vadian vorgelegt worden oder schon im Vorzimmer steckengeblieben sind, weil es mit der Anknüpfung der Beziehung nicht klappt, wissen wir nicht. Wohl aber stellen wir einen vergleichsweise ungeduldigeren Ton im Nachwort zum zweiten Buch *Paramirum* fest, im »Beschluss zu D J v W« (Doktor Joachim von Watt), neuhochdeutsch: »Also, hochgelehrter Herr von Watt, ich konnte es nicht unterlassen, den ersten Teil meiner Paramirischen Werke anzuzeigen. Darin wollte ich mir Mühe geben, mit tage- und nächtelanger Arbeit den Hörern der medizinischen Fakultät einen Unterricht zu erteilen, aus dem mehr Früchte hervorgehen als allgemein vermutet. Die einen bezichtigen mich der Hoffart, die zweiten der Raserei, die dritten des Unverstands. Wahr ist, dass jeder den Theophrastus nach seinem eigenen Vermögen beurteilt. Wer in der Wissenschaft verderbt ist, der weiss nichts anzufangen in dieser Monarchei. Wer in der Medizin der Säftelehre anhängt, preist den Theophrastus nicht. Wer in der Astronomie herumirrt, nimmt nichts an von dem, was ich ihm sage. Seltsam, neu, wunderbarlich, unerhört, behaupten sie, sei meine Berufsauffassung (physica), meine Naturbetrachtung (meteorica), meine Theorie und Praxis. Wie kann ich aber nicht seltsam sein für denjenigen, der nie in der Sonne gewandelt ist? Mich erschreckt nicht der Haufen um Aristoteles, um Ptolemäus, um Avicenna, sondern mich erschreckt die Missgunst, die allzuviele Wege versperrt und das unzeitgemässe Recht, der Brauch und die Ordnung, wie sie's nennen, die sogenannte Jurisprudenz. Dem Begabten aber gehört die Gabe, den Unberufenen habe ich nicht zu berufen. Gott sei mit uns, unser Beschirmer und Erhalter in Ewigkeit. Leb wohl«! (IX, 120)

Aus diesen Zeilen spüren wir verletzten Stolz, gepaart mit Sendungsbewusstsein und scharfer Abgrenzung. Er selbst sieht sich als einen, der in der Sonne gewandelt ist. Auf der anderen Seite steht der grosse Haufe, die dogmatischen Humoralpathologen, Anhänger der Viersäftelehre nach Galenus von Pergamon, zu denen Vadian von der Ausbildung her sicher auch gehört. Dazu kommt eine Tonart, die Carl Gustav Jung treffend charakterisiert: »Er scheint immer jemand eindringlich anzusprechen, und zwar jemand, der ihm unwillig zuhört oder dichkhäutig die besten Argumente an sich abprallen lässt«.[2] Dass auf dieser Basis kein gemeinsamer Weg gefunden wird, liegt auf der Hand.

Trotzdem, mit Stilfragen und mangelnder Aufgeschlossenheit bei Vadian für Reformmedizin kann das Scheitern einer grossen Begegnung, noch in ihrem Negativ von historischer Kontur, nicht hinreichend erklärt werden. Dazu muss das Stück Parallel-Biographie noch mehr Profil gewinnen.

Wir wissen sicher, dass die Gegenwart von Theophrastus von Hohenheim den Stadtarzt von Sankt Gallen irritiert hat, und zwar massiv. Seinen Getreuesten der Getreuen, Rütiner und Kessler, scheint er nichts gesagt zu haben, was des Aufschreibens würdig gewesen wäre. Über die heikelsten Dinge kann man nur mit Leuten diskutieren, die einigermassen über das gleiche Niveau verfügen und resistent sind gegenüber Verunsicherungen. In diesem Fall ist das sein Zürcher Amtskollege, der Stadtarzt Dr. Christoph Clauser. Er hat in Ferrara Medizin studiert, bei Niccolo Leoniceno, mit dem Vadian Briefe gewechselt hat. In der fortschrittlichen Hochschule also, deren Doktortitel Theophrast von Hohenheim in Basel, mangels Dokumenten, unter Eid beansprucht hat. Im übrigen ist Clauser Fachmann auf dem Gebiet der Hohenheimschen Buchwidmungen. Ihm ist 1527 die pharmakologische Schrift *De gradibus et compositionibus receptorum* aus dem Basler Vorlesungsbetrieb übereignet worden. Er hat dabei eine steife Oberlippe behalten und nichts für die Publikation getan, weil er Hohenheim eher für einen »trüeben als einen luteren« hält, in Anlehnung an das Schlagwort vom »Luther der Medizin«[3]. Mit Clauser kann Vadian sich auch sozial verbunden fühlen. Die aus Eglisau stammende Familie Scherer, die sich im Verlauf des sozialen Aufstiegs zu einer Apothekerdynastie in Clauser umbenennt, zählt einige der reichsten Schweizer der Epoche zu ihren Mitgliedern, so den in Luzern wirkenden Gross-Geschäftsmann Konrad Clauser (1480–1553), der als mutmasslich erster

Schweizer nach China gekommen ist. Die Diesbach-Watt-Gesellschaft, aus deren Familiensystem von Watt stammt, und die Clauser stehen für ein schwerreiches und zugleich bildungsbeflissenes frühes schweizerisches Bürgertum. Wenn Vadian sich bei seinem Zürcher Kollegen nach Hohenheim erkundigt, ist zugleich zu bedenken, dass nicht wenige Bekannte aus der Basler und Elsässer Zeit des umstrittenen Doktors zum gemeinsamen Kreis der Gesinnungsfreunde gehören, etwa Ökolampad, Nicolaus Gerbelius und Laurentius Fries[4]. Das merkwürdige Schreiben aus der grossen Vadianischen Briefsammlung hat in deutscher Übersetzung den folgenden Wortlaut: »Sei gegrüsst, hochgeehrter Herr! Gestern bei der Heimkehr erzählten mir meine Freunde, der Arzt Theophrastus habe ein Büchlein Prophezeiungen herausgegeben, bei Euch gedruckt und den Kometen betreffend, den man neulich ein paar Tage lang gesehen und dessen Erscheinen Du für dieses Jahr vorausgesagt hast dank Deiner herausragenden Gelehrsamkeit. Ich habe noch nicht Zeit gefunden, das Büchlein zu lesen, da ich von so vielen Geschäften festgehalten bin. Da *Du* klar sehen und auch beurteilen kannst, ob er mit Recht oder Unrecht herausgegeben, was er ans Licht gebracht hat (wie er doch sein Werk zu empfehlen weiss!), möchte ich schriftlich an Dich gelangen und Dich bitten, mir Dein Urteil über das Büchlein des Theophrastus brieflich mitzuteilen. Es entspricht meinem Wesen, die Ansicht der Naturwissenschafter über den Stern, eine Naturerscheinung, gerne anzunehmen. Was das Religiöse betrifft, mache ich mir keine gravierenden Gedanken. Ich weiss, wer der Schöpfer der Natur ist. Lebe wohl und sorge bitte dafür, dass ich noch mit diesem Boten Deine Antwort habe.

Sankt Gallen, den 11. September 1531
Dein Joachim Vadianus«[5]

Da erkundigt sich ein professioneller Leser nach einer Schrift von kaum zwanzig Seiten, die er nicht lesen will ohne das Urteil des Kollegen. Dabei kennt er den Inhalt dank der Darstellung seiner Freunde mit Sicherheit. Man hat ihn unterrichtet, dass Hohenheim es sich unterstanden habe, den Kometen religiös-prophetisch auszulegen statt naturwissenschaftlich, was doch für diesen Mann noch am ehesten zulässig gewesen wäre. Vadian spielt ferner auf das Selbstlob des Verfassers an, ein Indiz dafür, dass er den einen oder anderen der paramirischen Widmungsversuche zur Kenntnis genommen hat. Der Ton des Briefes ist irritiert, um nicht zu sagen konsterniert. Dass das Büchlein unzulässig ist, liegt trotz der erwägenden Formulierungen (»ob mit Recht oder Unrecht herausgegeben«) auf der Hand. Unterschwellig liegt ein gewaltiger Rüffel für den Herausgeber, den Zwingli-Stellvertreter Leo Jud, vor. Was fällt diesem Mann denn ein, den Konsens aller vernünftigen Intellektuellen, dass von Hohenheim nichts gedruckt werden darf, zu brechen? Die Publikation der mantischen Schriften gehört gewiss mit zu den »Fehlern« Juds, die dazu beitragen, dass dieser leicht schwärmerisch angehauchte Reformator nach Zwinglis Hinschied nicht die Nachfolge übernimmt, sondern dem zuverlässigeren Bullinger zu weichen hat. Jud gehört sowieso zur Zürcher Kriegspartei, zu denjenigen, bei denen Vadians Bremsversuche im drohenden religiösen Konflikt auf besonders taube Ohren stossen.

Ja, Bullinger, der weiss Klartext über Hohenheim! Aufgeschrieben hat der Aargauer aus Bremgarten, dem als Verfasser der *Confessio Helvetica* ein steiler Aufstieg zum europaweit wirkenden Reformator bevorsteht, die Bilanz seiner Gespräche mit Theophrastus in Zürich erst einige Jahre später. Seine Meinung ist entschieden, im mündlichen Umgang mit Vadian dürfte sie Erwähnung gefunden haben: »Ich habe zu wiederholten Malen mit Paracelsus über Fragen der Religion und Theologie gesprochen. In keinem dieser Gespräche war von Rechtgläubigkeit etwas zu spüren, sehr viel dagegen von einer selbstersonnenen Magie. Hättet ihr ihn gesehen, ihr würdet keinen Arzt in ihm vermutet haben, eher einen Fuhrmann. An der Gesellschaft solcher Leute fand er auch absonderlich Gefallen. Als er hier in der Herberge zum Storchen weilte, passte er immer auf die Ankunft von Fuhrleuten auf; mit diesen ass und trank der schmutzige Mann. Zuweilen schlummerte er ob dem Wein ein; er blieb dann auf der nächsten, besten Bank liegen und schlief seinen garstigen Rausch aus. Kurz, er war ein überaus schmutziger, unsauberer Mensch. In fromme Versammlungen ging er selten; er schien sich auch sonst wenig um Gott und um göttliche Dinge zu kümmern«.[6]

Die Stelle ist, auch mit der regelmässig übertriebenen Darstellung der Trinkgewohnheiten, bezeichnend. Vom Nichtbesuch religiöser Veranstaltungen ist bei Hohenheim selbst häufig genug die Rede, so dass man von hoher Glaubwürdigkeit sprechen muss. Der Mann scheint sich einfach nicht zwischen der reformierten oder der katholischen Konfession entscheiden zu können, sympathisiert womöglich mit den Schwärmern oder Wiedertäufern, wenn er nicht überhaupt ungläubig ist. Das sind gravierende Vorwürfe. Über seine Theologie, die jenseits der drei genannten Positionen steht, weiss man bei Zeitgenossen nichts. Dass er nach der Niederlage der Protestanten theologische Schriften dem Abt von Sankt Gallen gewidmet habe, ist nach dem heutigen Kenntnisstand eine zürcherische Unterstellung Conrad Gesners mit diffamierendem Beigeschmack[7].

In Anbetracht seiner religiösen Statur und der Entfaltung seines Sendungsbewusstseins als Arzt und Prophet hat Hohenheim bei von Watt nichts zu bestellen. Erst recht nicht als Spezialist für Geister, zusammen mit Agrippa von Nettesheim. Eine der bekanntesten Geschichten um Vadian ist die Besteigung des Pilatus 1518, um mit einem Steinwurf ins Wasser des angeblich dämonenverseuchten Pilatussees dem ganzen Aberglauben ein für allemal ein Schnippchen zu schlagen. Nur das Flehen des um sein Leben bangenden begleitenden Hirten lässt ihn von seinem Vorhaben absehen. Dazu schreibt er: »Es gehört zur Oberflächlichkeit (levitas) der Sterblichen, dass sie mit den durch irgendein Naturgeheimnis ausgezeichneten Orten den Zauber der Fabel verbinden«.[8] Insgesamt hört, nicht weiter verwunderlich, bei Vadian die Toleranz bei schwerwiegenden ideologischen Meinungsverschiedenheiten auf. Dies bekommt sogar sein eigener früherer Lieblingsschüler und nachmaliger Schwager, der Zürcher Konrad Grebel, zu spüren, sobald er sich dem Täufertum verschreibt.

Die Abgründe zwischen von Watt und Hohenheim betreffen vorrangig die intellektuelle und insbesondere die ärztliche Existenz. Der eine profiliert sich als Landfahrer, der andere steht, angesichts seines ziemlich stationären Studiums in Wien und den drei Jahrzehnten der Tätigkeit in Sankt Gallen, nach seinem Biographen Werner Näf für einen Humanismus neuen Typus, auch abgegrenzt gegenüber dem seines Lehrers Conrad Celtis oder Erasmus, Pirckheimer oder gar Hutten. Vadian praktiziert einen »Humanismus in sesshafter Form, eine Gelehrtentätigkeit mit Amtscharakter, von einer bürgerlichen Existenz nicht mehr allzu weit entfernt.«[9] Fürwahr nicht.

Die ärztliche Tätigkeit in Sankt Gallen hat für Vadian tatsächlich einen ausgeprägt amtlichen Charakter, enthält sich ganz im Gegensatz zur stadtärztlichen Tätigkeit Hohenheims in Basel spektakulärer Demonstrationen. Im Delegieren von Aufgaben ist Vadian ein Meister, schmutzige Hände oder Kleider bekommt er bei seiner Arbeit mit Sicherheit nicht. Die Pest scheut er schon in Wien, aber auch in seiner Heimatstadt. Das Recht des Arztes auf Flucht in einer solchen Situation ist ihm, im grundsätzlich zustimmenden Sinne, der Reflexion wert[10]. In Sankt Gallen stellt er bei der grossen Pestepidemie von 1519 den mittellosen Arzt und Apotheker Matthias Oswald als Pestarzt ein, einen tüchtigen Mann, der später in Nördlingen gewirkt hat[11]. Sein eigener Kampf gegen die Pest besteht aus dem Verfassen von Reglementen und einer Pestschrift. Mit Vorschriften ordnet Vadian ferner das Spital-, Siechen-, Armen- und Hebammenwesen, durchwegs im Sinne fortschrittlicher Bestimmungen der damaligen Zeit. Für Arme sollte unentgeltliche Hilfe möglich sein. Die öffentlichen Gesundheitseinrichtungen unterstehen denn auch seiner Aufsicht. Im Falle von Privatpatienten verhält er sich vorsichtig. Zu den Vertrauensärzten, denen er gerne seine Patienten weiterreicht, gehört Johann Menlishofer in Konstanz[12].

Mit dem Amtsantritt 1518 erhält die Leuchte der Gallusstadt eine jährliche Grundbesoldung von 50 Gulden, einen Betrag, den er eher als eine Art Ehrensold ansieht[13]. Es ist immer noch das Zehnfache des Jahreslohns einer der insgesamt fünf Sankt Galler Hebammen, aber zehn Gulden weniger, als dem Stadtarzt von Basel zukommen. Von seiner familiären Herkunft her hätte Vadian auch als reiner Privatier leben können, denn im Gegensatz zu Schowinger ist er nämlich ein Altreicher. Dies hindert den gewaltigen Mann, nachmaligen glücklichen Ehemann und Familienvater, Bürgermeister und Leuchte des Humanismus in der Schweiz allerdings nicht, seinem ehemaligen Gesangslehrer in Villach, dem kaiserlichen Hofkaplan Wilhelm

Walder, während mehr als zehn Jahren die Bezahlung der Singstunden schuldig zu bleiben[14].

Was Joachim von Watt und die Stadt Sankt Gallen dem Theophrastus von Hohenheim schuldig geblieben sind, kann kein Buch abtragen.

Prophet der Eidgenossen

Mich und mengen eeren man wirt es kosten,
doch von Christo werdent wir nit verlassen.
Zwingli, angeblich über den Kometen.

Dank dem *Quellenbuch zur Schweizergeschichte*, liebevoll zusammengestellt von Wilhelm Öchsli, Neue Folge 1893, ist der Schweizer Schuljugend für ein paar Generationen eine schöne Geschichte aus Kesslers Chronik *Sabbata* nicht vorenthalten geblieben. In moderner Nacherzählung folgen wir diesem Bericht.

Christoph Clauser, Philosoph und Stadtarzt von Zürich, hat in seinem *Almanach auf das Jahr 1531* bereits angekündigt: »Es wird auch dieses Jahr kaum ohne einen Kometen oder behaarten Stern vergehen, insbesondere gegen Sommerszeit.« Dieser Komet ist erschienen und, wie man sagt, erstmals am 15. August neun Uhr abends gesehen worden. Man hat den grausamen feurigen Stern noch am andern Morgen wahrgenommen.

Wie die Kunde vom Kometen in Sankt Gallen die Runde macht, tun sich sieben Männer aus der Stadt zu einer Exkursion zusammen. Unser Herr Doktor Joachim von Watt, zur Zeit Reichsvogt, und die Nachbenannten: sein Bruder David von Watt, Konrad Eppenberger, Andreas Eck, Jakobus Riner, Johannes Rütiner und Johannes Kessler, der Berichterstatter. Am 16. August hinaufgestiegen auf die Höhe der Berneck, sitzen sie frühnachts im Bürgli von Hochrütiner um den Herrn Doktor, der fleissig in den Almanach der Planeten hineinspäht. Aus dieser Prüfung geht hervor, dass es nicht ein Planet, sondern ein ungewöhnlicher Stern, den man einen Kometen nennt, sein müsse.

Um elf Uhr schlägt von Watt vor, ganz auf die Höhe, das Wendelinsbild genannt, hinaufzusteigen. Unterhalb des sternenklaren Nachthimmels ist es finster, der Boden feucht von kühlem Tau. Darum sagt Andreas Eck: »Herr Doktor, das ist nichts für Euch; denn Ihr seid schwer und das Steigen wird Euch hart ankommen; auch habt Ihr lederne Hosen an, die werdet Ihr in dem Tau ganz verderben«.

Antwortet der Herr Doktor: »Ich will mit euch hinauf, denn von guter Gesellen wegen wollte ich nicht allein die Hosen, sondern auch einen Fuss dahinten lassen«.

Und so steigen sie empor in die Höhe. Da setzt er sich auf den Boden nieder in den feuchten Tau. Hier erklärt er den Genossen den Zodiac, das ist der Zirkel der zwölf Tierkreiszeichen, die Entstehung der Tage und Nächte, der Zeiten Änderung. Zeigt dabei mit dem Finger vieler Gestirne Namen an und spricht mit gegen den Himmel erhobenen Augen: »O wie will ich diesen wunderbarlichen Schöpfer so gerne sehen!«

Darauf lässt er seine Augen hin und wieder durch die umliegenden Landschaften schweifen, erwähnt, wie er den Kosmographen Sebastian Münster hier hinaufgeführt und ihm die Gegend erklärt habe. Was für eine Summe Geldes, nämlich annähernd eine Tonne Gold, man aus dieser reichen Landschaft allein schon dank dem Leinwandgewerbe jährlich aus dem Boden ziehen könne! Auch sei hier oben auf dem Bühl früher ein Wachthaus gestanden. Da unterbricht der gebildete Andreas Eck: »Wie ich deren viele in England gesehen habe!«

Der Herr Doktor setzt seine Ansprache fort: Vor Zeiten hätten die Römer in dieser Landschaft ihr Regiment geführt, nicht nur Schutzwehren aufgerichtet, sondern viele Örter, Dörfer, Flecken und Städte mit Namen versehen, vor allem in der Gegend um Chur. Zizers komme von Cicero, Pfäfers, jetzt mit dem heilsamen Wasser berühmt, von Fabius, Mels von Milo wie bei uns Arbon von arbor felix, fruchtbarer Baum, vielleicht wegen dem edlen und guten Obstboden allda herum, wie denn solches auf unseren Märkten gespürt wird. Die Ansprache schliesst mit einem Hinweis auf einen Berg bei Herisau, genannt der Mäntzel. Dieser Name komme von mons caeli, das heisst Himmelberg. Dort wohne noch heutzutage das Geschlecht der Himmelberger.

Dann gehen alle wieder hinunter in das Bürgli, um sich dort schlafen zu legen. Der Doktor legt sich auf die Bank in der Stube, ans Ostfenster, um den Stern nicht aus den Augen zu verlieren. Die anderern verziehen sich in die oberen Gemächer. Rütiner und Kessler teilen das Zimmer auf dem Estrich.

Bei solchen Exkursionen schläft es sich erfahrungsgemäss schlecht. Das ist auch in der Nacht vom 16. auf den 17. August 1531 nicht anders. Vor Morgengrauen sind die beiden Freunde und Gegenschwäher schon wieder wach. Ihr Blick schweift bodenseewärts nach Nordosten. Es ist ihnen, als sähen sie etwas brennen, »gegen Morgen jenseits des Sees wie eine Reute oder ein Haus«. Doch stellt es sich bald heraus, dass es nicht der Komet, sondern der Planet Venus sein muss, der Morgenstern, wie die ungebildeten Leute sagen, im Originalton Kessler, »die Meier und Wächter«.

Der Komet hat sich offenbar davongemacht, ist zumindest zu dieser Zeit nicht mehr sichtbar. Im Leuchten der Morgenröte begibt sich die Gruppe der sieben Aufrechten auf den Heimweg, und der Berichterstatter vergisst es nicht, wie ein Heimatschriftsteller vierhundert Jahre danach, die wackeren Vögelein mit lieblichem Gesang die Tageszeit verkünden zu lassen. Bis alle wieder beim Spisertor angekommen sind, setzt Vadian seine auswendig beherrschte Vorlesung über Namensetymologie noch wackerer fort.

So ganz geheuer ist es dem guten hochgebildeten Sattlermeister, der auf seine alten Tage noch ein Prediger wird, mit diesem Kometen nicht. Er sieht in ihm eine väterliche Warnung Gottes, sich zu bessern in »unserem argen Stand« und ihn um Gnade und Erbarmen anzurufen. So schliesst der Bericht mit dem biblischen Propheten: »So wahr ich lebe, begehre ich nicht des Sünders Tod noch habe ich Lust an seinem Verderben, sondern dass er sich bekehre, lebe und selig werde«.[1]

Diese Geschichte wäre nichts als eine Idylle historischer Beschaulichkeit, wüssten wir nicht von einem Abwesenden von ungefähr hälftigem Körpergewicht des gewaltigen Reichsvogts. Theophrastus gehört nicht zu den Gesellen, deren Freundschaft dem von Watt mehr wert ist als Hose und Bein. Er ist nicht mit hinaufgestiegen auf die Berneck, um der Gelehrsamkeit des Gelehrtesten zu lauschen. Er sitzt nicht auf der Treppe vor Hochrütiners Bürgli, und er teilt mit niemandem das Zimmer. »Hab es müessen gedulden als einer, der undter der stiegen hat müessen ligen« (II,3 169), vertraut er seinem geistlichen Tagebuch *De secretis secretorum theologiae* an, wenn wir eine eher späte theologische Schrift, nicht näher datierbar, so nennen wollen. Es liegt am Tage, dass er nicht nur bei den gelehrten Bibliotheksärzten (»logicis dialecticis in der arznei«) nichts gilt, sondern auch in der »philosophei« und »astronomei«, weil »pomp und schöne reden..., denen ich gar nit gleich gewesen bin«, seine Sache nicht sind (II, 3, 168). Im Vergleich zu Vadian und dem Fähnlein der Verehrer des grossen Mannes liegt er unter der Treppe. In Wirklichkeit aber blickt in diesen Augustnächten kein Mensch in Europa mit grösserer Aufmerksamkeit auf das Firmament als er. Tut er es in der von zahlreichen Stellen seiner Schriften bezeugten Einsamkeit, oder hat er eine Konkurrenzgruppe um sich? Etwa die Schowinger, die sich gewiss für die Himmelserscheinung interessieren? Oder Personen, die bei Vadian in Ungnade stehen, Täuferfreunde, etwa gar heimliche Anhänger des Abtes?

Wir wissen es nicht. Träfe die Vermutung der Konkurrenzgruppe zu, nichts läge Hohenheim ferner als mit grandioser Rhetorik vom Phänomen abzulenken. Immerhin, im Fortspinnen phantasievoller Humanistenetymologien müsste der europaweit ungeliebte »vagantische arzet« (XI, 5) sich nicht verstecken. Der Mann, den sie aus Litauen, Ostpreussen und Polen vertrieben haben und der auch den Niederländern nicht gefällt (VI, 180), erklärt »Carynthia«, den lateinischen Namen seiner zweiten Heimat Kärnten mit »quasi charitas intima«, will heissen: Innige Liebe (XI, 8).

Innige Liebe zu seiner ersten Heimat, der Schweizerischen Eidgenossenschaft, führt Hohenheim die fliegende Feder bei seiner Kometenschrift, die er spätestens am »Sampstag nach Bartholomei« (26. August), dem Datum des Widmungsschreibens, fertiggestellt haben muss (IX, 373). Dabei tritt der redefreudige Stadtarzt von Sankt Gallen plötzlich ganz in den Hintergrund, und es begegnen sich in gespenstischer Stille, in den Nächten des Haarsterns, der hochgelehrte Herr Paracelsus und der hocherfahrene Meister Ulrich Zwingli (XI, 372 f.). In keinem Buch über Zwingli, an keiner Zwingli-Gedenkfeier hat man dieser merkwürdigen Konstellation gedacht, welche die Schicksalslinien der beiden Männer für immer verbindet. Dabei gehört diese Episode zu den denkwürdigen Ereignissen in der Geistesgeschichte der Eidgenossenschaft.

»Zusammentreffen« ist nicht in dem Sinne zu verstehen, dass eine persönliche Begegnung zwischen Zwingli und Hohenheim, die allenfalls im Herbst 1527 und – nicht unmöglich – im Verlauf des Jahres 1531 einen Termin hätte finden können, quellenmässig dokumentiert wäre. Persönlich gut bekannt ist Hohenheim, ausser mit dem Stadtarzt Clauser und Heinrich Bullinger, in Zürich mit dem Prediger von Sankt Peter und zweiten Mann nach Zwingli zu dessen Lebzeiten, Leo Jud. Mit diesem verbindet ihn zeitweilig ein Vertrauensverhältnis, wie er es in seinem Leben mit kaum mehr als einem halben Dutzend Personen gefunden hat. »Min Leo«, nennt er den ihm offensichtlich wohlgesinnten Mann, ausdrücklich sogar »min gemeinisten zu Zürch« (IX, 373), eine seltene Vertraulichkeit im offenkundigen Kontrast zur Distanz, von welcher die Widmungsbriefe an Vadian ausgehen. Nicht genug, Leo Jud gehört zu den ganz wenigen Freunden, welche bereit sind, guten Worten Taten folgen zu lassen. Und in der Publizistik der 1530-er Jahre gibt es kaum kühnere Taten als die Herausgabe von Paracelsus-Schriften. Nach Bernhard Milt kann man sich das nur erklären, weil Leo Jud, als ein »Radikaler« der Zürcher Reformation, trotz der entschiedenen Ablehnung des Täufertums, eine Zeitlang, gewiss kurzfristig, mit dem später als schwärmerisch geltenden Kaspar Schwenckfeldt sympathisiert[2]. Dieser, ein Gegner der zunehmenden Verstaatlichung und Vergesetzlichung der Kirche sowie ein früher Verkünder der Glaubensfreiheit, vertritt als endzeitlich orientierter Reformationstheologe zum Teil ähnliche Auffassungen wie Hohenheim. Von hier aus lässt sich eine Gemeinsamkeit mit Leo Jud überhaupt denken. Vergessen wir nicht, dass sich Hohenheim während langer Zeit, zum letzten Mal mit grösstem Nachdruck 1531, intensiv um Anschluss an die reformatorische Bewegung bemüht. Einerseits geht es ihm darum, wie in Basel, wo sich Ökolampad als sein hochschulpolitischer Verbündeter gezeigt hat, die Reformatoren für die Unterstützung im Kampf gegen die galenische Hochschulmedizin zu gewinnen; andererseits verfolgt er als Laientheologe Ziele, die der Reformation ein Stück weit entsprechen. Sein Kampf um die Überwindung der »Mauerkirche« hat mit der real existierenden Reformation, wie sie sich historisch durchgesetzt hat, vorab Gemeinsamkeiten in der Kritik, nämlich in der Ablehnung des Mönchtums, des Ämterkaufs

(Simonie) und des Ablasshandels. Für die Mehrzahl der ihm nicht wohlgesinnten Reformatoren bleibt er im Verdacht des Schwärmertums, ähnlich wie Schwenckfeldt, Thomas Müntzer und Sebastian Franck.

Ohne die Freundschaft mit Jud bliebe die Publikation dreier im äussersten Ernst geschriebener mantischer Schriften als Deutung von Naturereignissen in der deutschschweizerischen Hochburg der Reformation ein Wunder oder vielleicht auch nur eine Panne der Zensur, was Vadian in seinem Brief an Clauser in Frageform andeutet.

Die drei Schriften über den Kometen, das Erdbeben und den Regenbogen sind als Einheit zu sehen. Es bezeugt sich in ihnen die aussergewöhnliche, ohne Übertreibung als prophetisch zu bezeichnende Anteilnahme am dramatischen Schicksal der Eidgenossenschaft. Als geradezu sensationell in bezug auf Widmung, Publikationszeit und Inhalt darf die *Usslegung des Commeten erschynen im hochgebirg, zu mitlem Augsten/Anno 1531* gelten. Von ihr sind heute noch sieben Druckexemplare erhalten, eines davon in der Zentralbibliothek Zürich.

Im Vergleich zum medizinischen oder gar theologisch-dogmatischen Schrifttum ist die Veröffentlichung mantischer Auslegungen aus der Feder Hohenheims zu Lebzeiten des Verfassers am ehesten möglich. Mehr vermag die Form zu überraschen mit der dreifachen Anrede Ulrich Zwinglis in der an Leo Jud gerichteten Widmungsschrift, vor allem der Ton und die Intensität, in der diese Zueignung erfolgt: »...dis klein werck...,das ich dir und zuvoran unserem hocherfarenen meister Ulrichen Zwingli sonderlich zu embüt, und betrift den cometen der iez zugegen stat, von dem mir zeschriben gwalt geben ist...« (IX, 373). Lieber Jud, lieber Zwingli, mir ist die Gewalt gegeben, über diesen Kometen zu schreiben! Mit einem solchen Ton ist in der Geschichte der Schweiz bis dato noch keiner vor den Mächtigen aufgetreten. Für wen hält der sich eigentlich? Kein Wunder, dass für Vadian eine solcher Stil unerträglich ist.

Das Widmungsschreiben fährt in dieser Tonart fort. Mit stolzem Nachdruck werden die beiden Reformatoren zur Lektüre der Schrift aufgefordert, es soll sie »das durchlesen nit duren, als wenig mich beduret, din oder meister Ulrichs arbeit zu durchlesen«. Schliesslich soll die Schrift nur mit der ausdrücklichen Zustimmung Zwinglis veröffentlicht werden: »dass du nüt handlist, es habs denn unser patron meister Ulrich Zwingli wol und guetiglich verhengt« (IX, 373).

Diese Beschwörung Zwinglis bestürzt umso mehr, als der Herr Paracelsus in seiner Kometenschrift weissagt, dass Gott in einem künftigen Krieg die schwächere Partei erhalten werde, was nicht heisse, dass diese auch im Recht sei. »Ein verstossung wird sin vom stul... ein houpt stirbt von sinem land... erfunden wird ein schwerer tot eins mechtigen weltlichen und nachfolgent eines gar mechtigen geistlichen... « (IX, 386f.). Was passiert, hat Konsequenzen nicht nur für einige Personen – »dan ein mensch ist bald erwürgt« –, sondern für die gesamte Anhängerschaft: »die farent al hernach in irs houpts urteil, die das houpt erhalten habent«, die Häupter sind die Treiber, das Volk die Ochsen (IX, 388). Die Ereignisse erschöpfen sich nicht in einer Stunde oder einer Minute, sondern prägen viele Stunden, Jahr und Tag. Im bevorstehenden Geschehen fällt eine historische Entscheidung: »was bschicht, hat sin bscheid; was nit gschicht, gschicht nit mehr«.

Im Hinblick auf die Niederlage Zürichs und seiner städtischen Bündnispartner im Zweiten Kappeler Krieg gegen die katholischen Fünf Orte, den Tod des politischen Reformators Zwingli und des Geistesmannes Ökolampad, angesichts der für Jahrhunderte hinhaltenden Bedeutung des Zweiten Kappeler Landfriedens (November 1531) für die konfessionelle Aufgliederung der Schweiz ist man geneigt, den paracelsischen Prophezeiungen eine beachtliche Treffsicherheit zuzuschreiben. Dabei verfehlt die Volksmeinung das Wesen des Prophetischen, wenn angenommen wird, dieses entfalte sich in erster Linie in Voraussagen. Der Akzent liegt vielmehr, wie bei dem von Hohenheim bevorzugten Propheten Johannes dem Täufer, auf dem engagierten Aufruf zum Umdenken in vorgerückter Stunde. Der Täufer ist übrigens der Schutzpatron der Johanniter, deren Kreuz das Wappen der Hohenheimer ziert. In der Kometenschrift wird zweimal auf ihn Berufung genommen. Dies geschieht in bemerkenswerter Weise von einem über den Parteien stehenden Standpunkt aus. In dieser Hinsicht scheint ein Vergleich mit dem

Schweizer Nationalheiligen Niklaus von Flüe, dessen Charisma fünfzig Jahre zuvor bei einer ähnlich grossen Krise des eidgenössischen Bundes zum geschichtsmächtigen Ferment geworden ist, nicht abwegig.

Der Unterschied ist, trotz dem souveränen Über-der-Sache-stehen der beiden Innerschweizer, mit Händen zu greifen. Bruder Klaus gilt zur Zeit des Stanser Verkommnisses (1481) als unvergleichliche Autorität. Kein Kaiser, kein Papst, kein Bischof hätte es gegenüber den Dickschädeln in der Schweiz mit seinem Einfluss aufnehmen können. Aufgrund seines amtlich überprüften wunderbaren Fastens, dem Hohenheim in Sankt Gallen mit einer eigenen Theorie zu Leibe rückt, ist der Eremit vom Ranft bei Sachseln seinen Besuchern und Wallfahrern als lebender Heiliger erschienen. Und mit Pfarrer Heimo Am Grund von Stans steht der mit allen Wassern gewaschene Tempelpriester zur Verfügung, der die mystische Stimme der männlichen Pythia vom Ranft in politisch zählbare Friedensmünze umsetzt[3]. Nichts dergleichen mit Hohenheim am Vorabend des eidgenössischen Bruderkrieges mit schwerwiegendsten religiösen, wirtschaftlichen und politischen Hintergründen. Der prophetische Schriftsteller bleibt eine Stimme und sonst nichts, vox et praeterea nihil[4]. Bei seinem Lebenslauf, den man in Zürich zu kennen glaubt, vermag er wenig mehr als interessierte Neugier zu erwekken. Sowieso hätte man sich lieber eine naturwissenschaftliche als eine laientheologisch-prophetische Deutung des Kometen gefallen lassen. Im übrigen hat man keine Zeit, jetzt, da die Lage sich täglich zuspitzt, sich über die sibyllinischen Worte gross den Kopf zu zerbrechen. Niemand merkt, dass die Schrift eigentlich nichts anderes ist als ein Leitartikel zur gegenwärtigen Entwicklung, eine »Zeitung« im Sinne des neu aufkommenden Wortgebrauchs. Entsprechend ist von Zwingli kein Kommentar zur Hohenheimschen Prognostikation überliefert. Schon Vadian schützt Zeitmangel vor gegenüber dem Lesen der Schrift, wie hätte dann erst recht der Antistes vom Grossmünster Musse dafür finden können, jetzt, da die letzten Körnchen der Sanduhr zu seiner ewigen Ruhe hinunterfallen? Die Zustimmung Zwinglis für die Publikation der Kometenschrift müssen wir immerhin voraussetzen. Es ist die Zustimmung eines Chefs, der, bei sich überstürzendem Betrieb, seinen Mitarbeiter in vollem Vertrauen machen lässt. Min Ulrich, mag dieser gesagt haben, der Doktor Theophrastus kommt doch von Einsiedeln, und da sind wir beide Leutpriester gewest! So bestätigt sich die Tradition des Prophetentums, seine Tragik, dass die Weissagungen am Geschehen nichts ändern können. Die allgemein geringe Wirkung der Schrift steht auch für das Scheitern des Hauptziels aus der Sicht des Prophezeienden, die innere Wandlung des einzelnen und der Gesellschaft.

Nach seinem frühen Biographen Johannes Stumpf soll der Reformator seinen Tod selber vorausgesagt haben: »Es ist ein ketten gemacht, uss deren ich bisshar mengen ring gerissen und sy offt gebrochen hab... Disse kette wird mir und mengem frommen Zürcher den halss abziehen«[5]. Reformationshistoriker pflegen dieser nachträglich aufgeschriebenen ehrwürdigen Überlieferung mit Recht kein besonders grosses Gewicht beizumessen. Dass Zwingli seinen Tod vorausgesehen haben soll, gehört zur Christusähnlichkeit in der Tradition von Heiligendarstellungen, denen man die Lebensläufe der Reformatoren nicht ungern angepasst hat. Für den ganz anderen Rang und die Authentizität der Hohenheimschen Analyse und Prophetie sprechen die Daten von der Beobachtung des Kometen, der Niederschrift der *Usslegung*, deren Übersendung nach Zürich, Drucklegung und Verkauf. Über diese Folge sind wir hervorragend unterrichtet.

Der Komet, in Sankt Gallen frühestens an Mariä Himmelfahrt beobachtet (15. August), einem für Hohenheims geistliches Leben wichtigen Tag[6], ist entgegen Rütiners und Kesslers vergeblichem Spähen vom frühen 17. August noch einige Tage sichtbar. Nach dem Astronomen Johannes Schöner von Nürnberg hat man ihn noch am 18. August in der Jungfrau und zuletzt am Freitag, den 25. August, in der Waage wahrgenommen, von wo er in Richtung Mitternacht verschwunden sein soll[7], in der klassischen Dämonologie die normale Abgangsrichtung der teuflischen Wesenheiten.

Hohenheim hat einen Tag nach der letzten Sichtung, am 26. August, seine *Usslegung* abgeschlossen. Noch in den letzten Augusttagen trifft das Manuskript durch einen Boten bei Jud in Zürich ein. Die Überprüfung erfolgt offensichtlich ohne lange Diskussionen. Der Druck ist spätestens am Samstag, den 2. September, abgeschlossen. An diesem Tag gehen druckfrische Exemplare fort nach Frankfurt und Konstanz. Ein beeindruckendes Produktionstempo kaum achtzig Jahre nach der Erfindung des Buchdrucks. Der Bestätigungsbrief von Leo Jud, am nächsten Ruhetag, nämlich am Sonntag, den 3. September, verfasst, hat folgenden Wortlaut:

»Dem hochgelehrten herrn Paracelso Theophrasio von Hohenheim zu S. Gallen seinem liben herrn.

Gnad und frid von got, wolgelerter geliebter herr, wie mir euer büchlein, des cometen interpretation, zukomen ist, hab ichs von stunt an überlesen und dieselbige nacht noch in truckerei geben, die ist gleich worden truckt. des schick ich euch hie etlich exemplaria, hoff sie seient nach eurem willen gefertiget. wo das nit, ist mir leid. es hat sie der trucker mit im gen Frankfort genomen; etlich sind ir gen Costniz (Konstanz) komen. got wöll das wir uns darob besserent und got den vermanenden hörent. nit mer; got spar euch alzeit gesunt

Auf sontag post etc. 1531.
Leo Jud« (IX,392).

Mit der Auslieferung hat es offensichtlich geklappt. Am übernächsten Montag ist bereits der konsternierte Rückfragebrief des Sankt Galler Stadtarztes an seinen Zürcher Kollegen fällig. Die schnelle Produktion steht im Zusammenhang mit der Aktualität und dem Sensationswert einer solchen Schrift. Überdies muss, wie Hohenheim im Widmungsbrief andeutet, mit Konkurrenzprodukten aus der Küche einer heidnischen Astronomie gerechnet werden. Diese Annahme wird von Johannes Kessler bestätigt. In Sankt Gallen zirkuliert nicht nur die Hohenheimsche Kometenauslegung. Viel ernster genommen wird diejenige von Johannes Schöner aus Nürnberg, und dank fachastronomischer Details findet diese Schrift weit eher die Gnade des städtischen Vordenkers. Entsprechend wird Schöner bei Kessler auszugsweise referiert, während die Auslegung von »Hochenheim« nur gerade dank der Neigung zu enzyklopädischer Vollständigkeit wenigstens erwähnt wird. Dass sich die Prophezeiungen bewahrheiten sollten, ist dem städtischen Chronisten hinterher nicht entgangen, nur hütet er sich in diesem Zusammenhang, den Namen des Sehers zu nennen (KS, 376). Nebst den Prophezeiungen der Kometenschrift, den Schlagzeilen des Textes, bleibt der Kontext interessant genug. Wie beim Regenbogen und beim Erdbeben werden die naturwissenschaftlichen Ausführungen weitgehend ausgespart, »wie wohl die natur mit louft«, wie Hohenheim genau weiss. Und wie für das liebliche Friedenszeichen des Regenbogens, in der Kometenschrift schon ausdrücklich genannt (IX, 387), wird auch das schreckliche Himmelszeichen im Zusammenhang mit der Menschenförmigkeit des Universums gesehen. Der Komet ist, analog zu dem ihn ablöschenden Regenbogen, »ein monstrum das geporn wird us der frauen« (IX, 390). Dieser Begriff, »monstrum«, aus dem Lateinischen monere/mahnen, wird auch für einige schreckliche Erscheinungen aus dem Geisterreich gebraucht, etwa Riesen, Zundelmänner und Sirenen. Diese stehen, wie der Komet, für Fürsten- und Herrenuntergang, Sekten und Parteiungen (XIV, 150). Zu diesen Erscheinungen erhält sich das jeweilige »monstrum« nicht ursächlich, sondern, wie in der Kometenschrift ausdrücklich gesagt, »als ein anzeigung« (IX, 375). Dasselbe gilt für das Erdbeben vom 10. Oktober, über das sich ausser Hohenheim auch Rütiner mehrfach geäussert hat[9].

Dieses, in einem ganz paracelsischen Bildbegriff »Komet der Erde« (IX, 402) genannt, zeigt den Kulminationspunkt des »inwendigen huskrieg« an, bei dem die Kohlen, die vom Kometen übriggeblieben sind, »sunderlich verzert« werden und zu »eschen gemacht durch die bella intestina« (Bürgerkrieg) (IX, 400). Als der Mutter Erde zugehörige Störung, naturwissenschaftlich durch eine Hohlraumtheorie erklärt (IX, 398), ist das Erdbeben genau so wie der Komet und der Regenbogen ein Werk der weiblichen Natur. In der Sprache der modernen Philosophie können »Anzeigungen«, wie sie von den drei kommentierten Naturerscheinungen ausgehen, im Sinne eines Beitrags zu einer Makro-Semiotik gedeutet werden. Die Natur (nie »nur natürlich« und rein innerweltlich gesehen) ist das grosse leitende Zeichensystem, das uns zur Orientierung gesetzt ist. Dies gilt auch für die furchterregenden Zeichen,die »monstra«. Im Buch über Seelenerscheinungen wird den schrecklichen Erscheinungen sogar in kollegialer Sympathie bescheinigt, als »vorboten...

ärzte unter den geistern« zu sein (XIV, 303). Diese Furchtlosigkeit gegenüber der Gesamtheit der Zeichen setzt ein tiefes Gottvertrauen voraus, mit dem in der Bibel bezeugten Wort als letztem Auslegungsgrund.

Von den rund zwanzig Seiten der Kometenschrift handeln nicht weniger als gut vierzehn von grundsätzlichen Ausführungen über das Propheten- und Seherwesen, über das »Vaticiniren«, so heisst das Verb nach dem lateinischen »vates« (= Seher). In der engsten Bedeutung dieses Wortes versteht Hohenheim die Geistrede mit feurigen Zungen »in sölichen lüten, so lang, bis got mit seim lezten obersten zeichen hernach kompt« (IX, 389). Diese Art charismatischer Zungenrede wird ausdrücklich *nicht* beansprucht. Vor allem die konkrete Prophezeiung vom »schweren tot eins mechtigen weltlichen und nachfolgent eines gar mechtigen geistlichen« wird mit Nachdruck nur als »augurische wissagung« (IX, 389) deklariert, eine Voraussage aufgrund einer natürlichen Begabung. Bei allem Bewusstsein einer Berufung zum Sprechen stellt Hohenheim für sich in Abrede, ein Charismatiker zu sein: »Mit feuriner zungen reden ist nicht mein gab«, heisst es kategorisch in der *Astronomia Magna* (XII, 12).

Zum Sehertum im weiteren Sinne gehört das Deuten der Zeichen am Himmel gemäss der Magica caelestis, die den Eingeweideschauern, Wasserschmeckern, Feuerschauern und Sterndeutern gemäss ist. Diese Künste stehen Hohenheim nahe, aber sie genügen ihm nicht. Möglich wäre eine weitere Auslegung im Licht der Natur, auf »ptolemäische«, gemeint mehr naturwissenschaftlich-geographische Art (IX, 380), wie bei Johannes Schöner praktiziert. Die Kometenschrift und die beiden nachfolgenden Auslegungen des Erdbebens und des Regenbogens orientieren sich nach dem, »der das liecht (der natur) gemacht hat« (IX, 377). In Kritik an der üblichen Schreibart der Almanache wird das Prognostizieren von Regen, Schnee, Donner, wohlfeiler oder teurer Jahre als oberflächlich angesehen. »...bestat doch dieselbig kunst, dass die morgenröte ein abentregen gebe, die abentröte ein morgenschöne; aber was ist die kunst? was nuz entspringt aus ihr? es trifft allein wisen und matten an, ecker und winreben,... aber die zeichen der zit, da etwas anligt, wüssent ir nit« (IX, 379).

In Anlehnung an ein Bibelwort (Matth. 16,4) ist also das Deuten dieser Zeichen der Zeit eine eigene Art der Prophetie, Hohenheims zu hoher Kunst und beeindruckender Zeitnähe gebrachte biblisch orientierte Interpretation der Himmelszeichen. Dabei hält der Ausleger sich nicht selbst für den Propheten, sondern diese sind aus der Bibel vorgegeben, vornehmlich Jona, Daniel, Isaia und Johannes der Täufer. Keineswegs gleichgültig ist die historische Situation, in der sich der Ausleger befindet. Grundsätzlich macht es schon einen grossen Unterschied aus, ob vom Alten oder vom Neuen Testament ausgegangen wird. Die Auf- und Umbruchsituation vom Herbst 1531 legt es nahe, auf Johannes den Täufer zurückzugreifen, in seiner wilden und provozierenden Art Hohenheim ohnehin stark entsprechend. Der Täufer wird in der Kometenschrift als Prophet eines neuen Typus vorgestellt. »Kein lügner und dellerschlecker« sei er gewesen, der Johannes Baptista, vielmehr ein »wegzeiger« in eine »neue monarchi«, eine »nüwe welt« (IX, 374). Mit »monarchi« meint der Verfasser »ein rich das die seel betrifft«. Aus dieser Perspektive muss er seine Gegenwart als Endzeit der Heilsgeschichte deuten, die mit dem Neuen Testament begonnen hat. Für diese apokalyptische Bibelauslegung ist man zur Zeit der Reformation vor allem in den Kreisen der sogenannten Schwärmer sensibilisiert. Mit dem Täufer beginnt auch ein neues Zeitalter der Prophetie: »Die alte magica caelestis ist aus, hat in Christo und Johanne Baptista aufgehört« (a.a.O.). Damit ist, wie ein Blick auf die Gesamtheit des paracelsischen mantischen Schrifttums zeigt, die alte Magie nicht schlechthin bedeutungslos geworden, sondern lediglich auf christliche Proportionen relativiert. Zusammenfassend können wir bei Hohenheim, in Anlehnung an das Alte und Neue Testament, vier Arten der Prophetie unterscheiden: Erstens die Prophetie, die von Gott kommt,«es redet der Herr«, (Isaia 1,2); zweitens Prophetie als Auslegung des Wortes Gottes, angewandt auf eine bestimmte historische Situation, Prophetie aus dem Glauben.; drittens Prophetie als natürliche Gabe, vergleichbar mit der Sprachbegabung, der Gabe des Heilens, der Unterscheidung der Geister usw. gemäss Korinther I, 12; viertens Falsche Prophetie, vom Teufel gesandt, um die Menschen zu täuschen.

Die Zeichen sollen, seien es nun Naturerscheinungen oder Bibelworte, in der Liebe Gottes ausgelegt werden. In der Geschichte der Prophetie mutet Hohenheims Ermahnung, unbedingt in der Liebe zu bleiben, keineswegs als Floskel an. Gross ist die Versuchung für den Propheten, der im Regelfall verkannt wird, Hass und Frustration in negativen Prophezeiungen abzureagieren. Solche Prophetie wäre nicht »eine arbeit... in der liebe gottes«. Ein programmatischer Satz: »Usserhalb diser liebe wissagent wir nit« (IX, 376).

So wie Hippokrates und Paracelsus den ärztlichen Beruf zuallererst für eine besondere Begabung ansehen, ist auch das Prophezeien eine Gabe, wem Gott, »si offenbaret, der hats« (IX, 376). Nur darf man sich auf diese Begabung weiter nichts einbilden, so wenig ein Arzt Anlass zu Überheblichkeit hat. In die Kometenschrift hineingeschmuggelt ist bei dieser Gelegenheit ein zentraler Grundsatz der Hohenheimschen medizinischen Erkenntnistheorie: »Sehent an die arzni, wer macht den kranken gesunt? der arzet nit, noch auch das krut nit. das in gsunt machet, hat nie kein mensch gesehen« (IX, 382). Nur der ist ein Arzt, der das Unsichtbare weiss, kennt und versteht.

Desgleichen muss der Ausleger darauf achten, nicht Gegebenheiten als Ursachen zu sehen, die nur sekundäre Wirkungen sind. Die Zeichen sollen unter eschatologischen Gesichtspunkten, also im Hinblick auf die Letzten Dinge, gedeutet werden. Wie alle eschatologisch orientierten Denker ist der Verfasser der Kometenschrift von der Einmaligkeit und Endlichkeit der geschichtlichen Reiche überzeugt, auch davon, dass der Mensch die Geschichte nicht selbst macht. »Dieser Comet zaigt an und ermant, als wölt er sprechen. Darum fürchtet got und wachet, das nüt übersehen werd« (IX, 378). In diesem Sinne wird die Auslegung auch von Leo Jud als Aufruf zur Umkehr verstanden.

Theophrastus von Hohenheim, in der Bundeskrise von 1531 zum Propheten der Eidgenossen geworden, hat profilierte Ansichten über das Land, zu dem er sich immer dann bekennt, wenn im Ausland seine »grobe art und lantssprachen« zum Ärgernis wird. Dabei steht er den Auffassungen Zwinglis erstaunlich nahe. Es wird verständlich, warum der Mann aus Einsiedeln den Sieg der katholischen Innerschweizer keineswegs als den Triumph der gerechten Sache zu würdigen vermag. Seine wahre Meinung über die »schweizer commun«, wie er sein Heimatland nennt, hat er zu Lebzeiten geheim gehalten. Wir finden sie in entlegenen theologischen Schriften, die bisher der Aufmerksamkeit der Schweizer Historiker und Biographen entgangen sind.

In der radikalen, theologisch-utopischen Schrift *De generatione et destructione regnorum* (Entstehung und Vergehen politischer Reiche), mit grosser Wahrscheinlichkeit in dieser Krisenzeit der Eidgenossenschaft geschrieben, steht zunächst der an die mantischen Schriften von 1531 gemahnende Satz: »Wann gott ein reich nit gefellt, so verhengt er zerteilung« (II,2, 148). Dieser Spaltung wird das Ideal einer geeinigten Welt ohne Hunger, Krieg, Willkür, Glaubensspaltungen gegenübergestellt, ein »reich der seligen... und geschicht der willen gottes auf erden wie im himmel«. Ähnlich der platonischen Staatstheorie neigt Hohenheim dazu, die guten Zustände entweder ganz im Ursprung oder dann in einer utopischen neuen »güldinen welt« (II,2, 149) zu sehen. Was dazwischen liegt, die realen politischen Verhältnisse jenseits von Ursprung und Vollendung, muss als korrumpiert gelten, zumindest hochgradig gefährdet.

Nach Hohenheims Meinung ist die Schweizerische Eidgenossenschaft um der Tugend willen gegründet worden in einer Welt hurerischer Käuflichkeit. Wenn nun aber die Schweizer diesem Gründungszweck ihres Bundes untreu werden, kommt der Teufel siebenfach zurück. Das liest sich im Original so: »Nota: ein reich, das bestentig bleiben soll, soll in dem bleiben, darumb es angefangen wordn. als die schweizer commun hat angefangen von wegen der hurerei, die zu meiden. als lang sie nun wieder drein fallen, bleibens. fallens ins selbige laster wieder, wider das es ist aufgericht worden, sind die letzten dinge schlimmer als die ersten: es kommt der teufel mit sieben«. (II,2 148)

Der Ausdruck »hurerei« ist hier sicher nicht als Prostitution zu verstehen, sondern steht für religiöse, politische, wirtschaftliche Untugend, gewiss die von Zwingli gebrandmarkte Käuflichkeit, die zum Beispiel die Eidgenossen zu begehrten Legionären in fremden Kriegsdiensten macht. Davor hat schon Nikolaus von Flüe gewarnt, für dessen Rückzug aus der Obwaldner Politik die Enttäuschung über Bestechlichkeit bei Einbürgerungen das Motiv gewesen sein soll[10]. Geistesgeschichtlich lässt sich der genannte Wortgebrauch von »hurerei« bis in die 90-er Jahre des 20. Jahrhunderts weiterverfolgen. Ein eschatologisch orientierter Schweizer Moralist namens Friedrich Dürrenmatt formuliert kurz vor seinem Tode über die Stellung seines Landes in Europa: »Wer wirtschaftlich so tüchtig mithurt wie die Schweiz, kann politisch nicht Jungfrau bleiben.«[11]

Mit Friedrich Dürrenmatt hat Theophrastus von Hohenheim gemeinsam, dass er der Existenz der Schweiz keinen Ewigkeitswert beimisst. In der Kometenschrift wird, bezogen auf die Gegenwart, daran erinnert: »das römisch comun, der Carthager comun, das reich Troi (Troia) ist us«. (IX, 378)

Ausdrücklich wird der Endlichkeit des Schweizer Bundes gedacht in den Schriften über die Taufe, welche nach Kurt Goldammer ebenfalls noch einer Zwingli-nahen Phase angehören. In der Schrift *De baptismo* aus den Görlitzer Handschriften, bisher noch unveröffentlicht, in Auszügen aber von Karl Sudhoff bereits 1899 referiert, werden wir über den grundlegenden Unterschied der Unauslöschlichkeit der Taufe im Vergleich zur Relativität des Schweizertums wie folgt belehrt:

»Der Tauff ist ein Zeichen eines Christen, wie ein kreutze eines Schweitzers, hatt aber die unterscheidt, das † mag einer abtrennen und darvon lauffen, und ein ander Zeichen machen etc. mit dem Wasser aber nit, so baldt einer nass ist so ist das zeichen da...Also kundt im alten Testament der Beschneydung keiner leugnen...«[12]

Das »Schweizer kreuz« kommt in der Schrift *Vom tauf der Christen* noch einmal in ähnlichem Zusammenhang vor, ausgerechnet im gleichen Atemzug mit den Worten »poleten« (Stempel) und »passport«!

Wörtlich: »Also soll der tauf sein,...dann es ist nit von eines zeichens wegen allein ze tun oder dergleichen poleten oder passport oder für ein Schweizer kreuz, sonder von wegen des heiligen geists. do mussen wir aufsehen haben und demselbigen nachgon und denselbigen suechen. nit zeichen an uns hengen, sondern weihe, die der heilig geist selbs sei, und nit von uns genommen werd« (II,2, 361).

Nicht dem Schweizer Kreuz wie einem Fetisch nachfolgen, sondern dem Heiligen Geist, ihn suchen und ihm sein Leben weihen. Das sind, in der Krise der Eidgenossenschaft und in der Krise abermaligen persönlichen Scheiterns in Sankt Gallen, die Trostperspektiven für Theophrastus von Hohenheim. Wir lernen ihn, den Arzt und Propheten, als einen Humanisten eines besonderen Typus kennen. Erasmus von Rotterdam, sein Patient in Basel, steht für den philologischen Humanismus, eine neu errungene Humanität auf der Grundlage lateinischer und griechischer Bildung. Ulrich von Hutten, der medizinische Dilettant auf Hohenheims Spezialgebiet der Syphilis, verkörpert den politisch unmittelbar engagierten journalistischen Humanisten, deutsch, mit klarem und sehr konkretem Feindbild. Paracelsus ist der Name eines eschatologischen Humanisten, dem es gegeben ist, die Zeichen der Natur und die Zeichen der Zeit zu deuten. In der Geschichte der Schweiz ist er der Mann mit der Fähigkeit, die Dinge zu sehen mit einem Abstand wie aus vielen hundert Jahren, mittendrin in seiner Zeit, wenn auch unter der Treppe liegend wie ein armer Hund.

Das politische Bauchweh des Abtes

Der Magen ist nit der Mensch.
(II,I, 115)

Reformationen, wenn sie in Religionskriege ausarten, machen krank. Rekatholisierungen schlagen auf das Befinden. Wendehälse sind einem fatalen gesundheitlichen Risiko ausgesetzt.

Historisches Beispiel dafür ist ein guter Bekannter Hohenheims, der hochwürdige Fürst und Herr Johann Jakob Russinger, seit 1517 Abt des Benediktinerklosters Pfäfers, der ältesten und ursprünglich wichtigsten Abtei von alt Rätien. Da bemüht sich einer, mit optimaler Flexibilität zu den Siegern der Geschichte zu gehören. Eigentlich möchte er beides, bei der Reformation dabei sein und die fürstäbtliche Pfründe behalten.

Zwingli ist für ihn von Anfang an die Realität, der die Zukunft gehört. So lässt er in den Pfarreien, deren Kollatur ihm zusteht, neugläubige Geistliche einsetzen, zumindest duldet er deren Predigt. Sein Bad Pfäfers ist für Zwingli, Jud, den an der Lues dahinsiechenden Ulrich von Hutten eine Sommerfrische. Sympathie für die Reformation heisst bei Abt Johann Jakob nicht gleich Bildersturm, schliesslich ist man ein kultivierter Renaissancefürst. Das Untertanenpack hat wenig Sinn für Grosszügigkeit. In Mels, Fläsch, Malans, Untervaz und Maienfeld verweigern ihm die wilden Bauern den Zehnten. 1528 schliesst er ein Landrecht mit den neugläubigen Sarganserländern, im Schicksalsjahr 1531 nimmt Zürich den gutgesinnten Kirchenfürsten unter seinen besondern Schutz und Schirm, bedeutet ihm jedoch, in Sachen Messe und Bildern endlich die Konsequenzen zu ziehen. Wenige Wochen vor der Schlacht bei Kappel, da hat das Warnzeichen des Kometen wenig geholfen, entledigt sich Russinger der äbtlichen Kutte und steht ohne Wenn und Aber auf der vermeintlich richtigen Seite.

Kaum ist die Schlacht geschlagen, muss der unglückliche Wendehals wieder umspuren. Im November flieht er mit Geld und Kleinodien des Klosters nach Chur. Von dort aus lässt er an der Tagsatzung vom 2. Dezember die Fünf Orte der Katholiken in aller Form um Vergebung bitten. Anstelle Zürichs sollen nun diese die Schutzherrschaft über die Abtei übernehmen. Tatsächlich, schon am 26. Februar 1532, drei Tage vor der Rückkehr des Sankt Galler Abtes in seine Herrschaft, ist Russinger wieder an der Macht. Die katholische Kirche ist noch nicht zufrieden mit ihm. Am 19. März erteilt der päpstliche Nuntius dem Reumütigen die Absolution, ein Jahr später Weihbischof Stephan von Chur. Ärger, Streit und Prozesse mit den Bündner Untertanen und dem Kloster Einsiedeln dauern lebenslang an, ebenfalls die mehrfach bezeugte Kränklichkeit. Russinger, nach Werner Vogler »ein schlechter Haushalter«, ist »geistig anscheinend sehr interessiert«.[1]

Nicht nur anscheinend kränkelt er bei all diesen Geschichten an chronischem Bauchweh. Überdies leidet er für den Rest seines Lebens an notorischer Unpopularität. Da kaum mehr jemand grosse Stücke auf ihn hält, muss er sich keine grossen Gedanken machen über den Klatsch, welchen die Leute verbreiten könnten, wenn er sich vom Doktor Theophrastus kurieren lässt.

Als Patient Hohenheims ist Russinger erst 1535 belegt, doch sind frühere Behandlungen keineswegs ausgeschlossen. Sehr wahrscheinlich ist, dass Hohenheim schon in seiner Frühzeit das Bad besucht hat, schildert er es doch schon in seiner Bäderschrift von 1525. Mit Sicherheit falsch ist die in unzähligen Biographien kolportierte Behauptung, Hohenheim sei der Begründer der wissenschaftlichen Balneologie. Bäderbüchlein sind seit dem Spätmittelalter, analog zur Literatur über das Bergwerk- und Hüttenwesen, eine traditionelle Textsorte, innerhalb derer Polyhistoren und Ärzte ihre Pflichtfiguren drehen. Vor Hohenheim hat sich zum Beispiel sein Freund und Elsässer Gastgeber, Laurentius Fries, als Balneologe betätigt.

Die Lektüre der einschlägigen Texte von Hohenheim über das Bäderwesen zeigt sogar, dass sie im Vergleich zum *Paramirum* qualitativ eher schlechter und wohl etwas schnell niedergeschrieben worden sind. Immerhin gibt es in den Bäderschriften eine Reihe interessanter Bemerkungen. Zum Beispiel diejenige über den geologischen Zusammenhang von Baden-Baden, Wildbad und Zellerbad (II, 255), der sich bestätigt haben soll. Oder das zwiespältige Lob des »Walliser Bades« (Leukerbad, II, 252), welches beginnende Krankheiten im Vollzug beschleunige. Ferner der Hinweis auf die magenstärkende Wirkung der sauren Brunnen in Göppingen, Eger und Sankt Moritz (II, 258).

Über das Bad von Pfäfers – oberhalb Bad Ragaz – weiss Hohenheim hohes Lob zu berichten. In der Heilpflanzenanalogie wird es mit der Melisse, den Blättern der Christrose und der Iva arthetica, vermutlich dem gelben Günsel, verglichen. Heilsam sei Pfäfers für Leprose und Hautkranke (insofern scheint Huttens Aufenthalt sinnvoll gewesen zu sein), bei Gicht, Gelbsucht, Kontrakturen, »zitern der henden, beinen« (IX, 651), »müeden glidern« von überarbeiteten Handwerkern und Boten, Lebergriess, Nieren- und Blasenleiden, Frauenkrankheiten, Gangrän, Geschwüren und sogar nützlich in der Theraphie gegen »die umbfressenden krebs« (IX, 652). Zum Badeaufenthalt soll man sich mit warmen Kleidern und Schuhwerk versehen, sich vor Zugluft und Unkeuschheit hüten. Die Diät ist grosszügig, soll aber ausschliesslich frisch sein: Knoblauch, Zwiebeln, Rettich, Senf, Lauch, Brantwein, Erbsen, Linsen, Bohnen, Käse, Milch, Wildbret (IX, 654). Vor gepökeltem Fleisch wird ebenso gewarnt wie vor altgebackenem Brot und vermischtem Wein. Unter den Gewürzen wird Zimt, Safran und »muskatblut« empfohlen. Zur Blutreinigung jeden Morgen drei Wachholderbeeren, ferner nach dem Essen je drei »kolander körnli« (coriandrum sativum L.), die auch aus dem Essig genommen werden dürfen (IX, 655).

Bemerkenswert an der Pfäferser Badeschrift ist das ausdrückliche Bekenntnis zur Laienarznei in der Vorrede, unter Berufung auf die barmherzigen Samariter, und die Doppelinterpretation der Quelle als Heilbad und spirituelles Zeichen im Sinne des neutestamentlichen Teichs von Siloa (IX, 650). Die Wirkkraft der Therme wird analog gesehen zu derjenigen erhitzter Metalle, Kiese und Gemmen. Die Wärme komme vom Sulphur, sei schon für sich selbst ein Arcanum, vergleichbar mit der gesunden Wärme der Hühner, der Wärme, aus welcher »sidenwürm« geboren werden und der Wärme der Frau. Letztere trage zu einem langen Leben bei (IX, 649), womit der freiwillige Zölibatär Hohenheim dem Pflichtzölibatär Russinger offenbar mitteilt, dass verheiratete Männer mit einer höheren Lebenserwartung rechnen dürfen.

Wichtiger als die Pfäferser Badeschrift, deren Erstdruck aus dem Jahre 1536 zu den Paracelsus-»Inkunabeln« gehört, ist das sogenannte Consilium (Ratschlag) an den Abt Johann Jakob Russinger. Die überragende Bedeutung des Dokuments liegt darin, dass es sich um einen der ganz wenigen erhaltenen Autographen handelt. Seit der Aufhebung des Klosters Pfäfers wird er als einer der Schätze der Stiftsbibliothek Sankt Gallen aufbewahrt. Von allen Sankt Galler Reminiszenzen an Paracelsus ist dieser Text der meisterwähnte und meistkommentierte, so dass wir uns vergleichsweise kurz fassen können.

Aus dem Gesichtspunkt der Medizingeschichte ist wichtig, das Pfäferser Consilium nicht isoliert zu sehen, sondern möglichst im Gesamtzusammenhang paracelsischer Rezepturen und praktischer Empfehlungen. Ein Überblick auf diese Praxis zeigt, dass Ratschläge Magen und Darm betreffend überdurchschnittlich häufig sind, zum Beispiel gegenüber Erasmus von Rotterdam, Adam Reissner, Stadtschreiber von Mindelheim, Johann Leipnick von Mährisch-Kromau, einem Unbekannten im Jahr 1536 sowie gegenüber dem Vater von Sebaldus Treylingius, Bürger von Wolfsberg (1538). Es ist offensichtlich, dass das Ansehen Hohenheims in der Praxis auf diesem Gebiet liegt und eindeutig weniger im Bereich der Chirurgie. Er ist Spezialist für Bauchweh, und man geht kaum fehl in der Annahme, dass ihm diese Gebresten über seine Forschungen zum Thema Tartarus (Steinbildungen) hinaus auch wegen der sogenannten psychosomatischen Perspektive liegen. Dass er einen Patienten sozusagen gänzlich durchschaut, hat ihm in einem der brillantesten Patientenbriefe der Medizingeschichte Erasmus von Rotterdam bestätigt[2]. Russinger zu durchschauen, stellt keine grossen Probleme. Immerhin ist das Schwanken zwischen den Konfessionen ein Tatbestand, der von niemandem weniger übel genommen wird als von Theophrastus, dessen eigene Haltung allerdings ebenso wenig wie diejenige von Erasmus als schwankend bezeichnet werden darf. Nicht Erasmus schwankt zwischen den Konfessionen, sondern diese schwanken um seine Position, der sie sich erst fünfhundert Jahre später nähern.

Bei Betrachtung von Karriere und Position zur Zeit der Reformation scheint es naheliegend, dass einer wie Russinger krank werden muss. In der Schrift *De generatione et destructione regnorum* analysiert Hohenheim den Widerspruch zwischen dem Armutsgebot des Evangeliums und der Praxis der Schweizer Benediktineräbte: »Das ist, dass er arm geheissen wird und ist doch heimlich reich...das sicht man an den stiften, klöstern, also ist S. Gall in Schweiz auch widerfahren, item S. Meinrath (Gründer des Klosters Einsiedeln). wo das nit geschehen, es weren vil mehr heiliger leut in unseren gegenden... ein bethaus ist ein haus und bleibt ein haus, sonst nichts mehr. wann aber stift, gült, rent und gaben darzu kommen, ist es schon ein spelunca (Räuberhöhle)« (II,2, 146).

Die Vorrede des Pfäferser Badebüchleins widerspricht insofern nicht dieser heimlichen Einschätzung, als sie zwar formale Ehrerbietung ausdrückt, im Gegensatz aber zu den Briefen an Vadian und Jud keine Suche nach Freundschaft und kein persönliches »Zugehen« durchblicken lässt. Desgleichen ist das Consilium ein sachlicher Text, im Ton modern und ganz unmagisch anmutend, das medizinische Abarbeiten der Symptome politischer Kopf- und Magenverrenkungen. Die überragende Bedeutung des Autographen liegt im Sprachlichen, weil wir hier jenseits der Normalisierungen durch Schreiber und Herausgeber die Dialektfärbung und die Orthographie des Verfassers original kennenlernen, dabei ahnen, dass bei den Normalisierungen sicher in vielen Fälen nicht wieder gutzumachende Missverständnisse verursacht worden sind. Das Consilium lautet in der Transkription von Stiftsarchivar Werner Vogler auszugsweise:

Concilium, fur min gnedigen hernn krancheit sind E. gnoden geneygt, des magens keltin, fluss vom houpt, und das gryess, so an den orten geholffen wirdt, ist wyther ander artzny nit zue gebruchenn

Zum magenn

Soll Ewer gnod all jor zweiy mol, purgierenn, ein mol im herbst in abnemmendem nwenn monn, so es im zeychenn Scorpionis, oder Visch ist, zue morgens die artzny innemmenn, umd die 4. ist ein pulver gedrunken in einem win, und doruff fasten iij stund, dornoch essenn ein erbs brue on saltz und schmaltz auff das wermist, so E. G. erliden mag, desse arzny, wird den magenn sin flegma nemmenn, und dem houpt und wirdt in dowig und starkh machenn.

Also soll auch E.g. gegen frueling, so es in zue nemmennden mon ist, aber im zeychenn Scorpionis, oder Visch, thun, wie im herbst und en selbigen tag und i j tag hernoch, wie ein oderlesser sich halten mit der spiss.[3]

Es folgen handfeste Rezeptangaben mit Latwerge, »die uff dem ander zedelin steht«, Kabiskraut, zerschnittenen Rüben, Wermutkraut, Aglat (Akelei), Augentrost, Benediktenwurzel, Frauenhaarfarn oder Mauerraute (?), Wasser-Schwertlilie, Gundelrebe, Kalmus, Zybeben, Muskat, Nelken, Pfeffer, Wachholderbeeren und Salbei. Willem F. Daems hat aufgezeigt, dass die meisten dieser pflanzlichen Mittel im sogenannten Kaiser-Karls-Magenpulver enthalten und in die Naturheilkunde eingegangen sind[4].

Aufgrund des Rezeptes lässt sich nachweisen, dass Hohenheims Originalsprache ein Alemannisch mit österreichischem Einschlag sein muss. Österreichisch klingen Wörter wie oderlessin (Aderlassen), Euer Gnoden, moss (für Mass), geton usw., während als schweizerdeutsch gelten können: kelti, houpt, all jor, win, zit, zedelin, ruebe, doruf, wiss, negeli (Nelken), schla (schlagen), abwexle (abwechseln), huft, schwinifleisch, gilgen (Lilie) und »Ziger schatt nütt«, wobei »Ziger« nicht mit Ziegenkäse zu übersetzen ist, sondern einen gewürzten Käse meint, der zum Beispiel als Glarner Schabziger heute noch beliebt ist. Moderne Paracelsus-Übersetzer haben mit dem Alemannischen immer wieder ihre liebe Mühe gehabt. Ein im Schweizerdeutschen noch verständliches Wort wie »kib«, von »kibe«, »chiibe« (keifen, zwängendes Schreien, besonders von Kindern) ist bei Bernhard Aschner als ägyptisch-kabbalistisches »Kteb« missverstanden worden, für den Übersetzer im Zusammenhang ebenso unverständlich wie »drotti« (für Trotte = Kelter) und »ürti« (bei Gotthelf noch als Rechnung für die Zeche)[5].

Dem ausgezeichneten Kommentar von Willem F. Daems zu den Details des Pfäferser *Consiliums* ist noch hinzuzufügen, dass mit dem »Phlegma« des Magens, also dem Schleim, wie im ersten Abschnitt als Hauptleiden charakterisiert, scheinbar ein Rückfall in die alte

Säftelehre festzustellen ist. Die Säfte sind in der paracelsischen Praxis ohnehin nicht geleugnet, erhalten jedoch einen anderen Stellenwert. Beim *Consilium* ist jedoch nicht dies der Eindruck. Es ist einer der nicht seltenen Belege dafür, dass der Basler Bücherverbrenner in der Praxis sich bei weitem nicht so radikal gebärdet wie in der Theorie. Dies gilt bei ihm für die Medizin genau so wie für die Theologie und die Politik. Sobald es um die Lösung eines konkreten Problems geht, wird er zum Pragmatiker. Im Falle des Gnädigen Herrn Johann Jakob Russinger vielleicht sogar zum Zyniker. Einem so grundsätzlich kaputten Kerl kann die revolutionärste Medizin der Welt nicht helfen. Da genügt allerkonventionellste Rezeptur in Richtung von Kaiser-Karls-Magenpulver! Man kann als Chronischkranker durchaus alt werden. Der Abt von Pfäfers gehört zu den scheinbar unvermeidlichen Gestalten in der Geschichte, deren Tod abgewartet werden muss, bis Reformen möglich werden. Dieser tritt am 9. März 1549 ein, fast acht Jahre nach dem Hinschied seines berühmtesten Leibarztes. Mit dem Namen Russinger bleibt die Erinnerung an die erste Pfäferser Badeordnung sowie an den Bau einer Holztreppe durch die Taminaschlucht positiv verbunden.

Von der Para-Chemie zur Para-Medizin

Dass Gott dreieinig ist, zeigt dir ein jedes Kraut.
Da Schwefel, Salz und Merkur in einem wird geschaut. Angelus Silesius (1624–1677)

Sankt Gallen ist, so lange er dort lebt, irgendwo in den oberen Stockwerken von Studers Haus beim Bruderspital, Hauptstadt eines unsichtbaren Reiches. Ist er hierhergekommen, um als Privatarzt endlich ein hinreichendes Auskommen zu haben? Oder wegen Schowingers Bibliothek? Oder will er sich hier mit den einheimischen Chirurgen herumschlagen, diesen unbedarften Arschkratzern, wie er sie nennt? Oder halt als Wahrsager und Prophet wirken, dabei den nächsten Regenbogen abwarten? Nichts von alledem trifft das Anliegen. In Sankt Gallen ist der Doktor Theophrastus eingeritten, um hier, ausgerechnet in einem republikanischen Gemeinwesen, eine neue Monarchie zu gründen. Dies mit der Vollendung des *Opus Paramirum,* der Wiedergeburt der Medizin aus dem Geist einer dem Lebendigen verpflichteten Chemie – sein Konzept der Alchemie. Das Wort »Chemie«, von den späteren Paracelsisten häufiger gebraucht als von Hohenheim selbst, darf dabei noch nicht im heutigen Sinn verstanden werden. Auch nicht gemäss den Auffassungen, wie sie in der Nachfolge des Pioniers Antoine Laurent Lavoisier (1794 geköpft) das 19. Jahrhundert geprägt haben. Die schlechte Presse, die Hohenheim in den alten klassischen Lehrbüchern zur Geschichte der Chemie hat, etwa bei Johann Friedrich Gmelin (1797) und Hermann Kopp (1843), verwundert nicht. Jene Werke sind, durchaus verdienstlich, aus dem Geist einer naturwissenschaftlichen Aufklärung geschrieben, in denen der teilweise zur Dogmatik verkommene Paracelsismus aus einer ähnlichen Motivation heraus zum Feindbild gestempelt wird wie früher bei Hohenheim die Viersäftelehre der galenischen Medizin. Immerhin spricht Gmelin von einem »Zeitalter des Paracelsus«, in welchem aber »die Morgenröthe nicht angebrochen« sei, »die das vorhergehende Zeitalter hoffen lies« (Bd. 1, S. 187). Hohenheim, »ein Mann von ausserordentlichen Naturgaben«, aber »fremd in allen Grundwissenschaften«, habe, um die Gunst des grossen Haufens ringend, allen bisherigen Schulen Hohn gesprochen, indem er deren Schwächen ausgenützt habe. Seine neue Doktrin, »so vernunftwidrig ein groser Theil seiner Lehren war«, hätte sich »bei einem Theil von Ärzten und Scheidekünstlern bis auf unsere Zeiten erhalten« (Bd. 1, S. 197). Hermann Kopp beklagt in der Tradition Gmelins bei Hohenheim »Widersprüche in jeder Beziehung«, in sonstiger Anerkennung »seines Scharfsinns und seiner Beobachtungsgabe«. Dabei unterlaufen Kopp schwerwiegende Verständnisfehler, etwa wenn er die drei Prinzipien als Elemente darstellt. Überdies stellen wir die Nachwirkung zahlreicher Legenden fest, besonders die vom Trunkenbold Paracelsus. Der Geschichtsschreiber könne nur »bedauern,...wie so viel Talent durch Rohheit und Sinnlichkeit geschmälert wurde«[1]. Gehört Hohenheim zu den ersten, die das Wort »Chemie« im medizinischen Zusammenhang gebraucht haben? Ein Titel aus der Frühzeit, der aber möglicherweise ein Produkt späterer Herausgeber ist, lautet; *Von chemy und heilung der Franzosen neun Bücher* (VI, 301), gewidmet dem Bürgermeister der Stadt Kolmar Hieronymus Boner am 11. Juni 1528. Das Wort »Chemie« bedeutet in jenem Zusammenhang sowohl Ursprung als auch Therapie, es steht im Gegensatz zur herkömmlichen Behandlung der Lues (Syphilis, Frambösie) mit »salben, reuchen und holzen« (VI, 314), womit das masslose Quecksilberschmieren und die Behandlung mit dem einträglichen, auch von Hutten gelobten Guajak-Holz oder lignum sanctum aus Westindien angesprochen sind. Letztlich geht es um ein Verständnis der Krankheit aus dem Licht der Natur, das heisst eine naturphilosophische Betrachtung unter Einschluss der Erfahrung. In der Praxis kommt ein Engagement für die Kranken hinzu, welches auf sehr genauen Beobachtungen des Patienten und viel Einfühlung beruht, wie der Briefwechsel mit Erasmus von Rotterdam zeigt.

Das Grundbeispiel ist in den Sankt Galler Büchern genau so wie schon in den Basler Vorlesungen und den späten Kärntner Schriften der *Tartarus*. Die lateinische Definition des Basler Hochschullehrers lautet: »Tartarus vel tartarum est omne generatum ex dissoluto frigido, coagulatum per calido (IV, 155) – *alles, was aus dem in der Kälte Gelösten entsteht und durch Wärme koaguliert, ist Tartarus*. Analog zum

Weinstein im Fass kommt es zu Steinbildung an den Zähnen – französisch »le tartre« genannt – ferner zur Tartarusbildung im Mund und im Magen, wobei schmerzhaftes Sodbrennen die Folge sein kann, aus der Eigenschaft der Acrität, die in jedem Tartarus vorhanden sei (IX, 134). Entsprechende Umwandlungen finden nach paracelsischer Lehre in den meisten übrigen Organen statt, zum Beispiel in Nieren, Leber, Blase und Gehirn, ferner in den Adern. Im Zusammenhang mit dem in den Sankt Galler Schriften wichtigen Chemismus der Verdauung kann Hermann Kopp mit Recht anfügen, Paracelsus habe zwar viel vom Organismus begriffen, doch »dauerte es noch einige Zeit, bis auch dieser Vorgang von den Iatrochemikern als rein chemischer Prozess verstanden wurde«[2]. In der Tat, weder die Syphilis noch die Verdauung noch die weiteren Bildungen von Tartarus im menschlichen Körper werden je »als ein rein chemischer Prozess verstanden«, am allerwenigsten im Sinne der modernen mathematisierten Chemie mit ihrer streng eindeutigen Formelsprache. Von daher muss die herkömmliche Schul- und Lexikonmeinung von Paracelsus als dem Begründer der Chemotherapie relativiert, wenn nicht zurückgewiesen werden. Die alchemischen Umwandlungsprozesse im Magen sind nicht aus einem logischen, sondern einem analogischen (bildhaft übertragenen) Sinn gedeutet, in enger Verwandtschaft mit der transmutatorischen (stoffumwandelnden), metallverarbeitenden und spekulativen, auf Selbsterkenntnis und Vervollkommnung ausgerichteten alchemischen Kunst. Aus diesen Perspektiven ist Hohenheims Sankt Galler Wissenschaft eine Para-Chemie, analog zu seinem berühmten Pseudonym, den Werken *Volumen Paramirum* (1524?), *Paragranum* (1530) und *Opus Paramirum* (1531). In einem frühen Druck über die Syphilis lesen wir auf dem Titelblatt *Von der frantzösischen kranckheit Drey Bücher. Para.* Para – aus dem Griechischen stammend, heisst nichts anderes als »darüber hinaus«. Ein Lebensmotto des Doktors aus Einsiedeln. Darüber hinaus – und doch mitten hinein. Dafür stehen das wundersame Buch *Opus Paramirum,* dem man, wie vielen paracelsischen Werken, den Torso-Charakter ansieht.

Das Sankt Galler *Paramirum* hat die Krankheitsentstehung zum Gegenstand, bedeutet in dem Sinne einen dritten grossen Anlauf zum selben Thema nach *Volumen Paramirum* und dem »Viersäulenbuch« *Paragranum*. Wie vielen hochproduktiven und auch hochbegabten Menschen kann dem Verfasser nachgesagt werden, er drehe gleichsam immer den gleichen Film. Diese letztliche Einheit im Mannigfaltigen schliesst eine Zunahme des Erkenntnisgewinns nicht aus, im Gegenteil. Das »geduldige Lesen«[3], wie es Lucien Braun empfiehlt, erschliesst uns über die Lektüre der Hauptwerke den paracelsischen Kosmos, zeigt uns, was da drin liegt und was nicht, wobei fast jede Zeile für eine Überraschung gut ist.

In den ersten beiden Büchern behandelt das *Paramirum* die Lehre von den drei Prinzipien »Sal-Merkur-Sulphur« in einem grossangelegten Szenario von Krankheit und Tod, Leben und Grund, den vier Elementen und den drei männlichen Werken, als da sind: Brandstiftung, Auflösung und Verduften. Das dritte Buch handelt von den Krankheiten, die aus dem Tartarus ihren Ursprung nehmen, worin nicht nur die verschiedensten Koagulationen (Gerinnungen und Versteinerungen) eingeschlossen sind, sondern generell Ernährung und Stoffwechsel mit dem gewaltigen Meister Archeus im Magen als Heizer, Produzent und Regisseur in einer einzigen königlichen Person. Das vierte Buch präsentiert die Krankheiten aus dem Urgrund Weiblichkeit, die Werke der Frau, vorgestellt aus einem femininen Kosmos – dies in der Darstellung eines Autors, dessen Keuschheit von allen betont wird.

Das fünfte Buch *Von den unsichtbaren Krankheiten* wird im engeren Sinne nicht mehr zum *Opus Paramirum* gerechnet, sondern gilt als eigenständiges Werk. Angesichts von Hohenheims Produktionstempo, aber auch inhaltlicher Kriterien muss es mit grösster Wahrscheinlichkeit in Sankt Gallen entstanden sein. Im Hinblick auf die Fünfgliederung von *Volumen Paramirum,* in welchem die Geisteskrankheiten sowie die guten und schädlichen Geistwirkungen ebenfalls je ein Fünftel ausmachen, scheint es sinnvoll, dieses Werk als »paramirisch«, als »überaus wunderbar«, einzuordnen, als eines der Meisterwerke der medizinischen Weltliteratur. Wie alle Hohenheimschen Schriften ist es mit den Kriterien humanistischer Literaturbewertung kaum gerecht erfassbar. Als »Para-Feminismus« und »Para-Psychiatrie« bedürfen das vierte und fünfte Buch einer besonderen Behandlung, wie auch die para-chemische Theorie über das Fasten von Bruder Klaus.

Es ist das Kennzeichen vieler klassischer Werke der Wissenschaft, dass in ihnen zunächst Elementares erklärt wird, so ist gerade das Sankt Galler Buch eine vorzügliche Einführung in Hohenheims Geisteswelt: »Am aller ersten muss der arzet wissen, dass der mensch gesezt ist in drei substanz. dan wiewol der mensch aus nichts gemacht ist, so ist er aber in etwas gemacht, dasselbig etwas ist geteilt in dreierlei« (IX, 40).

Dies die Anfangssätze. Der Begriff Substanz darf nicht mit einem vorgegebenen modernen Substanz-Modell gleichgesetzt werden, insbesondere nicht mit dem heutigen Wortgebrauch »chemische Sulbstanz«, womit wir einen noch nicht näher bestimmten Stoff bezeichnen. Der paracelsische Substanzbegriff steht von der Fragestellung her im Diskussionsbereich der »Philosophia perennis«, einer während Jahrtausenden geführten philosophischen Grundlagendiskussion. In dieser Tradition, von der aristotelischen Philosophie über Thomas von Aquin, Spinoza, Leibniz, Descartes, Hegel, Schelling, Schopenhauer bis zum Dialektischen Materialismus von Marx und Engels, lautet die Frage: Was halte ich für selbständig und unmittelbar wirklich im Gegensatz zu einer nur sekundären, abgeleiteten bzw. mehr zufälligen Wirklichkeit?

Hohenheim bewegt sich insofern innerhalb der klassischen Substanz-Diskussion, als er die Substanz das »in etwas« bezeichnet, wofür die Scholastik den Fachausdruck »ens in se« reserviert hat, das In-sich-Seiende im Gegensatz zum Seienden an einem anderen, also einer blossen Eigenschaft oder Bestimmung. Dieses »in etwas« besteht bei ihm aus dem Dreierlei »Sal-Merkur-Sulphur«. Diese dynamische Grundstruktur beantwortet bei ihm die Frage nach dem kosmischen Woher, wie sie in der ältesten griechischen Philosophie gestellt wird, bei Thales, Heraklit, Anaximenes, Anaximander und Pythagoras. Woraus besteht alles? Welches ist das herrschende Prinzip? Thales hat dabei auf das Wasser getippt, Heraklit auf das »ewig lebendige Feuer, das periodisch aufflammt und wieder erlischt«[4], Anaximes auf die Luft, »sie geht niemals aus«[5], Anaximander auf das sogenannte Unbegrenzte, das Apeiron[6]. Schliesslich fasst Empedokles von Akragas diese zuvor sich ausschliessenden Theorien zu einer kosmologischen Vierelementenlehre zusammen.

Bei Hohenheim stehen »Sal-Merkur-Sulphur« für das beherrschende Woher in der materiellen Welt, wobei er im Gegensatz zu einer gängigen Einschätzung dieser alten Philosophen nicht als Materialist einzuschätzen ist. »Sal-Merkur-Sulphur« sind nicht als statische Stoffe anschaulich zu machen, erst recht nicht als Salz, Quecksilber und Schwefel. Es handelt sich um Grundbegriffe eher biospiritueller als biochemischer Art, als Umschreibung von Prozessen, die mit dem letzten Grund des Lebendigen zu tun haben. »Aus dem Lebendigen gehet der Grund« (XI, 176), ist in diesem Zusammenhang ein wichtiges Axiom aus dem *Labyrinthus medicorum errantium* von 1538. Diese drei Prinzipien stehen für das Lebendige, für den menschlichen Leib (mehr als nur der Körper), der nach Meinung Hohenheims als Leiche die entscheidenden Informationen uns nicht mehr geben kann. Es handelt sich also um drei Lebensprinzipien, was nicht ausschliesst, dass sie sowohl die organische wie die anorganische Natur gestalten. In diesem Sinne steht Hohenheim, wie die vorplatonischen Denker, der archaischen Lehre vom Hylezoismus (Stoffbelebung) nahe. Auch im Hinblick auf seine Ausdrucksweise in Bildbegriffen ist Hohenheim ein Philosoph aus dem Geschlecht von Heraklit und seinesgleichen, den starken Anschauungsdenkern, gegen die Logiker und Sophisten zur Zeit von Aristoteles ähnliche Vorwürfe erhoben haben wie spätere moderne Kritiker der paracelsischen Sprache während vielen hundert Jahren. Die Bildsprache wird immer wieder zum Medium, Neues, Übersehenes, sonst Unsagbares zur Sprache zu bringen.

Das Vorgehen im Buch *Paramirum* ist, zum mindesten im Grundsatz, keine Spekulation, sondern beruft sich auf die »erfarenheit der natur zerlegung und erfarung, solcher eigenschaft ergründung« (IX, 45). Mehr noch, unter unausdrücklicher Berufung auf Nikolaus von Cues wird ein modernes Wissenschaftsprinzip in Anspruch genommen, allerdings bei weitem noch nicht konsequent gehandhabt: »die krankheit stet in dem gewicht, in der zal und in der mass« (IX, 40). Es ist ausdrücklich nicht von unsichtbaren, sondern von sichtbaren Dingen (IX, 44) die Rede. Allerdings nicht von dem, was die Bauernaugen sehen (IX, 46), sondern was für die »augen des feuers« (IX, 44) wahrnehmbar ist, was also der alchemistischen Prüfung, der Erfahrung im Feuer, standhält.

Als Standardbeispiel, didaktisch geschickt gewählt, dient das Holz, generell ein Lehrmeister der Erfahrung und eine Art Leib. Was aus dem Experiment sichtbar wird, ist Grundlage für einen der meistzitierten paracelsischen Lehrsätze: »Nun die ding zu erfaren so nempt einen anfang vom holz. dasselbig ist ein leib; nun lass brinnen, so ist das do brint der sulphur, das da raucht der mercurius, das zu eschen (Asche) wird sal« (IX, 46).

Dieser erfahrungsbezogene Lehrsatz gibt den »anfang zu den arzneiischen augen«, gilt als Leiterkenntnis, gemeint als Beitrag zur medizinischen Theorie des Leibes. Damit begnügen sich viele Darstellungen, obwohl damit die Pointe der paracelsischen medizinischen Erkenntnistheorie noch gar nicht offengelegt ist. Das Holz gehört nämlich nur zum ersten Propädeutikum, dem »ersten Prope«, wie der Student der Medizin sagt. Wir müssen uns schon noch zur Klinik bequemen.

Einzig schön stellt Hohenheim im ersten Buch *Paramirum* dar, auf welche Weise er der Krankenbettmedizin wissenschaftstheoretischen Grund gegeben hat. Diese Krankenbettmedizin unterscheidet sich nach dem Medizinhistoriker Huldrych Koelbing grundlegend von der mittelalterlich-humanistischen Bibliotheksmedizin wie auch von der modernen Labormedizin[7]. Im älteren System gelten Klassiker wie Hippokrates, Galen, Celsus und Avicenna als vorrangige, im fortschrittlichsten Fall philologisch zu erschliessende und der Erfahrung anzupassende Erkenntnisquelle. In der nachparacelsischen Medizin des 20. Jahrhunderts ist das modern eingerichtete naturwissenschaftliche Labor hauptsächlich die Stätte, wo die Pionierleistungen der Nobelpreisträger und ihrer oft namenlosen Helfer stattfinden.

Im Vergleich zu diesen beiden Konzeptionen vertritt Hohenheim, bei weitem nicht als einziger und auch nicht als erster, jedoch konsequent eine Medizin, die in Theorie und Praxis den lebendigen gesunden und kranken Menschen in den Mittelpunkt stellt. Für die klinische Theorie ist die Differenz gesund – krank ausschlaggebend, in der sich ein stark ästhetischer Gesundheitsbegriff und ein negatives Erkenntnisprinzip berühren. Für dieses gelten die frühlogischen Axiome von Heraklit, wonach das Gerechte nicht zu erkennen sei ohne das Unrecht, das Gute nicht ohne das Böse, das Gesunde nicht ohne das Kranke. Ebenfalls heraklitisch ist das Feuer als Erkenntnisprinzip, wiederum mit dem Holz, der Zeder, als bibelnahes paracelsisches Beispiel. »Hüpsch« sei dieser Baum, so lang er lebe, »so er aber in das feur kompt, so zeigt sich das, das sein leben verbirget« (IX, 49). Was zunächst nur als anmutige Erscheinung sichtbar ist, wird aus dem Feuer erkennbar, wenigstens dem Forscher mit den Feueraugen.

Analog zu diesem anschaulichen Beispiel erfahren wir die Wahrheit über den Leib des Menschen in seinem »zerbrechen« (IX, 50), im Kranksein und Sterben. Dies macht Hohenheim nicht zu einem Prediger des Todes. Im Gegenteil. Mit Blick auf den Gesunden wird gesagt: »Secht auch den menschen an, so er lebt, wie schön er ist«! (IX, 49). Ein seltenes Wort in einem medizinischen Fachtext, noch dazu von einem Autor, der sich selber als hässlichen verkrümmten Sohn seiner Mutter ansehen muss (XI, 155f.). Im dritten Kapitel wird das gesunde Leben mit dem Frieden verglichen (IX, 52), »gut..., stark, hüpsch« sind die Adjektive für das Leben in einer Zahl von Jahren, »die klein ist« (IX, 53).

Der lebendige Mensch steht in den drei Prinzipien »Sal-Merkur-Sulphur« als ein »mittel corpus« zwischen dem Ursprung, »prima materia« genannt, und der Vollendung nach dem Tode, »ultima materia« (IX, 53). Um dieses »Mittelcorpus« willen sind Arzt und die Arznei geschaffen worden, Grund zu Hoffnung in jeder Art Krankheit. Voll Optimismus, diesmal ganz im Geiste Huttens (»O Jahrhundert, o Wissenschaft«!), wird in kraftvollem, alemannisch geprägtem Frühneuhochdeutsch verkündet: »So wissent, dass got den arzt nicht gesezt hat von wegen alein des pfnüsels, hauptwe, aissen, zanwe, sondern von wegen des aussazes, gehen (jähen) tots, fallend sucht (Epilepsie) und dergleichen, nichts ausgenommen! mügen wir das nicht tun, so gebrist (ermangelt) uns der kunst und der weisheit, so da sein sol, und gottes treu get nicht ab! all arznei ist auf erden aber die sind nicht da, die sie schneiden sollen« (IX, 78).

Der Pfnüsel und die Aissen, auch »gäch« sind heute noch geläufiges Schweizerdeutsch für Niesen, eitrige Entzündungen sowie heftig, »jäh«, als Charaktereigenschaft. Das Vertrauen in die Arznei ist ein Jahr vor diesem Text mit noch grösserer Emphase ausgesprochen im *Paragranum,* nicht als überheblicher Wissenschaftsglaube, sondern als Urvertrauen in Gott und die von ihm geschaffene Natur. In beiden Werken ist, gemäss einer geläufigen mittelalterlichen Figur, Christus der Arzt, der gekommen ist, die Kranken dieser Welt zu erlösen. Aus dieser Sicht gibt es auch im natürlichen Bereich nichts Grösseres als die Arznei, womit die Heilkunst ebenso gemeint ist wie das Heilmittel unter Einschluss der Kräfte der Natur und des Glaubens. So lesen wir dann »Worte von wahrhaft biblischer Grösse« (Darmstaedter): »Die kunst der arznei schreiet nicht wider mich, dan sie ist untötlich (unsterblich) und dermassen auf ein untötlichen grund gesetzt, dass himel und erden müssen zerbrechen, ehe die arznei stürbe« (VIII, 53).

Im Vergleich zu *Paragranum* ist die Sprechweise im *Paramirum* deutlich gemässigter, auch viel weniger von Polemik durchsetzt, wahrscheinlich mit Rücksicht auf den Empfänger der Widmung.

Die Krankheit ist nach Blaise Pascal der christliche Zustand. »Nur eine kranke Welt konnte Christus betreten, der Herr ist ihr Arzt«, kommentiert dazu Reinhold Schneider (1903–1958), Schriftsteller und Medizinverweigerer aus Gewissensgründen[8]. Im paramirischen Schriftwerk ist die Krankheit diejenige Realität, dank der die drei Grundsubstanzen, die sonst nichts als »köstlich und hüpsch im menschen stent«, in ihrer Zerlegung und separaten Aktivität erfahrbar werden, vergleichbar mit der plötzlich sich zeigenden Innenstruktur eines schönen und »wunderbarlichen« Karfunkelsteins (IX, 49). Das Leben bzw. die Gesundheit ist verstanden als ein »deckmantel der die ding verbirgt...gemalet und gezieret«. In der Krise von Krankheit und Hinsterben geht die menschliche Leiblichkeit »in die drei substanzen, erkantlich, sichtlich und merklich« – man beachte die stilistisch schöne rhetorische Dreierformel, die im paracelsischen Schrifttum häufig anzutreffen ist. Die Substanzen sind, wie der Verfasser nicht müde wird zu wiederholen, »durch das leben verborgen«

(IX, 50). Die männlichen Werke der Krankheit treiben sie heraus in die Unverborgenheit.

In der anthropomorphen Ausdrucksweise, die uns schon angesichts der Weiblichkeit des Regenbogens, des Kometen und des Erdbebens verwundert, kommt nun endlich das männliche Geschlecht zu der ihm angemessenen grossen Aktionsrolle im paracelsischen Szenario. Eine Krankheit ist »zu vergleichen einem mann mit allen stücken, das lasset euch arzeten befolen sein. hierin liegt der grunt« (IX, 50). Diese männlichen Werke haben mehr zu tun mit den Ursachen gesundheitlicher Störungen als die Erklärungen, welche die Viersäftelehre bietet. Gemäss der traditionellen Humoralpathologie bedeutet Gesundheit die Harmonie der vier Säfte Blut, Schleim, gelbe Galle und schwarze Galle als sogenannte Synkrasie, Krankheit, Unausgewogenheit und Störung derselben als Dyskrasie. Diesem Schema stellt Hohenheim ein Ursachenmodell auf der Grundlage der drei Substanzen oder Prinzipien entgegen, in der Praxis eine eher chemisch orientierte Heilkunst mit spezifischen Errungenschaften. Als umfassendes System von Gesundheit und Krankheit bedeutet sein Konzept eine neue Ordnung. Die Ersetzung eines naturphilosophischen Modells durch ein anderes ist aber noch keine moderne Wissenschaft etwa im Sinne des späteren Empirismus.

In dieser neuen Ordnung spielen die männlichen Werke eine wichtige Rolle als Unruhestifter, Zerstörer der Synkrasie, die in Hohenheims System analog zur galenischen Medizinphilosophie vorkommt: »dan so die drei einig seind und nicht zertrent, so stet die gesundheit wol, wo aber sie sich zertrennen, das ist zerteilen oder sündern: das ein fault, das ander brent, das dritte zeucht ein andern weg« (IX, 49).

In der systematischen Kommentierung dieser Stelle auf den folgenden Seiten gilt das Brennen als erste »männische wirkung« (IX, 51). Diese geschieht unter anderem durch den »Sulphur« von Harz, Gummi, Schmiere, Fett, Butter, Öl, Weingeist, Holz, Fleisch, Metallösungen wie auch brennbaren Flüssigkeiten aus den Steinen, worunter wir Petrol zu verstehen haben. Diese brennende Wirkung wird mit dem alten Ausdruck für den Infektionsstoff, die sogenannte

»materia peccans«, teilweise zusammengefasst. Generell steht dieses männliche Werk für Brandstiftung.

Das Faulen, generell die Auflösung, kommt dort vor, wo das Prinzip Sal von einem astrum, zu verstehen als Stern oder Umwelteinfluss, »männisch« gemacht wird. Dabei wird die Konservierungseigenschaft des salzigen Prinzips in ihr Gegenteil gestellt. Als Lösungsmittel werden Kalke, Aschen, Kupferwässer, Antimon (Antimontrisulfid), Arsen genannt, wobei wahrscheinlich der vieldeutige »Salzgeist« etwa in der Bedeutung von Salzsäure hierherzurechnen ist[9]. Die Auflösung, der Stern der Resolution, wird durch den Salzmann repräsentiert.

»Das dritte zeucht einen andern Weg«. Merkur ist männlicher Meister im Davonlaufen. Er ist der subtilste der drei Gesellen, der astralen Wirkung der Sonne unterstellt, deren Wärme und Einstrahlung vieles verflüchtigt. Das Merkur-Prinzip beherrscht in seiner Männlichkeit die Kunst der Sublimation, Verflüchtigung durch äusserste Verfeinerung. Im Vergleich zu den Attentätern, die weder vor Brandstiftung noch dem Einsatz von Salzsäure zurückschrecken, verkörpert Merkur eher einen Softie, der sich gern französisch verabschiedet.

Die Beschreibung dieser drei »Männer« ist nicht abschliessbar ohne den Hinweis, dass ihre abenteuerlichen Eigenschaften nicht durch Moralisieren unkenntlich gemacht werden dürfen, so wenig wie die bunten Eigenschaften des Weibes einem verächtlichen Wesen angehören. Mit dem Feuer, mit der Auflösung und mit der Flucht hat es eine ähnliche Bewandtnis wie mit dem Krieg, dem männlichsten aller gesundheitsschädlichen Werke. Hohenheim, neben Erasmus und Sebastian Franck ein anerkannter Frühpazifist[10], vergleicht einmal die Aufgabe des Arztes mit der Kriegskunst, scheut sich auch nicht, von den »Waffen der Arznei« zu reden (II,7, 167). Es kommt also darauf an, die drei Krieger zu dressieren. Dann ist durchaus, schon im Sinne von Hippokrates, das Feuer ein Bestandteil der Arznei, erst recht die Kunst der Auflösung und Sublimierung, die zum Beispiel in den Tartarus-Arbeiten (3. Buch *Paramirum* und 4. Kärntner Schrift) für die Therapie eine wichtige Rolle spielt. Wilde Männer richten Verwüstungen an, gezähmte Männer sind Verbündete im Heilungsprozess der Arznei. Und vergessen wir nicht den herrlichsten und mächtigsten aller Medizin-Männer, den im siebten Kapitel des ersten Buches beschworenen »meister im magen« (IX, 74), seine Majestät der Archeus, der Verteiler und Verwandler aller Dinge, »Künstler und Arzt«, wie er in Gerhard Dorns Lexikon der paracelsischen Fachausdrücke (Frankfurt, 1584) genannt wird. Im *Paramirum* steht in diesem Zusammenhang: »Das brot ist blut, wer sicht es? es ist schmer, wer sicht es? wer greift es? es ist speck, niemants greifts noch sichts, es wirts aber, so gut ist der meister im magen. der aus schwefel kan eisen machen, das schwefel ist,... kan aus salz den diemanten machen, aus mercurio golt...« (IX, 74). Vor allem aber schmiedet er, dieser Alchemist im Magen, den Menschen, er formt, bildet ihn.

Damit sind wir beim nicht gerade einfachen Hohenheimschen Anatomiebegriff, einem Wegweiser zu seiner alchemischen Betrachtungsweise. Der Begriff Anatomie ist im *Paramirum* mindestens fünffach mehrdeutig, wobei im Zentrum das »mittel corpus« steht, also die Anatomie des gesunden Lebendigen. Auf diesem Gebiet liegen Haupterrungenschaften der Hohenheimschen Medizin. Man darf nicht erwarten, dass diese das, was Andreas Vesalius mit der *Humani corporis Fabrica* (1542 vom Paracelsus-Schüler Oporin in Basel gedruckt) als Hauptwerk der modernen Sektionsanatomie gebracht hat, auch schon präsentiert. Vesals Anatomie setzt ein ganz anderes Verständnis des Begriffs voraus, von dem sich Hohenheim eher distanziert. Hingegen ist seine Sache die Anatomie der Arcanen, der wunderbaren Heilmittel aus der Natur, zum Beispiel der Rose. So lange sie mit ihrem Wohlgeruch geziert sei und in ihrem ersten Leben stehe, sei sie keine Arznei. Sie muss sterben, faulen und neu geboren werden, so gelangt sie zur höheren Entfaltung ihres Wesens (IX, 99). Die Anatomie der Rose als eines zum Heilmittel bestimmten Naturwesens gehört im weiteren Sinn zur Anatomie des Makrokosmos. Die menschliche Anatomie bildet diejenige des Mikrokosmos oder präziser des Mesokosmos, also des Mittelwesens. Diese unterteilt sich in eine spezielle Anatomie von Bein, Fleisch, Geäder, »das ist das wenigst« (IX, 67), schreibt er in Sankt Gallen, sich auf seine anatomische Erfahrung als Chirurg und Militärarzt berufend und sich um die Vesalsche Arbeit am Sektionstisch im Grunde drückend. Viel wichtiger ist für ihn die Anatomie der inneren Medizin, womit er den inneren Chemismus gemäss »Sal-Merkur-Sulphur« meint: was zum Beispiel Blut sei und was Hirn und was der ganze Leib. Eine weitere »Anatomie« meint die der Krankheiten, also Pathologie wiederum auf der Grundlage der Lehre von den drei Prinzipien. Schliesslich lehrt eine »Anatomie«, was den Tod herbei führt. Bei allen diesen Anatomien geht es letztlich um nicht mehr und nicht weniger als um Signaturen, das »Bildnis« in Unterscheidung zum blossen »Gegenwurf«, welches lediglich die äussere Erscheinung, den Eindruck, meint. Hohenheims Anatomiebegriff ist, so fassen wir vorläufig zusammen, in seiner kalkulierten Vieldeutigkeit ein Beitrag zu einer medizinischen Semiotik oder allgemeinen Lehre vom Zeichen.

Eine Entsprechung zur Hohenheimschen »Anatomie« um »Sal-Merkur-Sulphur« ist, wie Willem Frans Daems dargetan hat, die Trias Leib-Seele-Geist, wobei der Leib als salzig-fest, die Seele als brennendes Fünklein (nicht weit von der Mystik) und der Geist als das Schweifende und Übersinnliche zu verstehen sind[10]. Diese Entsprechung führt, und das gehört zu den grössten Überraschungen der *Paramirum*-Forschung, mitten hinein in die Wunderwelt von Schowingers Bibliothek im Haus zur Wahrheit im Loch, zu dem, was mittlerweile als Handschrift 428 in der Stadtbibliothek Vadiana kodifiziert ist. Ein wahrer Erzengel von einer Handschrift, ein rätselhafter Text aus einer versunkenen Geisteswelt. Bei aller Schowingerschen Diskretion, von Melchior Goldast später gestört, berühmt genug, um in den *Unparteiischen Sammlungen zur Historie der Rosenkreuzer,* Leipzig 1788, erwähnt zu sein: »Zu Costniz erhält (1417) der Marktgraf v. Brandenburg, Burggraf Friedrich, einen teutschen Tractat von mehrerley Tinkturen für Metalle und Edelsteine, von einem Franciscanermönch; davon noch ein älter Exemplar in bibliotheca Schobingeriana zu St. Gallen gewesen«[11]

Das mysteriöse Werk, das *Buch der Heiligen Dreifaltigkeit*, gilt noch immer als ein Geheimtip der europäischen Literatur, nach wie vor der Heidenarbeit einer kritischen Edition harrend. Wer ein paaar Sätze daraus zitiert, in Arbeiten über Mystik oder Alchemie, oder über beides, versucht sein eigenes Erstaunen dem Leser mitzuteilen. Willem F. Daems hat sich nicht damit begnügt. Anstelle des Zitierens unverständlicher Sätze ist sein kühner, aber nicht unsorgfältiger Übertragungsvorschlag der Wiedergabe wert:

»Alle die ding sint ein wesen, in gotlich-menschlich, zweyfalt, drey Geistlich, selic, lichnamlich: ein olei (=Sulphur), stein (=Stein der Weisen=Merkur), carvunculus (=Sal). Geistlich die blume, element mercurius es heisset; selich die äste, das sublimirte (=das Sulphurische) es heisset; leichnamlich (=körperlich) die wurtzel, in dem boden (=Sal) es heisset.«[12]

Die Welt besteht aus dem zweifaltigen Koordinatensystem göttlich-menschlich. Die Dinge bestehen aus Geistigem, Seelischem, Leiblichen. Beispiele dafür sind das Öl, der Stein, der Karfunkel. Für das Geistige steht die Blüte, genannt Mercurius, für das Seelische, das Sublimierte, die Äste, für das Leibliche die Wurzel im Boden!

Nun kann diesem Text unabhängig davon, ob ihn Hohenheim in Sankt Gallen gesehen hat (wovon Daems überzeugt ist) im allgemeinen und weiteren Sinn eine Vorläuferschaft zur Dreiprinzipienlehre zugesprochen werden, ähnlich der Vorarbeit von Arnaldus de Villanova und Michael Scotus, für die Sulphur und Merkur ebenfalls wichtige Begriffe sind. Als Verfasser des *Buches der heiligen Dreifaltigkeit*[13] hat man einen Franziskaner namens Ulmannus ausgemacht, der diese älteste deutsche »Alchimie« in den Jahren zwischen 1415 und 1419 geschrieben haben soll. Der Autor, als rabiater Verleugner von Grammatik und Orthographie europäische Spitze, muss sich im Grenzbereich von Esoterik, Mystik, Alchemie und Wahnsinn bewegt haben. Seine Schwerstverständlichkeit dient entweder der Tarnung von Geheimwissen oder sie ist, wie der Alchemie-Kenner Joachim Telle vermutet, auf Absenzen und Ekstasen zurückzuführen, für welche es im Text einige Andeutungen gibt.[14]

Für Hohenheims Biographie wäre es natürlich von höchstem Interesse, über Indizien hinaus den Beweis für die Kenntnis des *Buches der heiligen Dreifaltigkeit* zu erbringen. Das Werk ist, vor allem bei reichen Sammlern (Anton Fugger scheint es besessen zu haben), ein Besitz von Prestigewert gewesen. Die Sankt Galler Handschrift gibt nur wenige Hinweise, so dass über die Feststellung einer faszinierenden Koinzidenz hinaus alles Spekulation bleibt. Dessen ungeachtet macht die Regenbogengrafik (s. Tafel) mit gleichzeitiger Hervorhebung der Naturerscheinung als Zeichen für die Gnade Gottes dem Leser grossen Eindruck, der sich mit der Kenntnis der Sankt Galler Paracelsus-Schriften auf Spurensuche macht. Hat Hohenheim zur Zeit der Abfassung der Regenbogenschrift den Text vor sich gehabt? Dies bleibt wohl, auch bei zusätzlichen Untersuchungen, ein Geheimnis. Um eine der wenigen »esoterischen« Stellen aus Hohenheims Werk zu zitieren: »dan wir wollen unser sinn und gedanken, herz und gemüt den surden (Tauben) nit zeigen noch geben, und beschliessen also mit einer guten mauren und mit einem schlüssel« (III, 96).

Ergiebiger ist ein Blick in den Arcanenschatz des *Paramirum*, der über bewährte Hausmittel wie Kamille und Pfeffer, über den im Dreifaltigkeitsbuch genannten Karfunkel bis zu Tuffstein, Tanne, Zypresse, Gold (vor allem als sog. Trinkgold), Silber bis zu Rose, Lattich, Hahnenfuss, Rittersporn, Nessel, Coloquint, Scammonea (Purgierwurzel) reicht, wobei Mittel zur Purgierung des Magens und gegen Sodbrennen besonders wichtig sind. Das dritte Buch gehört als eine der ausführlichen Ausarbeitungen über den Tartarus zu den Glanzleistungen Hohenheimscher ärztlicher Schriftstellerei. Von hohem Interesse ist dabei ausser den Steinbildungen,die einen schönen Anwendungsbereich des Prinzips Sal ausmachen, eine Art Enzyklopädie der Ernährung. Da ist die Rede vom »magen des gehirns«, »magen der glieder«, einem Magen sogar in der Rotznase, der Ausscheidungen produziert (IX, 151). In diesen verschiedenen »Mägen« kommen allerlei krankhafte Brände, Gerinnungen, Koagulierungen, Ablagerungen vor, für die der feurige Salzgeist (IX, 170) die Hauptverantwortung trägt. Er bildet nicht nur Steine in den Nieren und den anderen inneren Organen. Makrokosmisch treibt er sein Wesen in der Bildung von Weinstein (im Frühwerk das Grundbeispiel für den Tartarus), in den Donner-, Hagelsteinen und Meteoren. Mikrokosmisch steht der Salzgeist auch für ein psychologisches Prinzip. Dass auch das Gehirn, die Augen, das Herz, die Lungen und die anderen Hauptglieder viel zu »verdauen« haben, wer wollte es bestreiten?

Wie ein gewaltiger feuriger Salzgeist ist der Doktor Theophrastus gleichsam dem ihn sehr beeindruckenden Meteoren von Ensisheim im Elsass (XIII, 223) in eine viel zu kleine Stadt eingefallen. Dort ist er entweder gar nicht verstanden oder eben nur unverbindlich zur Kenntnis genommen worden, es sei denn, er habe den Kontakt gefunden zur untersten Bevölkerungsschicht, für die der sagenhafte Spielmann Stücheli repräsentativ ist. Um wirklich zu residieren in der neuen Monarchie, hätte er sich auf den Zauberschimmel des guten Stadtpfeifers schwingen müssen zu einer Flugreise durch Raum und Zeit. Was in der strengen Geschichtsschreibung nicht möglich ist, das Experiment der Phantasie, muss nicht im Widerspruch stehen zu genau recherchierten Quellen. Diese zeigen zumal am Beispiel von Sal, Salztherapie und Salzgeist, in welch merkwürdigem kulturgeschichtlichem Zusammenhang Theophrastus von Hohenheim viel besser verstanden worden ist als zu Lebzeiten in irgendeiner Stadt seiner Heimat. Mehr noch, das Land der Kunst und Wissenschaft, in welchem die skizzierte Art der »Para-Chemie« zu Hause ist, heisst Utopia, die Insel, die ihren Namen vom Erasmus-Freund Thomas Morus erhalten hat als bleibendes Modell für die geschichtliche Macht des Unwirklichen. Als Dolmetscher, in jeder Bedeutung des Worts, begleitet uns dabei Kamal Sabri Kolta vom Institut für Geschichte der Medizin der Universität München, ein Gelehrter mit bemerkenswerten Kenntnissen des islamischen Paracelsismus. Von dem 1689 erstmals in einem Quellentext aus Slowenien auftauchenden Sankt Galler Stadtpfeifer Steucheler oder Stücheli abgesehen, ist im folgenden Text praktisch nur von historisch Verbürgtem die Rede. Worte Hohenheims und seines osmanischen Adepten Salih ben Nasrallah ben Sallum, kurz Ibn Sallum genannt, werden in eine Erzählung übertragen[15].

Ein Hauch von Tausendundeiner Nacht, der paradoxe Eindruck eines wissenschaftlichen Märchens, weht indes durch nicht wenige Versuche, Gestalt und Lehre Hohenheims aus der Tradition des Paracelsismus begreiflich zu machen. Die Form der medizinhistorisch-didaktischen Novelle bezweckt dabei, einen wissenschaftsethischen Grundgedanken anschaulich zu machen, der beim blossen Referieren paracelsischer Theorien nicht ausreichend zum Leuchten käme.

Kurzgefasster Bericht über eine Flugreise ins Osmanische Reich

Eine medizinhistorisch-didaktische Novelle

> Ich höre pfeifen und aus meiner natur bin ich gern bei pfeifen, iezt hab ich im herzen ein freund darob. (II,409)

Freie Reichsstadt Sankt Gallen, im Wolfsmonat 1531. Stücheli, musizierender Kneipgenosse, setz' dich ins Wirtshaus zu deinem Symposiarchen. Willst du sie erfahren, die Wahrheit in den Tavernen und Krügen abseits vom unnützen Kirchengehen? (II,3,4) Vielleicht kommt noch ein letztes Glas vom mageren 1530-er auf den Tisch. Auf Veltliner besteht keine Aussicht, es hat doch Krieg gegeben dort unten. (KS, 358) Ob der Wirt aber ein Fass aus dem Elsass zugekauft hat? Der beste ist Traminer und alter Elsässer (VII, 123), wollen ihn gemäss der Gnade der Trinkfestigkeit massvoll geniessen, es ist keines Arztes Lob, so er sein Gut vertrinkt. (VII, 375) Stücheli, auf einander zugehen, mit beiden Armen einen vollen Humpen küssen, dass die Zung' vom Rachen nicht angebrannt werde, wie einst im Elsass, so feiert man einen Arzt und Propheten, Liebster.[1]

Stücheli, dieweil die Arznei ein Teil ist, die da muss sein zum seligen Leben unter dem Volk, gehörst auch du zu der Religion der Arzeten samt deinen Kollegen, den Musikanten. (II, I, 93 f.) Dieselbigen haben ihre Kunst in allen Arten von Saitenspiel, Pfeifen und Singen. Nit darum ist sie gegeben worden den Menschen, um damit Unterhaltung zu machen für andere, sondern ein jeder soll seine Geschicklichkeit sehen und hören lassen, um die Kunst zu verstehen, nicht Üppigkeit zu produzieren. Keineswegs den einfachen Menschen damit Luxus vorgaukeln! Wir Künstler sollen wissen, dass Kunst, Gelehrsamkeit, Geschicklichkeit da sind für alle, zur Förderung der Freuden, des Friedens, der Einigkeit, Reinheit und Ehrbarkeit. Die Künste gebrauchen zur Notdurft, zum Nutzen dem Nächsten. Also ist es mit der Musica. Musica ist eine Arznei für diejenigen Menschen, die da mit Melancholie und Phantasterei beladen sind, so dass die Melancholiker zuletzt verzweifelte, abgesonderte Leut' werden. Diese werden dank solcherlei Musik gesellig behalten und bei Sinnen. Dazu vertreibt sie auch den Hexengeist Pytho, dem

Unholde und Zauberer mit absonderlicher Eigenschaft verfallen sind. Desgleichen nimmt Musik hinweg den Geist Afernoch, der die Wiedertäufer und Sektierer in den religiösen Wahn hineintreibt, so dass sie glauben, sie sähen den Himmel und Gott mittendrin. Das sind alles Krankheiten des Gehirns und der Vernunft, und wie in einem Garten Kräuter wachsen, entsprechende Krankheiten zu vertreiben, so ist die Musik ein Garten der Gesundheit gegen solcherlei Phantastereien, zerrüttete Hirne und Gemüter, die zu Aberwitz neigen, der Krankheit der Besessenen. (II, I, 105/106)

Darum sollen viele Künste nachgelesen werden und gelernt, wie zum Beispiel Alchemie und was sonst noch belustigt! Und obwohl der Ton der Saiten mit dem Greifen hinweggeht und der Gewinn der Alchemie mit den Kohlen hinschwindet, so gibt es doch Künste zur Erfreuung des Gemüts in Gestalt einer Arznei, die man isset, trinkt, überlegt oder die auch sonstwie ein fröhlich Herz macht wie Wein, Frauen, Gesang und Spiel. (II,I, 106)

Nein, Stücheli, treuer Kneipkumpan, du brauchst deinem Doktor nicht extra zu musizieren, er findet Musik für sich selber nicht nötig. Auch zum Gotteslob taugen die Flöten und Orgeln nach seiner Ansicht nicht. Da muss einer ganz still werden.

Aber verspürst du keine Lust, abermals und mit noch grösserem Wagemut den Künsten nachzuziehen? Für den Theophrastus und für deine Heimatstadt, diese Stätte des Elends, wo zwei Kerle wie du und er nichts gelten? Willst du nicht abermals auf den gesattelten Schimmel springen? Du weisst doch, was die Leute glauben, ist auch längst nicht geflogen worden! Zieh' in ein Land, weit weg von hier, wo dich kein Sankt Galler Ratsherr in Verlegenheit bringt. Geniesse die Reise ohne Furcht und Tadel, und sei dann für deine Stadt Zeuge für den feurigen Salzgeist. Als Passaport gibt dir der Doktor die drei Zeichen mit für Sal, Sulphur, Merkur, die öffnen dir im fernen Land alle Türen, auch dort, wo man das Schweizerkreuz nicht kennt.

Die Ostschweizer Keckheit enthält untergründig noch einiges an Schüchternheit, drum braucht der Stücheli mehr als einen kräftigen Schluck, ehe ihm die Zustimmung leichter fällt.

– Wohin soll's dann sein, Doktor Theophrastus, und welche Kleider und Gerätschaften werden als die richtigen gelten?

– Geh von mir aus zuerst in das Dorf Lömmenschwil, dort haust der Zigeunerkönig[2], vielleicht hat er was abkömmlich für die viereinhalb Gulden, die der Doktor dir mitgeben kann. Hierzulande verbotene weite Hosen und ein Kopftuch, aus dem du dir vielleicht einen Turban machen kannst. Schnabelschuhe müssen es nicht sein.

Die Aussicht auf schöne Gegenstände und fein gezierte Paläste in fernen Landen, in denen sagenhafte Schatzkammern sich befinden sollen, löst die alte Teufelsfurcht im Herzen von Stücheli, und sollte er, der Reisläufer in Sachen klingender Alchemie, von guteidgenössischem Kriegerheimweh übermannt werden, hat er doch seine Flöte bei sich, die treffliche Arznei gegen jede Art von Melancholie.

Der Zigeunerkönig verhilft ihm zu angemessener Reisekleidung, seine Frau schenkt ihm sogar ein Amulett, wirksam gegen Stürze aus den Lüften und anderes Ungemach. Und der Schimmel steht abermals gesattelt und gezäumt vor dem Multertor, wie damals, als er in zwanzig Minuten nach Baden im Aargau flog. Stücheli weiss nicht, wer ihn seit seiner letzten Reise gefüttert hat.

Ganz anders und noch hundertmal fürchterlicher scheint dem Spielmann die neuerliche Flugreise. Über Villach und Belgrad und Transsylvanien braust der Gaul bosporuswärts, überfliegt die goldene Stadt mit den Kuppeln und Minaretten, und noch immer ist keine Landung angesagt. Stücheli weiss nicht, ob er den Teufel oder den Lieben Gott um Hilfe anrufen soll. Warum denn erfüllen gerade die schönsten Aussichten das menschliche Herz so sehr mit Schrecken?

Schon glaubt der Fliegermusikant mindestens dreimal das Ende der Welt erreicht zu haben, da drosselt das schnaubende Ungeheuer endlich sein Tempo, und man glaubt es kaum, die menschlich-tierische Crew verliert an Höhe. Die Landung erfolgt unterhalb einer gewaltigen braunen Zitadelle in einer Stadt voller Staub und wimmelndem Leben, Esel, Hunde, Menschen in unermüdlicher Geschäftigkeit. Merkwürdig ist nur, dass niemand hier den Pegasus aus den Lüften hat anfliegen sehen.

Offenkundig ist, dass es hier riesige Basare gibt. Das hohe zivilisatorische Niveau wird ferner angezeigt durch eine Vielzahl streng blickender Männer mit seltsamen zylindrigen Kopfbedeckungen. Mit dem Instinkt des Künstlers spürt Stücheli, dass das Beamte sein müssen. Es ist nur eine Frage der Zeit, bis ihn der erste anspricht, um die Identität des Fremden unter die Lupe zu nehmen.

Gottseidank gibt es den Talisman der Zigeunerkönigin und den Passaport mit den Zeichen aus dem Geiste von Theophrastus von Hohenheim. Wirklich, die drei Zeichen machen den Beamten aus ganzem Herzen sanft. Als Helfer und Führer geleitet er den Stücheli vor einen prachtvoll gezierten Palast. Und der Haushofmeister lässt gleich den richtigen Mann kommen, Kemal, den treuen Famulus seines Herrn, des Vorstehers der Ärztekammer von Aleppo, Salih ben Nasrallah ibn Sallum, kurz Ibn Sallum genannt. Kemal kann Lateinisch, Griechisch und Deutsch, der Blick auf den Passaport lässt sein Medizinerherz aufjubeln:

– Sie sind einer von uns. Die Ärztekammer von Aleppo entbietet Ihnen ehrfurchtsvoll Brot und Salz.

Der Gast wird unverzüglich vor Ibn Sallum geführt. Dieser überschüttet den Schweizer mit Freundlichkeiten, führt ihn sogar in sein Heiligtum, die Gelehrtenstube, wo kostbares Papier aufgeschlagen auf dem Tisch liegt. Ibn Sallum schreibt gerade ein Buch.

– Hoher Herr, lässt Stücheli durch den Dolmetscher fragen, was lässt Sie mir so hohe Ehre erweisen? Ich bin ein einfacher Schweizer Musikant.

– Für mich als Arzt gibt es keine grössere Ehre als einen Mann zu beherbergen, der mir Grüsse von Barakalsus überbringt. Schauen Sie hier, die Arbeit meines Lebens, die drei Bücher über Pathologie, Pharmakologie und Pharmakopöe, sie sind fertig, das vierte habe ich noch in Arbeit. Es trägt den Titel: at-tibb al gadid al-Kimiya i alladi htara ahu Barakalsus.[3]

Kemal übersetzt:

– Das neue chemisch-medizinische Buch, das Barakalsus erfunden hat.

Ibn Sallum scheut sich nicht, seinem einfachen Gast die ganzen Schätze seiner Gelehrsamkeit zu öffnen, verhält sich dabei wie ein Schüler, der Belehrung sucht bei einem Menschen, dem er Höchstes zutraut. Stücheli aber versteht nichts von dieser Wunderwelt, was er gerade noch fertig bringt, ist die Wiedergabe der Worte von Meister Hohenheim über Musiktherapie. Allein schon für diese mühsame

Zusammenfassung wird er wie ein Professor an einer Hohen Schule angesehen.

Ibn Sallum fährt fort:

– Ich möchte, dass auch mein Sohn in die Lehre von Barakalsus eingeweiht wird. Desgleichen mein bester Schüler, der künftige Derwisch und Astronom Müneccimbasi Ahmet Dede ben Lutfallah, ein Ausbund an Weisheit, Bildung und Erfahrenheit.[4]

Beim Kaffee fragt Stücheli den Dolmetscher diskret, wer denn dieser grosse Doktor Ibn Sallum sei:

– Eine der hervorragendsten Persönlichkeiten unter den Ärzten unserer Zeit. Er bleibt nicht hier in Aleppo. Ich werde ihn in sein neues Amt begleiten, den Qadi und Oberhofarzt des Osmanischen Reiches im Dienste von Sultan Mehmet IV. Diese Berufung nach Istambul ist ein grosser Triumph auch für die Medizin von Barakalsus. Es ist an der Zeit, dass es der Lehre von den vier Säften an den Kragen geht. Bei uns sucht man heute den Anschluss an das Beste aus der Medizin der Ungläubigen. Und zu den besten nach Hippokrates von Kos, der Insel, die dem Sultan gehört, zählen wir Barakalsus.

– Was denn, fragt Stücheli, an diesem Barakalsus so besonders sei, zu Hause, in der Stadt Sankt Gallen, frage dem niemand nach. Ob man hier in Aleppo noch nie den Namen Vadian gehört habe?

– Wir bedauern, meint Ibn Sallum bescheiden, nicht schon alles über die Heimat von Barakalsus kennen zu können. Wenn dieser Wadi-an oder wie er heisse in der gleichen Stadt habe wirken dürfen wie Barakalsus, deute dies sicher auf eine nicht unbegabte Persönlichkeit. Längerfristig schliesse man nicht aus, dass der Name dieser Stadt in die türkischen Enzyklopädien eingehe.

Stücheli wird zunehmend stolz auf seine Bekanntschaft mit diesem Barakalsus, die ihm mehr und mehr unglaublich erscheint. Dank gesteigertem Selbstbewusstsein möchte er nun auch mehr wissen. Ein bisschen hochstaplerisch lässt er übersetzen:

– Effendi, sagen Sie mir denn, was Sie in Ihrem Buch über Barakalsus schreiben, damit ich es nach meiner Heimkehr meinen Landsleuten bekannt machen kann.

Diese Aufforderung muss Kemal nicht zweimal übersetzen.

Nichts Beglückenderes für einen Spezialisten über Barakalsus, als die über Jahre angeeigneten wundersamen Kenntnisse vor einem geneigten Hörer ausbreiten zu dürfen:

– Ich kann Ihnen nicht genug danken, Stücheli, für Ihren Bericht, denn meine Vorliebe für die Musik ist bekannt. Meine andere Leidenschaft ist die Übersetzung der besten Werke der ausländischen Medizin in die türkische und arabische Sprache. Ausserdem betreibe ich eigene Forschungen, die ich in meinen Kapiteln über das weisse Fieber, den Skorbut und die Plica (Weichselzopf) dargelegt habe.[5] Das Grösste aber ist für mich die neue chemische Medizin. Barakalsus ist für mich der Arzt, der die Wissenschaft gleich handhabt wie ich: Er schreibt nicht ab, sondern denkt das Gedankengut weiter, wenn er überhaupt welches übernimmt. Mein Grundsatz, mit dem ich mich seiner chemischen Medizin würdig zu erweisen trachte, besteht in einer selbständigen Übernahme und Verarbeitung von dem, was er geleistet hat. Dabei sind für mich einige seiner besten Schüler, so Oswald Crollius, ebenso wichtig wie der Meister selbst. Wir Paracelsisten, besonders auch die im Osmanischen Reich, bilden eine Gemeinde von Lehrenden und Forschenden, die Wahrheit ist uns wichtiger als Ruhmsucht und persönliche Eitelkeit.

Schauen Sie hier die sechs Kapitel meiner Handschrift. Dieses ist das Buch der neuen chemischen Medizin, die Barakalsus erfunden hat. Es ist auch zugleich mein Buch.

Im ersten Kapitel erkläre ich die Urstoffe Quecksilber, Schwefel und Salz. Aus diesen drei Prinzipien sind die vier Elemente zusammengesetzt; aus diesen wiederum entstehen die Lebewesen. Der Mensch steht zwischen der grossen Welt und der kleinen Welt, wie die Astromomia Magna lehrt. Ein jedes corpus muss von einer materiellen und einer geistig-geistlichen Seite her gesehen werden. Das verstehen wir Muslime besonders gut!

Und beachten Sie im dritten Kapitel die Lehre von den Signaturen. Diese zeigen besser als alles andere auf der Welt die Grösse der Schöpfung Allahs, seine unermessliche Weisheit in der Vielheit der Sprachen und Farben und Formen und Geschmäcker, wie es auch im Koran steht. Allah hat dem Arzt ein Zeichen gegeben, für welche

Krankheiten welche Mittel gut sind. Ich verwende viele Rezepte von Barakalsus, vergesse dabei nie, den Urheber zu nennen. Ja, Stücheli ben Stücheli! Die Essenz zum Schwitzen besteht aus drei Teilen Tartir-Essenz, Tartarus heisst's im Paramirum, fünf Teilen Vitriolessenz, das Ganze mischen, danach destillieren in einem Kürbisgefäss[6]. Und wenn Sie als Neuankömmling es leider mit Durchfall zu tun bekommen sollten, habe ich Ihnen ebenfalls ein Rezept von Barakalsus.

Seine allerhervorragendsten Errungenschaften, Stücheli, betreffen die Lehre vom Salz und die Lehre vom Gift. Dazu schreibe ich: »Nach des Barakalsus Aufassung beseitigt der Urstoff des Salzes die Fäulnis und konserviert alle Dinge. Deshalb soll man drei Mal täglich drei Tropfen vom Geist des Salzes einnehmen. Dadurch bewahrt man den menschlichen Körper vor der Fäulnis und beseitigt das, was daraus entstehen würde.«[7] Was die Kritik an Galen betrifft, so folge ich dem Barakalsus weitgehend, erweitere sie noch, weil auch die galenische Verwendung der Narcotica unbrauchbar ist. Ich verordne bei Schwäche und Schlaflosigkeit eine Umstellung der Lebensweise, während Galen, dieser reine Symptombehandler, Narcotica verabreicht, die erst noch viel zu viel Gift enthalten, und ich befolge hier ein Rezept, das von Barakalsus gemacht wurde, um den Schmerz zu lindern und die anderen Teile des Körpers schlafen zu lassen.«[8]

Ibn Sallum benützt diesen Augenblick des Triumphs seiner Medizin, der zugleich ein Triumph seiner Beredsamkeit ist, um vom bereitgestellten Kaffee zu nippen. Stücheli erkühnt sich zu einer nachgerade kritischen Frage:

– Gibt es, hoher Effendi Doktor, auch Rezepte, die sich in der Anwendung nicht bewährt haben?

- Leider ja, gibt der Meister zur Antwort, vor einigen Wochen ist eine Frau mit einer schweren Kolik zu mir gekommen. Das Rezept aus der Schule von Barakalsus wollte nicht fruchten. So habe ich meine Kunst auf mich selbst gestellt, ein Trank in Verbindung mit Einreibungen brachte den gewünschten Erfolg. Genau so hätte es der Barakalsus auch gemacht![9]

Kemal hat viel Arbeit mit Übersetzen. Er ist es schliesslich, der diplomatisch das Gespräch mit Meister Ibn Sallum zu einem guten

Ende bringt. Der Stücheli Effendi wird ins Dampfbad eingeladen, das tue ihm nach einer so gewaltigen Reise gut. Dabei unterhalten sich die beiden Männer weiterhin über den grossen Meister der Arznei Salih ben Nasrallah ibn Sallum. Kemal schmückt ihn, seine Lateinkenntnisse unter Beweis stellend, mit dem Ehrentitel »Paracelsus arabus«. Nebenbei bemerkt er zu seinem Gesprächspartner, es sei schon ein Wunder paracelsischer Medizin, dass ein Schweizer aus dem Bekanntenkreis des grössten Arztes der Neuzeit noch am Leben sei.

– Was soll das heissen?, frägt Stücheli, ich bin wenig über zwanzig Jahre, kenne meinen Jahrgang zwar nicht genau, es muss 1507 oder 1508 sein.

– Dann bist du, meint Kemal, mindestens 146 Jahre alt, wie es in Vita longa von Barakalsus als möglich bezeichnet wird. Wir schreiben das Jahr 1066 islamischer Zeitrechnung, in der christlichen Zählung 1656.

In diesem Augenblick wird es Stücheli vor lauter Schrecken schwarz vor den Augen. Er erwacht, von einem Betrunkenen nicht zu unterscheiden, auf der Bank der Taverne zum Goldenen Schaf in Sankt Gallen. Der Doktor Theophrastus ist ebenso verschwunden wie seine türkischen Anhänger. Dafür klopft der Nachtwächter der ehrbaren Reichsstadt an die Tür. Es ist bald Mitternacht, seit drei Stunden darf nach Gesetz nichts mehr ausgeschenkt werden, seit zwei Stunden müsste das Lokal geräumt sein, »welycher aber nit hinuswelt, söllend sy angeben und 5 Schilling zu buss geben«.[10] Hat der Stadtpfeifer noch genug Geld im Sack? Lässt man einen Menschen gelten, der in seinen Visionen über Raum und Zeit hinwegfliegt? Oder findet er seine weitere Zukunft im Tobstübli des städtischen Spitals? Dank den Bemühungen des Stadtarztes steht die Irrenpflege auf einem sozial überdurchschnittlichen Standard, was immer dies für das 16. Jahrhundert heissen mag.

Stücheli ist keine historische Figur, im Gegensatz zum Zigeunerkönig von Lömmenschwil und dem gewaltigen Meister des irdischen Lichts, Ibn Sallum, den die Polen 1687 bei der Verteidigung des Abendlandes totgeschlagen haben. Und in der heiligen Stadt

Jerusalem modert die Handschrift Ms. Ar. 8° 283 über den in der Geschichte der Menschheit unvergesslichen Barakalsus. In der Gallusstadt trägt keine Strasse und kein Platz, wo die Hunde seichen, diesen oder einen ähnlichen Namen.

Der Magen des heiligen Niklaus von Flüe

Das eigentlichste Geheimnis ist, was sich im Körperinnern abspielt.
Elias Canetti: Masse und Macht

Niklaus von Flüe und Theophrastus von Hohenheim gehören zu den rätselvollsten Existenzen in der abendländischen Geistes- und Religionsgeschichte, die beide auf ihre Art herkömmliche Vorstellungen vom angeblich nüchternen, unvisionären und unspirituellen Deutschschweizer Lügen strafen. Trotz räumlicher und zeitlicher Nähe sind der Eremit aus dem Ranft ob Sachseln und der Arzt, Naturphilosoph und Laientheologe aus Einsiedeln bisher nicht zusammen gesehen worden. Dabei hat sich Hohenheim in drei Schriften wissenschaftlich-kritisch und ethisch-katechetisch mit der Kunde vom Wunderfasten des Heiligen auseinandergesetzt, an zentraler Stelle im *Paramirum* sowie auch während der mutmasslichen Appenzeller Zeit 1532/34. Seine Ansichten über das von mehreren Dutzend zeitgenössischer Quellen bezeugte Phänomen, dem selbst ein so kritischer und allem Magischen und Esoterischen abholder Reformator wie Vadian vollen Glauben schenkt, haben als frühes parachemisches Erklärungsmodell spekulativen Charakter, als Versuch der Erklärung eines sogenannten Wunders aus dem natürlichen Licht ein wissenschaftsgeschichtlich interessantes und bewegendes Zeugnis. Ganz zu schweigen von seiner zugleich zeitkritischen wie spirituell fundierenden Sicht des religiös motivierten Fastens.

Die Ausführungen Hohenheims sind nicht verständlich ohne das alchemische Modell des Magens, seiner Funktion und Wirkung, die bei weitem nicht rein naturwissenschaftlich gesehen werden. Wohl aber aus Perspektiven, die mit dazu beitragen, uns nach über fünfhundert Jahren klarzumachen, wie und warum der Magen des »lebenden Heiligen«[1] für einen geschichtlichen Augenblick zum spirituellen und politischen Friedenszentrum der Schweizerischen Eidgenossenschaft hat werden können, stärker als die Bataillone Zürichs und Berns und die europaweit gefürchteten und begehrten Schlägerkohorten aus den Ländern Uri, Schwyz und Unterwalden.

Dass dieser Magen erkaltet ist und sein geheimnisvoller Archeus entschwunden, dürfte, aus Hohenheimscher Sicht, dem Reformator Ulrich Zwingli und seinen getreuen Mitkriegern 1531 auf grausamste Weise das Leben gekostet haben.

Theophrast Bombast von Hohenheim und Niklaus von Flüe, der Bauer, Staatsmann und ekstatische Mystiker, liegen mehr als zwei Generationen auseinander. Zur Zeit der Geburt des Sohnes von Wilhelm von Hohenheim und einer Einsiedler Mutter unweit der Teufelsbrücke am Etzel ist Niklaus schon seit sechs oder sieben Jahren tot. Auch das Persönlichkeitsbild weist mehr Trennendes als Gemeinsames auf: Niklaus, nicht Leibeigener wie Theophrastus, sondern freier Bauer, ist, von einer kurzen Episode der Wanderschaft abgesehen, immer seiner Heimat unmittelbar verbunden geblieben. Zuvor anerkannter Politiker und Soldat (allerdings nicht Rottmeister, wie viele Biographien behaupten), geniesst er als fastender Waldbruder landesweit höchstes Ansehen, schreibt als Analphabet niemals ein Buch und führt keinerlei polemische Auseinandersetzungen: die Anfechtungen, die ihm gewaltig zu schaffen machen, sind vorab innerlicher Natur. Demgegenüber ist der rastlose Landfahrer (XI, 141) ein Kämpfer gegen fast alle wissenschaftlichen, religiösen und politischen Autoritäten seiner Zeit, von heftiger und schwieriger Gemütsart, derben Spässen nicht abgeneigt, hinsichtlich Essen und Trinken kein Asket. Ein sogenanntes gesundes Eheleben, das dem zehnfachen Familienvater Niklaus von Flüe nachgesagt wird, gehört nicht zu den persönlichen Erfahrungen Hohenheims. Insgesamt wirkt das Charakterbild von Bruder Klaus weniger widerspruchsvoll, wenn auch keineswegs brav und harmlos.

Einige frappante Gemeinsamkeiten sind bei allen krassen Unterschieden jedoch nicht zu übersehen: Beide sind in einem rauhen Bergtal der Urschweiz aufgewachsen, mit dem Rauschen eines Wildbachs im Ohr. Beide haben zeit ihres Lebens ein engagiertes Verhältnis zur Einheit der Eidgenossenschaft. Für Niklaus stellt der führende biographische Forscher Robert Durrer die These auf, er sei »der erste eidgenössische Patriot, der praktisch und theoretisch den Begriff eines über die kantonalen Interessenkreise hinausgehenden gemeinsamen schweizerischen Vaterlandes uneingeschränkt vertrat«[2]. Diese Haltung ist auch für Hohenheim charakteristisch, so unwirksam sein Einfluss im Vergleich zu dem des Eremiten auch geblieben ist: 1481 lernen die Schweizer Schulkinder als Jahreszahl eines Friedensschlusses kraft eidgenössischer Fähigkeit zum Kompromiss, 1531 hingegen steht für Krieg und eine durchaus einseitige Befriedung. Ausser Patriotismus wird Niklaus noch »konsequenter Pazifismus«[3] nachgesagt, auch wenn dieses Wort für den ehemaligen Söldner bei Nürnberg (1449) und Truppenführer im Thurgau (1460) noch nicht im heutigen Sinn Gültigkeit beanspruchen darf. Die Verwerfung der »Hurerei« des fremden Kriegsdienstes ist bei Zwingli und Hohenheim womöglich konsequenter. Nicht zu vergessen ist, dass der Unterwaldner und der Einsiedler eine religiöse Existenz auf einer kaum mehr überbietbaren Höhe realisiert haben, der eine mit Askese und Visionen, der andere als prophetischer Bibelinterpret und Laientheologe mit sozialrevolutionärem, pädagogischem und mithin »ökologischem« Ansatz. Schliesslich sind beide schon zu Lebzeiten und nach ihrem Tode erst recht Legende geworden.

Die Entflechtung von Legende und Wirklichkeit ist in beiden Fällen erst in der Forschung des 20. Jahrhunderts vollzogen worden. Im Gegensatz zu den Geschichten von Tell und Winkelried hat die streng quellenbezogene Forschung diese Gestalten nicht verflüchtigt, sondern im Gegenteil zum Leuchten gebracht.

Wenn sich Theophrastus von Hohenheim 1531/32 in Wiederaufnahme schon früherer Überlegungen mit dem Fasten von Bruder Klaus befasst, liegt thematisch keineswegs eine isolierte Leistung vor, so wenig wie zum Beispiel mit seinen Bäderschriften oder der sogenannten Bergsucht-Monographie. Es gibt im 16. Jahrhundert so etwas wie eine oberdeutsche Internationale der esoterischen Bruder-Klaus-Polyhistorie, das heisst Autoren, die sich teils aus journalistischer, teils aus wissenschaftlicher Neugier mit der Kunde des Wunderfastens befassen, und zwar mit einer Haltung, die natürliche Erklärungsmodelle nicht ausschliesst. Bei der Lektüre dieser Schriften bestätigt sich die Feststellung Durrers, »dass die Mitwelt gemeiniglich an die gänzliche Nahrungslosigkeit des Einsiedlers glaubt. Wenn es sich um eine rein historische Frage handeln würde, könnte es kaum jemandem einfallen, die bestimmten Zeugnisse zu bezweifeln«[4]. Mit anderen Worten, die Autoren, darunter einige der kritischsten Geister ihrer Zeit, ziehen wie Sebastian Franck Betrug zwar bei ähnlichen Fällen in Betracht, schliessen ihn bei Bruder Klaus jedoch aus[5].

In Sankt Gallen steht Bruder Klaus 1531, aus naheliegenden politischen Gründen, weit oben auf der Liste der zu diskutierenden Themen. Dabei ist, wie beim Kometen, denkbar, dass die beiden Ärzte Vadian und Paracelsus sich lediglich ungefähr zeitgleich mit einem jeweils aktuellen Gegenstand befassen.

In der *Chronik der Äbte* von Sankt Gallen (1531) gedenkt von Watt des Stanser Verkommnisses von 1481, rühmt dabei das »mittel und zûtûn brûder Clausen von der Flûe« und konstatiert ohne Zweifel oder Kritik: »der hat in 18 jaren vor sinem tod nie kain lipliches spiss brucht. Ist ain frommer man gsin«[6].

Als Vorlage dürfte Vadian, über sein Allgemeinwissen hinaus, die *Chronik* von Hermann Miles von Sankt Gallen gedient haben, worauf die Version von achtzehn Fastenjahren hindeutet[7].

Im Umfeld von Hohenheim, also bei den Autoren, die er teils persönlich gekannt hat, teils ihnen sonstwie nahe steht, sind nebst Vadian und Sebastian Franck noch mindestens vier Männer zu nennen, die sich ungefähr gleichzeitig mit Bruder Klaus befasst haben: Abt Trithemius von Sponheim (1460–1516), einer der mutmasslichen »Lehrer« des Paracelsus; der Erasmus-Schüler und Reformator Caspar Heyd, genannt Hedio (1494–1552), mit dem Hohenheim am 20. Dezember 1526 als Gast beim Strassburger Domsekretär Nikolaus Gerbelius zu Nacht geschmaust hat; Heinrich Bullinger (1504–1575), der Zürcher Reformator, der sich mündlich von Hohenheims religiöser Unzuverlässigkeit überzeugt; Heinrich Cornelius Agrippa von Nettesheim (1486–1535), mit dem keine persönliche Begegnung belegt ist, der jedoch als nachmaliger Verfasser von *De occulta philosophia* (1533) zu den wichtigsten Geistesverwandten Hohenheims gezählt wird. 1531 sind jedoch erst die Äusserungen des Trithemius, von Bullinger und Sebastian Franck publiziert. Nicht auf diese Liste gehört der Spätscholastiker Petrus von Numagen aus Trier (gest. 1517 in Zürich), dessen ungedruckte Abhandlung von 1483 über das Fasten des Heiligen, die erste medizinisch-alchemische

Theorie dazu überhaupt, Hohenheim mit grösster Wahrscheinlichkeit nicht bekannt sein konnte. In wissenschaftsgeschichtlicher Hinsicht ist diese Arbeit jedoch als Parallele zu den paracelsischen Modellvorstellungen besonders interessant.

Typisch scheint, dass sowohl Numagen als auch Hohenheim in den grossen Quellensammlungen von Robert Durrer (1917/21) und Rupert Amschwand (1987) nicht ohne spürbare Distanzierung wiedergegeben sind. Für die Sachwalter des Erbes von Bruder Klaus sind diese Deutungsfäden offenbar noch in unserer Zeit eine Provokation. Dabei hat die heutige Diskussion dieser versunkenen und auch über Jahrhunderte totgeschwiegenen Deutungsmodelle am allerwenigsten die Rehabilitierung einer längst untergegangenen Para-Wissenschaft im Auge. Das Schattendasein erledigter Theorien, noch dazu solcher, die gar nicht aufkommen durften, interessiert, weil sich an ihnen Übersehenes offenbart; eine Wahrheit über Menschen, Zustände und Vorstellungen könnte sich in irgendeine kuriose Nische zurückgezogen haben.

Als wahrscheinlichste Quelle für die Kenntnisse Hohenheims über den Eremiten ist der Abt Trithemius von Sponheim anzunehmen. Unter den geistlichen Lehrern, die Hohenheim in der *Grossen Wundarznei* als seine Wegweiser bezeichnet, ist er zusammen mit Matthias Schacht, dem Erzbischof von Freising, am stärksten von alchemistischem Gedankengut geprägt, und verfügt über eine sehr bedeutende Bibliothek. Kurt Goldammer zählt ihn zu der »avantgardistischen Gruppe hervorragender Einzelgänger, die sich über etwa ein Halbjahrhundert erstreckt, die die Zeit mit ihrem Temperament in Atem hielt, und deren bedeutendster Repräsentant schliesslich Paracelsus ist«[8]. Ein persönliches Verhältnis zwischen Trithemius und Theophrastus hält Goldammer sogar für wahrscheinlicher als blosse Beeinflussung durch Lektüre.

In der Bruder-Klaus-Forschung wiederum gilt der Bericht von Trithemius aus dem Jahre 1486 als hervorragende Quelle, wenn auch noch unterhalb des Ranges eines unmittelbaren Augenzeugenberichtes. Trithemius gibt aber den Abt Konrad von Wiblingen ausdrücklich als seinen direkten Zeugen an und berichtet so Authentisches über Niklaus von Flüe: »Schon gar vielen hat längere

Zeit fortgesetzte Gefrässigkeit Schaden gebracht, und es sind mehr durch die Folgen des Rausches als durch das Schwert getötet worden...Bei den Schweizern lebt ein Mann namens Nikolaus, dessen Enthaltsamkeit die Bewohner ganz Deutschlands in Bewunderung versetzt hat, und heute wird ihm... in aller Mund der Titel eines Heiligen beigelegt. Er war vormals ein Bauer in einem schweizerischen Dorf und pflegte nach germanischer Sitte im Rat der Vierzehn Recht zu sprechen. Da geschah es einmal, dass er ein Urteil seiner Beisitzer, das er als ungerecht ansah, nicht rückgängig machen konnte, und für sein Seelenheil fürchtend, verliess er Haus, Weib, Kinder und alle weltlichen Geschäfte und Güter, und zog sich, um Gott zu dienen, allein in einen benachbarten Forst zurück, wo er ein Einsiedlerleben führt. Und heute ist es das zwanzigste Jahr, seitdem er in die Einsamkeit gezogen und keine menschliche Speise zu sich genommen. Ich spreche von Allgemeinbekanntem: ich glaube, es lebt kein Mensch in Deutschland, der die Kunde diese Wunders nicht vernommen«[9].

Dieser Ruf gilt nicht nur in Deutschland, auch in Italien: der Mailänder Gesandte Bernardino Imperiali übermittelt seinem herzoglichen Herrn die Worte: »der als heilig gilt, weil er nichts isst«.

Ein Jahr später, in den *Hirsauer Annalen,* konstatieren wir einen seltsamen Zwiespalt zwischen dem von Trithemius wiedergegebenen Bericht aus erster Hand und seinem Kommentar.

Abt Konrad hat nämlich den Eremiten gefragt – Trithemius spricht sogar von einem »äbtlichen Versucher«: «Du bist also derjenige, der sich rühmt, in so vielen Jahren nichts gegessen zu haben?« Die Antwort des Einsiedlers: »Guter Vater, ich habe nie gesagt und sage nicht, dass ich nichts esse«[10]. Was Niklaus nicht sagt, posaunt Trithemius umso lauter in die Welt hinaus. Nicht nur ist dieser Heilige als Wahrsager mit dem Pythischen Apollo zu vergleichen, nicht nur ist er, wie der heilige Einsiedler Antonius, Analphabet und Philosoph zugleich und ein Ratgeber von ausgezeichneter Klugheit. Trithemius verkündet gleichsam megaphonisch: »Ich weiss und zweifle nicht daran, die ganze Nachwelt wird sich darüber wundern, einige werden uns der Lüge zeihen, andere der Unwissenheit. Aber wir sind in dieser Sache weder lügenhaft noch der Wahrheit unkundig, wenn wir das, was durch das Zeugnis von mehr als hunderttausend Menschen bestätigt ist, als geschichtliche Tatsache annehmen. Nicht bloss von geringem Volk, sondern allerhöchster Fürsten, der Päpste Sixtus IV. und Innozenz VIII., des Kaisers Friedrich III., des Erzherzogs Sigmund von Österreich, des Bischofs Thomas von Konstanz und anderer Päpste, Herzoge und Prälaten, die teils persönlich, teils durch ihre ohne Zweifel zur Feststellung der Wahrheit fähigen Gesandten alles bewiesen fanden«[11]. Diese Beschwörung der Verehrungsmasse der Hunderttausend, darunter nach Trithemius so gut wie alle Pilger von Maria Einsiedeln, ist insofern historisch, als der Ranft ob Sachseln bereits zu Lebzeiten des Eremiten ein Wallfahrtsort mit unerhörtem Zulauf war, für die von Bruder Klaus angeblich schmählich verlassene Familie von Anfang an eine Quelle nachgewiesener Einnahmen[12].

Dieses Phänomen ist aussergewöhnlich, weil im Spätmittelalter asketische Wald- und Alpbrüder, auch Frauen mit einer ähnlichen Lebensweise, zum alltäglichen Bild der Gesellschaft gehören, besonders in der Innerschweiz. Zur Lebenszeit des Landesvaters Niklaus von Flüe sind im Entlebuch (»Brüederenalp«), in Hergiswil, in Wolfenschiessen und auch in unmittelbarer Umgebung des Ranft nicht wenige »Aussteiger« belegt. Im Büssergewand verbringen sie beschaulich und betend ein Leben meist ohne Arbeit, mit einem Minimum an Nahrung, gelegentlich zu einem Fastenmarathon ansetzend, und nach dem Vorbild der frühchristlichen Anachoreten (Einsiedlermönche) ist auch der Gebrauch von Kamm, Bad und anderen Waschungen ganz verpönt[13]. Dieses Leben ist gemäss der Tradition der Brüder und Schwestern vom freien Geiste, einer mystischen Bewegung mit manchmal ketzerischen Neigungen, gelegentlich als Auflehnung gegen das ausschweifende Leben der Reichen und Mächtigen in Kirche und Welt gemeint. Im grossen und ganzen lässt man diese Menschen gewähren, ist doch die mittelalterliche Gesellschaft im Hinblick auf den Lebensstil weit pluralistischer als wir heute annehmen.

Im Vergleich zu diesen Brüdern und Schwestern ist Niklaus von Flüe in mehrfacher Hinsicht ein Sonderfall. »Mächtig in Gericht und Rat und in den Regierungsgeschäften dieses meines Vaterlandes«[14], gehört er zu den reichsten und angesehensten Obwaldnern. In auswärtigen Verhandlungen und auf Kriegszügen hat er hohes Prestige gewonnen. Diese Stellung »ganz oben« in der Innerschweizer Bauernhierachie bewahrt ihn davor, dass seine Landsleute seinen »Abbruch« des weltlichen Lebens im Jahre 1467 negativ auslegen. Ärger in dieser Hinsicht hat er nur mit der eigenen Familie, besonders Ehefrau Dorothea scheint anfänglich mit dieser Entwicklung sehr Mühe gehabt zu haben[15]. Familienmitglieder der von Flüe sind es auch, die sich zunächst gegen den von den Obwaldnern in die Wege geleiteten Bau einer ummauerten Zelle mit Kapelle und Kaplanei verwahren, wodurch Bruder Klaus schon früh zum gleichsam offiziellen Eremiten des Landes erhoben wird.

Nach einer Lesart engagierter Theologen des späten 20. Jahrhunderts hat es Bruder Klaus angeblich nicht mit den Mächtigen seiner Zeit gehalten. Auf der anderen Seite bezeugen die zeitgenössischen Quellen unübersehbar, dass diese es mit ihm gehalten haben. Nie zuvor und nie nachher in der Schweizergeschichte gibt es für eine lebende Persönlichkeit landesweit einen vergleichbaren »Denkmalschutz« wie für den Mann, der als lebender Heiliger verehrt wird. Bereits vier Jahre nach dem Rückzug von Niklaus in den Ranft riskiert in der Stadt Bern Gefängnis, wer es wagt, die Heiligkeit des Eremiten in Zweifel zu ziehen – so der schwäbische Schreiber Heinrich Morgenstern von Horb. Und durch eine Urkunde vom 25. Juni 1482 treffen Landammann und Landsleute von Obwalden praktisch im Gesetzesrang »Massregeln gegen Belästigungen des Bruders Klaus durch fremde streitsüchtige Theologen«[16]. Dieses Dokument, ein hochoffizieller Brief an den Schultheiss und Rat von Luzern, regelt eine Besuchskontrolle und schirmt den Gottesmann vor möglichen Nachstellungen der mächtigen Inquisition ab. Fürwahr Privilegien, von denen andere Heilige, zum Beispiel der von den Behörden arg gebeutelte spanische Mystiker Johannes vom Kreuz, kaum hätten träumen können!

Selbst wenn man absieht von der spirituellen Substanz, die Jahrhunderte später vor allem in den einzigartigen Visionen des Heiligen gesehen wird, seinem unendlichen inneren Liebesleben mit Bildern aus der Leidensmystik und der alten Feenmäre, muss die geschichtliche Wirkung von Niklaus von Flüe im Sinne einer bedeutenden Macht gewürdigt werden; unabhängig davon, ob der Heilige diese selber irgendwie ausübte oder ob sie, was naheliegender scheint, von anderen Dirigenten der Ereignisse von 1481 in friedensförderndem Machiavellismus in ein Kalkül einbezogen wird. Es handelt sich hier um das »Geheimnis«, welches Elias Canetti (*Masse und Macht*) zu den Elementen der Macht rechnet. Bei Canetti, der persönlich »hohe Achtung« vor Niklaus von Flüe bekundet[18], findet sich ein interessanter Hinweis auf die bei den australischen Medizinmännern beschworene Geheimnissphäre von Magen und Darm: »Das eigentlichste Geheimnis ist, was sich im Körperinnern abspielt«[19]. Es kommt hier eine archaische Schicht im Untergrund von Bruder Klausens historischer Wirksamkeit zum Vorschein, eine Struktur, für die als früher Experte der Arzt und Naturwissenschafter Theophrastus von Hohenheim gelten kann. Dieser schreibt im Anschluss an das *Paramirum*, möglicherweise im Appenzellerland, einen Satz, der wie ein Schlüssel zu seiner Theorie des Magens und seiner Modelle zum Fasten des heiligen Niklaus von Flüe zu lesen ist: »Alle Verwandlung des menschen muss im magen geschehen. ohne ihn wird nichts verwandelt«[20].

Das triviale Sprichwort, dass die Liebe durch den Magen gehe, erhält im paracelsischen Schrifttum überraschende Weiterungen. Beobachtungen über Depressionen und Anorexie sind nicht minder ergiebig wie das Forschen um Bruder Klaus, dessen aussergewöhnlicher Magen mit nicht minder grosser wissenschaftlicher Ehrfurcht betrachtet wird wie das grösste Wunder der Schöpfung überhaupt, die Gebärmutter der Frau als Matrix. Im Hinblick auf den wissenschaftlichen Rang der folgenden Ausführungen ist eine Zurückhaltung beim Urteil angebracht[21].

Hohenheim kommt in seinem medizinisch-naturwissenschaftlichen Schrifttum zweimal auf Niklaus von Flüe zu sprechen, einmal in einem theologischen Traktat, *Vom Fasten und Casteyen*, im zweiten Band der Theologischen und Religionsphilosophischen Schriften, 1965 erstmals herausgegeben von Kurt Goldammer. Die ausdrückliche Namensnennung »Bruder Class« liegt nur in der theologischen Abhandlung vor, doch ergibt sich bei den anderen Schriften aus dem

Kontext unzweideutig, dass auf den Einsiedler vom Ranft angespielt wird, etwa mit dem Hinweis auf das zwanzigjährige Fasten. Dabei müssen, auch wegen der jeweiligen Knappheit, die Ausführungen zusammen gesehen werden, analog zu den verschiedenen Stellen über den Regenbogen.

Empirischer Ausgangspunkt ist für Hohenheim, nicht unähnlich seinem Lehrer Trithemius, ein Blick auf das Problem der Gefrässigkeit, nur konkreter und in einem unmittelbaren Sinne einer medizinischen und moralischen Symptombetrachtung angehörend: Die Grösse der dampfenden Scheisshaufen der katholischen Geistlichen zeigt einen Widerspruch gegenüber ihren herkömmlichen Fastenpredigten an, der dem Blick eines Arztes und Seelsorgers nicht entgehen kann (II,2, 430). Von daher wird die veräusserlichte und schikanöse öffentlich gebotene Fastenpraxis des Spätmittelalters einer vernichtenden Kritik unterzogen. Andererseits hat Hohenheim vom Fasten in medizinischer, psychologischer, intellektueller und geistlicher Hinsicht eine sehr hohe Meinung. Aus diesem Grunde erweist es sich als nötig, gegen die herrschende Schindluderei zu sagen, was Sache ist. Das bedeutet, den Magen zu erklären, die Stoffumwandlung und schliesslich den Lebenswandel zum seligen Leben, will heissen: sinnvoll leben, befreundet mit Gott und den Elementen, welchen der Mensch näher steht als seinem Ehepartner (XI, 178).

In diesem Zusammenhang kann es nicht verwundern, dass für den Arzt und Naturwissenschafter an Bruder Klaus fast ausschliesslich das Fasten interessant ist. Erstmals ist davon die Rede im ersten der *Zehn Bücher der Archidoxen*, einer zu den Hauptwerken zählenden alchemistischen Programmschrift, verfasst wohl um 1525, die sich vorwiegend mit der Scheidung und Verwandlung der vier Elemente und der Metalle befasst (alchemia transmutatoria lautet hier der Fachausdruck). Im Zusammenhang mit der Stoffumwandlung spielen Erwägungen zur Theorie der Ernährung und Verdauung eine wichtige Rolle Im heute sogenannten anorganischen wie im organischen Bereich (beide lebendig, »hylezoistisch«, gesehen) findet gemäss dieser Doktrin eine Stoffumwandlung statt. Es ist die Rede von der Scheidung der Elemente in den Metallen, in den Gesteinen, beim Öl, im Harz, bei den »kreuterischen elementen« (III, 113), im Fleisch und anderem mehr. Den Arzt interessiert vor allem die Frage nach der »beweglichkeit« (innere Umwandlung) des Leibes. Es geht um eine Energieumwandlung: »warum dass sich der leib vereiniget mit der arznei und also die beweglikeit gesterkt wird« (III, 97). In diesem Zusammenhang wird die folgende alchemische Theorie aufgestellt: »der cörper zeucht (zieht, gemeint: die nahrung) in zwen weg an sich, innen und aussen. innen ist alles das, das wir per os (durch den mund) einnehmen. das ander ist aussen, als alles das der cörper an sich zeucht von der luft, erden, feur und wasser«. Es gibt demnach zwei Arten von Nahrungsaufnahme: einerseits durch die Ernährung über Mund und Magen und andererseits »durch die ganze haut« (III, 99), die Feuchtigkeit und Nahrung an sich zu ziehen fähig ist.

»Wir haben einen gesehen, der sechs monat nichts gessen hat als allein einen ertknollen, den er auf seinen magen hat ligen. wan der dürr ward, so legt er einen anderen dorauf und beklaget sich keines hungers«. (III,99). Ähnlich kann, wie im Buch *Herbarius* ausgeführt wird, die »Englische Distel« die Energie eines Menschen auf einen anderen übertragen, ein praktisches Beispiel für Naturmagie bei Hohenheim. Sodann soll die Quintessenz des Goldes (quinta essentia auri) es möglich machen, mit einer allerwinzigsten Menge von Stoff ausreichend Nahrung zu erhalten. Im weiteren wird auf die Theorie des Appetits verwiesen. Ähnlich wie Petrus von Numagen, der zu Lebzeiten von Niklaus über eine paranormale Ernährung spekuliert hat, neigt Hohenheim zur Auffassung, dass das Hungern tötet (nämlich das Leiden an der Nahrungslosigkeit), jedoch nicht das geistbeherrschte Fasten[22].

Im Kontext dieser Erwägungen um geheimnisvolle, aber nicht als widernatürlich anzusehende Ernährungsweisen gehört der Satz aus den *Archidoxen*: »darum auch vil seind, die etlich jar nichts gessen haben, auf zwenzig, als bei unserm gedenken geschehen ist. wiewol solchs got zugeleget wird, von der frombheit wegen der person, das wir nicht urteilen wollen« (III, 99).

In dieser ersten Bemerkung Hohenheims über Bruder Klaus fällt eine Vorsicht und Zurückhaltung im Ton auf, die sich von Trithemius krass unterscheidet, gegen die auch die Aussagen der übrigen Zeitgenossen und Bekannten Hohenheims eher naiv wirken. Der

Text leugnet die unmittelbare göttliche Einwirkung, das sogenannte Fastenwunder, nicht grundsätzlich, verhält sich auch nicht in einem aufklärerischen Sinne besserwisserisch. Wichtig ist der Einbezug einer möglichen natürlichen Erklärung. Es wird daran erinnert, dass nicht unbedingt heroische heiligmässige Tugend in Verbindung mit der göttlichen Gnade Grund für das Fasten sein müsse, sondern dass Traurigkeit, Melancholie und das »schwere gemüt« (Schwermut) ebenfalls in den Kreis möglicher Ursachen zu zählen wären. Im Hinblick auf die sehr schwere depressive Krise von Niklaus vor 1467 eine nicht ganz fernliegende Theorie (III, 99).

Hohenheim will den Eremiten offenbar nicht als Einzelfall würdigen, so wie der Beromünsterer Chorherr Heinrich von Gundelfingen in seiner Bruder-Klaus-Biographie schon 1488 daran erinnert, dass »einige wenige Väter in der ägyptischen Wüste, wenn sie allsonntäglich das Altarssakrament genossen, durch Enthaltung von jeglicher Speise geglänzt und nachher vollständig gefastet hätten«[23]. Im Hohenheimschen Modell geht es nicht um eine Entmythisierung dieser legendenhaften Fastenberichte, sondern wohl eher, unweit von Goethes Esoterik, um die Unterscheidung: »Geheimnisse sind noch keine Wunder«. (Maximen und Reflexionen). Das paracelsische »Licht der Natur«, die natürliche Erkenntnisgabe, ehrfurchtsvoll als ein Geschenk des Heiligen Geistes angenommen, ermöglicht zumindest dem Adepten mit den Feueraugen die Erkundung wundersamer Zusammenhänge, »magnalia« genannt, Mysterien der Natur, die nicht schon in den Bereich des Übernatürlichen gehören. Eine weiterführende Untersuchung dieser Art, ebenfalls mit einer deutlichen Anspielung auf das Fasten von Bruder Klaus, finden wir in der Ernährungstheorie des *Opus Paramirum*, die im Zentrum von Hohenheims Sankt Galler Medizin steht. In Ergänzung zu den Ausführungen über die beiden Arten der Ernährung vernehmen wir eine vielversprechende Theorie betreffend den Unterschied zwischen Mundverdauung und Magenverdauung. Dem ist vorauszuschicken, dass der Begriff Magen, das Königreich des Archeus, ein auf paracelsische Art systematisch mehrdeutiger Begriff ist. Es gibt nicht nur den Magen als das Organ, welches der moderne Chirurg oder Anatomieschneider aus seiner Praxis kennt. Im *Paramirum* ist noch die Rede von einem »magen der lungen« (IX, 150), »magen des hirns« (IX, 152) »magen des markes« (IX, 152) und »magen der milz« (IX, 158). Nicht ausdrücklich genannt, jedoch sinngemäss vorkommend ist der Magen des Mundes, der im Zusammenhang mit Bruder Klaus besonders wichtig wird. Jedesmal ist der alchemische Vorgang der Stoffzersetzung und Stoffverwandlung gemeint, ausgehend von der Archeus genannten Urkraft. Diese ist auch in der grossen Natur am Werk, zum Beispiel als »Archeus terrestris« bei der Bildung der «Stein- und Mergelgeburten« und in den Pflanzen sowie Tieren als Archeus vegetalis und Archeus animalis. Als begriffliche Vorläufer werden der aristotelische »technites« (Künstler) und der Künstler in der Natur bei Arnaldus von Villanova vermutet[24]. Jedesmal geht es um die grosse Verwandlung von Fremdstoff in eigenes Leben. Wie sieht nun gemäss »Paramirum« der Unterschied zwischen Magen- und Mundverdauung aus? »Darumb, was wir in den munt bringen, das ist in der dauung als wärs im magen« (IX, 133). Die Verdauung nur im Mund ist die edlere Art, während die Verdauung im Magen als »bäurisch« hingestellt wird. Die »Mundverdauenden« verwirklichen einen eigenen Typus der Nahrungsverwertung: »die im munt essen, scheissen nit, allein die im magen essen, sie seichen aber. darumb sich vil der heiligen also erhalten haben, so man doch vermeint, dieweil sie keine stercora (Exkremente) von sich geben, das sie nit gessen haben, so doch der munt den ganzen leib zu erhalten genugsam« (IX, 133) sei.

Die »Exkremente« der Mundverdauenden bleiben an den Zähnen hängen (IX, 133), eine Bemerkung, die überraschend mit Petrus von Numagen übereinstimmt, der als einziger Zeuge – sofern er Bruder Klaus besucht hat – von einer Zahnpflege des Eremiten berichtet. Hat Hohenheim in Basel oder Zürich doch von der Studie Numagens gehört? Ganz ausschliessen können wir es nicht.

Diese zweite Theorie der Heiligenernährung ist mit der ersten nicht deckungsgleich. Sie geht von einer Umwandlung eingenommener Nahrung aus, aber nur durch den Mund. Das Ausbleiben von Stuhlgang ist sehr wichtig, schreibt doch Sebastian Franck 1531 von einer betrügerischen Nonne, die dank ihrer Exkremente überführt worden sei[25]. Für die reine Mundverdauung, die alleredelste Art der

Ernährung, scheint sich eine ausschliessliche Ernährung durch die heilige Hostie aufzudrängen. In diesem Sinne würde gelten: der Leib Christi, für Hohenheim das Pharmakon des ewigen Lebens, wird nur im Munde verdaut und ernährt auf diese Weise den Körper auf edelste Art. Die »hitze der verdeuung im munt« (eine analoge Ausdrucksweise für den »Magen im Mund«) ist überdies eine spekulative Vorwegnahme viel späterer physiologischer Erkenntnisse: dass nämlich im Munde bereits eine Vorverdauung durch das Enzym Ptyalin stattfindet, das im flüssigen Speichel enthalten ist und vor allem die Kohlehydrate angreift, diese in einen Prozess weiterer Auflösung und Aufspaltung überführt. Hier muss das grundsätzlich verschiedene Erkenntnisinteresse des Alchemikers im Vergleich zum modernen Wissenschafter gesehen werden. Im Gegensatz zur modernen Ernährungsphysiologie interessiert sich jener weniger für die Stoffaufnahme und den Stoffabbau (durch Ptyalin, Pepsin, Trypsin und Lipase, die für die Verdauung massgeblichen Fermente oder Enzyme), sondern für die Stoffverwandlung. Die alchemische Fragestellung ist eine im Grunde kindliche: Wie wird aus Nahrung ein neuer Stoff, »Fleisch« und »Blut«?[26]

Die ausführlichsten Thesen zum Fasten des »Bruder Class« finden wir in der späteren theologischen Schrift *Vom Fasten und Casteyen.* Diese enthält über das Katechetische hinaus naturwissenschaftliche und medizinische Überlegungen, wie sie für den ärztlichen Seelsorger typisch sind. Den Ausführungen kommt ein hoher Rang zu, weil sie mit der Verbindung theologischer Erwägungen mit Argumenten der natürlichen Vernunft eine ganzheitliche Deutung des Fastens geben. Methodisch ist dieses Vorgehen ein Stück katholischer Theologie in der Tradition von Augustinus.

Grundsätzlich werden zwei Arten von Fasten unterschieden, »eines göttlich, recht und gut, das ander aber teufflisch, böss und falsch« (II, 2, 424). Mit Nachdruck verurteilt der Verfasser den Missbrauch des Fastens durch »nigromantisten« (Zauberer, Schwarzkünstler), »wie sie sich dadurch freiwillig zu marteren des teufels machen«. Neben dem religiös motivierten Fasten betont Hohenheim erwartungsgemäss den Wert des Fastens in hippokratischer Tradition aus dem »liecht der natur«, also im Dienste der Gesundheit. Der Arzt muss wissen, »dass etliche krankheiten allein aus essen und trinken entspringen«, so wie auf der anderen Seite unbesonnenes Fasten sehr schädlich ist – eine Erfahrung, die den heilige Benedikt in seiner bekannten Mönchsregel Vorschriften gegen ein allzu ehrgeiziges Fasten Übereifriger aufstellen liess. Geradezu polemisch wendet sich Hohenheim gegen das Zwangsfasten, womit Kirche und weltliche Obrigkeit an einzelnen vorgeschriebenen Tagen das einfache Volk schikanieren, dieweil die Geistlichen das Jahr hindurch einem prasserischen Lebensstil frönen: »ein arms päuerlein, der das ganze jar habermus, kraut, rüben undsoweiter isset, und beschert ihm gott einmal ein fleisch an einem tag, den ir verbietent, den tuet ir in bann und muss von euch ein ketzer heissen, der doch gott mit sollchem seinem fleischessen vil lieber ist dann ir mit eurem fasten. o ir heuchler und gleisner!« (II,2, 429) Das freiwillige, spirituell motivierte Fasten, das im Gegensatz zur augustinischen und benediktinischen Tradition nicht auf bestimmte festgelegte Tage konzentriert sein muss, erfährt hingegen grosses Lob: »Das fasten aber und casteien hat an ihm diese tugenden und eigenschaft, dass es den leib nüchtern behelt, auch eine gute vernunft, ein gesund haupt, ein rein, leuchtend, gesund geblüet, ein gut gesund memori (Gedächtnis), ein rein keusch herz gegen got, bewaret von bösen lüsten und begirden, sinn und gedanken; bewegt den menschen zur andacht und göttlicher liebe; treibt den teufel auss, alle sünd und laster, bringt den menschen zur erkanntnus seiner sünd und wahre reu und leid; gibt zu erkennen das liecht der natur, philosophiam (fördert philosophische Erkenntnis!); gibt gute wahre treum im schlaf und erkanntnus göttlicher heimlichkeiten; auch bewart es den leib vor vil unglücks und vor vilen krankheiten, die aus fressen, saufen iren ursprung nemben« usw. (II,2, 438)

In Fortführung dieser Katechese, konventionell in der Begründung, freiheitlich in der Ordnung des Fastens, kommt Hohenheim abermals auf Niklaus von Flüe zu sprechen, nicht ohne noch einmal ausführlich vor pathologischen Formen des Nahrungsentzugs zu warnen. Es ist zu bedenken, dass »kranckheit, traurigkeit, herzleid, unsinnigkeit, phantasei (Wahnvorstellungen) auch speisen, wie es dann die täglich erfarung gibt, dass oft ein mensch mit einer kranckheit vil tag und wochen nihts isset und doch keinen hunger klaget... dergleichen an gefangenen und besessenen und unsinnigen leuten und in denen, die mit grosser phantasei beladen seint, zu sehen ist« (II,2, 435). Von Menschen, die auf diese Weise fasten, ist »Bruder Class« streng zu unterscheiden. Seine Nahrungsabstinenz ist »ohn diese ursachen«. Ausser der Bemerkung über das zwanzigjährige Fasten, die schon in der »Archidoxen« enthalten ist, lesen wir, »wie Bruder Class und andere waldleut... nichts gessen hat, allein dass er zu aufenthaltung seines lebens etlich kreuter und wurzeln uf sein magen auswendig (äusserlich) ufs herzgrüeblein gelegt; und wenn das dürr ward, leget er andere drauf, und also hat er vil jar sein leben erhalten, auch sonst kein speis in seinen munt genomben, noch vil weniger hinab in sein magen verschlückt« (II,2, 435). Aus dem Kontext der paracelsischen Ernährungslehre können wir festhalten: Niklaus von Flües Ernährung erfolgt im Rahmen dessen, was in der Natur noch möglich ist. Die Ernährung durch äusserliches Auflegen von Kräutern und Wurzeln ist im Sinne einer weissmagischen und sympathetischen Übertragung der »quinta essentia«, also des Wirkstoffes der Speisen, auf den menschlichen Organismus zu verstehen, wie dies in der Lehre von den Heilmitteln (arcana) und Heilkräutern mehrfach skizziert ist. Das heisst in letzter Konsequenz: die Heiligkeit des Niklaus von Flüe ergibt sich nicht schon aus dem Fasten, obwohl ihm gewiss die richtige Einstellung dazu bescheinigt wird, gemäss dem zitierten Bibelwort: »der mensch lebt nit allein vom brot« (Matth. 4,4). Auf der anderen Seite macht Hohenheim auf die mannigfaltigen physischen, psychischen und geistlichen Gefahren des Fastens aufmerksam. Wie schon das Beispiel der Versuchung Jesu in der Wüste zeige, ist »hierbei zu wissen, dass der teufel noch keinen unangefochten lässt, der in ein sollichs ernstlichs fasten sich begibt« (II,2, 438). Dies erinnert an die fürchterlichen, epilepsieähnlichen Teufelskämpfe, die der Heilige bis an die Grenze des Wahnsinns durchmachen musste[27].

Im Gegensatz zur herrschenden Auffassung bei den Zeitgenossen, aber durchaus in Übereinstimmung mit Bruder Klaus selbst, gehört Hohenheim – sicher aus verschiedenen Motiven – zu den wenigen, die das Fasten des Heiligen nicht überbewerten. Das Dementi von

Bruder Klaus gegenüber dem Abt Konrad von Wiblingen und das vieldeutige »God weiss« gegenüber Hans von Waldheim (1474) ist charakteristisch nicht nur für die Wahrhaftigkeit, sondern auch für die Neigung zur Selbstverkleinerung angesichts eines schon zu Lebzeiten florierenden Heiligenkultes. Dieser Abstand zu seinem eigenen Denkmal, insgesamt die Neigung zum Kleinwerden, unterscheidet Niklaus von Grund auf gegenüber dem Paranoiker Daniel Paul Schreber, ehemaligem Senatspräsidenten von Dresden, einem Schwerkranken, der glaubt, das Lichthaupt zu sehen, keinen Magen zu haben und Nationalheiliger Deutschlands zu sein. Nach Elias Canetti, der diesen Fall in *Masse und Macht* darstellt, handelt es sich bei Schreber im Gegensatz zu Niklaus um einen wahnhaft Exaltierten, der sich selber zu einer Art Weltkörper vergrössert[28]. Auf den expliziten Vergleich dieses Wahnsinnigen mit Niklaus verzichtet Canetti, anscheinend aus alttestamentlichem Respekt vor einer prophetischen Gestalt. Im Gegensatz zum Verrückten von Dresden ist dem Eremiten vom Ranft die Gnade geschenkt, seine Anlagen – oft an der Grenze des Wahnsinns – konstruktiv, für sich selber und seine Umgebung fruchtbringend umzusetzen.

Im Vergleich zu Bruder Klaus ist Selbstverkleinerung nicht gerade eine Haupteigenschaft des Doktors Theophrastus von Hohenheim, der sich gelegentlich in unbestreitbarer Anmassung »der heiligen gschrift doktor« nennt. Er scheint kein Heiliger gewesen zu sein. Immerhin verhält sich das Ansehen Hohenheims, des wohl verkanntesten Schweizers seiner Zeit, genau umgekehrt.

Wie auch immer, für Hohenheim steht zweifelsfrei fest, dass der Eremit vom Ranft, dem eine leicht skeptische Bewunderung gilt, sich in der Tat nicht so ernährt hat wie andere Menschen. Mit anderen Worten: die Magnalia der Natur, deren höchstes Wunderwerk der Archeus ist, haben sich in einem reinen und erhabenen Menschen offenbart, womit die Herrlichkeit des Schöpfers einmal mehr bezeugt wird. Theophrastus dürfte auf seinen ausgedehnten Wanderungen durch das Alpengebiet, auch in Basel, Zürich und Sankt Gallen, mehrfach mit Berichten über den Heiligen konfrontiert worden sein. Diesen Berichten gibt er eigenwillige Deutungen, die bei weitem über die Vorarbeit eines Petrus von Numagen hinausweisen, dessen Theorie noch stark von ängstlicher Scholastik, von der alten Säftelehre und von der Lehre vom Pneuma, einer neuplatonischen Ideologie, bestimmt ist. Der Inhalt dieser Deutungen gehört, bei aller trefflichen Intuition und partiellen Richtigkeit (Numagen beschreibt, wohl aufgrund volkstümlicher Erfahrung, das »Kühlschrank«-Prinzip: Eis wird konserviert, in einem Haufen Laub[29] – Hohenheim ahnt die Mundverdauung) in das Reich der Spekulationen. Wissenschaftsgeschichtlich eindrucksvoll bleibt, dass das Fasten des geheimnisvollen Eremiten als eine Herausforderung für das naturwissenschaftliche Denken angenommen worden ist, ein Rätsel, für die fragenstellende, die vermutende und die kritische Phantasie.

Para-Feminismus
oder von den Heimlichkeiten der Frauen

Den Augen ist nicht allein das Sehen befohlen, sondern auch das Empfinden (IX, 177).

»Ich kam nach Karthago und verstrickte mich dort in verwirrende Liebeshändel«[1]. Der dies geschrieben hat, der heilige Kirchenvater Augustinus (354–430), gilt neben dem Apostel Paulus als der einflussreichste Theoretiker über Frau und Sexualität im christlichen Abendland. Noch heute ist es für gläubige Christen nicht leicht, mit einer Frau »zu Acker zu fahren« (paracelsischer Begriff für Coitus), ohne dass sich der Bischof von Hippo mit seiner nordafrikanischen Zensur ins Intimleben einmischt.

Nach Karthago, in den Sankt Galler Schriften zweimal erwähnt als mahnendes Beispiel für eine versunkene Kultur, ist Hohenheim weder mit dem Schiff gekommen noch durch die Luft – für eine Afrikareise gibt es keine hinreichenden Indizien. Ebenso unwahrscheinlich ist, dass er je eine Frau oder Geliebte gehabt hat und mit ihr nach dem Vorbild Augustins eines oder mehrere Kinder gezeugt hätte. Der Kampf mit der Sexualität, untergründig im Schrifttum vieler Kirchenväter und gemäss einer tiefsinnigen Anekdote auch bei Thomas von Aquin bezeugt, wird im Schaffen Hohenheims nicht einmal andeutungsweise zu einem persönlichen Problem. Die Keuschheit, bei Augustin aus moralischen, bei Friedrich Nietzsche im Sinne absoluter Freiheit aus aussermoralischen Gründen ersehnt, gehört zu denjenigen Eigenschaften des Wanderarztes, die selbst die wütendsten Antiparacelsisten nie leugnen, obwohl sie sonst in sittlicher Hinsicht kaum einen guten Faden an ihm lassen. Im südtirolischen Meran bekennt Hohenheim 1534 für sich selber drei Eigenschaften: Armut, Frömmigkeit und dass er »der Venus kein zutitler« sei (IX, 562), also den Freuden der Liebe nicht nachjage. Dabei zählt die Ablehnung jeder dünkelhaften Keuschheit zu seinen moraltheologischen Grundüberzeugungen, wie sich leicht aus den theologischen Handschriften nachweisen lässt. Das Bekenntnis zur Keuschheit wirkt umso glaubwürdiger durch die ausdrückliche

Distanzierung von denjenigen, die ihm diese nachsagen: »... dieweil ich der Venus kein zutitler bin, auch mit nichten liebe diejenigen, die da lernen, dass ich selbs nit tue« (IX, 562). Zwar mache die Keuschheit ein reines Herz, das die göttlichen Geheimnisse erlernt, heisst es im Buch *Von den unsichtbaren Krankheiten;* wer aber den Befehl gibt, die Dinge zu erlernen, gibt auch die Keuschheit (IX, 304).

Dem ist hinzuzufügen, dass die Nachrede, wie er selbst bemerkt, »in verachtung abgefertigt« (IX, 562) werde, was sich durch allerlei Erzählungen belegen lässt. Paracelsisten und Antiparacelsisten verbreiten, Hohenheim sei ein keuscher Arzt, weil er in der Kindheit gewaltsam entmannt worden sei. Der berüchtigte Paracelsushasser Thomas Erastus bringt die Version von boshafter Verstümmelung des Knaben beim Gänsehüten durch einen Soldaten in Umlauf. Eine Variante dieser Geschichte geht davon aus, die Gänse im Etzelgebiet hätten dem kleinen Theophrastus die Hoden abgefressen. Die dritte Theorie stammt von Theodor Zwinger. Danach ist die Entmannung durch den Biss eines Schweines erfolgt, »welches den vier- oder fünfjährigen Knaben von rückwärts überfiel, als er im Hofe der Wohnung seines Vaters an der Düngerstätte einem natürlichen Bedürfnisse Folge leistete«[2]. Schliesslich ist die Möglichkeit angeborener Impotenz erwägbar, zu belegen mit einem autobiographischen Zitat, welches eher für das allgemeine Selbstverständnis Hohenheims dem anderen Geschlecht gegenüber kennzeichnend ist: »... der da will ein hübscher feiner Gesell sein und vor allen andern hervortreten will, dass ihm alle Frauen und Jungfrauen hold sein sollen, – aber er ist krumm geboren, hat einen Buckel auf dem Rücken wie eine Laute und hat auch sonst keine Person am Leib, – wie können die Frauen einem hold sein, dem seine eigene Natur nit hold ist, und hat ihn im Mutterleib verderbt und nichts Gutes aus ihm gemacht«! (XI, 155f.) Mit dieser Bemerkung aus den Kärntner Verteidigungsschriften wird indirekt auf die Mutter angespielt.

Den vier »Theorien« über die fehlende Männlichkeit fügen sich in der Überlieferung vier Versionen über den Namen der Mutter sozusagen nahtlos an. Zu allem Überdruss wird die Sage herumgeboten, Frau Hohenheim habe bei der fürchterlich schweren Geburt in vier Teile zerschnitten werden müssen[3]. Urkundlich steht nur fest, dass es sich um eine Gotteshausfrau aus der Gegend von Einsiedeln handelt, mit der Wilhelm von Hohenheim seinen Sohn im ehelichen Stand gezeugt hat. Aufgrund dieser Tatsache ist der Landesherr, Abt Ludwig Blarer von Wartensee, berechtigt, aus der Salzburger Erbmasse von 1541 den sogenannten Todfall abholen zu lassen, einen silbernen Kelch mit Löwenköpfen, den man vermutlich eingeschmolzen hat[4]. Die erste Frau im Leben von Theophrastus von Hohenheim heisst nach der beliebtesten und zugleich unwahrscheinlichsten Version Ochsner, »Els Ochsner« nach Kolbenheyer, weil das ungesicherte Bild von Wilhelm von Hohenheim neben dem schwäbischen Wappen mit den drei Kugeln noch ein Emblem mit einem Ochsen zeigt, freilich erst als nachträgliche Übermalung. Immerhin kommen die Ochsner im Etzelgebiet vor[5]. Die Mutter könnte auch Scherer geheissen haben, doch sind Grätzer oder Wessener aufgrund der Verwandtschaftsverhältnisse von Peter Wessener am wahrscheinlichsten. Das ist der Mann, der im Auftrag des Abtes und der Verwandten im Dezember 1541 zur Testamentsvollstreckung nach Salzburg reist. Diese Konstruktion geht davon aus, dass die Flur »Kühlwisli« zweihundert Meter nördlich des sogenannten Geburtshauses am ehesten als die wahre Geburtsstätte Hohenheims anzusehen ist. Archäologische Grabungen nach den Grundmauern des fraglichen Hauses könnten allenfalls weitere Aufschlüsse bringen. Das Schicksal der Mutter von Theophrastus von Hohenheim ist nicht nur ihres Namens wegen ein abenteuerlicher Fall in der Geschichte von vierhundert Jahren Paracelsus-Nachrede. Weil der Sohn nach seinem Tode zu einer anerkannten Kapazität über die Hysterie der Frauen aufrückt und ausserdem in Villach keine Spur des Mütterleins mehr auszumachen ist, »kann« es gar nicht anders sein, als dass es sich um eine Hysterikerin handeln muss. Wer lange genug von der Teufelsbrücke die Sihl hinunterstarrt, stellt sich vor, wie sich Mutter Hohenheim entweder vor oder nach der Abreise ihrer lieben Familienangehörigen in einem Anfall hysterischer Depression da hinunterstürzt. Nicht genug der gängigen Fiktionen. Aufgrund von Nachforschungen des Luzerner Augenarztes Dr. Josef Strebel schaltet sich auch noch ein prominenter Schweizer Künstler in die Diskussion ein. 1944 erscheint im ersten Band von Strebels dilettantischer achtbändiger Paracelsus-Ausgabe eine Illustration, betitelt: »Rekonstruktion der unbekannten Einsiedler Mutter nach der Albertina-Kohlenzeichnung von A. Hirschvogel und nach Erbforschungen an Paracelsus vom Verfasser, gezeichnet von Hans Erni«[6].

In verschiedenen älteren Biographien wird Hohenheims Mutter als »Spitalvorsteherin« bzw. »Aufseherin« in einer Herberge für kranke Pilger in Einsiedeln bezeichnet. Wie wird die unbekannte Gotteshausfrau Spitalvorsteherin? Ganz einfach. Man übersetze, wie 1658 geschehen, Gotteshaus in Anlehnung an das Französische »Hôtel-Dieu« mit »xenodochium« ins Lateinische. Durch Rückübersetzung »entsteht« dann, wie Netzhammer gezeigt hat, eine Spitalvorsteherin[7].

Diese Geschichten aus dem Irrgarten der Paracelsus-Rezeption stehen für einen Befund, der die historische Stummheit zahlloser Mütter, Gattinnen, Schwestern und Töchter bedeutender Männer repräsentiert. Es wäre an der Zeit, könnte man denken, dass sich endlich eine feministisch orientierte Geschichtsschreibung Gehör verschafft. Es wechseln die Perspektiven, der Übereifer bleibt erhalten.

Beispiel dafür ist die rührende Verehrung, die Hohenheim in zwei feministischen Publikationen aus dem Jahr 1986 zuteil wird, nämlich von Mary Daly in *Women, Church and State* und Erika Wisselinck in *Hexen*. Die Berufung auf Paracelsus als historischem Hauptzeugen für weibliches Alternativ-Wissen gipfelt in dem angeblichen Zitat: »Alles, was ich weiss, weiss ich von weisen Frauen«[8]. Es handelt sich dabei vermutlich um die Abwandlung der in den meisten Biographien zitierten Stelle aus der *Grossen Wundarznei:* »Hab also die hohen schulen erfaren lange jar bei den Teutschen, bei den Italischen, bei den Frankreichischen und den grunt der arznei gesucht. mich nit alein derselbigen leren und gschriften, büchern ergeben wöllen, sonder weiter gewandert gen Granaten (Granada), gen Lizabon, durch Hispanien, durch Engeland, durch den Mark (Brandenburg), durch Prüchsen (Preussen), durch Litau, durch Poland, Ungern, Walachi, Sibenbürgen, Crabaten (Karpaten), Windisch mark, auch sonst andere lender nit not zu erzälen, und in allen den enden und orten fleissig und empsig nachgefragt, erforschung gehapt, gewisser und erfarner warhaften künsten der arznei. nicht allein bei den doktoren, sondern auch bei den scherern, badern, gelerten ärzten, weibern, schwarzkünstlern so sich des pflegen, bei den alchimisten, bei den klöstern, bei edlen und unedlen, bei den gescheiden und einfeltigen« (X, 20).

Die »weisen Frauen« stellen also in der Gesamtmenge der Informanten und Informantinnen Hohenheims quantitativ einen nur geringen Anteil. Auch qualitativ bleibt ihr Beitrag bescheiden, trägt jedoch nicht unerheblich zur unverwechselbaren Durchmischung des paracelsischen Schriftcorpus bei, zu welchem ausser Neuplatonismus, Alchemie, Schulmedizin, Mystik, vulgärliterarischen Überlieferungen das sogenannte gesunkene Kulturgut der einfachen Menschen gehört. Zu diesen zählen Handwerker, Bauern, Jäger ebenso wie Nonnen, Hebammen, Zigeunerinnen, Marktweiber, auch vornehme Frauen wie die geheimnisvolle Dame aus Stockholm, bei der man die niederländische Hofmeisterin Sigbrit Villumsen vermutet hat, deren Tochter als die Geliebte des Königs Christian II. in die Geschichte eingeht[9]. Dabei sind alle diese Kenntnisse aus der Volkstradition, wenigstens im Prinzip, Bestandteil der paracelsischen Erfahrenheit, »experimenta ac ratio«, wie die Basler Antrittsvorlesung bekannt gibt (IV, 4).

Für Hohenheims Lehre von der Frau, die in Sankt Gallen ihre Ausgestaltung erreicht, bleibt ein Blick auf die in seinem Leben real existierenden Frauen wichtig. Von seiner Mutter berichtet er nichts, ausser dass ihm der Aufenthalt in ihrem Leibe nicht wohl bekommen sei. In seinen Wanderjahren hat er einige Frauen kennengelernt, deren Wissen ihm bewundernswert erscheint. Bekannt ist sein Lob der Klöster und Märkte von Frankfurt und Antwerpen (VI, 419), wo man über Arznei mehr lernen könne als aus Büchern und bei Juden, Mönchen und Lotterbuben. Diese Stelle kann als Kompliment an die Adresse der Marktweiber und Klosterfrauen gedeutet werden. Unter den volksmedizinischen Errungenschaften, welche Hohenheim von konkret genannten Frauen übernimmt und weiterempfiehlt, finden wir nicht zufällig Wundtränke und die sympathetischen Zaubersprüche, die einen festen Bestandteil der sogenannten Iatromagie bilden, die nach Karl Rothschuh bis 1700 und später ihren nicht zu unterschätzenden Anteil bei den im Abendland gebräuchlichen Therapieformen behauptet. Eine Belegstelle aus der *Grossen Wundarznei* zeigt, wie sehr diese Art Medizin auf der Methode Versuch und Irrtum beruht, betont ferner die Nähe der sogenannten Medizin der weisen Frau zu den Bräuchen der Walachen und Zigeuner: »Ich hab gesehen zu griechischen Weissenburg ein Walachen der gab nicht mer dan ein trunk zu trinken und heilet damit ein iegliche wunt und stich, wiewol das ist, dass eben dieselbig kunst nit einem jeglichen, nicht an allen enden, nicht in allen wunden gewiss war... ich hab auch in Crabaten (Rumänien) gesehen von einem Zigeiner, der nam ein saft von einem kraut, gab in auch zu trinken ein mal; was leibstich warent in die tiefe, die warent von einem trinken geheilt, was aber zu zufellen geneigt ward, im selbigen hat es kein krafte. ich habe auch gesehen in Stockhalma in Denmarck ein wunttrank bei einer edlen frauen: ausgenomen was beinschrot- oder gederwunden warent, die warden mit drei trünken geheilet.... ich hab auch gesehen ein mal einen teufelbeschwörer, der het ein wunttranke, der heilet mit dreien trinken wunden, beinschrötig, auch abgehauen geeder; aber da ich die rechten warheit erfure, heilet nicht das tranke, sonder das er uber die wunden legt...« (X,96).

Diese Hinweise sind in einem volkstümlichen Buch über die Wundarznei so aussergewöhnlich nicht. Als mutiger muss es gelten, dass Hohenheim in seinen Basler Vorlesungen nebst massiver Polemik gegen die schulmedizinischen Autoritäten plötzlich einer mit Namen genannten zauberkundigen Frau ein Denkmal setzt, »eine gewisse Lena« (V, 328), deren weitere Identifikation der oberrheinischen Frauenforschung überlassen werden muss.

In seiner Nachschrift der Vorlesung über Wunden und Wundheilung notiert der aufmerksame Hörer des Doktor Theophrastus, Basil Amerbach, nachmalig einer der bekannten Basler Humanisten, im Zusammenhang mit den Wunden, das männliche Geschlechtsorgan betreffend: »A X F C auf ein zedel geschriben, darüber legen.« Mit diesen Buchstaben heilte eine gewisse Lena die »Lähme der Gemächt«, also der Gesamtheit von Penis und Hoden (V, 328).

Für Hohenheim, bei welchem der sittliche Wert der Keuschheit einen hohen Rang hat, ist die Wiedererlangung der männlichen Unkeuschheit ein medizinisch-wissenschaftliches Anliegen, dem besonders in Basel der Ehrgeiz seiner Kunst gilt. Zaubersprüche bei Wundbehandlungen, zum Beispiel mit der bekannten Satorformel (V, 325) oder »Gris ris thisch« in Verbindung mit drei Vaterunsern, drei Avemaria und einem Vaterunser extra zu Ehren der heiligen Helena (V, 374), sind beliebt. Sie kommen jedoch ausschliesslich als flankierende Massnahmen zur fachärztlichen Wundbehandlung mit allerlei Wässern, Pulvern, Steinen und Pflastern, zum Beispiel dem bekannten Opodeltoch (V, 374), zur Anwendung. Hohenheim ist weder Zauberer noch Gesundbeter, sondern er gebraucht Praktiken, die er bei Frauen und bei Feldärzten (V, 322) gelernt hat. Buchstabenzauber ist generell empfohlen bei Wundverbänden, Bauchwunden, Entfernung von Geschossen aus dem Körper und nicht endenwollenden Blutungen bei Frauen.

Lenas vier Buchstaben sind schwer zu entziffern, doch scheint das Engagement dieser nichtdiplomierten Männerärztin erfolgreich gewesen zu sein, sonst würde sie nicht zusammen mit einigen der hervorragendsten Chirurgen der Zeit im Rahmen einer Basler Hochschulvorlesung mit einer der fürwahr seltenen paracelsischen Ehrenmeldungen versehen. Für Lenas therapeutisches Spezialgebiet führt das Gemeine Landteutsch des »Luthers der Medizin« (Spitzname in Basel) einen schönen, heute kaum mehr gebräuchlichen gutdeutschen Ausdruck, jenseits von einem keimfreien medizinischen Fremdwort oder blöder Vulgärsprache: Zagel (V, 415).

Über die höchst schmerzhaften Verwundungen des Zagels oder Penis lässt er sich nicht nur mit Hexenzauberei aus: »So wissent von dem zagelgeeder, so das selbig verwunt wird, wie weit sein schmerzen gên mag. erstlich so weit sein glid ist, das ist soweit das geeder den zagel macht, das ist von der reuhe bis zum kopf (von den Schamhaaren bis zur Eichel); was dazwischen gelezt wird, das selbig ist alles zagelwunden« (V, 415). Wunden dieser Art sind besonders gefährlich, weil sie den Samen und damit das Lebenszentrum des Mannes herausziehen, den Samen »laediren«, das heisst verwunden (V, 328/29). Das Nähen des Penis wird nicht empfohlen, hingegen soll man ihn in ein Rohr legen, dass er liege und der »urin heraus gang« (V, 329). Überdies werden für den Verband Öle und Balsame empfohlen in Verbindung mir dem grossen Allgemeinpflaster »opodeltoch« (V, 329). Im Vergleich zu Lena ist das professionelle hohe Schule der Arznei. Ausser als Heilkundige sind Frauen dem Doktor Theophrastus als unauffällige Gastgeberinnen wie Helena Studer und Helena Schowinger begegnet. Schliesslich als Patientinnen, aufgrund von Andeutungen wohl mehr als einmal Nonnen. Man könnte sich vorstellen: Im Jahre des Heils 1526 öffnen sich ihm die Pforten des Zisterzienserinnenklosters Rottenmünster bei Rottweil. Hier berühren seine reinen Kinderhände feinsalbend den Bauch der ehrwürdigen Äbtissin. Mit einem Präparat aus Mistel und Schöllkraut behandelt er die Krankheit: »So under dem gürtel ein roter reif entspreng, dem nach gelbe bleterlin, demnach uberlangst fallen löcher ein im selbigen reif mit brennen und röte und fast trucken, so sag das zinzilla sei« (IV, 276. Nach der Meinung des Pharmaziehistorikers Otto Zekert[10] ist das Herpes zoster, die Gürtelrose.

Wer ist diese Äbtissin, und hat sie sich tatsächlich in Rottweil von dem vorüberziehenden Arzt behandeln lassen? Gemäss einem Dokument im Generallandesarchiv Karlsruhe aus Salemer Archivbeständen erwähnt ein Pfründverzeichnis von 1525 einen »Beichtiger und Kaplan zu Rottenmünster, geordnet unter den Herren Jodocus Necker, Abt von Salem und Frau Anna Blätzinn, Äbtissen daselbst 1525«[11]. Über diese Äbtissin hat Verwaltungsdirektor Hans-Josef Birner von der psychiatrischen Klinik Rottenmünster auf Anfrage in Erfahrung gebracht, dass sie die Rottweiler Klausur gelegentlich verliess, um ein klostereigenes Weingut in Ebringen (ca. acht Kilometer von Freiburg im Breisgau) zu besuchen. Birner: » Die jeweilige Äbtissin hat, soweit dies vom Salemer Vaterabt genehmigt wurde, die Klausur in Rottenmünster verlassen, um die auswärts liegenden Besitzungen, in der Regel aus einem besonderen Anlass (Bau von Gebäuden usw.) zu visitieren. So könnte sie über Ebringen auch nach Freiburg gelangt sein, um sich dort von Paracelsus behandeln zu lassen«[12]. Da Hohenheim sich in der zweiten Jahreshälfte 1526 nachweisbar in Baden-Baden und Strassburg aufhält, ist eine Behandlung im Raum Freiburg allemal wahrscheinlicher als in Rottweil. Dabei liegt die Berührung der Patientin, noch dazu einer so hochgestellten Sakralperson, ausserhalb des ärztlichen Brauches. Wichtig sind korrekte Diagnose und Hinweise zur Therapie, zum Beispiel mit einem Opodeltoch-Pflaster (IV, 276). Die praktische Arbeit bleibt den pflegeerfahrenen Schwestern überlassen. Anna Blez von Rotenstein, Base ihrer Vorgängerin Adelheid Blez, Tochter Johanns von Rotenstein und der Barbara Becht von Aldingen, ist von zäher Gesundheit. Sie überlebt die Behandlung noch um fünf Jahre und stirbt am 16. März 1531 nach dreissigjähriger Amtszeit[13].

Bei Hohenheim sind indes die Erinnerungen an kranke Nonnen nicht die besten. Ärger finanzieller Art oder die Besserwisserei der Schwestern hat ihm wahrscheinlich zu schaffen gemacht. 1528 rät er in der Erneuerung des hippokratischen Eides davon ab, in Nonnenklöster arzten zu gehen. Fest hält er am Grundsatz, »frauen hülf selber zu erzeigen« (VI, 181), was wohl heisst, über die Diagnose hinaus selber Hand anzulegen, was jedoch bei Nonnen vorläufig nicht möglich zu sein scheint. Über deren klösterlichen Stand hat er sich ohnehin nicht schmeichelhaft ausgelassen. Die zölibatäre Lebensweise sieht er nur bei Männern als sinnvoll an, und zwar nicht als Mönche, sondern als Apostel und Ärzte[14]. Gegen den Zölibat der Frau spricht, ausser katechetischen Überlegungen nach Art der Reformatoren, das Wesen der Frau aus der Wurzel Matrix, mithin das in Sankt Gallen verfasste Herzstück der paracelsischen Lehre zu diesem Thema. Diese betont sehr stark das Unsichtbare. Für eine ausgewogene Darstellung ist es indessen angebracht, uns zuvor mit der sichtbaren Frau bei Paracelsus zu befassen: die Frau von Kopf bis Fuss. Wertvolle Dienste dafür leistet das ungedruckte, 578 Seiten starke Wörterverzeichnis zur deutschen medizinischen Fachsprache des Paracelsus von Karl-Heinz Weimann (Erlangen, 1951)[15].

Der sichtbare Körper der Frau, die »sichtigen glieder«, unterteilen sich in »orte« und »stätten«, wovon wir hier nur einen kleinen Ausschnitt geben können aus dem gewaltigen paracelsischen Wortschatz, der sich jedoch im Bereich der Anatomie nicht als schöpferisch, sondern schlicht als repräsentativ für das Frühneuhochdeutsche erweist. Das Gesicht wird »antlitz« oder »angesicht« genannt, mit »stirn«, »wange«, »backe« und »kinn«, im Detail das »stirnbein«, die

»hirnschale« oder »kopfschale«, »nasenbein«, »gewölbe der nase« mit den »nasenlöchern«, aus denen gemäss alter Säftelehre das sogenannte Phlegma fliesst. Bei Frauen ist von »spitzen näslin« spöttisch die Rede. Nicht zu vergessen sind die »orläpplein«, die »kinnbacken«, das »maul« mit den »lefzen«, bei Frauen alemannisierend »lefzlin« genannt, ferner die »zungenspitze«, das »zäpflein« und die »mandel« im Rachen. Dem Arzt fallen die »adern an der stirn« auf, die »schlafadern«, auch die »hinteren adern des hauptes«[16].

Wenn Madame die Hand gibt, sieht man die »adern der hände« gleich, auch die«höhle der hand« mit dem »ballen« und den fünf Fingern, nämlich »daumen, zeigefinger, mittelfinger, goldfinger, kleiner finger«, auch die Nägel und die »nagelwurz«. Der Arm erstreckt sich über den Ellenbogen zur »uchse«, Achsel, in deren Höhlen sich »lachende adern« befinden wie an andern »kitzlichen enden und stätten«.

Die »haut« der Frau steht für die äussere Weltgrenze eines in sich geschlossenen Wunderwerks, zu den Magnalia der Schöpfung gehörig. Sie hat Poren, die »schweisslöcher« genannt werden. Das »fell« steht für die inneren Häute, wie »hirnfell«[17] wohl als Hirnhaut. Dies muss jedoch nicht unbedingt allgemeiner Sprachgebrauch sein. Hans von Waldheim, dem Brunnenmeister der Stadt Halle an der Saale, springt 1474 bei seinem Besuch bei Niklaus von Flüe in Sachseln in die Augen: Ehefrau Dorothea von Flüe ist »eyne suberliche junge frawe... und hat eyn suberlich angesichte und eyn glat vel«[18]. »Eyn glat vel«,ein glattes »fell« meint also hier die äussere Haut.

Am Rumpf wird die ganze obere Vorderseite »brust« oder »dicke« genannt. Aufmerksamkeit verdienen das »grüblein«, »herzgrüblein«, die »höhle zwischen den rippen«. Es ist ein Jammer, wie die Basler Vorlesungen grandios ausführen, dass die »brüste«, die zarten »tüttlein« mit den »wärzlein« anfällig sind für »ein weitleufige röte mit eröfnung, stinkendem eiter, hizig, in die fleche gelöchert,... etwas anhengig düpfel, knoden... und vil schüss und punctiones darin, so sag, dass es der krebs seie, aus der gleichnus von einem gesotnen krebs genomen« (VI, 263).

Etwa in der Region des »gürtels«, wo zum Beispiel die Gürtelrose wütet, befindet sich der »nabel«. An den Seitenpartien die »seite«,

»lende«, »hüfte«, auch »huft«, wie man in der Schweiz sagt. Der Rücken ist das »hinterteil«, nach Weimann nicht zu verwechseln mit »gesäss«, »arsch« und »arschbacken«[19]. Alles noch gute Ausdrücke in der Zeit Hohenheims.

Vorne unten befinden sich die »heimlichen orte«, auch »heimlichkeit« genannt[20]. Ein vieldeutiger Begriff. Unter den Heimlichkeiten der Frauen versteht man im Spätmittelalter, besonders seit Hildegard von Bingen und Albertus Magnus, alles, was mit der weiblichen Sexualität zusammenhängt. Der »schoss« wird äusserlich umgeben von Schamhaaren, bei Mann und Frau »räuhe« genannt, von »rauh« abgeleitet. Die äussere Scham, die Vulva, heisst »fud«, über Jahrhunderte ein brauchbarer Ausdruck, im Schweizerdeutschen als »Füdli« nur noch selten in der ursprünglichen Bedeutung verständlich, heute eher für den begehrten Hinteranblick gebräuchlich. Im Detail genannt finden wir die »fudlappen« (Schamlippen) und das »fudloch«. Bei diesem Ausdruck kann es sich Hohenheim nicht verkneifen, ihn im polemischen Zusammenhang im Streit mit männlichen Gegnern auch schimpflich und vulgär zu gebrauchen (VIII, 57). Dabei ist das »fudloch« der ehrwürdige Eingang zur »mutter«, »bärmutter«, also den inneren Geschlechtsorganen, nicht zu verwechseln mit der Matrix, dem Schlüsselbegriff zu Wesen, Gesundheit und Krankheit der Frau. In diesem Zusammenhang fällt auf, dass die Diskussion über das Hymen, das Jungfernhäutchen, wie auch generell über die Anatomie der Jungfrau nicht geführt wird, obwohl »Jungfrau« für Hohenheim spirituell und auch medizinisch wichtig ist. Zum Beispiel, wenn es in einer Basler Vorlesung heisst, ein zum Nähen zu gebrauchender Faden müsse von einer Jungfrau gsponnen sein – es sind dies Anweisungen, die mit kultischer Keuschheit ältester Medizin zu tun haben[21]. Unter den Adern im Intimbereich fällt die »rosenader« auf, die mit der Menstruation in Zusammenhang gesehen wird[22].

Als »britsche«, einem älteren Ausdruck für Vulva, werden die Gesamtheit der Knochen des Hüftgürtels und des Schambeins bezeichnet[23]. Die Beine mit den oberen Extremitäten setzen mit der »schlicht« an, dem Oberschenkel, auch »diech« oder »dicke« genannt, wegen der starken Gestaltung besonders bei der erwachsenen

Frau. Über Knie, Kniekehle, Schienbein mit den auffälligen »adern am schienbein« geht es mit heute noch allgemeingebräuchlichen Ausdrücken weiter abwärts zum Fuss mit seinem Adersystem, den Fersen, Höhle der Fersen, den Zehen, zuletzt zur kleinen Zehe, wobei nicht klar ist, ob diese auch zu den »kitzlichen enden und stätten« gehört. Dies anzugeben, das muss der Leser bei der Lektüre Hohenheimscher Anatomie und Pathologie sich immer vergegenwärtigen, ist sowieso nicht Sache des Lehrbuchs, sondern kommt der je eigenen persönlichen Erfahrenheit zu, zu welcher der Lehrer Theophrastus seine Schüler ermuntert.

Insgesamt dürfen wir bei Beschreibungen der skizzierten Art noch nicht einen Genauigkeitsgrad erwarten, der modernen Ansprüchen genügt. Auch von der bahnbrechenden Vesalschen Anatomie sind wir noch weit entfernt. Zu einem holistischen, ganzheitlichen Stil gehört es, dass neben reiner Beobachtung Kommentar und Hintergrund, auch makrokosmischer Art, vielfach einbezogen sind. Über die medizinische Sprache des Paracelsus hat sich einer der berühmtesten Germanisten, Friedrich Gundolf, ausgelassen: »... die Einheit von Wahrnehmung und Deutung... verwirrt seinen Stil, da er noch nicht die ausgebildete Sprache hat, um die sinnlichen und gedanklichen, die emotionalen und rationalen Antriebe seines Wissens zu gliedern... Es handelt sich dabei nicht, wie man missverstehen könnte, um den... Gegensatz zwischen analytischer und synthetischer Wissenschaft, sondern lediglich um die stilistische Gliederung des Wahrnehmungsganzen, um das Vor- und Zurücktreten des jeweils Entscheidenden, um die scharfe Abgrenzung des Gesehenen vom Gedachten,... um die Säuberung des einen Gesichtseindrucks von Bestandteilen eines andren, um geistige Perspektive. All das kennt Paracelsus noch kaum; er steht stilistisch noch auf der Stufe der gotischen Maler mit ihrem Nebeneinander ohne Perspektive. Wir mögen die Seelenfülle, die Ausdruckstiefe, die Lebenslauterkeit, kurzum den Gehalt solcher Maler den Virtuosenstücken der späteren vorziehen: das ändert nichts an der *technischen* Überlegenheit auch flacherer Nachfahren. So fehlt es Paracelsus an technischer Fertigkeit des Wahrnehmens«.[24]

Zu diesem Urteil, das mangels geduldiger Lektüre der Originaltexte etwas hart erscheinen mag und manches präzis und einmalig Beobachtete ausser Acht lässt, sind Differenzierungen nötig. Im Hinblick aber auf das, was Gundolf »Seelenfülle«, »Ausdruckstiefe« und »Lebenslauterkeit« nennt, gehört das Sankt Galler Buch über die Matrix gewiss zu den bleibenden Werken in der Geschichte der Frauenmedizin.

Das vierte Buch Paramirum von der Matrix

Unter Para-Feminismus wollen wir auf gar keinen Fall die wissenschaftliche Erörterung der Frage verstehen, welche »stätten« und »enden« der Frau »kitzlich« seien und welche nicht. Schon näher liegt, im Anschluss an die drei ersten Paramirum-Bücher, eine Redeweise, die man etwas salopp die Chemie der Geschlechter nennen könnte. Dabei liegen Vorstellungen, wie Johann Wolfgang von Goethe sie in den *Wahlverwandtschaften* entwickelt, noch bei weitem näher als moderne biochemische Modelle. Ins Zentrum der Erörterung, auf den Hauptschauplatz von Krieg und Frieden der Geschlechter führt uns die Sankt Galler These: »... dergleichen so ist auch ein ander anatomei in den frauen als in den mannen, ursacht aber die besondere physica...nim für dich, dass das hirn der frauen frauenhirn ist und nicht manneshirn, ir herz frauenherz und nicht mannesherz. das ist ein underscheid, der dir vor den augen ligen sol. besich eusserlich die frauen gegen dem man und sich, was eins gegen dem andern sei und schau, ob du nicht findest, dass ein frau ein besonders vom man und ein man ein besonders von der frauen« (IX, 186).

In den Hauptzügen heisst das: Frauen haben eine andere innere und äussere Anatomie als die Männer, und dies bedeutet eine je spezielle Pathologie. Nimm zur Kenntnis, dass das Gehirn der Frau ein Frauenhirn ist und kein Männerhirn, ihr Herz ein Frauenherz. Schau dir die Frau nur schon mal von aussen an, vergleiche sie mit dem Mann, und du wirst finden, dass Mann und Frau sich wesensmässig unterscheiden. In diesem Zusammenhang entwickelt Hohenheim in Sankt Gallen auch noch das Wort »frauengeist« (IX, 297), einen Grundbegriff für »weibliche Geistesart« (Weimann)[25], welcher sich bei geisteskranken Frauen häufig als negative Vorstellung (Imagination) auswirkt, jedoch keineswegs grundsätzlich. Eine Qualifikation der Frauen etwa im Sinne eines Ausschlusses von höheren geistigen Tätigkeiten ist damit, wie noch zu zeigen sein wird, nicht gegeben.

Der Gesamtzusammenhang, innerhalb dessen die Diskussion um den Frauengeist, das Frauenhirn, das Frauenherz und die »fräuische arznei« (IX, 193) verläuft, ist die Lehre von der Matrix. Dieser Begriff, der sich im 17. Jahrhundert zur Bedeutung von Gebärmutter im Sinne von Uterus verengt, später für mathematische Determinanten steht, bei Heisenberg, Born und Jordan in die theoretische Physik eingeht, bei Maritain ästhetisch und bei Thomas S. Kuhn allgemein wissenschaftstheoretisch gebraucht wird, ist bei Hohenheim ein analogisches Schema[26]. Es würde, zumal im heutigen Sprachverständnis, in die Irre führen, in der paracelsischen Vorstellung von der Frau vor allem eine Gebärmutter mit Aussenhaut zu sehen. Matrix, der zentrale Bildbegriff für das Wesen der Frau, steht im Zusammenhang mit der grossen Welt: »Die mutter ist ein ding, das nichts anders ist als ein beschlossen welt, die sonst nicht gemeinschaft hat mit den andern und ist doch dieselbige. dan die welt ist und war die erste creatur, der mensch war die ander, die frau die drit« (IX, 179).

Gemäss dieser kosmosophischen Anthropologie gibt es drei Welten: Die Natur als Gesamtheit der materiellen Welt, den Menschen allgemein, die Welt der Frau als Matrix. Diese ist die »kleinest und die hinderste welt« (IX, 180), was für den Kenner der Sprache der Mystik alles andere als eine Abwertung ist, weil gerade das Grösste sich in der Verborgenheit des Kleinsten offenbart. Auch medizinphilosophisch gilt, dass die Frau der grossen Welt näher steht als der Mann, welcher sich weiter von der Natur entfernt hat (IX, 182). Matrix meint die ganze Frau, nicht nur die im engeren Sinne mit der Fortpflanzung und Nährung des Kindes zusammenhängenden Organe. In dem Sinne ist die Frau der Kern der Welt, das kleinste Mysterium Magnum: Sie wird von der eignen Haut umschlossen, »dan das in derselbigen ist, das ist matrix« (IX, 192). Von der Matrix wird ferner, unter Einschluss biblischer Überlegungen, gesagt: »also seind drei matrices: die erste das wasser, auf dem der geist des herrn tragen ward, und dasselbige war die matrix in der himel und erde beschaffen worden. darnach ward der himel und die matrix Adae (Adams), der durch die hant gotes gemacht ward. und dem man ward die frau ein matrix aller menschen bis in das ende der welt« (IX, 192). Neben der Kosmologie klingen einmal mehr die letzten Dinge an, die eschatologische Perspektive der Frau als »letzter Welt«. Aus der Sicht des »wünschelrutenpropheten« (IX, 230), der die Dinge ähnlich wie der Wünschelrutengänger aus dem Licht der Natur deutet, wäre die Verkündigung eines kommenden Zeitalters der Frau eigentlich konsequent, doch geht das Buch *Paramirum*, trotz Zukunftsperspektiven, nicht so weit.

Im Zusammenhang mit den drei Arten der Matrix bleibt die makrokosmische Basis, die Auffassung von der Materie, zu reflektieren. Das Wort steht nicht zufällig im Zusammenhang mit dem lateinischen »mater«, also Mutter. Für die philosophische Diskussion ist charakteristisch, dass Denkfehler und dogmatische Vorstellungen über die Materie regelmässig zu fatalen Ideologiebildungen führen, angefangen von der in der Gnosis, besonders dem Manichäismus, üblichen Verteufelung der Materie über die Frauenfeindlichkeit mancher neuplatonischer und idealistischer Weltmodelle bis zur faktischen Vergottung der Materie beim Marxismus-Leninismus.

Obwohl Hohenheim in mancher Beziehung dem Neuplatonismus und der Gnosis (spätantike Selbsterlösungsideologie mit dem Dualismus eines guten und bösen Reiches) nahe steht, liegt nichts ihm ferner, als die Materie als schlecht hinzustellen. Entsprechend handelt es sich auch bei der Matrix nicht um etwas Negatives beziehungsweise Böses, obwohl es zu viel verlangt wäre, »Frauenfreundlichkeit« im heute aus feministischer Perspektive geforderten Ausmass voraussetzen zu wollen. Es führt auch nur zu Missverständnissen, wenn ältere Auffassungen vordergründig in »fortschrittliche« und »zeitgebunden-rückständige« unterteilt werden, wobei dann zum Beispiel die traditionell-scholastische Lehre von der Frau als »halber Kreatur«, die bei Thomas von Aquin ebenso vorkommt wie bei Hohenheim, regelmässig falsch verstanden wird. Diese Theorie spiegelt nicht nur das Hingeordnetsein der Frau auf den Mann wieder, wie es in der mittelalterlichen Gesellschaft Realität ist und wie es bildlich in der Frau, die aus der Matrix Adams gekommen sei, ausgedrückt ist. Hintergrund ist generell der platonische Mythos vom Menschen als Mängelwesen, was beide Geschlechter betrifft. Dieser Mythos wird in Platons Dialog *Das Gastmahl* dem Komödiendichter Aristophanes in den Mund gelegt: Danach hat Zeus den ursprünglich mann-weiblichen, jedenfalls doppelgeschlechtlichen Menschen wegen Überheblichkeit und Selbstgenügsamkeit in zwei Hälften gespalten, von denen jede der andern nachläuft. Im Sinne dieses Mythos ist jeder Mensch, der für sein Glück einen Partner braucht, eine »halbe Kreatur«. Richtig ist, dass diese conditio humana in der Scholastik im Bezug auf die Frau mit Nachdruck betont wird. Sie wird nicht zufällig sehr viel stärker an den Spesen der menschlichen Geschlechtlichkeit beteiligt. So weit der allgemeine geistesgeschichtliche Hintergrund der Lehre von der »halben Kreatur«, welche sicher nicht aus einer negativen Wertung von Matrix und Materie entspringt.

Analog zum Vorgang der Menschwerdung aus der Matrix lehrt die paracelsische Schrift *Philosophia ad Athenienses*, dass »alle geschöpf aus einer materien komen«(XIII,390). Die Stellen, welche als Beleg für die Ungeschaffenheit der Materie, eine aristotelische Lehre, genommen werden können, finden sich nicht zufällig in den bezüglich der Echtheit umstrittenen Schriften, zum Beispiel *De natura rerum* (XI, 360). Typisch für die Bücher aus dem Paracelsistenkreis ist weniger die »Verfälschung« der Lehre des Meisters, viel eher die Neigung zu dogmatischer Überpräzisierung. Authentisch auf Hohenheim zurück geht nicht die Lehre von der Ungeschaffenheit der Materie, vielmehr deren Sichtweise als »Grosses Mysterium« (mysterium magnum), welche von den frühen Ausarbeitungen bis zur *Astronomia Magna* bezeugt ist. Die »materia aller ding« ist bild- und eigenschaftslos: »nicht ein begreiflichkeit auf keinerlei wesen gestelt, noch in kein biltnus formirt. auch mit keiner eigenschaft inclinirt, dergleichen on farben und elementische natur«. Diese Urmaterie ist der innerweltliche Urgrund aller Geschöpfe. In diesem Zusammenhang spricht die spätere Paracelsus-Schule in Vorwegnahme von Goethes Ausdrucksweise im zweiten Teil des *Faust*-Dramas von Müttern und sogar, ein grossartiges Bild, von der Grossmutter aller Sterne: »dis mysterium magnum ist ein muter gewesen aller elementen und gleich in solchen auch ein grossmuter aller stern, beumen und der creaturen des fleischs. das aus dem, wie von einer muter kinder geboren werden, also auch vom mysterio magno geboren seind alle geschöpf von entpfintlichen und unentpfintlichen und aller andern gleichförmig. und ist mysterium magnum ein einige muter aller tötlichen ding« (XIII, 390). Diese Formulierungen, welche gleichzeitig das Prinzip der Geburt und dasjenige des Todes ausdrücken und als »Grosses Mysterium« preisen, haben ihre Entsprechung im Frühwerk *Volumen paramirum* (I,182 f.).

Im Buch *De Meteoris* werden die Elemente mehrfach genannt (XIII, 131,135,139). Die Farblosigkeit des Wassers und der Luft steht für das allumfassend Unbestimmte des Mütterlichen. Auch das Element Feuer ist eine Mutter (IX,130). Zusätzlich werden die drei Prinzipien Sal, Sulphur und Merkur als »aller dingen muter« (XIII, 163) bezeichnet, was nicht ausschliesst, dass aus ihnen männliche Werke hervorgehen. Das weibliche Prinzip Materie wird im Zusammenhang mit Hagel, Donner und Blitz wiederholt in physikalischer Sprechweise als »massa« (XIII, 190) angesprochen mit ungeheurem Energiepotential, welches der mehrfach gebrauchte Begriff »büchsenpulver« (XIII, 189) verdeutlicht. Über das Verhältnis von Masse und Energie heisst es: »so wissent, dass die selbige massa nichts anderst ist, sonder als eine büxe wol vermacht und beheb, und ie neher der geburt zu, ie fester die haut.« (XIII,190) Gewaltsame Interpreten wie der Schweizer Arzt und Oberstdivisionär Eugen Bircher haben Aussagen wie diese als Modell für die Atomernergie gedeutet[27]. Der Begriff »Büchse« steht bei Sigmund Freud als Symbol für weibliche Geschlechtlichkeit[28]. Wie auch immer, der Arzt, welcher generell etwas vom Menschen verstehen will und von der Frau insbesondere, muss den Makrokosmos, die Umwelt kennen, insgesamt ein guter Naturwissenschafter sein, wie es schon im Buch *Paragranum* als erste Säule der Medizin gefordert wird. Im Sankt Galler *Paramirum*:« Dieweil nun der arzt alein der ist, der got am höchsten preisen und loben kann, so sol er auch am meisten wissen« (IX, 190).

Im Hinblick auf die Frau heisst das: »microcosmam erkennen« (IX, 212). Die weibliche Welt wird, man beachte es, nicht in Männersprache Mikrokosmos genannt, sondern mehrfach »Mikrokosma« (u.a. IX, 210). Gesundheit und Krankheit sind unbedingt im ökologischen Zusammenhang zu sehen: »... was die erden im baum verderbet, verderbet auch matricem, und was den beumen zufelt, das felt auch der matrix zu..« In dem Sinn ist es keineswegs eine Strapazierung der paracelsischen medizinischen Vision, lässt sich zusätzlich durch Belege erhärten, wenn wir sagen: Das Baumsterben und Fischsterben (thematisiert im *Volumen Paramirum)* hängen ursächlich zusammen mit der Krankheit und dem »gross sterben« (I, 186) des Menschen. Es können nämlich allerlei Gifte und giftige Gestirne das mütterliche Grosse Mysterium schädigen: Das ist im höchsten Grad gesundheitsgefährdend (I,184).

In diesem Sinne gilt, dass »aus den frauen alle unser krankheiten herkomen und unser gebresten, elend und jamer« (IX, 188f.). Das hat wiederum mit Frauenfeindlichkeit nichts zu tun, so wenig wie die krankmachenden männlichen Werke männerfeindlich zu interpretieren wären. Es geht schlicht um Umwelt, Gebärmutter und Mutterbeziehung als die möglichen »weiblichen« krankmachenden Faktoren.

An das Geheimnis der Matrix heran führt uns der vielzitierte Satz, der auch am Paracelsus-Denkmal in Einsiedeln zu lesen ist, welches dem erstaunten Touristen anstelle des berühmten Arztes eine Frau und Mutter präsentiert. In der Originalversion: »... und also bedarf das kint keins gestirns noch planeten darzu: sein muter ist planet und stern. der sam muss ein digest haben, das ist im ertrich, das ertrich ist aber kein digest on die sonn«. (I, 179).

Das Kind braucht weder Planet noch Stern – die Mutter ist sein Planet und sein Stern. Gemeint ist zunächst Matrix, der Leib der Frau als mikrokosmische Schutzhülle, weit mehr als einfach das Organ Uterus. In konventionell astrologischem Zusammenhang bedeutet der Satz, dass im vorgeburtlichen Zustand eine Geborgenheit jenseits der Einflüsse von Sternbildern und Aszendenten herrscht, weshalb der Geburtszeit eine angeblich schicksalhafte Bedeutung zukommt. Bei Hohenheims Lehre von der Frau geht es um noch mehr. Die

Mutter schützt das Kind nicht nur, sie prägt es auch, und zwar keineswegs nur physisch. Es ist hier der Ort, die eingangs genannten zentralen Begriffe Frauenhirn, Frauenherz und Frauengeist darzulegen. Die Basis für den Zusammenhang zwischen Frauengeist, Matrix und Menschwerdung wiederum ist der medizinhistorisch bedeutsame Begriff der Imagination. Dieser ist wiederum für die Anschauungen betreffend Zeugung und Geburt sehr wichtig. In Weiterführung des frühen *Buches der Gebärung* wird bei Hohenheim, entgegen der konventionellen antik-mittelalterlichen Auffassungen ein stärkerer, eigenständiger Anteil zugesprochen. In der neuhochdeutschen *Paramirum*-Version von Franz Strunz liest sich das wie folgt: »Der Mann ist der Same, er ist der Same des Mannes und der Frauen, denn der Same ist sein und in ihm, aber die Fürbringung entscheidet die Frau«[29].

In der Matrix wird der Mensch »gebildet, genaturt, aufgericht zu gleicher weis... als in der grossen welt der erste mensch« (IX, 194). Traditionell ist die Frau seit Hippokrates lediglich Gefäss für den Samen, die Zeugung ist allein ein männliches Werk. Zu der Dynamik der Matrix gehört ihre Anziehungskraft, die mit dem Achat und dem Magneten verglichen wird. Diese Vorstellung ähnelt dem Schopenhauerschen Modell vom Willen in der Natur, welcher kraft seiner Dynamik die Dinge in die Erscheinung bringt. Die Möglichkeit der Schwangerschaft hängt von der Matrix ab, ohne ihre Kraft würde die Frau »nit schwanger und bekeme keinen samen von dem man« (I, 295). Auch die Bestimmung des Geschlechts steht unter dem Einfluss der Matrix, wie Sibylle Lenz in ihrer Dissertation nachgewiesen hat[30].

Der entscheidende Faktor in der »Fürbringung« des Menschen als geistige Person, auch ein Gesundheits- und Krankheitsfaktor von unermesslicher Bedeutung, ist für Hohenheim die Imagination der Schwangeren, ihre Einbildungskraft, wie mit einem Kantischen Begriff gesagt werden könnte. In diesem Zusammenhang finden wir eine Vision von den geistigen Fähigkeiten der Frau, die allerdings aufgrund der persönlichen Erfahrungen und der Zeitumstände in einem charakteristischen Konjunktiv gehalten ist. Dabei geht es immerhin um geistige Leistungen, für die Namen wie Platon,

Aristoteles, der führende Renaissance-Musiker Paul Hofheimer aus Salzburg (gest. 1534) und der »Dürer von Nürnberg in der malerei« stehen. Die Imagination der Frau ist nicht nur verantwortlich zu machen für die sattsam diskutierten Missgeburten. Auch das Beste, was der Menschengeist hervorbringen kann, hängt vom Frauengeist ab, einer positiven Imagination. Dabei genüge es für eine Mutter nicht, sich einfach irgendeinen hochbegabten Menschen als Vorbild für ihr Kind vorzustellen in der Hoffnung auf besonders wohlgeratenen Nachwuchs. Dazu brauche es die »erkantnus diser künsten und weisheiten«. Hohenheim zieht in Sankt Gallen Bilanz mit einer Zukunftsperspektive: »So sie solches wissen (wie Platon, Dürer usw.) trügen und die imagination dermassen eintrücket, so würd es nicht widerredet. es gehört aber so vil darzu, das noch bisher unbeschehen ist bliben« (IX, 296).

Man beachte das Wort »bisher«, analog zu »es ist noch nit geflogen worden«. (I, I, 82) Bisher haben die Frauen das Niveau der grossen Philosophen, der besten Musiker und Maler nicht erreicht. Hingegen dank der »erkantnus diser künsten und weisheiten« könnte die Frau dieselbigen weitergeben. Dabei ist zu beachten, dass in diesem Modell auch die hochintelligente Frau als Gebärerin und Mutter gesehen wird. Trotzdem, die Forderung, Platon, Aristoteles, Hofheimer und Dürer nicht bloss zu bewundern, sondern zu verstehen, impliziert im Prinzip den Gedanken der höheren Bildung der Frau. Es sind dies genau die Voraussetzungen, aufgrund welcher der böhmische Pädagoge Ian Amos Comenius Paracelsus als Anreger zu seinem Konzept einer Mütterschule gesehen hat[31].

Die Sehweise der Frau bei Theophrastus von Hohenheim muss weitab von alten und neuen Diskussionen um Überlegenheit oder Unterlegenheit eines Geschlechts gegenüber dem andern beurteilt werden, überhaupt fern von jedem Sexismus. Obwohl es in der ärztlichen Kunst darum geht, das unseren Augen Sichtbare zu bezeugen (IX, 184), gibt es ohne Berücksichtigung des Unsichtbaren keine kompetente Deutung der Zeichen. Die Matrix kann weder auf eine Drüse noch auf die Gebärmutter noch auf die Haut der Frau reduziert werden: »So wissent, dass ich von unsichtigen dingen rede; denn wer ist es, der in der anatomia matricis gesehen hab?« (IX, 177) Betont wird: »Was sol man sagen von der matrice, dass sie unsichtbar ist und niemand sicht ir erst materiam: denn wer kann das sehen, das vor im gewesen? wir alle kommen aus der matrix, nie keiner hats aber gesehen, dan sie ist gewesen vor dem menschen« (XI, 190).

Dieser Hinweis auf das Geheimnis ist nicht einfach abzutun als Negation der Arbeit am Sektionstisch. Die Unsichtbarkeit der Matrix hat mit einem erkenntnistheoretisch begründeten Nichtwissen zu tun, mit der grundlegenden Befangenheit gegenüber einem Thema, das uns alle betrifft. Diesem gegenüber verbleibt im menschlichen Auge ein blinder Fleck. Es wird nie eine objektive Theorie der Frau geben, am allerwenigsten von Männern.

Ein Grundirrtum nach Hohenheim wäre, die Frau einfach von den Geschlechtsorganen zu deuten. Dies hiesse, die Matrix, »so unden im leibe ligt, für die ganze« zu beschreiben und im übrigen die Frau innerlich und äusserlich dem Mann gleichzusetzen. Dies wäre nichts als das Geplärr eines Arztes, der am äusseren Augenschein hängt und vergisst, »dass die welt ein loch hat, dadurch gottes hant aus dem himel in sie greift und macht in ir, was er wil, und dass er also die frauen zu einer welt gemacht hat!« (IX, 195). Eine Sicht der Dinge, die als »para-medizinisch« und »para-feministisch« angesprochen werden darf. Dabei wird für die konkrete ärztliche Arbeit mehrfach die Mahnung erhoben, männliche und weibliche Zeichen bei der Krankheitsdiagnose sorgfältig auseinanderzuhalten. Dies führt dann zur Forderung einer »fräuischen arznei«, einem Begriff, der in dieser Bedeutung bei Hohenheim scheinbar erstmals in der deutschen Sprache auftaucht (IX, 193)[32], obwohl zum Beispiel die »weiblichen« Signaturen der Heilpflanzenbotanik (etwa Melisse) sicher vorparacelsisch sind.

Um die Sichtweise im *Paramirum* zu würdigen, muss auf den Wechsel der Perspektive in der Geschichte der modernen Medizin verwiesen werden, abgesehen vielleicht von sogenannten alternativen Strömungen. Schon einer der bedeutendsten Paracelsisten überhaupt, der Niederländer Johann Baptist van Helmont (1579–1644), interpretiert die Lehre von der Matrix in einem verhängnisvoll verengenden Sinne: »Nur der Uterus macht die Frau zu dem, was sie ist«. Noch radikaler formuliert der moderne Klassiker und

Jahrhundertarzt des positivistischen Zeitalters, Rudolf Virchow (1821–1902), Begründer der Zellularpathologie und fortschrittlich-liberaler Abgeordneter in Bismarcks Reichstag. Dieser Mann, der schon zu Lebzeiten für sein Denkmal probt und sich mit dem englischen romantischen Dichter Robert Browning über Paracelsus unterhalten haben soll, gibt in seiner Studie *Der puerperale Zustand. Das Weib und die Zelle* (1848) geschichtsmächtig zu Protokoll: »Das Weib ist eben Weib nur durch seine Generationsdrüse; alle Eigenthümlichkeiten seines Körpers und Geistes oder seiner Ernährung und Nerventätigkeit: die süsse Zartheit und Rundung der Glieder bei der eigenthümlichen Ausbildung des Beckens, die Entwicklung der Brüste bei dem Stehenbleiben der Stimmorgane, jener schöne Schmuck des Kopfhaares bei dem kaum merklichen, weichen Flaum der übrigen Haut, und dann wiederum diese Tiefe des Gefühls, diese Wahrheit der unmittelbaren Anschauung, diese Sanftmuth, Hingebung und Treue – kurz, Alles, was wir an dem wahren Weibe Weibliches bewundern und verehren, ist nur eine Dependenz des Eierstocks.«[33]

Hier wird aus paracelsischen Ahnungen scheinbares Wissen, aus der Metaphysik des Weibes dessen Physik. Die unsichtbaren Voraussetzungen werden, für Hohenheim unzulässig, auf das Sichtbare reduziert. Aus elementischen Müttern, mit Energiepotential wie Donner und Blitz, werden deutsche Hausfrauen, und wenn es mit der Treue doch nicht ganz klappen sollte, hat man immer noch Pistolen wie der prominente Major von Ardenne alias Innstetten in Fontanes Roman *Effi Briest*[34]. Die These vom Weib als Funktion seiner Generationsdrüse bezeugt anschaulich, wie Hohenheim nicht nur kaum zum medizinischen Fortschritt von heute beigetragen hat, sondern wie in diesem Fall gleich doppelt hinter ihn zurückgegangen wird. Die Erklärung des Weibes durch Drüsen ist eine Nachfolgetheorie eben der Säftelehre, die Hohenheim seit seiner ersten Vorlesung ein Leben lang bekämpft hat.

Die Theorie von der Matrix, die in Sankt Gallen ihre Mitte, aber nicht ihren Abschluss erreicht, hat Weiterungen in die verschiedensten Themen der Frauenmedizin, übersteigt schliesslich den ärztlichen Bereich in Richtung Philosophie und Theologie. Mit der Lehre von der Matrix hängen eng zusammen: die Anschauung betreffend Empfängnis und Geburt, die Erklärung der Menstruation, die Forderung nach einer speziellen Ernährung der Frau, die spezifisch weiblichen Krankheitszeichen, die Heilmittelbotanik und anderes. Im Grunde muss auch die hyperkatholische Lehre von Maria als Mutter des Schöpfers, die viel weiter geht als irgendein Papst es je zugelassen hat, in diesem Zusammenhang gesehen werden: »Gedenk, dass ein Frucht muss ein Boden haben, ein Erden, ein Acker. Nun ist Christus die Frucht, Maria der Acker, der ihn tragen hat. Gott ist der Samen.« (PR, 164). »Acker« steht als Bildbegriff für Matrix. Diese ist im Rahmen des Schöpfungsprozesses so wichtig, dass die kühne These gewagt wird: »Gott der Vater hat ein Weib gehabt vor allen Dingen. Wenn er kein Weib gehabt hätt', so hätt er den Sohn nit gehabt. Also wär der der Heilig Geist auch nit.« (PR, 163) In diesem Zusammenhang ist noch anzumerken, dass in einer Dreifaltigkeitsvision von Niklaus von Flüe der Heilige Geist – wie es scheint – sich als Frau offenbart[35].

Obwohl die Matrix nichts Übernatürliches ist, kommt ihr Heiligkeit zu, ist grösste Ehrfurcht angebracht. Die Matrix, das Ewig-Weibliche, umgibt uns wie die Luft (IX, 177), die wir nicht sehen, aber empfinden können. In diesem Zusammenhang steht der Satz, es sei den Augen nicht nur das Sehen befohlen, sondern auch das Empfinden (IX, 177). In anderen Zusammenhängen wird, sehr naheliegend und traditionell, das Element Wasser als spezifisch weiblich bezeichnet. Die Frau wird archetypisch mehrfach als ein »Meer« bezeichnet: »die frau ist nichts anderes dan das meer, in dem vile fische seind« (IX, 190). Diese Meer-Analogie hat nicht nur mit den Gezeiten der Menstruation zu tun. Die Matrix ist das Wasser, über das der Heilige Geist mit dem göttlichen Schöpfungswort braust: »zu gleicher weis wie er (der Geist Gottes) getragen wirdt auff dem Wasser, also tragen wir Menschen ihn auff Erden und auff dem Wasser, welchen Geist nie keiner gesehen hat noch sieht: Und ist der, der da ist in der Matrix der Menschen, das ist in der Frauen. Darumb sie nicht sollen zu Hurerey gebraucht werden, denn da ist der Geist, der von dem Herren kommt, zu dem er auch wieder geht.«[36]

Es wäre eine fälschliche Übertragung moderner Kategorien,

wollten wir annehmen, Frau oder Mann könnten in dieser Theorie irgendwie individualistisch bzw. isoliert gesehen werden. Der Mann ist gemäss *Paramirum* der »undere himmel« der Frau, nicht in irgendeinem kitschigen Sinne, sondern in der Bedeutung von Schicksal, eventuell auch Verhängnis, was dann bis zur Hysterie führen kann. Darum wird angemahnt: »Eine Frau einer guten Art der Gesundheit, die ist zu behüten vor dem untern Himmel, das ist vom Mann.«[39]

Die Detailprobleme im Zusammenhang mit Menstruation, Ernährung, Therapie und auch Hysterielehre, die ins Kapitel der Psychiatrie gehört, können hier nur angedeutet werden. »Die Menstruation wird... ähnlich wie bei Hildegard von Bingen als Reinigungsvorgang, als Entschlackung von innen heraus und als Befreiung der Matrix von ihr schädlichen Substanzen aufgefasst« (Lenz). Mit Nachdruck wendet sich das Buch *Paramirum* gegen die Auffassung, das Menstruationsblut sei auf irgendeine Weise als Heilmittel verwendbar. Eine gute Beschreibung der Allgemeinbeschwerden bei der Menstruation wie Rückenschmerzen, Drücken im Bauchgrübchen, etliche Sorten von Kopfweh sowie Müdigkeit vor dem Einsetzen der Blutung finden wir in den Basler Vorlesungen(V, 258). Befremdlich wirkt hingegen die Partie über Frauenbisse in der »Umgebung« von Hundsbissen, Rossbissen, Krötenbissen, Schlangenbissen und Spinnenbissen, wobei ausdrücklich auf die Giftigkeit des Bisses der menstruierenden Frau verwiesen wird (V, 387). Hier scheint noch altgnostische Frauenverteufelung mitzuschwingen, wenn nicht einfach gemeint ist, dass Frauen zur Zeit der Menstruation etwas aggressiv sein können.

Dass für die Frau ein Makrokosmos eigener Arcana bereitstehe, bleibt ein für die Heilmittelforschung interessanter Ansatz, obwohl hier kaum von einer paracelsischen Errungenschaft gesprochen werden kann. Fruchtbar ist der Hinweis auf das eigene Ernährungssystem und den eigenen Durst der Frau, was im Prinzip nicht weit von modernen ernährungswissenschaftlichen Diätempfehlungen steht, die für Mann und Frau zum Beispiel unterschiedliche Empfehlungen im Hinblick auf das Kalorienbudget abgeben und auch sonst zu Differenzierungen neigen.

Wichtig für die Frauenmedizin bleibt, ähnlich wie bei der Anwendung homöopathischer, allopathischer und geistheilender Prinzipien, dass man die sogenannte »fräuische arznei« nicht stur zu einem Dogma erheben darf. Selbstverständlich gibt es Bereiche der Praxis, bei denen auch die Frau »männisch« behandelt werden kann und soll, zum Beispiel im Falle einer von Männern übertragenen Krankheit (IX, 214).

Nicht zur Sprache kommt im *Paramirum* das Thema Hexen. Dazu hat der Paracelsus-Kenner Sepp Domandl 1990 die These aufgestellt, Paracelsus billige die Hexenverbrennungen, wobei als wichtigster Beleg ein Satz aus dem von Karl Sudhoff für »sicher unecht« gehaltenen Buch *Philosophia occulta* (XIV, 539) herhalten muss[38]. Für diesen 1570 von Michael Schütz, genannt Toxites, veröffentlichten »okkultistischen Kram« (Sudhoff, XIV,S. XXIX) gilt die Bemerkung von Bartlome Schowinger, dass über Doktor Theophrastus jede Menge unechtes Schrifttum zirkuliere.

Die mutmassliche Unechtheit des expliziten Belegs für Hohenheim als Befürworter der Hexenverbrennung ändert wenig daran, dass er an der Realität von Hexerei an zahlreichen Stellen seines Werks festhält, besonders in der *Astromomia Magna* und im Zusammenhang mit Wetterzauber in der Schrift *De meteoris*. In den echten Schriften wird aber nicht die Verbrennung als das angemessene Mittel gegen Hexerei empfohlen, sondern Magneten und Korallen (II, 45). Die Feststellung von Hexerei als etwas scheinbar Selbstverständlichem muss im Gesamtwerk proportional gesehen werden, zum Beispiel zum Lob der Nymphen, die bei Luther und anderen Reformatoren nichts als Teufelswerk sind.[39] Insgesamt überwiegen die positiven Aussagen über die Frau und die Werke der Frauen bei weitem.

Aufhorchen lässt der Schluss des Buches *Paramirum*, eine der wenigen polemischen Partien. Hier wird festgehalten, dass Gott den Arzt geschaffen habe und die Arznei aus der Erde, was aber leider für die verderbten Vertreter der Schulmedizin nicht gelte: »Euch hat Leipzig, Tübingen, Wien, Ingolstadt beschaffen..., das ir schmeckent ist weder kalt noch warm« (IX, 229). Ist sich der Verfasser eigentlich bewusst, dass er damit dem Empfänger der Widmung, dem früheren Rektor der Universität Wien, eine unverblümte Ohrfeige gibt? Die

Stelle lässt vermuten, dass das vierte Buch über die Matrix für Vadians Prüfung wohl kaum vorgesehen ist, möglicherweise zu einem Zeitpunkt geschrieben, da die ersten drei Teile beim Stadtarzt und Reichsvogt bereits durchgefallen sind. Darum erheben sich die letzten Zeilen zu einer trotzigen Wissenschaftsutopie. Typisch für mehr als eine Sankt Galler Schrift die Vergleichsebene des Musizierens und des Fliegens. Über die medizinischen Klassiker wird gesagt: *Wenn ihre Schriften Pfeifen wären, es müsste einer ein guter Organist sein, der mir ein Liedlein darauf spielen könnte! Denen geht es wie den Geometern , die entwickeln seltsame Zirkel und Instrumente, die sich selber treiben, und auf diese Weise fliegen sie mit ihren Instrumenten! Die Rösser sind hölzern, wenn es aber ans Reiten geht, so ist es Gaukelwerk.* (IX, 229/30, neuhochdeutsch)

Stücheli, der sagenhafte Spielmann, lässt grüssen. In Sankt Gallen hat einer der Stadt und dem Erdkreis ein einzigartiges Buch über die Frau schenken wollen. Zur Erinnerung, »dass der Mann sehe, wie gross sein Herkommen sei« (IX, 183), und zur Mahnung an alle Wissenschaftler zur sokratischen, paracelsischen und kantischen Demut. Unser elementares Nichtwissen: »Was den Menschen fabriziert, sieht niemand« (IX, 184). Darum können wir auch nicht wissen, was eine Frau ist.

Para-Psychiatrie oder von den unsichtbaren Päpsten

> Hilff got durch deinen heiligen bittern tot /
> das ich nicht mer werde verstoret.
> Aus dem Buch der Heiligen Dreifaltigkeit

Jedes Zeitalter hat seine ihm eigene epochale Neigung zum Wahnsinn. Dabei kommen regelmässig Problemlagen zum Vorschein, denen man selbst irrenhausintern nicht mehr Meister wird. Auch ist nicht gesagt, dass jeder Generation der ihr angemessene Psychiater zur Verfügung steht. Sigmund Freud steht repräsentativ für die Psychiatrie des verklemmten Bürgertums der Belle Epoque vor dem Ersten Weltkrieg. Mehr als hundert Jahre vor ihm ist Franz Anton Mesmer (1734–1815), der sanfte Therapeut, ein Paracelsist mit dem Rufe eines Scharlatans, in Diagnose und Therapie einer der fortschrittlichsten Spezialisten im Zeitalter des Rokoko. Der Magnetopath und Glasharmonikavirtuose darf als der Mozart unter den Psychiatern gelten, nicht unverdient widmet dieser ihm das Singspiel *Bastien und Bastienne.* Für den Geisteszustand der Reformationszeit hat sich Theophrast Bombast von Hohenheim als weitgehend zuständig ausgewiesen.

Werden die Modernen vielfach zu Narren wegen ihren ideologischen Hirngespinsten, nicht selten auch im Ego-Trip narzisstischer Selbstverwirklichung, schnappt man im Mittelalter und auch noch in der frühen Neuzeit mit Vorliebe aus Glaubensgründen über, genauer aus dem »misbrauch aus den kreften unsers glaubens« (IX, 265), wie Hohenheim in Sankt Gallen klar macht. Ein Beispiel betrifft die Sehnsucht nach dem Rösten und Geröstetwerden. Zum Wahnsinn der Epoche gehört das mit gewaltigen Worten angeklagte abgöttische Schreien nach Blut, dieses »töt, henk, prinn, ertrenkh« (II, 3, 174), womit Katholiken und Protestanten sich selber auf Gegenseitigkeit ins Unrecht setzen. Nicht minder psychopathisch sind diejenigen, für die das Motto des heiligen Laurentius Devise ist: Dreh' mich um und brat mich auf der andern Seite auch! (IX, 283)

Anfällig für diese Art von religiösem Fanatismus sind Wiedertäufer (IX, 281), die sich ihres »kibs« wegen (Keifen, Wahnrausch) mit Begeisterung verbrennen lassen. Dieses gesuchte Martyrium gehört zu den grossen Einbildungen, mit denen der Glaube den Leib krank macht (XI, 265). Es hat nichts zu tun mit dem Martyrium, das der Kritiker als Grenzfall menschlicher Existenz aus der Gnade gelten lässt: »der von seins worts wegen sterben wil, der muss gewaltig im heiligen geist uberfliessen, derselbig stirbt seliglich« (IX, 281). Ein solches Martyrium darf auf keinen Fall vorsätzlich gesucht werden, weil der Christ dadurch um seine Hauptaufgabe, die Werke der Barmherzigkeit, gebracht wird, als da sind: Kranke pflegen, Hungernde und Durstige sättigen, Nackte kleiden, Landfahrer beherbergen, die Toten begraben. Der Vorrang des ärztlichen Werkes der Barmherzigkeit ist es vor allem, was Hohenheim davon abhält, seine Lebensaufgabe mit der Publikation theologischer Schriften zu gefährden: »Mein mund hab ich zugehalten, damit mir das wetter und der donder nit in acker schlüge« (II,3, 171).

Das gesuchte Matryrium ist ein Bestandteil des wiedertäuferischen spirituellen Fundamentalismus, der ab Mitte der zwanziger Jahre des 16. Jahrhunderts in Deutschland und in der Schweiz für einigen Aufruhr sorgt. Für den orthodoxen Protestantismus macht das Täuferwesen vielfach mehr Ärger als die Auseinandersetzung mit den Altgläubigen[1]. Heinrich Bullinger verfasst rund fünfzig theologische und politische Schriften gegen die Täufer, darunter als wichtigste 1531 die Streitschrift *Von dem unverschamten fräfel*. Typisch ist, dass es in der Täuferfrage Hardliner und scheinbar Gemässigte gibt. In Zürich gilt Jud wegen seiner Radikalität als weniger täuferfeindlich und damit schon als halber Täuferfreund, desgleichen Dominik Zili in Sankt Gallen, der Pionier des reformierten Kirchengesangs und Verwandte von Christian Studers Frau Helena. Desgleichen gehört Hohenheim sicher nicht zu den radikalen Täufergegnern, zumal er das Problem eher medizinisch als theologisch angeht. Der Vorschlag, die Täufer mit Musiktherapie von der Gefahr des religiösen Wahnsinns abzuhalten (II,I, 106), dürfte nicht weit von Zilis Vorhaben entfernt sein, gutreformierte Spiritualität musikalisch aufzufangen. Radikale Reformatoren haben beim Bildersturm jeweils gleich noch die Orgel ausgeräumt, auch in Sankt Gallen. Und was ist, kann man mit Heinrich Heine fragen, eine protestantische Kirche ohne die Orgel?

Um Hohenheim als Psychiater seiner Epoche zu verstehen, muss man sich in das theozentrische Weltbild versetzen, welches für die Reformation mehr massgebend ist als für den Durchschnitt der Tendenzen in der Zeit der Renaissance. Die Reformation denkt mit dem Vorrang der Offenbarung eindeutig »mittelalterlicher« als zum Beispiel der italienische Humanismus. Die Wiedertäuferbewegung ist noch radikaler, weil es sich um eine volkstümliche Reformation handelt ohne den für die protestantischen Glaubensführer typischen meist sehr soliden humanistischen Hintergrund. Das Resultat ist im Extremfall die Haltung, eben nicht nur die vordere, sondern auch die hintere Seite rösten zu lassen. In der modernen Welt geschieht dies auch, nur nicht zur Ehre Gottes, sondern in gedankenloser Selbstanbetung des Menschen.

Die überdurchschnittlich aufklärerische und zugleich visionäre Analyse über Krankheit und Glaubenswahn schreibt Hohenheim nieder im Buch *Von den unsichtbaren Krankheiten.* Als Beitrag zur Psychopathologie des Fundamentalismus hat dieses Werk weniger Staub angesetzt als der grösste Teil der wissenschaftlichen Publikationen aus dem 16. Jahrhundert. Von den fünf Teilen ist der zweite leider verschollen. Die für eine Schrift aus Hohenheimscher Feder relativ leichte und frische Lesbarkeit hängt damit zusammen, dass es sich diesmal nicht um eine einsam entwickelte Theorie handelt, sondern um ein Thema, das in Sankt Gallen und Zürich in den Jahren vor 1531 hitziges Stadtgespräch ist. Ein Gegenstand nachgerade für eine Art Boulevard-Humanismus, wenn wir die süffigen Schilderungen Kesslers dafür nehmen wollen.

Kesslers Bericht, noch abgestützt durch Prozessakten und weitere Zeugenaussagen, gibt ein Gemälde religiöser Verrücktheiten, das in der Geschichte der Schweizerischen Eidgenossenschaft einmalig ist. Dabei löst man in Sankt Gallen das Wiedertäuferproblem im Regelfall nicht mit dem Henker, sondern mit Disputationen, Geldbussen, Irrenhaus und Wegweisung, Massnahmen, die grösstenteils bei vergleichbaren Vorkommnissen auch heute noch verhängt würden.

Das Täuferwesen, mit seinen durchaus veschiedenartigen

Schwerpunkten in Norddeutschland (Münster) und in Böhmen hat in der Schweiz ein drittes eigenständiges Zentrum, das von der Zürcher Landschaft weit in die Ostschweiz und nach Süddeutschland ausstrahlt, auch ins Bernbiet und in den Jura. In Zürich realisiert man früh, dass der täuferische Fundamentalismus die Reformation in der Substanz herausfordert als Frage um Sein oder Nichtsein, zumal es ausser um religiöse noch um politische Fragen geht. Nichts ist dem republikanischen Geist der Zürcher Reformation so zuwider wie Anarchismus, Kommunismus und Mystizismus. Wenn Disputationen und gutes Zureden nichts nützen, werden aus den Wiedertäufern Wiedersäufer gemacht, ein damals gebrauchter Ausdruck. Mit anderen Worten: die Ertränkung ist neben dem Erhängen, Köpfen und Verbrennen eine in Anwendung gebrachte Strafe. Zu den Opfern der Verfolgung gehört der »erzwidertoufer« (KS, 148) Felix Manz, der am 5. Januar 1527 spürt, wie kalt die Limmat sich anfühlt. Der einflussreiche Prediger Georg Blaurock, später im Tirol hingerichtet, wird mit Peitschen aus der Limmatstadt gejagt. Die Hinrichtung oder Vertreibung der Führer, die keineswegs als religiöse Wahnsinnige abgetan werden dürfen, bremst die Radikalisierung keineswegs, im Gegenteil.

In Sankt Gallen und Umgebung, zum Beispiel Sturzenegg[2], gibt es zu dieser Zeit Episoden, bei denen dem frommen Berichterstatter fürwahr die Haare zu Berge stehen. Es fängt harmlos an, mit ein paar Bibelstellen, zum Beispiel »Wenn ihr nicht werdet wie die Kinder« (Mt. 18.3). Schnell gesagt, aber Fundamentalismus heisst nun einmal, die heiligen Texte radikal wörtlich in die Praxis umzusetzen. Noch während der Predigt eines Wiedertäufers fangen sie an, »fürnehmlich wibsbilder« (KS, 152), mit allerlei kindischen Gebärden, springen auf, klatschen in die Hände, schmeissen die Kleider weg und setzen sich nackt und bloss auf den Boden, lassen sich putzen wie Kinder, schmeissen Äpfel herum und ziehen an einem Faden Tannzapfen der Erde entlang. Schliesslich hauen sie sich die Haare ab, weil diese zum sündigen Ärgernis werden könnten. Nicht genug dieser Auftritte, die erst noch mit »gspottlichem gelächter« erfolgen. Weil die Schrift aus dem Geiste gelebt werden müsse und nicht aus dem Buchstaben, schmeissen die Täufer das Neue Testament ins Feuer. Gearbeitet wird auch nicht mehr, sondern alles soll Gottes Willen überlassen bleiben.

Auffällig ist, wie in dieser Sankt Galler Walpurgisnacht des Täuferwesens die Frauen nun plötzlich Hauptrollen spielen. Nach dem Vorbild von Margarita Hattinger aus Zollikon, die sich für Gott hält, erklärt die Sankt Galler Jungfrau Magdalena Müllerin: »Ich bin Christus, der Weg, die Wahrheit und das Leben«. Ihre zwei Gespielinnen, wie Kessler sie nennt, Barbara und Verena, lassen sich nicht aus dem Happening wegdrängen. Zitternd und mit Schaum vor dem Mund verkündet die eine »mit grusamer stim« (KS, 154): »Ei, ei, warumb betrübt ir den hailigen gaist also!« Der anderen läuft der Leib ganz rot an wie eine Rose, sie schwitzt, dass man ihr den Gürtel und die Kleider öffnen muss, damit sie nicht erstickt. Eine Martha gibt sich ebenfalls als Jesus Christus aus auf der Suche nach zwölf Jüngern. Verena gibt bekannt, sie müsse nun gemäss der Apokalypse den Antichristen gebären, zieht sich gleich nackt aus wie Barbara, die nun Petrus genannt wird. Und dies vor allem Volk! Nackt predigt sie vor den Männern von Sankt Gallen, bis sie einen erblickt, der nicht gafft, sondern denkt, wenn diese Frau nur ihre Scham bedecke. Diesem droht sie »grusam und zorniclich«, als wolle sie ihn zerreissen. Verena ruft aus: »Judas muss sich erhenken!« Da springt einer auf, um ebendies zu tun, doch schlägt er den Kopf so hart an die Tür, dass er wieder auf andere Gedanken kommt. Verena läuft nun selber fort, man fürchtet um ihr Leben. Einige laufen ihr nach, finden sie ganz durchfroren in einem Bach, dies vierzehn Tage vor Weihnachten.

Zum widertäuferischen Glaubenswahn gehört die fromme Hurerei. Gemäss einem Sankt Galler Protokoll sollen nicht weniger als fünf Männlein und fünf Weiblein auf der Kirchenempore (von Sankt Laurenzen?) »einander hergenommen« haben. Am 11. März 1526 werden sieben Personen verhört, die auf dem Brühl (damals eine grosse Wiese vor der Stadt) im Hemd und Unterhemd herumgelaufen, einander »gehalst« und beieinander gelegen hätten[3]. Oft genannt in den Akten und bei Kessler ist das ekstatische »Sterben«. Bei einer in der *Sabbata* berichteten Weltuntergangsorgie kommt es zu totalem Exhibitionismus und Gruppenunzucht mit der wiedertäuferischen Begründung, das Bibelwort vom schlechten Ruf der

Jünger Christi müsse in Erfüllung gehen. Verena wird schliesslich im Seelhaus dingfest gemacht, an eine Kette gelegt, was sie nicht hindert, eine Fensterscheibe einzuschlagen. Schreckliche Lästerungen kommen aus ihrem Mund. Das Seelhaus, nicht zu verwechseln mit dem Tobstübli des städtischen Spitals, dient üblicherweise als Übernachtungsstätte für mittellose Landfahrer, zur Zeit der Wiedertäuferkrise offensichtlich als provisorisches Irrenhaus. Ausser Frauen werden auch Kinder vom religiösen Wahn befallen. Sieben- und achtjährige Buben und Mädchen fallen nieder, liegen zwei bis drei Stunden wie bewusstlos (das »Sterben«), um nachher Zungenrede aus dem Alten und Neuen Testament zu praktizieren (KS, 159).

Die schrecklichste, weil gewalttätige Geschichte betrifft die Brüder Schugger. Nach Kessler hat Thomas Schugger in einem entsetzlichen Spiel von Martyrium seinem Bruder Leonhard rituell den Kopf abgehauen (KS, 160). Eine andere Version sieht in dieser Bluttat eher eine Spontanhandlung religiösen Wahnsinns[4]. Die Ahndung der Bluttat wird von Vadian dazu benützt, im Gebiet der Stadt die endgültige Scheidung zwischen Reformierten und Täufern voranzutreiben[5]. Der Täter Thomas Schugger empfindet seine Hinrichtung bis zuletzt begeisterungsvoll als gesuchtes Martyrium, so wie er seinem Bruder als Vollstreckung des Willens Gottes den Kopf abgeschlagen haben will. Wegen dem enthemmten Verhalten zur Rede gestellt, das sich bei Frauen in provozierend gezeigter Sexualität, bei Männern gewalttätig äussert, antwortet in Kesslers Bericht eine in »grobe hury« verstrickte verrückte »Jungfrau«: »Gleisner (Heuchler), was urteilst du? Wir sind dem Fleisch abgestorben und durch den Tod hindurchgegangen. Was wir tun, geschieht nicht aus unserem Willen, sondern aus dem Geist und Willen Gottes des Vaters«. (KS, 162 f.)

Weitere Muster wiedertäuferischen Glaubenswahns sind öffentliche Sündenbekenntnisse, besonders häufig und zum Ärger des Partners Ehebruch, Wegwerfen von »harbändli, bendel, juppen, schluten und kragen« sowie demonstratives Verweigern des in einer Kleinstadt üblichen Grüssens. Einer gemeinmittelalterlichen Tradition, die in der Sektengeschichte bis in die neueste Zeit registriert wird, gehört das orgiastische ekstatische Tanzen an, allein, paarweise oder in Gruppen. In einer Untersuchung aus dem Jahre 1832, *Die Tanzwuth, eine Volkskrankheit des Mittelalters*, spricht der Verfasser J.F. G. Hecker Paracelsus das Verdienst zu, sich als erster unter ärztlichen Gesichtspunkten mit dem sogenannten Sankt-Veits-Tanz befasst zu haben[6].

Sicher ist, dass die Sankt Galler Bücher *De causis morborum invisibilium, das ist von den unsichtbaren krankheiten und iren ursachen* (IX, 251) den Kontext des Wiedertäuferskandals voraussetzen. Auf die Geschehnisse wird nur in allgemeinen Worten angespielt, zum Beispiel der »glaubengeist im tanzen und springen« (IX, 281), das abgöttische Ehebrechen und die Beschwörung des Judas (IX, 337). Den Sekten wird allgemein vorgeworfen, das Evangelium »in ein engs garn« (IX, 337) zu stricken, im Sinne eines kleinlichen Bibelverständnisses. Der konkrete Hauptvorwurf betrifft, wie bereits ausgeführt, das gesuchte Martyrium. Zugleich wirkt im angesprochenen Kontext die Warnung keineswegs banal, bei den Frauen, Disteln und Schlangen doch nicht nur das Negative sehen zu wollen. Wer um die wunderbare Heilkraft der Distel wisse und das Arcanum in der Schlange (IX, 330), könne erst recht nicht »einer frauen feint sein, sie sei gleich wie sie wol? dan mit ihren früchten ward die welt besezt, darumb sie got lang leben lasst, ob sie gleich gar ein gall (Galle) were« (IX, 330). Metaphorisch wird der Charakter der Frau ausser mit Distel und Schlange noch mit Brot (das zu langem Leben beiträgt) und dem Feuer verglichen, ein Element, das bezwungen werden muss, wenn es zum Guten gereichen soll.

Diese nicht allzu schmeichelhafte Bemerkung ist nicht in dem Sinne zu verstehen, dass die »unsichtbaren Krankheiten« speziell die Frauen betreffen würden. Natürlich gibt es gemäss der paracelsischen Anthropologie die Frauenabteilung der Medizin, sie kommt im Zusammenhang mit der Imagination bei Empfängnis, Schwangerschaft und Geburt im dritten Teil zur Darstellung. Anlass und Hauptteil der Schrift, »von den dingen, so dem menschen aus dem glauben zufallen« (IX, 260), gehören aber keiner speziellen »fräuischen arznei« an, sondern in den Bereich der allgemeinen Lehre von den Krankheitsursachen.

Zunächst steht das Buch im Zusammenhang mit den *Paramirum-*

Schriften, was die Vorrede deutlich zum Ausdruck bringt. Erwähnt sind die ersten drei Bücher über die Prinzipien Sal, Sulphur und Merkur, mit denen die sichtbare Welt auf Erfahrungsgründen erforscht werden könne. Es sei notwendig, »auch den andern teil des andern halben menschen zu beschreiben«, gemeint ist die unsichtbare Hälfte der menschlichen Realität. Dieses Unsichtbare sei greifbar, aber nicht sichtbar, erkenntnistheoretisch der Wissenschaft (dem Licht der Natur) anheimgegeben und nicht dem Glauben (IX, 252). Die Lehre vom unsichtbaren Menschen hängt bei Hohenheim zentral, aber nicht ausschliesslich, mit der Pathologie und Therapie der Geisteskrankheiten zusammen. Dieses grosse Thema beschäftigt ihn schon seit den Anfängen und bis in die späteste Zeit. Wichtig ausser den Sankt Galler Ausarbeitungen sind zum Beispiel das frühe *Volumen Paramirum, Das siebente Buch in der Arznei, Von den Krankheiten, die der Vernunft berauben* sowie mehrere Kapitel über Besessene, Mondsüchtige, Schlafwandler und die Entstehung von Geisteskrankheit allgemein in der als echt geltenden *Philosophia Magna* (XIV, 28–100).

Die Grundanschauung des Sankt Galler Konzeptes geht davon aus, dass der Mensch die sichtbare Natur erfahren, in der unsichtbaren aber sich mit dem Glauben zurechtfinden oder verirren kann. Die wissenschaftliche Textsorte kann als Religionspsychologie oder Religionspathologie bezeichnet werden.

Ein gewaltiges Stück Religionspathologie betrifft das Apostelwort vom Glauben, der Berge versetzt (Kor. I, 13), welches Hohenheim aus psychiatrischer Sicht mit Grund ernst nimmt. Im Vergleich zur Körperkraft ist die Stärke, die der Mensch aus dem Glauben entwickeln kann, unvergleichlich grösser (IX, 260). Das hat enorme Konsequenzen für Gesundheit und Krankheit. Durch den Glauben wird der Mensch an Stärke allen Geistern gleich. So wird es möglich, den Berg Olymp ins Rote Meer zu schmeissen oder den Ozean auf den Ätna zu entleeren und dergleichen, wenn Gott es zulässt (IX,261). Auch die titanische Stärke Samsons im Alten Testament steht für die Glaubensmacht (IX, 263). Wenn der Mensch es sich stark genug einbildet, kann er Berge und Hügel an seinem Wege wegräumen und auf Ebenen gehen (IX, 264). Da wird indes der

Psychiater deutlich: Gott will keineswegs, dass wir die Berge wegräumen, er will, dass sie dort stehen, wo er sie hingestellt hat! In ihrem Missbrauch des Glaubens aber halten sich die Menschen nicht daran: »Nun aber werfen wir einander den berg in den schenkel, in bauch und dergleichen und ist nienen kein glid in uns, das sicher vor dem berg sei, und nienen kein krankheit, der berg muss auch hinein« (IX, 269).

Es ist dies eine grandiose Verbildlichung des Ens spirituale, der Krankheitsursache als Wirkung des Geistes und des Willens, wie sie sich am stärksten in der Glaubenskraft offenbart. Diese, das sagt Hohenheim deutlicher als andere gläubige Wissenschaftler, ist eine ambivalente, also zwiespältig-gefährliche Angelegenheit. Der Psychiater kann diese irrationale Glaubenskraft nicht leugnen. Am besten ist es, sie therapeutisch zu kanalisieren: Was den Berg in das Meer hineingeglaubt hat, muss ihn auch wieder hinausglauben an seinen Platz. Das ist die Kunst der Arznei in diesen Krankheiten (IX, 270). Heilung durch Glauben mag nützlich sein, doch gilt als letzte theologische Begründung: »Wir sollen durch unseren glauben nit gesunt werden sonder durch götliche barmherzigkeit« (IX,268).

Das Herumschmeissen der Berge steht für einen missbrauchten Glauben als Weg zur Selbstvergrösserung, einen Wahn, dem die Menschen zu ihrem psychischen und physischen Verderben nicht selten kollektiv verfallen. Um diesen gruppendynamischen pathologischen Machtfaktor am Beispiel der Wiedertäufergeschichte deutlich zu machen, lohnt es sich, den von Elias Canetti in *Masse und Macht* entwickelten Begriff der Befehlserwartung anzuführen.

»Befehlserwartung« ist eine Haltung von Menschen, denen viel verboten ist, zum Beispiel Soldaten oder Mekkapilgern. »Wir harren deiner Befehle, Herr, wir harren deiner Befehle!« ist die Losung der gläubigen Massen, die auf dem Berge Arafat, dem Berg des Erbarmens, stehen[7]. Die Wiedertäuferinnen und Wiedertäufer von Sankt Gallen befinden sich zwar nicht auf einem solchen Berg, warten aber auf nichts anderes als auf den Befehl, der ihnen einzeln und als Gruppe alles erlaubt. Aus diesem Grund löst ein Bibelwort wie »Wenn ihr nicht werdet wie die Kinder« eine permissive Lawine aus. Ein religiöser Massenwahn, wozu dem modernen mennonitischen Kirchenhistoriker Heinold Fast in den Sinn gekommen ist: »Die Geschehnisse wären der Gegenstand für die Untersuchung eines Psychiaters«[8]. Diesen Psychiater hat es 1531 schon gegeben. Gemäss seiner Diagnose gehört es zu den gefährlichsten Geisteskrankhheiten überhaupt, mit dem Glauben Berge versetzen zu wollen; eine Meinung, die bei genauer Betrachtung von Korinther I, 13 durchaus mit dem Neuen Testament konform geht.

Die Analyse der krankhaften Neigung, sich durch Missbrauch des Glaubens in den Wahn der Macht zu stürzen, ist nur eine Seite der paracelsischen Religionspathologie. Nicht minder wichtig ist die Anprangerung des Irrglaubens, eine Plage oder Strafe von Gott und Heiligen zu wähnen, wenn zum Beispiel Krankheiten »Sankt Veltens Sucht«, »Sankt Quirins Busse«, »Sankt Johanns Rache« und dergleichen genannt werden. Es stehe hinreichend fest, dass solche Krankheiten aus der Natur stammten, nicht aus der Unnatur, wie die Prediger über solche sogenannte Busskrankheiten gereimt hätten (IX, 277). Dieses Engagement steht in der Tradition medizinischer Aufklärung seit Hippokrates, auf die sich Hohenheim in diesem Zusammenhang ausdrücklich beruft (IX, 269). Es ist nicht seine Meinung, Krankheit habe mit Lebenswandel, Sünde und göttlichem Fegefeuer schlechthin nichts zu tun. »Sant Veltins siechtag«, die Epilepsie, als Rache des Himmels zu sehen, wäre jedoch gleichbedeutend mit dem Werfen eines Berges ins Meer. Was die abergläubischen Therapien betrifft, schliesst Hohenheim einigen Erfolg nicht aus, wenn der entsprechende Glaube daran vorhanden ist. Ähnliches gilt für die Quirinsbusse (Ölschenkel) und das Antoniusfeuer (Unterschenkelgeschwür). Wachsfiguren und andere volkstümliche sympathetische und magische Mittel werden nicht ausdrücklich abgelehnt, aber in ihrer Bedeutung relativiert.

Aus sozusagen aktuellem Anlass kommt der Veitstanz zur ausführlichsten Darstellung. Über diesen ist auch in den andern Werken zur paracelsischen Psychiatrie einiges gesagt. Die systematische Darlegung des Problems, im Sankt Galler Buch vorausgesetzt, findet sich im dritten Kapitel der Frühschrift *Von den Krankheiten, die der Vernunft berauben*. Darin wird der Veitstänzer anstelle eines von Dämonen und Teufeln Besessenen zu einem echten Kranken[9]. Drei

Formen des Veitstanzes werden unterschieden (II,407): erstens die Chorea aestimativa oder Chorea imaginativa (Wahntanz), zweitens die Chorea lasciva (geiler Tanz), drittens die Chorea coacta oder Chorea naturalis (konstitutionelle Tanzsucht).

Die Chorea aestimativa oder imaginativa entspricht bereits dem, was im ersten Teil des Buches *Von den unsichtbaren Krankheiten* Missbrauch des Glaubens genannt wird. Nicht Heilige oder Dämonen schicken diese Krankheiten, sondern die menschliche Einbildung (aestimatio oder imaginatio), verbunden mit einem »zornmütigen« Affekt. Dieser führt schliesslich zum Tanz, bei welchem dem Patienten »sein vernunft genomen und verkert« wird. Wichtig ist, dass die Tanzsucht auch dann aufkommen kann, wenn keine individuelle Vorstellung erzeugt worden ist, allein aus Nachahmung. Menschen, die das Werk des Tanzes hören und sehen, werden dadurch in Vernunft und Sinnen überwältigt (II, 408).

Die Chorea lasciva oder der geile Veitstanz hat seine Ursache in der »leichtfertigkeit des gemüts und mit verhengung des willens« (II, 439). Auch hier ist die Einbildungskraft sozusagen choreographisch tätig. Und zwar handelt es sich um die laszive Vorstellungskraft, die schon in der paracelsischen Syphilistheorie im Rahmen einer komplizierten Ursachentheorie eine Rolle spielt. Hauptsächlich sind Frauen betroffen, weil sie »kreftiger imaginiren«. Für Hohenheim ist klar, dass die Frau über mehr sexuelle Energie verfügt als der Mann. In dieser Sorte Veitstanz spielt die »verwilligung« eine Rolle, gemeint ist die Neigung und Einwilligung des Menschen in die Wollust. Die Therapie strebt den Entzug der Geilheit an durch Enthaltsamkeit, Isolierung, Nahrungsentzug, wobei sich der Arzt bewusst sein muss, dass der Patient auf diese Weise in eine schwere Depression verfallen kann.

Diese hat den Zweck, als neue Krankheit die alte zu verdrängen. Um dann die »melancholei« ihrerseits zu vertreiben, soll dann allmählich das »hart leben« gemildert, die Speise täglich ein wenig gebessert werden. (II, 441) Eine listige Psychiatrie! Bemerkenswert daran ist die klare Erkenntnis, dass Isolation bzw. Irrenhaus den Patienten zusätzlich krank machen.

Die Chorea coacta oder naturalis entsteht aus konstitutionellen

Ursachen. Eine Rolle spielen dabei die »lachenden adern«, die wir im Zusammenhang mit den »kitzlichen enden« des menschlichen Körpers bereits vorgestellt haben. In diesen spielen sich alchemische Prozesse ab, die zu Anfällen pathologischer Freude führen können. Durch Schlagen oder Lassen dieser Adern »kompt dem menschen ein lachen zu, dem er nicht widerstehen mag«. Der Spiritus in den Adern lasse den Kranken hüpfen und rasen. Schliesslich, »aus dem wüten kompt ein küzlen demnach ein lachen«. Der besagte Spiritus habe eine ähnliche Wirkung wie Branntwein (II, 408). Für diese Art Veitstanz kommen ein paar massive Drogen zur therapeutischen Anwendung, zum Beispiel die Quintessenzen von Opium und Mandragora (Alraunwurzel), ferner Pfefferessenz, Margaritenwasser, Margaritenöl, Taumellolch (Lolium), auch Trinkgold und Edelsteinstücke (II, 442). Bemerkenswert ist, dass im Sankt Galler Buch *Von den unsichtbaren Krankheiten* Rezepturen nur eine Nebenrolle spielen, so dass der Leser unter diesem Gesichtspunkt enttäuscht bleibt. Vergessen wir nicht, dass mit Theophrastus Paracelsus kein biederer Vorläufer von Kräuterpfarrer Künzli ein paar Rezeptlein offeriert.

Aus der Sicht der Sankt Galler Darstellung ist der Veitstanz ein Beispiel für eine Glaubenskrankheit, mit der sich die Menschen als cholerische Krieger und melancholische Ketzer (Goldammer)[10] sich selber für Götter achten (IX, 268). Davor sind auch Frauen nicht gefeit, wie die Berichte von Kessler illustrieren. Stark betont wird bei Hohenheim das Gruppendynamische, Ansteckende, ausgehend von einer primären Einbildung, unsichtbare Päpste genannt, die ähnlich wie die sichtbaren Päpste Herren und nicht Knechte sein wollen (IX, 347).

Nicht nur den Glaubenswahnsinn deutet er, auch eine Psychologie der kriegerischen Aggression als eine Art Veitstanz entwirft er in der *Auslegung der Zehn Gebote* (PS, 310f.) und im Konzept zum Buch *Von den unsichtbaren Krankheiten*. Hier lesen wir eine These, deren fürchterliche Frappanz sich erst im 20. Jahrhundert voll erfüllt hat, im Zeitalter der totalen Mobilmachung der Massen. »Du findest ein man, der kann reden, dass im alle welt zulauf, und hört im zu. nu wiss, dass das maul ein magnet ist, zeucht an sich die leut in der kraft. du findest ein man, der wil kriegen, dem laufen die leut zu, der ist nun auch ein magnet der krieger, solche magnet seind sichtbar und lebendig und menschen!« (IX, 356f.) Sätze von hoher Aktualität. Hans Magnus Enzensberger nimmt den gleichen Gedanken auf, wenn er die magnetische Wirkung eines Typus, den er »Feind des Menschengeschlechts« nennt, auf frustrierte Massen analysiert, handle es sich nun um Deutsche oder Araber, Hitler oder Saddam Hussein[11]. Zur Ironie der Geschichte gehört es indes, dass am 24. September 1941 Hohenheim im *Völkischen Beobachter* auf der gleichen Seite, da von der »grössten Kriegsschlacht aller Zeiten« berichtet wird, von Reichsgesundheitsführer Dr. Leonardo Conti in schrillen Tönen beansprucht und gepriesen wird[12].

Der historische Ursprung des Veitstanzes wird durch eine Geschichte aus der Antike illustriert. Eine Frau namens Trophaea, schwierig und launisch, besonders gegen ihren Mann, wehrt sich gegen dessen Befehle durch Simulieren. Sie erdichtet eine Krankheit, die ihr gerade gelegen kommt. Sich auf das Tanzen verlegend, sagt sie, sie könne nicht mehr leben ohne Tanzen. Dies behauptet sie umso lieber, weil sie weiss, dass den Mann nichts so sehr verdriesst wie das Tanzen. Und so »hupft sie und sprang auf, sang und lelet und was dem mane am ubelsten gefiel, und nach ausgang des tanz so fiel sie nider dem mane zu leid, zablet eine weil und schlief darnach« (IX, 278).

Das »lelen«, eigentlich »lölen«, »herumlölen« für herumalbern ist ein heute noch gebräuchlicher kräftiger alemannischer Ausdruck. Wichtig am Fortgang dieser Geschichte ist der Übergang einer eingebildeten zu einer wirklichen Krankheit. Dies ist für Hohenheim sogar das Grundmuster krankhaften Glaubens. So entstehen nach seiner Ansicht viele Krankheiten, nicht nur der Veitstanz, wobei dann Massenwahn und Verzweiflung die Sache um ein Vielfaches verschlimmern. Ausdrücklich wird in diesem Zusammenhang die Massenpanik gegenüber der anrückenden Pest genannt (IX, 279). Solche Fälle bringen Ketten und Banden über die Menschen, in denen sie zappeln (IX, 280). Eine pathologische Wirkung der Springwut als kollektiv auftretender Geisteskrankheit bei den nun ausdrücklich genannten Wiedertäufern ist der Wegfall der natürlichen Todesfurcht, das Gegenteil des Zustandes echter Heiliger, die nach Hohenheim vor dem Tode zittern und nur schweren Herzens vom Leben lassen. Ein Heiliger springt nicht tanzend in die Flammen (IX, 282). Zur wahnhaften Verzauberung dieser unechten Märtyrer gehört es auch, dass sie Zeichen selber setzen wollen, die Gott zu setzen hat, ein gewichtiges theologisches Argument (IX, 281). Fürwahr ein Beispiel, wie der Berg ins Meer geglaubt wird, aber nicht wieder hinaus (IX, 282).

Eine der tiefsinnigen massenpsychologischen Ahnungen über die eigenwilligen aufgeblähten Köpfe der Veitstänzer betrifft den »grunt aus dem neidischen herzen und mugen niemants das sein lassen zu lieb werden« (IX, 280). Ressentiment, elementarer Neid, Missgunst als eine Grundstruktur für das Entstehen von Massenwahn. »Dan die treume der neidischen menschen werden wahr« (I, 223), hat Hohenheim in seinem Grundlagenwerk zu den Krankheitsursachen *Volumen Paramirum* einige Jahre vorher schon formuliert. Ob er mit dem Hinweis auf die krankmachende Wirkung des Neides die Wiedertäufer richtig eingeschätzt hat, muss dahingestellt bleiben. Wichtiger erscheint, dass das angedeutete psychologische Modell Jahrhunderte später bei Friedrich Nietzsche, Max Scheler und Helmut Schoeck zum Zentrum modernen soziologischen Denkens geworden ist[13]. Dass Neid ideologiebildend ist, ein enormes Aggressionspotential freisetzt und Bestandteil nicht weniger moderner Veitstänze ist, kann schwerlich bestritten werden.

Im Zusammenhang mit krankhaften Entwicklungen aus dem Missbrauch des Glaubens äussert sich Hohenheim möglicherweise als erster medizinisch über die Pathologie von Heiligenerscheinungen. Eine Problematik, die mit Lourdes, La Salette, Fatima und Medjugorje in der modernen Zeit an Bedeutung sogar gewonnen hat. Wir würden den Psychiater des Reformationszeitalters mit einem Aufklärer verwechseln in der Annahme, er leugne solche Erscheinungen. »Ein ja, zehen nein, ein mal wahr, zehen mal erlogen« (IX, 284), ist seine Stellungnahme zur Grundsatzfrage. Der Glaube, der solche Bilder erzeugt, wird mit der Schnitzarbeit religiöser Künstler verglichen, die bei Hohenheim nicht pauschal verurteilt wird. Ein solches Bildnis gebe dem Glauben eine Wünschelrute in die Hand, das ist »die fliegend art des glaubens« (IX, 284). Der Grundirrtum wäre, eine Heiligenerscheinung für den Heiligen selbst zu halten statt für das Bildnis desselben. Das wäre genauso zu verurteilen wie das Anbeten hölzerner Götzen (IX, 284). Die These stellt einen Diskussionsbeitrag dar, der jedoch innerhalb der katholischen Kirche so wenig Widerhall gefunden hat wie die eigenwillige Theorie zum Fasten des heiligen Niklaus von Flüe.

In Anbetracht der Probleme, welche in den Kapiteln über die *Unsichtbaren Krankheiten* angesprochen werden (darunter noch generell die Einbildungen bzw. Neurosen der Frauen, das Problem der Mumie, gemeint Wirkkraft der menschlichen Leiche, das Wallfahrtswesen, die Wachsmagie und anderes), wird es nicht verwundern, dass der fünfte Teil, die Therapie betreffend, mit keinen Patentrezepten aufwarten kann. Wäre dies der Fall, Hohenheim müsste mit Recht als der Scharlatan gelten, als der er während vielen Generationen angesehen worden ist.

Anstelle von Rezepten und Therapiemodellen ist der ganze fünfte Teil hauptsächlich ein medizinethischer Aufruf gegen die Kräfte der Verzweiflung, aus welchen die unsichtbaren Krankheiten meistenteils hervorgehen. Jeglicher Art undifferenzierter Problemlösung, so insbesondere den beliebten magischen Zeremonien, wird eine entschiedene Absage erteilt. Dies ist jedoch keine Absage an die Magie, sondern nur an die Zeremonien, wodurch die »kunst magica« verdorben worden sei (IX, 344). Dabei werden spezielle therapeutische Begabungen nicht geleugnet. Der eine kennt Wundsegen, ein anderer kann ein Kraut beschwören, ein dritter Liebende trennen oder vereinen (IX, 347). Auch der Buchstabenzauber ist anerkannt. Wichtig bleibt, wie schon im vierten Kapitel gesagt, »dass die philosophei noch nie recht erfunden worden ist, die ding werent sonst langest bei den heiden verstanden worden, auch bei den arzeten«. Die Philosophie meint hier ein System, von dem her man die unsichtbaren Krankheiten wirklich verstehen und behandeln könnte, also geprüfte Wissenschaft.

So bleibt es bei einigen Hinweisen, zum Beispiel, den Teufel nicht allzu sehr zu verteufeln. Diese These, über mehrere Seiten ausgeführt, könnte bei einseitigem Zitieren die Legende vom Teufelsbündler Paracelsus stützen, so wie die im dritten Teil angedeutete Möglichkeit der Ferntötung mittels eines Bildes[14] prompt in die Sage eingegangen ist. Dabei wird der Böse weder geleugnet noch als Partner hingestellt, aber nicht ausgeschlossen, dass man selbst von ihm etwas lernen könne, »denn es gebürt sich, dass einem glaubigen der teufel gehorsam sei« (IX, 335), also dem, der sich niemals zur Verehrung des Satans versteht. Klar, dem Teufel darf man nicht danken, so wenig man einem Arzt danke sagen darf, der Teufel heilt nicht, der Arzt nicht, sondern allein Gott durch die Arznei (IX, 333).

Die Warnung vor Teufelsfurcht wird verbunden mit dem Hinweis auf die Dinge, die der Teufel nicht kann, es gelte, die Kunst zu brauchen und den Teufel liegen zu lassen (IX, 337), was nicht ausschliesst, dass man den einen oder andern Trick von ihm lernen kann, sofern man sich von ihm nur nicht beherrschen lässt. Die Haltung dem Teufel gegenüber wird biblisch begründet mit einer Abwandlung von Lukas I, 71: Denn Glück und Heil soll gehen von unseren Feinden und von den Händen all derer, die uns hassen (IX, 328). Psychologisch und religionspathologisch handelt es sich um eine Warnung vor zu grosser Teufelsfurcht, die gerne ins Gegenteil umschlägt und dann verheerende Folgen zeitigt.

Der letzte Grund, warum wir vor dem Teufel keine Angst haben sollen, liegt in einem urtümlichen Gottvertrauen: Gott lasse eher den Teufel uns helfen, ehe er uns im Stich liesse... »darumb so wissent von den dingen, das wir hierin kein zweifel sollen tragen« (IX, 330). Desgleichen versehe uns die Natur, wenn sie nur einmal auf das höchste verstanden und ausgelegt sei, mit einem »unsichtbaren harnisch«, der unseren unsichtbaren Leib beschütze und den sichtbaren dazu (IX, 349). Auf diesem Weg zur Philosophie gibt es noch viel zu lernen.

Für alle Lernenden gilt der »Englische Gruss«, das »Du bist voll der Gnade« des Engels an die Jungfrau Maria (IX, 342). Für Hohenheim, einen der grössten Marienverehrer in der Geschichte der Christenheit, steht die in Demut begnadete hörende Jungfrau als Beispiel für alle Lernenden (IX, 343). Dabei bleibt aus dem *Liber de fundamento* zu bedenken: Lernen von Menschen ist kein Lernen, allein erwecken und ermahnen[15].

Den unsichtbaren Krankheiten begegnet der Medizintheoretiker Theophrastus von Hohenheim also zunächst mit einem gläubigen anthropologischen Optimismus. Der Feind, in jedem Kapitel genannt, heisst Verzweiflung, falsche Massnahmen, wie Zeremonien, sind »der verzweiflung trotten« (IX, 344), also die Trotte, Kelterstätte der Verzweiflung. In den Vorentwürfen zum Werk über die unsichtbaren Krankheiten kommt der Arzt ausdrücklich auf die »fliegenden fantaseien« der Selbstmordgefährdeten zu sprechen. Der Geist, der da »zu fleugt«, gemäss dem die Menschen sich selbst erhängen, erstechen oder ertränken, äussere sich in einer Neigung zur Extravaganz in der Kleidung, im Lehren, Predigen, in Sitten, Räten und Verhalten. Maulgeschwätz und Rhetorik machten anfällig für Selbstmord. Angedeutet sind damit Charakterzüge, die bei Veitstänzern der Moderne, Hitler und seinen Palladinen, durchgehend Selbstmörder, nicht selten angetroffen werden.

Gegen die Selbstmordversuchung müssen die Kräfte der biblischen Einfalt mobilisiert werden, »dan got behalt die mass« (IX, 357). Theologisch wird Selbstmord offensichtlich als Ausdruck nicht nur von Verzweiflung, sondern auch als Hybris gedeutet, Überheblichkeit des Geschöpfs gegenüber seinem Schöpfer. Eine Konsequenz Hohenheimscher Para-Psychiatrie ist der Aufruf zur Barmherzigkeit, die spezifische ärztliche Tugend, die gegenüber keiner Gruppe von Patienten so stark hervorgehoben wird wie bei den Wahnkranken und den Epileptikern[16]. Mit der Barmherzigkeit unmittelbar verbunden ist der Lobpreis des Lebens. Auch das Kind vor der Geburt ist, obwohl unsichtbar, ein vollwertiger Mensch (IX, 257). Dasselbe gilt für die Missgeburten und Geisteskranken: »darumb sind solche misgewechs (Missgeburten) nicht minder menschen« (IX, 305). Das letzte Wort ist, wie es bei Hohenheim nicht anders sein kann, theologisch, eine Anfrage an Gott. *»dan was dem Leibe schadet, zerbricht das haus des ewigen«* (IX, 257). Damit scheint Ungeheuerliches über die Stellung der Kranken und der Krankheit in jeder denkbaren Art von Schöpfungsordnung gesagt. In dem auch bei Hohenheim überraschenden Satz ist ein Potential von Zweifel enthalten, das über die Anfechtungen Luthers hinausgeht, ganz zu schweigen von Gottfried Wilhelm Leibniz, dem aufklärerischen Klassiker der Theodizee

(Rechtfertigung Gottes im Angesicht der Übel dieser Welt) und Verfechter der Theorie von der besten aller möglichen Welten. Wenn die Krankheit, das Übermass der Schmerzen, das »Haus des Ewigen« tatsächlich zu zerbrechen vermag, hängt letztlich alles von den seelischen Kräften der Patienten ab. In diesem Sinne halten die Kranken, wie Reinhold Schneider es ausgesprochen hat, die gefährlichste Stellung gegen den Zerstörer[17]. Wenn ihre Kraft zum Leiden nicht ausreicht, was dann? Müsste Gott nicht seinen Himmel behalten? Oder wie weit reichen die heilenden Hände und Worte von Christus, dem Arzt? Die Antwort kann vielleicht der Tod geben, hinter dessen Kulissen wir nicht blicken. Zu den eindrucksvollsten, auch sprachlich starken Zeichenauslegungen im Gesamtwerk gehört die Schilderung über den Tod des Geisteskranken in der Spätschrift *De generatione stultorum*. Die Verwirrung wird dort als Rückfall in »viehische vernunft« erklärt. Solche Theorien mögen falsch sein. Hingegen gibt es Worte, aus denen das Gesehene sich unmittelbar in Wahrheit umzusetzen scheint, wo menschliche und göttliche Barmherzigkeit sich vielleicht treffen: »Nach der kürzi zu reden, in dem... der narr mit dem tot angegriffen wird, so falt das narrenwerk hinweg und ist ganz demütig und stil, und trauret,... do ist nichts als alein der pur lauter mensch« (XIV, 91).

Appenzeller Hundsketten – Spuren und Legenden

Von wegen des, dass ich so gar nirgends bleiblich bin... (XI,141)

Der Winter im Übergang des Jahres 1531/32 beginnt mild. Wolfsmonat 1531, der Dezember, wird über alle drei Dekaden als überdurchschnittlich warm registriert. Die in diesen Wochen in der Schweiz registrierten Stürme mit erheblichen Windschäden an den Häusern scheinen die Ostschweiz weniger oder gar nicht zu betreffen[1]. Kurz nach dem Tode von Bürgermeister Christian Studer am 30. Dezember 1531 schneit es ein. Neues Stadtoberhaupt ist jetzt »unser herr doctor Joachim von Watt«. Gott wolle ihm Weisheit, Gnade und Tapferkeit verleihen, schreibt Johannes Kessler, »ain nüw wetter gat daher!« (KS, 387). Eine tiefe dauernde Schneedecke setzt sich im Januar 1532 über das Land. Zum weissen Element hat der Schweizer des 16. Jahrhunderts kein sentimentales Verhältnis. Von Wintertourismus keine Spur. Auf den Schnee freuen sich vielleicht die Kinder, am allerwenigsten aber die Hirten. Die Fähigkeit, das Vieh durch den Winter zu füttern, macht den massgebenden Unterschied zwischen wohlhabenden und armen Bauern aus. Es ist zum Beispiel kaum möglich, dass die Familie des reichen Bauern Niklaus von Flüe zehn Kühe besessen haben kann. In diesem Fall hätte die Winterfutterbasis für die Nachbarhöfe schlicht nicht mehr ausgereicht. In der Ostschweiz gibt es immerhin auch den Winter über gute Arbeit. Die Leinwandherrren haben einiges getan für die Entwicklung dieser Landschaft. Für den Doktor Theophrastus beginnt jetzt, oder vielleicht auch ein Jahr später, der Winter seines Missvergnügens, »der schnee meines elends« (I,I, 82). Der Aufschub wäre dann gegeben, wenn tatsächlich nun Bartlome und Helena Schowinger ihm ihr schönes Haus im Loch zur Herberge angeboten hätten. Gott gebe, dass die Gedenkscheibe nicht grundlos angebracht sei.

Wie auch immer, die Schneedecke von 1532, in diesem nun doch noch echten Sankt Galler Winter (die Stadt liegt 676 Meter über dem Meerspiegel, deutlich höher als Basel und Zürich), steht auch für den geistlichen Schnee, den Hohenheim nun über die Reformation hineinbrechen sieht. Damit meint er nicht den winterlichen Einzug des Abtes Diethelm Blarer, mit dem er sich problemlos arrangieren kann, schliesslich ist er nie in den reformierten Gottesdienst gegangen. In den katholischen zwar auch nicht, aber er gilt im Prinzip als Katholik. Die Vermutung liegt nahe, dass viele ihn für einen Freund der Täufer halten. Zu viel hat er für bravkatholische oder bravprotestantische Rechtgläubige mit dem Heiligen Geist im Sinn. Und seine Kritik an den Wiedertäufern ist nicht publik. Ob und wie es Hohenheim mit dem Abt von Sankt Gallen gehalten hat, was zum Beispiel Conrad Gesner unterstellt und eine korrekt bezahlte Arztrechnung immerhin andeutet, bleibt für die Biographie nebensächlich. Nicht nebensächlich ist hingegen die grosse und bleibende Enttäuschung einer grossen Liebe. Diese grosse Liebe hat über Jahre der Reformation gegolten im Sinne einer vielfachen Annäherung auf verschlungenen Wegen, mit intensiven Kontakten, Freundschaften, Auseinandersetzungen. Man kann die Anziehungskraft der Reformation auf die meisten humanistischen Intellektuellen mit der Faszination des Marxismus während fast eines Jahrhunderts vergleichen. Die Humanisten sind Träumer eines neuen Zeitalters, die Reformation aber bleibt nicht Utopie, sondern wird zur realen Verwirklichung eines Erneuerungsgedankens. Dass sie sich dabei blamiert, geschieht nicht ohne die Vorarbeit, den Beifall und die Reue der Geistigen[2].

Für diese Art Enttäuschung hat Theophrast von Hohenheim in seinem tiefsinnigen Anschauungsdenken das Bild des Schnees reserviert. Geheimen Papieren, anders ginge es ihm sonst wie später Serveto, vertraut er an, es habe die Reformation sich angelassen wie ein »laues Frühlingswindlein, das den Schnee zerschmolzen hätte«. Bei seinem Nachlassen sei zum alten Winterschnee nur noch neuer hinzugekommen und kein Sommer sei entstanden[3]. Mit der Reformation als Weg zum seligen Leben scheint es für ihn auch nicht weit her zu sein. Massive Enttäuschung spitzt Hohenheim, wie schon in Berazhausen nach dem Publikationsverbot als Arzt, die Feder zu massloser Polemik. Mehr als einmal holt er zum Rundschlag gleich gegen alle institutionalisierten Glaubensrichtungen aus, und selbst an seinem lieben Meister Ulrich Zwingli, dessen Kampf gegen geistliche Korruption und gegen fremde Kriegsdienste er doch anerkennt, bleibt plötzlich kein gutes Haar mehr. Das tönt dann so: »Papistisch, Lutherisch... Zwinglischen, Täufer, Hussiten, Picarden (böhmische Frühpietisten)... sie sind aber nit in der ewigen Kirchen, nur in der zergänglichen Kirchen.« In der Predigt gegen die zauberischen Teufelsbeschwörer (sermo in incantatores) werden die Glaubenskämpfe als Argument dafür gesehen, dass alle unrecht haben: »Der Luther vertreibt den Papst nit, der Zwingle auch nit. Es ist alles ein Ding. Der Papst wird den Luther auch nit vertreiben, noch den Zwingli, noch die Täufer. Der Zwingle die andern auch nit. Die Täufer auch nit. Darum vertreibt ein Teufel den andern nit.« (PR, 170) Unabhängig von der prophetischen Bedeutung dieser Generalabrechnung bleibt es dabei, dass für den Gegner aller nur die Isolation übrig bleibt. Für diese Isolation, »die Periode seines grössten Elends« (PS, 17), wie Kurt Goldammer es nennt, ist das Appenzellerland aufgrund eines dürftig-verschnörkelten, schwer entzifferbaren Beleges zur paracelsischen Landschaft geworden. Dabei wissen wir über den Schnee bei Hohenheim eher mehr als über seinen tatsächlichen Aufenthalt in dieser sogenannten Einöde, welche die Phantasie der Biographen stets beflügelt hat. Man muss sich mit dem unbefriedigenden Befund begnügen, dass sich sein Weg ab 1532 zu verlieren beginnt und wir über Jahre nicht genau wissen, wo er sich aufhält und welche Wanderungen er unternimmt. Sicher ist nur, dass in diesen Jahren Hohenheim seinem Ruf als Landstreicher alle Ehre und er aus diesem Grunde zum Beispiel in Innsbruck wegen seiner Kleidung einen deklassierten Eindruck macht, »dieweil ich derselben gleichmässigen staffirung mittelmessig erschin«, heisst es in einem wichtigen autobiographischen Brief, geschrieben in Meran um 1534 (IX, 561). Dies hat mit einem Beweis für den Appenzeller Aufenthalt längst nichts zu tun. Wichtiger als die verwehten Spuren eines Landfahrers erscheint für diese Zeit die Bemerkung »Von ihr gelassen; in andere Händel gefallen« (IX, 25), gemeint die Abwendung von der Medizin. Dieses vorübergehende Aufgeben der Medizin, dem im Dezember 1533 bereits die schon genannte Sankt Galler Arztrechnung wieder entgegensteht, hängt mutmasslich mit der Niederschrift eines umfangreichen theologischen Werkes zusammen, was seine Zeit braucht. Und einige inhaltliche Indizien sprechen dafür, dass Hohenheim 1532/33 eine erhebliche Menge Bibelauslegungen und vor allem Abendmahlskommentare verfasst hat. Auch die nunmehr nicht medizinisch-psychiatrische, sondern theologische Auseinandersetzung mit den Wiedertäufern wird wichtig. Die Schriften über die Taufe sind aus diesem Grunde, wie auch wegen weiterer Anspielungen die Schweiz betreffend, mit höchster Wahrscheinlichkeit in der Ostschweiz verfasst worden. Eben im ausserrhodischen Gais, Hundwil, Urnäsch, Bühler, wie viele zu wissen vorgeben. Schliesslich steht es schon seit rund zweihundert Jahren im Kalender, dass der berühmte Arzt in Wirklichkeit ein Appenzeller gewesen sei und auf den gutappenzellischen Namen Höhener gehört habe. Das klingt Hohenheim zumindest nicht unähnlich. Es mutet unglaublich an, dass der neben Paracelsus wohl bekannteste Schweizer Arzt der Geschichte, der gewaltige Albrecht von Haller (1708–1777), zum prominentesten Wegbereiter der hartnäckigen Höhenerlegende geworden ist. Ausgerechnet Haller, dieser universale, französisch, lateinisch, britisch und deutsch geschulte Empiriker und weitaus belesenste Schweizer seines Jahrhunderts. Erst noch der beste Kenner der Alpenpflanzen und Verfasser einzigartiger philosophischer Gedichte, darunter *Die Alpen* und *Vom Ursprung des Übels*. Dieser Mann, nach seinem Besucher Giacomo Casanova »körperlich und geistig eine Art Riese«, bereichert die Geschichte der Paracelsus-Forschung mit der folgenden Version in seinem letzten Lexikon-Werk *Bibliotheca medicinae practicae,* in Übersetzung aus dem Lateinischen: »Philippus Aureolus Theophrastus Paracelsus Bombast von Hohenheim ist ein grossartiger Name, hat er sich doch zum ersten Mann im Bereich der Chemie aufgeschwungen... Die Heimat von Paracelsus soll Gaiss im Appenzellerland sein, nicht wie allgemein gesagt wird Einsiedeln. Sein wahrer Name war Hochener«[4]. Danach folgen bekannte Bemerkungen über den Vater, der Arzt gewesen sei, das Wanderleben, welches den Paracelsus vor allem in metallreiche Gegenden geführt habe. Über das Lob der chemischen Kenntnisse hinaus, das weniger kenntnisreich ist als dasjenige des Türken Ibn Sallum hundert Jahre zuvor, folgen Bemerkungen über die Christrose (helleborus) als Heilpflanze und die berühmten opiathaltigen Laudanumpillen, eine in Basel gängige Information. Als grösstes Lob ist erwähnt, dass Erasmus ihm seine Gesundheit anvertraut habe. Es fehlt nicht der Hinweis auf Irrtümer, grosszügig kompensiert durch die Erwähnung von Verdiensten, vor allem auf chemischem Gebiet. Als für die Möglichkeit seriöser Forschung wichtigste Information muss der Hinweis auf die Edition der Werke durch Johannes Huser gelten. In der riesigen Flut oft unseriöser Paracelsica aus dem 17. und 18. Jahrhundert ist der Rückgriff auf diese Ausgabe zur Zeit Hallers, Goethes und Schopenhauers die nahezu einzige Möglichkeit, an die »Wahrheit« über Paracelsus heranzukommen. Hallers Beziehung zu seinem Landsmann ist in Anbetracht der imponierenden Bildung des letzten Schweizer Universalgelehrten an der Oberfläche geblieben. Dass Hohenheim im Lexikon dennoch eher gut als schlecht wegkommt, hängt damit zusammen, dass der Bekanntheitsgrad des Einsiedlers bei aller Umstrittenheit zur Zeit der Aufklärung nicht zu leugnen ist – kaum gibt es einen in der Geschichte der Wissenschaft häufiger genannten Schweizer. Viel zitiert ist indes das Urteil des Haller-Schülers Johann Georg Zimmermann aus dem Buch *Von der Erfahrung der Arzneykunst* (1787): »Übrigens lebte er wie ein Schwein, sah aus wie ein Fuhrmann und fand sein grösstes Vergnügen im Umgang des niedrigsten und liederlichsten Pöbels«[5]. Abgesehen von der Trunksucht, die bei Zimmermann natürlich auch angeführt wird, stilisiert man gerade die Appenzeller Zeit in die Richtung der Zimmermannschen Schilderung. Ein ungepflegter, heruntergekommener Mensch, der sich resigniert aus der Gelehrtenwelt zurückzieht, um sich in der Gemeinschaft einfacher Menschen als Laienprediger zu betätigen. Dies sollte jedoch nicht in Gais, sondern auf dem Weiler Rogghalm bei Bühler (Ausserrhoden) historische Wirklichkeit werden, es sei denn, die vom Schweizer Oberstdivisionär (Dreisterngeneral) und Chefarzt Eugen Bircher verbreitete Version Roggenhausen bei Aarau hätte sich bewahrheitet, die sogar von einer medizinhistorischen Autorität wie Karl Sudhoff und unter dessen Einfluss in neuester Zeit vom österreichischen Medizinalrat Edwin Rosner übernommen worden ist[6]. So ist aus dem Appenzeller Paracelsus urplötzlich ein Aargauer geworden. Nicht unbedeutend scheint bei dieser Forschungskomödie die Nähe zur Arbeitsstätte von Dr. med. Eugen Bircher, Direktor des Kantonsspitals Aarau und Mitgründer der Schweizerischen Paracelsus-Gesellschaft (1882–1956). Es geht dabei um nicht mehr und nicht weniger als um die Interpretation jenes handschriftlichen Schnörkelfragments, welches für einen Beweis eines Appenzeller Aufenthaltes als Hauptindiz gelten muss.

Es handelt sich um eine von sieben Handschriften einer Abendmahlsschrift, welche (übersetzt) den Titel trägt: *Dass Blut und Leib Christi in Brot und Wein sind und auf welche Weise die Gläubigen das einsehen können*. Das Wolfenbütteler Exemplar trägt den Zusatzvermerk: *Editum Roknh... ad socios fideles*. Nach dem »h« folgt ein nicht identifizierbarer Schnörkel. Eine Zeitangabe fehlt. Wir geben das Corpus delicti wieder:

»Editum 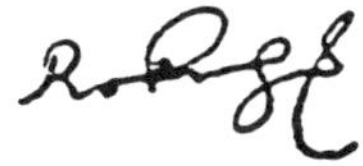 «

Dieses »Gegeben zu Roknh.... für die Glaubensgenossen«[7] ist der springende Punkt. Die Stelle soll gleich zwei wichtige biographische Fakten bezeugen: den Aufenthalt und eine Art Gemeinde, die sich um Hohenheim gebildet haben soll. 1936 hat Altmeister Sudhoff die Passage in dem Sinne gedeutet, dass *Roggenhausen bei Aarau* die wahrscheinlichste Leseart sei. Diese Auffassung wird in einer neueren Publikation, *Hohenheims Weg von St. Gallen nach Augsburg* wiederholt, wenn auch vom Verfasser Edwin Rosner nicht mit letzter Sicherheit als Tatsache hingestellt. Da wird Roggenhausen, heute ein beliebtes Erholungsgebiet bei Aarau mit Waldwirtschaft sowie eingehegten Hirschen, Rehen und Wildschweinen, nicht weniger als neunmal erwähnt. Dabei interessiert sich der Autor vorzugsweise für die Argumente, die *für* einen Roggenhausener Aufenthalt sprechen, während die Gegenargumente nicht in den Blick kommen. Rosner macht darauf aufmerksam, dass es insgesamt sechs Roggenhausen bzw. Rockenhausen im deutschen Sprachraum gebe, wovon ausser der Aarauer Variante alle viel zu weit weg von Sankt Gallen lägen, zum Beispiel im Elsass, in der Pfalz am Donnersberg und in Preussen.

Während Sudhoff dazu neigt, die Abfassung der Abendmahlsschrift »für den Anfang des Jahres 1533« im aargauischen Roggenhausen anzusetzen, weist Rosner lediglich in der Datierung »nur etwa im Sommer 1532 denkbar«, nicht aber grundsätzlich von der Roggenhausen-Hypothese ab.[8] Mit keinem Wort geht er auf die Verhältnisse in Aarau um 1530 ein, und schon gar nicht auf den »wahren Grund«, der Sudhoff zu seiner Aussage verleitet hat. Dieser »wahre Grund« gehört zu den nicht eben seltenen Forschungskomödien im Nachleben Hohenheims, wobei oft persönliche Motive eine unterschwellige Rolle spielen. Nun berichtet Karl Sudhoff in seinem Buch von 1936, das anstelle einer nicht mehr vollendeten grossen Biographie nur eine Skizze ist: »Ich bin mit meinem Freunde, dem Professor und Chirurgen Bircher aus Aarau, durch die Waldherrlichkeit von Rockenhausen gewandert, allerdings ohne dort einen festen Anhaltspunkt finden zu können.«[9] Mit anderen Worten: Eugen Bircher hat es mutmasslich fertiggebracht, den führenden Paracelsus-Forscher des Jahrhunderts und Richtungsweiser der Medizingeschichte in Deutschland von einem Aarauer Aufenthalt Hohenheims zu überzeugen! Jenseits der Unterstellung von Lokalpatriotismus müssen die Argumente aus der Aarauer Stadtgeschichte bemüht werden, die *gegen* eine Tätigkeit eines religiösen Schriftstellers und Laienpredigers in Roggenhausen sprechen.

– Der Meierhof »Roggenhausen« oder »Rokenhusen«, namentlich aus roc (Fels) zu erklären, ist seit 1308 urkundlich belegt. Im Mittelalter haben hier das Kloster Wettingen und das Stift Beromünster, zuletzt Schönenwerd, die Grundherrschaft inne. Im 15. Jahrhundert leben in zwei bis drei Bauernhütten drei bis vier Familien, etwa zwanzig Personen. 1527 wird Roggenhausen an die Stadt Aarau abgetreten. Die Gastwirtschaft ist erst neueren Datums. Roggenhausen ist mit geringster Wahrscheinlichkeit ein Ort, wo im 16. Jahrhundert Fremde abzusteigen pflegen.

– Ein weiterer wichtiger Grund gegen den möglichen Aufenthalt in Roggenhausen ist das gestrenge Vorgehen der Aarauer Obrigkeit gegen täuferische Abweichler sowie die sehr konsequente Durchsetzung der Reformation in den Jahren nach 1528. Die Verhältnisse sind eindeutig strenger als in Sankt Gallen, Thurgau und Appenzell.

Für einen Laienprediger, der mit Sicherheit kein orthodoxes reformiertes Gedankengut vertritt, gibt es in Aarau keinen Platz. Erst recht nicht für ketzerische »Glaubensgenossen«.

– Unlogisch ist der angebliche Roggenhausener Aufenthalt auch aus der Darstellung von Sudhoff: »Der Aufenthalt im Kanton Appenzell dürfte nicht allzu lange gedauert haben... Ich neige heute mehr zum aargauischen Roggenhausen.« Erstens ist »*Roknh*« Hauptbeleg für den Appenzeller Aufenthalt überhaupt, dann soll sich Hohenheim von dort nach Aarau verschoben haben. Alle übrigen Indizien sprechen eher für ein Weiterwandern Hohenheims in den Alpenraum, in Richtung Tirol, Südtirol, eventuell das Allgäu. Aarau liegt in umgekehrter Richtung. Es gibt in den Archiven in Aarau nicht den geringsten Hinweis, der die These der drei prominenten Herren stützen könnte[10].

So bleibt denn als einzige einigermassen plausible Möglichkeit Sudhoffs ursprüngliche Annahme übrig, dass mit »Roknh« der Weiler Roggenhalm bei Bühler gemeint sein muss, welcher am alten Weg von Sankt Gallen nach Gais und Appenzell liegt. Dieser Weiler, seit 1390 belegt in einem Inventar der Höfe, die dem Sankt Galler Leutpriester von Sankt Laurenzen zehntpflichtig sind, macht bedeutend weniger Probleme als die Waldeinsamkeit bei Aarau. Im Appenzellerland herrscht relativ viel Glaubensfreiheit, die es zum Beispiel Wiedertäufern ermöglicht, hier in den Übergangsjahren der Reformationszeit zu existieren, eine Situation übrigens nicht unähnlich dem Thurgau. Die für das Appenzellische typische Streubauweise erlaubt ein zurückgezogenes Leben. In einem Weiler von wenigen Häusern ist es nicht ausgeschlossen, nach eigener Fasson selig zu werden. Die »gläubigen Freunde« sind hier auf jeden Fall eher möglich als an vielen anderen Orten. Den Aufenthaltsort von Paracelsus in Ausserrhoden beschreibt der Journalist Andreas Bänziger, der eines der heute existierenden fünf Häuser des Weilers Roggenhalm bewohnt: »Unter der Vorgängerin meiner alten Esche, den Blick hinüberschweifen lassend über den Gäbrisrücken zum Hohen Kasten, den damals noch keine Antenne zierte, oder über das Rotbachtobel zum Säntis, den damals ebenfalls noch keine Fabrik krönte«. Das also der mutmassliche Ausblick Hohenheims 1532, vielleicht 1533[11]. Als Hintergrund ist hervorzuheben, dass in den Jahren kurz vor der Reformation in diesem kleinen Ländchen der erste Schulmeister seine Tätigkeit aufnimmt, mit dem Hungerlohn von 5 Gulden pro Quatember, was nicht heisst, dass dieser viermal jährlich ausgezahlt wird. Sowieso beginnt die Schule im Sommer morgens um fünf Uhr, halb acht ist bereits wieder aus, damit die Kinder noch etwas Vernünftiges arbeiten können.[12]

Wie auch immer, die rudimentäre Schulbildung einiger, die mit dem Leinwandgewerbe zusammenhängt, eine etwas grössere Weltoffenheit dank dem Doppelerwerb aus Heimarbeit und Landwirtschaft, erste Appenzeller auch mit höherer Bildung – dies alles macht eine geistlich orientierte Partnerschaft (im Zeichen gemeinsamer Bibellektüre) einzelner Appenzeller mit Hohenheim wenigstens nicht theoretisch unmöglich. Für das weitere Umfeld vermutet Paul Staerkle, dass der sogenannte Doktor Anthony Löw, der bis 1532 an der Spisergasse in Sankt Gallen gewohnt hat, sich darauf als Arzt im Appenzellerland betätigt haben müsse. Bekannt ist ferner ein Doktor Jakob Brülisauer, bei Rütiner Spanier genannt. Diese sogenannten Spanier tauchen in den Mannschaftsrodeln (Söldnerverzeichnissen) von Schlatt und Urnäsch in der Säntisgegend auf. Beide, Löw und Brülisauer, müssten »Paracelsus, den berühmtesten Fürsten der Ärzte, wohl gekannt haben«[13]. Wenn dieser überhaupt seinen Aufenthalt im Appenzellerland genommen hat! Es gibt mehr Gründe, die für die Wahrscheinlichkeit sprechen als dagegen.

Für einen Aufenthalt im Appenzellerland sprechen, wenn wir Roggenhalm am ehesten für gesichert annehmen, verschiedene 1532/33 datierte theologische Traktate, die aus der gleichen Stimmung abgefasst worden sind wie die genannte Abendmahlsschrift, zum Beispiel *De Coena Domini Libri XI Theophrasti Hohenheimensis sacrarum literarum Medicinarumque Doctoris ad Amicos et Sodales* mit der Datierung »Geben zu R....am Montag nach Ascensionis Domini, Im 33 ten D. Theophr. Hohenh.«[14] Dieses Datum, der 26. Mai 1533, und die sehr ähnliche Anrede »an die Freunde und Genossen« spricht neben dem abermaligen »R« ebenfalls für Roggenhalm, wenn nicht eine weitere, noch schwerer zu identifizierende Örtlichkeit in Frage kommt[15]. Zusammen mit der von Rütiner berichteten Prognostikationstätigkeit für Herzog Ulrich auf dem Hohentwiel und der vom Dezember 1533 datierten Arztrechnung für Pater Johannes Hess sprechen die Indizien jedenfalls für einen Aufenthalt in der Ostschweiz. Ein starkes Bild für die Charakterisierung der Schweizer Verhältnisse ist der bei Hohenheim mindestens zweimal vorkommende Begriff »Hundsketten«, womit offenbar die Lage nach der Schlacht bei Kappel gedeutet wird[16]. In seiner katechetischen Schrift vom 26. Mai 1533 spricht Hohenheim von«etlichen Pfaffen«, die »nit gar ungeschickt weren, so sie nit in der Hundsketten legen gebunden«, auch von »gesellen und gönnern«, die er grüssen lässt. Ob es sich hier um katholische, reformierte oder gar wiedertäuferische Geistliche handelt, lässt sich nicht ausmachen, das erstere dürfte nach der Enttäuschung über die Reformation am wahrscheinlichsten sein. Der Begriff »Hundsketten« kommt schliesslich in dem bedeutenden autobiographischen Meraner Brief in der Beilage des Sterzinger Pestbüchleins vor: »Wiewol mich das gegenwärtig jar (1534) in ein ungeduldig ellent getriben, dan gunst, gewalt und die huntsketten waren mir zu schwer uberladen, aus welcher zwangnus frembde land behend zu besuchen gezwungen, ... Innpruck heimgesucht« (IX, 561). Nach diesem Bericht hat Hohenheim sein Heimatland, nach eindeutigen Selbstzeugnissen die Schweiz, in Richtung Österreich verlassen, welches hier als fremdes Land bezeichnet wird. Die Schweiz, so scheint es, ist ihm zu einem Gefängnis geworden. Die Redewendung »in der Hundsketten gebunden« deutet im Zusammenhang auf eine Art Gefängnis unangemessener Selbstbindung unweit der Kritik, die Friedrich Dürrenmatt artikuliert hat[17]. Die Emigration aus der Schweiz in einer Phase politischen, geistlichen und privaten Elends ist Hohenheim 1534 wie eine Befreiung vorgekommen: »Selig ist das pfant das seinen herrn löst! kein arcanum nit verhalten, jedoch darbei dass der heutig tag sich selbs von sorgen belösen solt, dargegen auch der morgen tag sein pfant reichlich finden werd. Aber du leser, meins ellendes halben hab kein acht (beachte nicht mein Elend), lass mich mein übel selber tragen« (IX, 561).

Von Einsidlen des Lants
ein Schweizer

Herkommen, Kindheit, Lehrjahre

> ... ursach halben das keinem sein meister im haus wachset noch er seinen lerer hinder dem ofen hat. (XI, 141)

Hineinhorchend in die Annalen des Jahres 1493 nehmen wir das schwer erträgliche Ächzen einer Säge wahr. Ritsch – ratsch – ritsch – ratsch. In Linz an der Donau sehen wir die besten Chirurgen des Heiligen Römischen Reiches Deutscher Nation an der Arbeit: Hans Suff von Göppingen, Hilarius von Passau, Erhard von Graz, Friedrich von Olmütz und Heinrich Pflaundorfer von Landshut. Hans von Göppingen, der ausgezeichnete Gebieter über die Röhr- und Beinwunden (V, 338f.) und sein Kollege aus Passau führen die Säge. Ritsch -ratsch, und nur schnell abbinden! Seiner Majestät, dem Patienten, wird nach allen Regeln der Kunst ein vom Brand angefressenes Bein abgesetzt.[1] Man darf gratulieren: der Gesalbte, Kaiser Friedrich III., stirbt erst gut zwei Monate später. So lange bleibt, nach zweiundfünfzigjähriger Regentschaft, dem Monarchen noch Zeit, in Passion und Agonie endlich Christus dem König ähnlich zu werden. Dank zeitgenössischer Spitzenmedizin. Einen gewöhnlichen alten Mann hätten sie früher sterben lassen. Am 19. August ist ausgelitten. Dahingegangen ist der letzte noch vom Papst in Rom rituell gekrönte abendländische Kaiser, einst ein schöner Fürst, der Mann des Ewigen Friedens zwischen Habsburg und der Eidgenossenschaft (1474). An diesem 19. August 1493 gehört die Schweizerische Eidgenossenschaft noch genauso zum Reich wie die Fürstabtei Einsiedeln. Im generationenlangen Streit mit dem Kloster haben die Schwyzer jenseits von Tell und Rütlischwur eine politische Struktur geschaffen, deren Langlebigkeit, Stabilität und konservative Hartnäckigkeit erstaunt, verwundert, manchmal befremdet. Der letzte Kaiser, dem die Eidgenossen als reichsunmittelbare Untertanen gehuldigt haben, ist tot. Sein Leib kommt in einen neuen Behälter, »darinnen er behalten wird bis auf die zeit der erforschung, so die gross posaunen geblasen wird werden und sagen: stehet auf ir toten!« (XII, 142) Dieser Behälter ist ein Nichts im Vergleich zu den Eigenschaften der grossen und kleinen Welt, die im Bauch der Frau zusammenkommen (XII, 49). In diesem lebendigen Behälter ist ein unermessliches Wunder möglich: »Die wunderwerk gottes seind wunderbarlich, lasst wunderbarlich heiligen in einem bauch der frauen geboren werden. Maria hat getragen den, der himel und erden gemacht hat, das vil mer ist dan alle welt und nicht nach der natur, sonder uber die natur.« (XII, 49).

Bei den Häusern an der Sihlbrücke, am Wallfahrtsweg zu Unserer Lieben Frau im Finstern Wald, der an unwegsamen Stellen mit »Brügeln« besetzt ist[2], geht am Todestage des Kaisers eine Frau schwanger, ungefähr zwischen dem ersten und dem achten Monat. Eine höhere Genauigkeit liegt beim Stand der Forschung nicht drin, und selbst unsere sehr vorsichtige Annahme kann falsch sein. Von der unbekannten Einsiedler Gotteshausfrau wissen wir nur, dass sie am Etzel wohnt, mit einem wenig bemittelten Schwaben verheiratet zu sein scheint und mindestens einmal Mutter wird. Ihr Mann, Wilhelm von Hohenheim, ist aufgrund einer gut beglaubigten, aber nicht hochschuloffiziellen Urkunde Lizenziat der Medizin. In dieser Eigenschaft ist er der erste weltliche Arzt in Einsiedeln mit einem abgeschlossenen akademischen Studium. Das Einzugsgebiet der Patienten muss vom Klosterdorf bis weit ins Zürichseegebiet hineinreichen, ganz zu schweigen von den vielen Pilgern, die hier auf dem Jakobsweg im Sommer durchkommen. Der integre Schwabe mit den gewinnenden Gesichtszügen und dem sanften, melancholischen Blick, den alles zur Sesshaftigkeit zieht, wird so lange in der Gegend bleiben, wie der Ewige Friede währt, und das sind immerhin noch gut sechs Jahre. Sofern das Salzburger Bild von Vater Wilhelm von Hohenheim echt ist, würde es nicht verwundern, wenn die Mutter im Vergleich zu ihrem Ehemann deutlich hässlicher ausgesehen hätte. Die Imaginationen und Impressionen der schwangeren Frau gemäss paracelsischer Theorie scheinen nicht die besten gewesen zu sein, hat es doch die Natur mit ihrem Kinde wenig gut gemeint. Doch gilt dies, wie wir in der *Astronomia Magna* vernehmen, nur vor den Augen der Menschen, vor Gott nicht. Der Mensch verachte, was nicht vollkommen sei, nicht hübsch und schön, und bedenke nicht, dass die Narren witziger als die sogenannten weisen Leute seien

(IX, 50). Nicht auf das komme es an, was die Natur aus uns macht, sondern auf das Bildnis: »Ob gleich die element und das gestirn verfelt hett, so hat doch die biltnus nicht gefelt. was gehet es die biltnus an, dass die natur einen menschen verderbt?« (IX, 50)

Hohenheim, der den ihm anvertrauten Buckel humorvoll mit einer Laute vergleicht, vertraut ganz dem Bildnis als der Idee Gottes im menschlichen Herzen, welches von der Natur weder verworfen noch verletzt werden könne. Wenn gleichwohl der übelgeborene von dem wohlgeratenen Menschen verachtet werde, so nehme dies dem Bildnis nichts weg. »Alein die natur spottet ir selbs und lachet ob dem, das sie verderbet, vexirt sich selbs« (IX, 50). Die Natur wird mit einem Zunftmeister verglichen, der voller Selbstironie über seine missratenen Werke lacht. Diese Theorie vom hässlich geborenen Menschen mit dem Bildnis der ewigen Schönheit in sich gehört als Begründung der unverlierbaren Würde von allem, was ein menschliches Antlitz trägt, zu den Lichtpunkten einer anthropologisch fundierten medizinischen Ethik. Sie erinnert an das Paradox des heiligen Bernhard von Clairvaux, wonach es schon in Ordnung sein müsse, dass nicht alles in Ordnung ist. Zugleich liegt eine Psychologie erfahrener Hässlichkeit vor uns, die trotz der schicksalhaften Deklassierung aus dem mütterlichen Anfangsgrund (wozu auch die Leibeigenschaft gehört – das Kind folgt der schlechteren Hand) das Urvertrauen nicht preisgibt. Mit diesen Perspektiven steht Theophrastus dem buckligen Zwerg Fingerhütchen aus der keltischen Grimmschen Feenmäre näher als der Idee von Alfons Maggs Einsiedler Paracelsusdenkmal: »Einsiedler Frau mit zwei gesunden Kindern als Symbol alles mütterlich Gesunden, das im Paracelsischen Werk geschaffen ist und heute noch fortwirkt« (Betschart)[3].

Fingerhütchen ist im Reich den Nymphen von seinem Buckel erlöst worden, weil er in ihren Gesang einzustimmen vermochte. Das steht paracelsischen Vorstellungen von Gesundung aus dem innersten Grund nahe. Auf die moderne Ideologie des mütterlich Gesunden hingegen kann weder die Lehre von der Matrix noch das Schicksal des berühmtesten Sohnes Einsiedelns reduziert werden.

Gleichviel, er ist im Bereich des Klosterdorfs, genauer: in Egg an der Sihl auf die Welt gekommen, in irgendeinem der Häuser, die in der Umgebung der Teufelsbrücke schon seit dem 14. Jahrhundert belegt sind. Der Übergang über den wilden Fluss, im Jahre 1120 von Abt Gero, dem zehnten Vorsteher des Klosters, erbaut, konsolidiert über Jahrhunderte die Route über den Etzel als bedeutendsten Pilgerweg zum Heiligtum Unserer Lieben Frau, für viele eine Station auf dem Weg nach Santiago de Compostela. In stark frequentierten Jahren kommen über hunderttausend Pilger hier vorüber. Das Hochfest der Engelweihe haben Wilhelm und Sohn einmal erlebt, im September 1494. 1505 und 1511, die nächsten Jahre im Glanz der grossen Feier des Unsichtbaren, weilen sie schon nicht mehr im Gotteshausgebiet. Eine Erinnerung ist bei Theophrastus ausgeschlossen, möglich, dass der Vater ihm später davon erzählt hat. Die Engel bleiben für ihn wichtige Wesenheiten, der Kosmos ist voll von ihnen.

Als Geburtstage werden die folgenden Versionen gehandelt: 10. November, 14. November, 10. Dezember und 17. Dezember 1493, eine Palette, die Carl Gustav Jung nicht gehindert hat, über ein Horoskop des grossen Mannes zu spekulieren[4]. Diese Daten gehen meistenteils zurück auf den Basler Alchemiker Leonhardt Thurneysser, der 1574 genau festgehalten hat: »nach Chr. 1483, den 10. Novembris auff rechten mittag« – was von der angeblichen Geburtszeit abgesehen genau Luthers Geburtstag meint. Wie ist man überhaupt auf das Geburtsjahr 1493 gekommen? Dieses wird immerhin schon um 1565 genannt, beim Bilderstecher Balthasar Jenichen, »nati anno 1493, mortui anno 1541«. Am wahrscheinlichsten ist, dass das Jahr 1493 durch Rückrechnung ermittelt worden ist, auf der Grundlage der beiden Stiche des Monogrammisten AH (Augustin Hirschvogel?) aus den Jahren 1538 und 1540. Dies erscheint plausibel. Kurt Goldammer schliesst 1494 als Geburtsjahr nicht aus (PR, 3). Karl Bittel hat nachgewiesen, dass die Geburtsdaten 10. Dezember und 17. Dezember als Abschreibefehler in Enzyklopädien vom 10. November ausgehen[5]. Bleibt für Mutmassungen noch der 14. November übrig, der Philippstag der alten Zeitrechnung, auf den man wegen dem auf dem Salzburger Grabmal erstmals auftauchenden Vornamen Philippus gekommen ist. Dieser Name scheint echt zu sein, ist doch Hohenheim im September 1541 sozusagen unter notarieller Aufsicht verstorben. In Einsiedeln wurde jedoch der Philippstag am 6. Juni begangen[6]. Philippus Aureolus Theophrastus Bombast von Hohenheim, genannt Paracelsus? Das Namensmonstrum, welches zu Lebzeiten so noch nicht existiert, bleibt in seine Details aufzulösen. Philippus ist als Taufname, auf einen Heiligen bezogen, nicht auszuschliessen, obwohl das persönliche, engagierte Zeugnis aus dem Buch Paragranum lautet: »...der ich doch Theophrastus billicher heiss, art und taufs halber« (VIII, 55). Im gleichen Buch spricht Hohenheim mehr als zehnmal von sich in der dritten Person: »... musst ich euer gespött sein: ich wär Lutherus. ich bin nit Lutherus, ich bin Theophrastus, und bin der Theophrastus, den ir zu Basel Cacophrastum hiessen« (VIII, 43). Damit ist die Gleichsetzung mit Luther, die bis ins Geburtsdatum geht, zurückgewiesen. Der Name Aureolus taucht erstmals im Buch *Paragranum* auf, und zwar nicht nur auf dem Titelblatt der Erstausgabe (1565), was redaktionelle Beigabe sein könnte, sondern in direkter Auseinandersetzung mit dem Aristotelismus. Da wird dem Aristoteles-Schüler Tyrtamos von Eresus, (372–287 v.Ch.) der sich Theophrastus nennen liess, mit Stolz der Aureolus Theophrastus entgegengestellt: »Es würd eine lange rede brauchen, lauter und klar zu entdecken, wie weit der Aristotelischen, stoischen, Platonischen philosophei hie gegen der meinen ston, auch Tirthemii Theophrasti gegen mir Aureolo Theophrasto« (VIII, 72). Die Bezeichnung »Aureolus« (der »Goldene«) könnte in diesem Zusammenhang Bestandteil des verzweifelten Selbstlobes sein, welches für das *Paragranum* charakteristisch ist. Taufname ist »Aureolus« kaum, der schöne Ehrentitel geht, wie die gelegentliche Anmassung »der heiligen gschrift doktor«, nicht in die Grabschrift ein. Hingegen wird »Aureolus« zu einem festen Bestandteil des Namens in späteren Editionen. In den zu Lebzeiten gedruckten Schriften gibt es ihn nicht auf dem Titelblatt.

Der Name »Paracelsus«, erstmals in der *Practica gemacht auf Europen* (1529) als Pseudonym verwendet, wird regelmässig auf zwei Arten erklärt, die wahrscheinlich beide falsch sind. Am häufigsten ist die Rede von »über Celsus hinausgehend«, womit der spätrömische gelehrte Kompilator Aulus Cornelius Celsus (2. Jhd. n. Chr.) gemeint sein soll. Klar dagegen spricht, dass dieser Autor in einer namhaften Riege immer wieder polemisch apostrophierter Klassiker bei Hohenheim kein einziges Mal erwähnt wird. Auch lateinisch-griechische Humanistenübertragung von Hohenheim ist kaum plausibel. Karl Bittel vermutet, da der Name in Basel noch nicht bekannt ist, ein Jahr nach der Vertreibung jedoch mit Nachdruck aufkommt, eine Kolmarer Tafelrunde in der Umgebung von Laurentius Fries als Ursprung des berühmten Paracelsus[7]. Danach müsste man von einem humanistisch inspirierten Saufnamen (»der Erhabene«) ausgehen, eine Variante, die angesichts der feucht-fröhlichen Elsässer Quellen naheliegend erscheint.

Am Namen noch unerklärt sind die Bestandteile »Bombastus von Hohenheim«. Auf diese hat der Namensträger grossen Wert gelegt, bis in seine Unterschrift hinein, die in einem Basler Schriftzug mutmasslich erhalten geblieben ist:

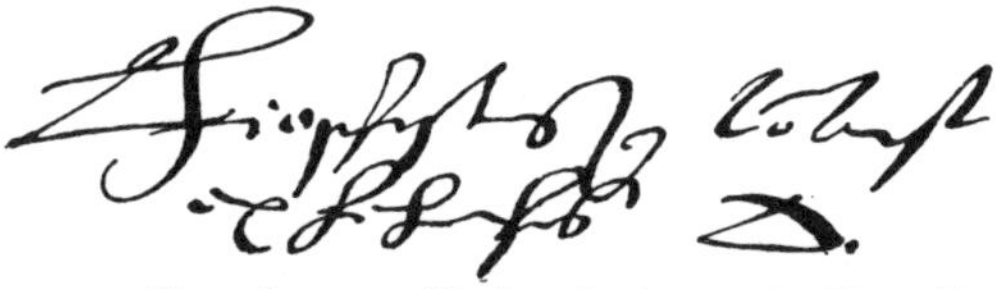

Theophrastus Bombastus Hohenheimensis D., die Abkürzung meint Doktor.[8]

»Bombast von Hohenheim«, der schwäbische niederadlige Familienname, führt uns tief zurück zu den Vorfahren im süddeutschen Raum. Dieses ritterliche Erbe, vielfach bedroht von der Verarmung und dem Absinken in die Leibeigenschaft, ist für die geistige Konstitution des Theophrastus von Hohenheim nicht minder bedeutsam wie sein immer wieder hartnäckig bekanntes grobes Schweizertum. Aus diesem Grund ist es angebracht, den Bombasten von Hohenheim gebührende Beachtung zu schenken. Das Geschlecht der Bombaste von Hohenheim ist schon seit der Stauferzeit als ministerialadlig bezeugt. »Ein Egilolfus von Hohenheim machte 1110 eine Schenkung an das fortschrittliche Kloster Hirsau, und zur Zeit Friedrichs II. begegnet uns ein Eberhardus von Hoggenheim« (Jaeckle)[9]. Der Zuname »dictus Bombast« (Baumast) erscheint erstmals auf einer Schenkungsurkunde aus dem Jahre 1270. Weitere

Spuren der Vorfahren führen nach Esslingen und in das Dorf Plieningen bei Stuttgart, wo die Bombaste das Schloss Hohenheim eine Zeitlang als Lehen innehaben. Plieningen ist für die guten Jahre der Hohenheimer bezeugt. Für das 15. Jahrhundert steht Riet im Strudelbachtale im Vordergrund, heute ein 900-Seelendorf, das seit 1972 zur grossen Kreisstadt Vaihingen an der Enz gehört. Dorthin hat es die Bombaste von Hohenheim, zumindest einen Zweig derselben, noch vor 1436 verschlagen. In einer Urkunde vom 25. Mai jenes Jahres wird ein Junker Hans Bombast als Anlieger der Besitzungen des Deutschen Ordens in Riet erwähnt. Von hohem musealem Wert ist eine Grabtafel in der Sakristei der kleinen Kirche von Riet. Hier wird in schwer lesbarer gotischer Schrift dargetan: »ao... obiit hans et truttwin a hohenhem... requiescat in pace all hernach.« Gefunden worden ist der Grabstein 1909 unter dem Fussboden zwischen dem Haupteingang und der Kanzel. Oberhalb der Schrift prangt das Wappen der Bombaste von Hohenheim: im Schild der mit drei Kugeln ausgeschmückte Schrägbalken, wiederholt in der Helmzier, einem spitz zulaufenden Hut mit breiter, aufgeschlagener Krempe und Federbusch. Die beiden Namen des Grabsteins erscheinen nebeneinander in einer Urkunde vom 11. November 1456, wonach »Margarete Trutwinin, Hansen von Höhenhem seligen Witwe«, dem Kloster Herrenalb eine ewige Hellergült aus Weinbergen verkauft[10]. Mit diesen mutmasslichen Urgrosseltern nächstverwandt sind die zwei bis drei Männer, die als Grossvater des Theophrastus in Betracht fallen: der meistgenannte, Johanniterkomtur Jörg von Hohenheim, Heiliglandfahrer (1454 bis 1496); Wilhelm von Hohenheim, Schlossherr in Riet, dessen Aktivitäten in juristischen Dokumenten zwischen 1448 und 1499 verzeichnet sind. Unklar ist, ob ein im Württembergischen Dienerbuch genannter, unter den Forstmeistern von Stromberg erscheinender »Wilhelm von Hohenheim, genannt Bombast, aetatis 18 Jahr« (geboren 1446) mit dem obigen Wilhelm von Hohenheim identisch sei. In diesem Falle könnte die Altersangabe auf einem Schreibfehler oder Irrtum beruhen. Die Inkongruenz verschiedener Details lässt es als möglich erscheinen, dass zwei Wilhelme von Hohenheim existieren, die beide als Vater des nachmaligen Studenten der Medizin in Frage kommen. Wie auch immer, der »Kommenthur« des Johanniterordens lässt durch seinen anerkannten unehelichen Sohn, Georg von Hohenheim, Johanniterordensmeister in Heitersheim im Breisgau, in Abrede stellen, auch noch der Vater Wilhelms und damit der Grossvater des Theophrastus zu sein. Michael Schütz gibt die Aussage des jüngeren Komturs, der 1554 in Bubikon im Kanton Zürich residiert hat, wie folgt weiter: »Georg von Hohenheim... vor ehrlichen Leuten von Adel bekannte, dass Theophrasti Vater, Herr Wilhelm genannt, seiner Fürstlichen Gnaden Vaters Bruderssohn gewesen, doch ausserhalb der Ehe geboren«[11]. Mit an Sicherheit grenzender Wahrscheinlichkeit muss der Grossvater Wilhelm geheissen haben, schon auch deshalb, weil der Vatersname für die spätere Förderung eines sogenannten Bastards günstig ist. Ob es nun in der Generation der Grossväter einen Wilhelm gegeben habe oder zwei (was gut möglich ist, wie jeder Genealoge weiss), bleibt dahingestellt. Obwohl ein Wilhelm von Riet im Verlauf des 15. Jahrhunderts nachweislich wieder zu mehr Geld gekommen ist, muss die Übersiedlung der Bombaste von Hohenheim ins Strudelbachtal generell eher als Zeichen der Verarmung angesehen werden. Der Sitz der Bombaste in Riet, von dem heute noch der Keller erhalten ist (ehemaliges Pfarrhaus), macht im Vergleich zum schmucken Schlösschen der Herren von Reischach, die ab 1453 im Dorf Herrschaftsrechte ausüben, den Eindruck eines ärmlichen Burgstalls.

Dies ändert nichts am Stolz der heutigen Dorfgemeinschaft von Riet, mit wackerem Männerchor und moderner Mehrzweckhalle, die Vorfahren eines der grössten Deutschen aller Zeiten beherbergt zu haben. Das Schild »Paracelsusstrasse« sticht gleich in die Augen, und in der Rieter Heimatkunde ist und bleibt Paracelsus der Grösste.

Am Ende des 15. Jahrhunderts ist es ein eher geringes Privileg, den Hohenheimern anzugehören, zumal dann, wenn man sich nicht einmal über eine eheliche Geburt ausweisen kann. Als »pauper« (Armer) ist Wilhelm von Hohenheim 1481 im Album studiosorum (Matrikel) der Universität Tübingen eingetragen. Ein Dokument über den Studienabschluss wie auch über weitere Studienorte Wilhelms gibt es nicht, doch dürfte die »Urkunde der Stadt Villach/ von des Theophrasti Paracelsi Vatters leben unnd absterben« (1538)

als Bestätigung dafür genügen, dass er »der Artzney Licenciat« rechtmässig erworben hat[12].

Die Jahre zwischen 1481 und 1491 oder später können wir als die üblichen Wanderjahre eines sogenannten fahrenden Schülers ansetzen. Die Niederlassung in Einsiedeln dürfte nicht ohne die Bewilligung des Abtes Konrad von Hohenrechberg erfolgt sein, der das Kloster in der Phase seines schlimmsten personellen und spirituellen Niedergangs leitet. Einsiedeln ist zu dieser Zeit nichts als eine Riesenpfründe für einen Abt und einige wenige hochadlige Mönche ohne geistige Ausstrahlung. Für die Seelsorge werden Leutpriester eingestellt, späterhin Ulrich Zwingli und Leo Jud, deren Meinung über das benediktinische Mönchtum ihrer Zeit ähnlich negativ lautet wie diejenige Hohenheims. Trotzdem ist Maria Einsiedeln für das Volk des oberdeutschen Raumes ein Gnadenort. Zu Lebzeiten von Niklaus von Flüe gehört der Besuch von Maria Einsiedeln und des geheimnisvollen Eremiten vom Ranft zu den Höhepunkten einer Schweizer Reise. So gross ist das Charisma der heiligen Jungfrau, dass zum Beispiel im Entlebuch ein junger Mann nach einer Vision vom Wandertrieb überfallen wird, »nit anderst alls müesse er gan – nur fort – nur fort« – nach Einsiedeln[13]. Zu einem Gnadenort scheint es zu gehören, dass die Ausstrahlung auch durch eine unwürdige Umgebung nicht beseitigt werden kann. Theophrastus von Hohenheim als Verehrer der Muttergottes und gleichzeitig vernichtender Kritiker des Mönchtums scheint zeitlebens im Banne dieser Ausstrahlung gestanden zu haben.

Ausser den Salzburger Dokumenten, die einen Peter Wessener als »Anwaldt des Apts zuo Ainsidlen« ausweisen, welcher den Herrn Doktor Theophrastus seinen »freundlichen lieben Vetter«[14] nennt, weist eine Tagebuchaufzeichnung von Stiftsdekan Pater Michael Schlageter aus dem Jahre 1758 in das Etzelgebiet als Wohnort der Hohenheim-Familie. Schlageters Aufzeichnungen geben die einzige Spur in Richtung einer Identifizierung des ehemaligen Wohnhauses: »Wann nun bey erbauung gedachten neuen Etzelhauses (Wirtshaus St. Meinrad auf dem Etzelpass) dass bishin jeweilen zu unerdenklichen jahren vermeinte Theophrastes ehemalige behausung ohnweit der sogenannten teuffelsbrugg oben an der landstrass rechter hand bey dem ordinari fuessweg über gedachte landstrass stehende hauss niedergerissen und zuem kalch zu brennen auf dem Etzel verbraucht worden, habe zu einigen nachricht ein solches hier anfüegen wollen bevor auch dises so renomirte und bekannte hauss ehmaligen besitzers halber niedergerissen und geschlissen worden. Habe express von dermahligen besitzer Zacharias Gretzer 80-jährigen Mann anverlangt zu wüssen, wie lang nun gsagte hauss stehen möchte, zugleich die jahrzahl an selbigen aufzusuchen, allein keine erfunden worden,...als dass selbige ein gar uraltes Hauss seye, dass der berüemte Goldmacher Theophrastes in selbigen gebohren, desswegen er selbsten jeweilen underschidlich von den leuthen dissfahls vexiert worden, in specie Anno 1700 vom damaligen P. statthalter Reding mit vermelden, dass er fleissig in seinem hauss nachsuchen solle, fahls annoch etwan Gold zu finden seyn möchte, also mit mehreren. Wenigstens ist dises hauss so alt gewesen, dass schon vile, ja bis 30 jahr solches fast von selbsten zu boden gsunkhen und indessen bereits nur annoch auf einige untersätzen gegen der strass gstanden, so vil ich von Anno 1727 circa mit eignen augen öffters gesehen«[15].

Aus diesem Zeugnis geht hervor, dass das abgerissene Haus um 1700 als das Wohnhaus des »Goldmachers Theophrastes« galt und im Besitz der Familie Grätzer stand. Überdies erhalten wir recht genaue Hinweise auf die Lage am »ordinari fuessweg«, welcher die Strasse den Etzelpass hinauf kreuzt. Dieser Fussweg ist nach Bruno Lienhardt der alte Kirchgänger-Fussweg nach Untersiten (Dorf Egg). Als Standort des ehemaligen Hauses ist die Liegenschaft Küelwisli oder Kielwisli anzusehen, ein schon im Urbar von 1501 enthaltener Flurname. Besitzer ist um 1501 ein Uli Grätzer. Demselben gehören damals weitere Güter, es muss sich um einen reichgewordenen Leibeigenen handeln. Ebenfalls genannt ist ein Küni (Konrad) Wessner, Besitzer von zwei Liegenschaften im Etzelgebiet östlich des Küelwislis. Lienhardt hat schliesslich nachgewiesen, dass Wessner ein sogenannter Haus- oder Beiname der Grätzer sei, die als Vögte in Weesen am Walensee geamtet haben[16]. Gerade in Anbetracht des »lieben Vetters« Peter Wessener verdichten sich also die Indizien für das Hohenheim-Haus im Raum Küelwisli, während die sogenannte

Geburtsstätte bei der Wirtschaft an der Teufelsbrücke eher als Vorwand für die Touristen zu gelten hat.

Die Überführung der Überreste des mutmasslichen Geburtshauses in eine Kalkbrennerei ist ein Vorgang, welcher die drei Prinzipien illustrieren könnte. Das Haus verflüchtigt sich (Merkur), sein Baumaterial unterliegt der Verbrennung (Sulphur), übrig bleibt Kalk, in der paracelsischen Lehre ein Beispiel für das Prinzip Sal.

1501, zur Zeit der Aufnahme des Urbars, muss Wilhelm von Hohenheim bereits als abgereist gelten, ob mit oder ohne Frau, bleibt dahingestellt. Theophrastus von Hohenheim hat zwei denkwürdige Sätze aus der Einsiedler Zeit in sein Leben einbezogen. Gern zitiert man das Bekenntnis: »Bi minen Eltern war es still und friedsam.«[17] Weniger bekannt ist die Stelle aus der *Astronomia Magna*, die als seine früheste Erinnerung überhaupt gelten kann. Im Zusammenhang mit prophetischen Zeichen in der Natur, zum Beispiel blutendes Holz, Donner, Hagel, Schnee, seltsame Pfauenrufe beruft sich der Verfasser auf die persönliche Erfahrenheit: »... als ich selbs gesehen hab im neun und neunzigsten jar ein grosse wasserguss, die war ein weissagung, dass sich im glauben, im regiment, lant und leut verkerten«. (XII, 216)

Die Stelle, wiewohl erst um 1537 aufgeschrieben, projiziert die erste Zeichendeutung Hohenheims in das Jahr 1499, da die Schweiz im Schwabenkrieg faktisch aus dem Reich austritt und Vater Hohenheim im Herzen der Eidgenossenschaft plötzlich als Ausländer aus Feindesland dasteht. 1499 muss biographisch als terminus post gelten, als letzter sicherer Beleg für einen Aufenthalt an der wilden Sihl. 1501 leben Vater und Sohn sehr wahrscheinlich schon nicht mehr in Einsiedeln, das Urbar verzeichnet sie nicht, 1502 hat Wilhelm in Villach seine endgültige Bleibe gefunden bis zu seinem Tode 1534. Für den Fall, dass der sechsjährige Theophrastus den Wasserfall bereits als prophetisches Zeichen erlebt hat, kann kaum etwas anderes vorliegen als väterliche Belehrung und Beeinflussung. Dafür haben wir beeindruckende Zeugnisse.

Zu Lebzeiten bereits würdigt Hohenheim seinen soeben verstorbenen Vater in der *Grossen Wundarznei* in aller Öffentlichkeit, in scharfem Kontrast zu den Hohen Schulen, von denen er sich distanziert: »Von kintheit auf hab ich die ding getrieben, und von guten underrichtern gelernt, die in der adepta philosophia die ergründetsten warent und den künsten mechtig nach gründeten. erstlich Wilhelmus von Hohenheim, meinen vatter, der mich nie verlassen hat...« (X, 354).

In der *Astronomia Magna* wird diese Aussage noch verstärkt, es folgt keine Aufzählung weiterer Lehrer mehr: »Ich bedank mich der schul, in die ich komen bin, berüme mich keines menschen als alein des, der mich geboren hat und mich jung aufgeweist (unterwiesen) hat.« (XII, 205) Im gleichen Werk: »... ein iegliches kint schlegt in die art seines vattern«. In der Pfäferser Badeschrift ganz ähnlich: »Also wird ein ietlicher geboren in die art sines vaters. was im vom selben ingelibet wird, mag er volstrecken. also ist der sun gwaltig in sinem veterlichen erb zehandlen« (IX, 641).

Diese treuherzigen Bekenntnisse zum Vater legen nahe, dass ein nicht geringer Teil der paracelsischen Originalität – praktische Kenntnisse, volkstümliches Wesen, nicht zuletzt das seherische Verhältnis zu den Zeichen – als väterliches Erbe anzusehen ist. Für die mütterliche Hinterlassenschaft steht ein Gefühl der Hässlichkeit, der Grobheit, der Unpässlichkeit in der feinen Welt. Nur wird dafür in der Öffentlichkeit nicht die Mutter, sondern die einsiedlerische Herkunft generell ins Feld geführt. Wann immer sich Hohenheim wappnet, hält er den Namen der Heimat seiner Mutter wie einen alteidgenössischen Schild vor sich hin. In den vier wichtigsten Kampfschriften seines Lebens markiert Einsiedeln sein stolzes »Hier steh' ich, ich kann nicht anders, Gott helfe mir, amen«, um eine bekannte Formel des Reformators aus Wittenberg auf den Luther der Medizin zu übertragen. Es sind dies die Basler *Intimatio*, eine Art Antrittsvorlesung vom 5. Juni 1527, die erste Publikation überhaupt; das *Opus Paragranum* als hochpolemisches Grundlagenwerk zu den vier Säulen der Medizin; die *Grosse Wundarznei* als das zu Lebzeiten gedruckte chirurgische Hauptwerk und die Kärntner Verteidigungsschriften von 1538. Die Bekenntnisse zu Einsiedeln in Phasen äusserster Umstrittenheit sind im Zusammenhang zu sehen mit Spötteleien, die das öffentliche Wirken des revolutionären Arztes von Anfang an begleitet haben. Als »Krähe mit gestohlenen Federn«

wird er in Basel von Gegnern apostrophiert, was als Anspielung an die Einsiedler Meinradsraben verstanden werden kann[17], »Waldesel von Einsiedeln« (VIII, 65) lautet ein Spottname, der spätestens in Nürnberg 1530 publik wird. Überdies wirft man ihm seine Missgestalt, die grobe Art und die unfeine Sprache vor, auch die gar nicht feine Kleidung. All dies hat in der Hohenheimschen Vorwärtsverteidigung, wie die entsprechenden Schriften gedeutet werden können, seinen Grund im mütterlichen Einsiedeln.

Weniger defensiv als mit dem Stolz des Leibeigenen, der eine Universität erobert hat, stellt sich der Verfasser der Basler Programmschrift *Intimatio* vor: »Theophrastus Bombast ex Hohenheim, Heremita, utriusque medicinae doctor ac professor«, zu deutsch: »Theophrast Bombast von Hohenheim, aus Einsiedeln, beider Arzneien Doktor und Professor.« Theophrastus, der Mann aus Einsiedeln, so wie Erasmus, der Mann aus Rotterdam.

Ganz anders tönt es vergleichsweise im *Paragranum*: »Wie gefelt euch der peregrinus? wie gefelt euch der waldesel von Einsidlen? brecht herfür, was steckt in euch, könnet ir disputiren ? warumb fahet irs nicht an?« (VIII, 65) Die selbstironische Aufnahme der Beschimpfung drückt Zorn, Enttäuschung, Isolation aus. Die Herkunft aus dem finsteren Waldtale hätte ihn nach der Meinung der Gegner diskriminieren sollen.

In der *Grossen Wundarznei* lesen wir: »Ich hab hierin bisher ein lentlichen spruch gefürt, das mich keiner rhetorik noch subtilitäten rümen kan, sonder nach der zungen meiner geburt und lantssprachen, der ich bin von Einsidlen, des lants ein Schweizer, sol mir mein lentlich sprach niemants verargen« (X, 199). Auch in den sieben Kärntner Defensionen entschuldigt er seine rauhe Art mit seiner Einsiedler Herkunft: »Von der natur bin ich nicht subtil gespunnen, ist auch nicht meins lants art, das man was mit seidenspinnen erlange. wir werden auch nicht mit feigen erzogen, noch mit met, noch mit weizenbrot, aber mit kes, milch und haberbrot; es kann nicht subtil gesellen machen. zu dem das eim alle sein tag anhengt, das er in der iugent entpfangen hat... dan dieselbigen in weichen kleidern und die in frauenzimern erzogen werden und wir die in tannzapfen erwachsen, verstehent einander nit wol.« (XI, 152)

Soviel von der Matrix Heimat. Der bitter ironische Patriot und Europäer begrüsst überdies »das erzherzogtum Kernten, nach dem lant meiner geburt das ander vaterlant, in welchem zweiunddreissig jar mein lieber vater gewont hat, gestorben und vergraben« (XI, 4). Diesem Land spricht er eine Eigenschaft zu, die er an der Schweiz nie speziell zu rühmen gewusst hat. Die Kärntner seien »mit künsten die ersten in disem Deutschen lant gewesen« (XI, 11). Damit ist nicht feiner österreichischer Kunstsinn gemeint, sondern die Schule der Metalle, schwefligen Lösungen und Gesteine. Unweit Villach liegen Bergwerke wie Bleiberg und Paternion, wo Blei, Eisenerze, Zink, auch Sulfate und Edelmetalle abgebaut werden. Ob Theophrastus in dieser Gegend die Lehre eines Bergknappen gemacht habe, ob er in der Klosterschule zu Sankt Paul im Lavanttale lateinisch erzogen worden sei, ob er die sieben freien Künste, wie viele Villacher, in Wien erlernt habe, darüber sind wir verzweifelt schlecht unterrichtet. Ausser einigen geistlichen Herren, bei denen er Privatunterricht genommen haben will, erwähnt er in der *Grossen Wundarznei* konkret die Ausbildung in der Alchemia metallica. Ausdrücklich Erwähnung findet der Tiroler Bergherr Sigmund Füger aus Schwaz »mit sampt einer anzal seiner gehaltnen laboranten«, welche als »alchimisten« eine » gross erfarnus« in diesen Künsten vermittelt hätten (X, 354) Ob diese Ausbildung schon in früher Jugend erfolgt ist oder erst bei späteren Gelegenheiten, lässt sich nicht mehr eruieren. Seine Kenntnis der sogenannten Scheidekunst, auch von Metallen wie Zink, Antimon, Arsen, Kobalt, Quecksilber und anderen geht sicher auf diese Kontakte zurück. Entsprechend dürfte er dabei die in der galenischen Medizin noch nicht vorkommenden Krankheiten der Hüttenleute, die sogenannte Bergsucht, das »Lungenschwienen«, die Hüttenkatze, den Quecksilberrauch und die Bergmannskrankheit (Hakenwurmkrankheit der Bergleute?) kennengelernt haben. Zumindest deutet das zuerst bei den Jesuiten in Dillingen gedruckte Buch *Von der Bergsucht und anderen Bergkrankheiten* (1567) in diese Richtung.

Die Jugend, Wanderjahre und Lehrjahre des Theophrastus von Hohenheim mit Villach als väterlicher Zentralstation sind in verwirrendes Quellendunkel gehüllt, eingefangen von einem Pseudowissen, für das die bei ernsthaften Wissenschaftshistorikern berüchtigten paracelsischen Wanderkarten stehen. Weder für eine Reihenfolge der besuchten Schulen noch für die sogenannte Grosse Wanderung bzw. die Kleine Wanderung gibt es Anhaltspunkte, die eine einigermassen geradlinige Biographie erlauben. Bei Berücksichtigung der Prinzipien von Basilio de Telepnef (1886–1963), Generalkonsul von Honduras und Nicaragua in der Schweiz und begeisterter Hobby-Paracelsist, müssten auch Reisen auf den Mond und zu den Planeten dokumentiert sein, werden fast alle genannten Städte, Ortschaften, geographischen Gegebenheiten kurzerhand als besucht angenommen und in sogenannte Reiserouten eingetragen[19]. Diese Wanderkarten legen sich seit Jahrzehnten wie eine Art Geschwür auf eine Unzahl von Veröffentlichungen zum Thema Paracelsus, mögen auch erstklassige Quellenkenner wie Karl-Heinz Weimann dagegen Einspruch erhoben haben[20]. Auf die Menge der Quellen bezogen kann man sogar sagen: ein Tausendstel der Akten und Aufzeichnungen, die Goethes Leben von Tag zu Tag bezeugen, würde im Hinblick auf die Erforschung des Lebenslaufes von Theophrastus Paracelsus einen Durchbruch bedeuten. Auch über die Zeitgenossen Erasmus, Luther, Zwingli und Vadian sind wir unvergleichlich zuverlässiger informiert. Eine Biographie von Paracelsus bleibt wohl für immer auf den Regenbogen gezimmert.

Über Hohenheims Studiengang drängen sich drei grundsätzliche Bemerkungen auf: Er hat nach eigener Aussage als fahrender Schüler mehrere Hochschulen besucht, was kaum heisst, dass er jeweils legal immatrikuliert ist. Seine Kenntnisse humanistischer Buchgelehrsamkeit sind weit höher, als er in der polemischen Abwertung derselben zugibt. Die Tatsache seiner Promotion zum Doktor beider Arzneien an der Universität Ferrara ist nicht über jeden Zweifel erhaben, doch spricht mehr dafür als dagegen.

Die Aussagen über die Hochschulen sind im Positiven und Negativen pauschal: »... hab also die hohen schulen erfaren lange jar bei den Teutschen, den Italienischen, bei den Frankreichischen und den grunt der arznei gesucht« (X, 19). Dabei gebe es jedoch zu Tübingen, Heidelberg, Wien, Leipzig, Ingolstadt nur »holzdoctores« (VIII, 49), eine äusserst undifferenzierte Aussage, wenn man bedenkt, dass offenbar auch Vater Wilhelm ein Produkt dieser Schulen ist. Oder hatte dieser Mann darüber die gleichen Auffassungen? Wie auch immer, einem seriösen Studium an den deutschen und französischen Universitäten scheint der Sohn selten nachgegangen zu sein, wiewohl er bekennt, anfänglich »den alten schriften gwaltig glauben geben und sie gleich dem Evangelio gehalten... war der Hohen Schul – der teutscher und welschen nation – nicht ein klein zierd«. Insgesamt sind nicht wenige der scholastischen Universitäten der damaligen Zeit weit besser als Polemiker behaupten. In Paris an der Sorbonne wird Anatomie auf hohem Niveau betrieben, Vorlesungen über Chirurgie und andere praktische Gegenstände werden statt lateinisch in der Volkssprache gehalten, das Tabu der Leichenöffnung wird überwunden[21]. Gerade letztere, im Sinne der Moderne fortschrittliche Praxis macht jedoch Hohenheim alles andere als Eindruck. Im Sankt Galler *Paramirum* bezeichnet er die Ärzte, welche Diebe sehen und dergleichen (Leichenanatomie) als »teutsche Gukgauch« (Guckgäuche), – »also ersticken sie im dreck und cadavere, und darnach gen die lappen zum requiem«. Die wahre Anatomie, für ihn ein para-chemisches Phänomen, hängt eher damit zusammen, »dass der weinstein in den zenen hangt« (IX, 139). Auch im *Liber de nymphis* vertritt Hohenheim mit der Analogie von Menschen- und Schweineanatomie vergleichsweise rückständige galenische Auffassungen, denen die Pariser Anatomen und andere allmählich zu Leibe rücken. Theophrastus von Hohenheim, der Alternativmediziner, ist nicht auf allen Gebieten auf der Höhe der Schulmedizin. Die ganzheitliche Medizin der Heilkünstler hat schon immer ihren Preis gehabt.

Dass er, verstreut auf sein riesiges Gesamtwerk, über eine beeindruckende humanistische Bildung verfügt und immer wieder interessant Literaturkenntnisse zum besten gibt, beweist einiges für das Format seiner Ausbildung bis 1516, dem wahrscheinlichen Jahre seiner Promotion. Robert-Henri Blaser hat nachgewiesen, dass und wie Hohenheim überraschend nicht nur aus antiken Autoren wie Hippokrates, Macer, Iuvenal, Terenz, Horaz, Vergil, Ovid und andern schöpft, sondern sogar Kenntnisse mittellateinischer Literatur in witzigen Vergleichen anwendet, ganz zu schweigen von den Traditionen, die ihn zum Kenner des Geisterreiches machen[22]. Ein Mann mit solchen Kenntnissen muss füglich als Akademiker bezeichnet werden, obwohl ihm der Privatunterricht durch gelehrte Herren eindeutig mehr gebracht hat als das Hochschulstudium, wie Kurt Goldammer in einem wichtigen Aufsatz über *Die geistlichen Lehrer des Theophrastus Paracelsus* plausibel macht[23]. Um die in Hohenheim allmählich aufkommende Wut gegen die Schulgelehrsamkeit zu verstehen, muss man sich nicht so sehr das angeblich schlechte Niveau der Schulmedizin vergegenwärtigen, als vulgäre Handbücher und Handschriften, wie sie bei Badern und Volksärzten im oberdeutschen Raum um 1500 und später zirkulieren. Ein Beispiel dafür ist der sogenannte *Schüpfheimer Kodex,* eine im Entlebuch 1970 aufgefundene Handschrift eines alpinen Kompendiums der Arznei. In diesem Brimborium von Astrologie, Volksmedizin und Galenismus werden laufend, auf gelegentlich primitivem Niveau, hohe Autoritäten prahlhansisch zitiert, wobei dann zwei antike Ärzte namens »Hippokras« und »Aforismus« auftreten, was die blamable Verwechslung eines Werkes von Hippokrates – die berühmten Aphorismen – mit einem Arzt bedeutet. Ein Blick in die mittlerweile erfolgte Edition des *Schüpfheimer Kodex* zeigt, auf welchem zur Überwindung fälligen läppischen Autoritätsglauben die alltägliche Praxis der spätmittelalterlichen Medizin angelangt ist[24].

Als Glücksfall in Hohenheims Ausbildungsgang muss ohne Zweifel der Kontakt mit der oberitalienischen Reformmedizin bezeichnet werden. Die hervorragendsten Schulen befinden sich zur Zeit der eidgenössischen Italienfeldzüge in Padua und in Ferrara. Die Priorität, die man einer dieser beiden Schulen zuspricht, ist eine intellektuelle Grundsatzentscheidung. Padua lehrt nämlich aristotelisch-scholastisch, Ferrara platonisch-humanistisch[25]. Im Deutschen Haus der Stadt Ferrara haben ausser Hohenheim seine guten Bekannten Christoph Clauser und Wolfgang Thalhauser studiert, später die wichtigste Referenz für den Druck der *Grossen Wundarznei.* Wenn Thalhauser in einem Empfehlungsbrief Hohenheim als Doktor anspricht, scheint dies ein gewichtiges Argument für die Bestätigung des Doktorates zu sein, dessen Existenz der umstrittene Arzt mangels Dokumenten vor den Basler Behörden beschwören muss. Auch der

Zürcher Stadtarzt Clauser, fürwahr kein Freund Hohenheims, bestreitet die Legalität des Ferrarenser Doktorats seines ungeliebten Kollegen nie. Andernfalls hätte Conrad Gesner in seinem Lexikonartikel über Theophrastus die nachteilige Information gewiss nicht unterdrückt. Die Echtheit des Doktorates scheint also kaum zweifelhaft – der geliebte und hochgelobte Vater sollte in rund dreizehn Jahren als Arzt in Villach genug verdient haben, um dem Sohn den teuren Titel bezahlen zu können. Für den Einfluss Ferraras stehen die beiden grossen Kapazitäten Niccolo Leoniceno (1428–1524) und Giovanni Manardi (1462–1536), die beiden auch von Vadian bewunderten frühen Pioniere in der Erforschung der Syphilis bzw. einer mit ihr nahe verwandten Krankheit. Zur Erhellung dieses Beziehungsgeflechts bleibt der Forschung noch einiges zu tun. Manardis Bedeutung liegt in der radikalen Kritik an Plinius und in der Ablehnung der Araber, denen er Verstümmelung der Werke von Galen und Hippokrates zum Vorwurf macht. Ziel ist noch nicht die Verwerfung des Galenismus, sondern dessen Wiederherstellung durch saubere philologische Arbeit. In dieser Programmsetzung bleibt Ferrara noch ganz der Bibliotheksmedizin verpflichtet. Ein typischer Vertreter dieser Schule in der Schweiz ist Christoph Clauser, der Avicenna kritisiert wie auch die herkömmliche Harnschau, für den jedoch Hohenheim als radikaler Kritiker des Galenismus unakzeptabel bleibt. Clausers prachtvolles Doktordiplom von Ferrara aus dem Jahr 1514 ist erhalten[26].

Sicher ist, dass Hohenheim von der Ferrarensischen Kritik stark geprägt ist. Auch als Spezialist über die Lues steht er auf dem Niveau dieser hochangesehenen Schule. Ein treuer Schüler Ferraras ist er nicht geblieben, wird doch auch diese Schule von polemischen Ausfällen nicht verschont: »Wiewol nun der esel, der die mompelierischen künst tregt und die ferrarischen, senischen, bononischen und parisischen doctores, mag die philosophei nicht ertragen« (X, 516). Damit ist ausgesagt, dass auch diese Schule sich, genau gleich wie Montpellier, Siena, Bologna und Paris, einem Systemwechsel widersetzt. Trotzdem bleibt ihr der Ruhm, im 16. Jahrhundert mit Nikolaus Kopernikus aus Krakau und Theophrastus von Hohenheim aus Einsiedeln und Villach zweien auf die ganze Neuzeit nachwirkenden revolutionären Geistern wichtige Impulse gegeben zu haben.

Er meinet, er habs etwan, aber etwan nit... (IV, 496)

»Ich habe vilmalen zu geloset (zugehört) scherern und badern und irs gleichen, die sich irer kunst so teur berümpt habent, dass sie abgehauen nasen, die drei tage im schne gelegen, abgehauen finger und dergleichen noch unglaubigers widerumb uber etlich tag gefunden haben, hinan an sein alte stat gesezet: solicher weidsprüch pfleg dich nit! ein arzet soll warhaft, ernsthaft, dapfer sein mit seinen reden, nit leichtfertig.... ich hab wol in Veriul (Friaul) gesehen, warde einem ein or abgehauen und ein bader name es und sazt es widerumb hinan mit steinmezen küt (Steinmetzkitt), kesleim (Käsleim) usw.; er behielte das lob und ein gross wunder geschrei. am andern tag fiel es widerumb herab, da es der eiter underfressen hette« (X, 31).

Mehr als die Rekonstruktion ungewisser Wanderrouten unterrichtet uns diese fabulierende Stelle aus der *Grossen Wundarznei* über den Charakter paracelsischer Erfahrenheit, diesen das ganze naturkundliche und medizinische Werk durchziehenden Leitbegriff. Er steht für eine kraftvolle, lebendige, menschenförmige Wissenschaft aus der Mitte der Person. Erfahrenheit kommt von »fahren«, althochdeutsch »faran«, das heisst mit Sack und Pack unterwegs sein, in den *Merseburger Zaubersprüchen*: mit dem Ross unterwegs sein. Die Schule der Erfahrenheit ist eine fahrende Schule. Hohenheim ist gewiss nicht der einzige, der in sie gegangen ist. Er wagt es, seine Erfahrungen nicht nur gegen Bader, Scherer und Quacksalber ins Feld zu führen, sondern sie zum Eckstein einer zu reformierenden Universität zu machen. Der Wanderarzt setzt sich ausser mit Gelehrten auch mit Handwerkern und eher halbgebildeten Heilpraktikern auseinander, ähnlich der Sorte, für die der *Schüpfheimer Kodex* steht. Die Stelle ist zugleich Beleg für die »Autopsie« beim Landfahren, nicht zu verwechseln mit der blossen Aufzählung von Schulen, Ortsnamen usw., welche nicht immer eigene Anschauung bezeugen. Die Geschichte dürfte typisch sein für die in den Jahren zwischen

1515 und 1520 durchlebte Praxis, wie man die paracelsische Erfahrenheit modern umschreiben kann.

Ein weiteres Beispiel für diese Erfahrenheit sind Beobachtungen zu Vorkommen und Therapie des Kropfs in den Basler Vorlesungen. Wo »kröpfet leut sein, daselbst sein bergwerk«, heisst es in entschiedener Verallgemeinerung beobachteter Einzelfälle. Ausdrücklich genannt werden Pinzgau, Etschland und Graubünden. Der Kropf sei mineralischen Ursprungs, das Wasser im Pinzgau mache dafür anfällig (IV, 223). Andererseits habe er im Etschland »frauen zimern« gesehen, welche bei Sonnenaufgang eigenen Urin trinken und auf diese Weise grosse Kröpfe los würden. Für die Kropfbehandlung seien salzige Präparate gut, zum Beispiel Ungarisches Salz, welches im Etschgebiet Kropfsalz genannt werde (IX, 225). Die Urin-Therapie ist gemäss der Lehre von den drei Prinzipien ein Spezialfall der Heilung durch Sal. Gegen die hartnäckigen »Grawen – Pünter – Kröpffen« (Bündnerkröpfe) sei buchstäblich kein Kraut gewachsen, beziehungsweise kein Salz gut genug[1]. Die Anschaulichkeit in der Darstellung der Kropflehre klingt unbeschadet traditioneller Auffassungen stark erfahrungsgesättigt. Die geschilderten Hochkröpfe und Sattkröpfe mit ihren auch geographisch bedingten Differenzierungen gehören zu denjenigen Krankheiten, deren Diagnose voraussetzt, dass der Arzt Geographus und Cosmographus sei, also über Landfahrerpraxis verfüge, wie in den Kärntner *Defensionen* gefordert. Das klinische Vorgehen, »medizinalisch«, das heisst mit Sal-haltigen Präparaten, und »instrumentalisch«, auf dem Weg der Operation, entspricht fortschrittlicher Praxis, zumal vom Aderlass nicht die Rede ist, welcher im Rahmen der dogmatischen Lehre der vier Säfte eine viel höhere Bedeutung innehält als in der paracelsischen Reformmedizin. Diese zeigt sich dort in der Hochform ihrer Möglichkeiten, wo sich Urbegabung auf dem Gebiet der medizinischen Zeichendeutung mit den mehr auf induktivem Wege gewonnenen Erkenntnissen des Fahrenden deckt. Dabei fehlt es nicht an einem Bewusstsein für die Grenzen der Induktion. In diesem Sinne ist die Warnung zu verstehen: »Vertrau deiner erfarenheit nichts in den dingen der natur, dan sie ist (in) eines arztes hant als ein herz einer frauen in eines bulers hant. er meinet, er habs etwan, aber etwan nit, ir ist nichts zu vertrauen.« (IV, 496). Diese Aussage aus dem Hippokrates-Kommentar ist nicht so pauschal zu nehmen, wie sie klingt, als entschiedene Leugnung der Induktionsgläubigkeit den erkenntnistheoretischen Warnungen eines Sir Karl Popper vergleichbar[2].

Das Wissen um die Grenzen der Erfahrungswissenschaft ändert bei Hohenheim nichts an der hohen Bedeutung eines Erfahrungsschatzes. Der Forscher muss den Erdkreis gewissermassen abgeschritten haben. Dabei hält sich Theophrastus mit einer gewissen Hartnäkkigkeit an die Alte Welt, obwohl die Bedürfnisse der Neuen Welt wenigstens andeutungsweise in seinem Werk aufscheinen[3]. Besonders in polemischen Auseinandersetzungen betrachtet er es als wichtig, zur Demonstration wissenschaftlicher Weltläufigkeit, aufzuzählen, wie viele Länder, Städte, Regionen und Alpenpässe er durchforscht habe. Paracelsische Medizin begründet sich im Vergleich zur modernen Chemiatrie und Biomedizin nicht mikroskopisch, sondern im Gegenteil makroskopisch, das heisst auf die grosse Welt ausblickend. Die vielzitierten geographischen Aufzählungen sind in dem Sinne nicht, wie einige Forscher es unternommen haben, vordergründig auf zusammenhängende Reiserouten zu untersuchen, sondern in ihrer Bedeutung als Programm einer medizinischen Weltorientierung zu würdigen.

Die berühmten, hier als paracelsische Makroskopie gewürdigten Stellen lauten: »... dieweil ich auch im Niderland, in der Romanei, in Neapolis, in Venedischen, Denemarkischen und Niderlendischen kriegen so treffentliche summa... aufbracht... und mein erfarenheit, die ich aus Littau, Holland, Ungern, Dalmatien, Kroatien, Rodis (Rhodos), Italien, Frankreich, Hispanien, Portugal, Engelland, Dennmark und allen deutschen landen mit grossem fleiss uberkomen hab, sol ein hon und spot sein?« (VII, 374 f.)

»...hab also die hohen schulen erfaren lange jar bei den Teutschen, bei den Italischen, bei den Frankreichischen und den grunt der arznei gesucht. mich nit alein derselbigen leren und gschriften, büchern ergeben wöllen, sonder weiter gwandert gen Granaten (Granada), gen Lizabon, durch Hispanien, durch Engeland, durch den Mark (Brandenburg), durch Pruchsen (Ostpreussen), durch Litau, durch Poland, Ungern, Walachi, Sibenbürgen, Crabaten, Windisch Mark

(Krain/Slowenien), auch sonst andere lender nit not zu erzölen, und in allen den enden und orten fleissig und empsig nachgefragt.« (X, 19f.) »Unser krieg ist lang gangen gegen einander, sie triben mich aus Littau, darnach aus Preussen, darnach aus Poland, war nicht genug. Ich gefil den Niderlendern auch nicht, den universiteten nicht, weder Jüden noch münchen. ich dank aber got, den kranken gefiel ich, so ich mein regel braucht. aber so ich Avicennam braucht, so war ich niemants wert...« (VI, 180)

»... farent einmal gen Frankfort in die mess und besehet den stul bei den Moscowitern und...S. Jacob beim finstern sternen (Santiago de Compostela beim Cap Finisterre)...und wan ir das alles erfarent, so mögen ir sagen, ich bin ein arzet.« (VI, 350)

Das letzte Beispiel ist bereits so formuliert, dass es sich eher um ein Programm als um einen Reisebericht handelt, im Gegensatz zu den offensichtlichen negativen Erfahrungen in den Niederlanden und in Osteuropa. Bei den konkreten Erfahrungen des reisenden Arztes stehen die drei, im ersten Zitat genannten Kriege ohne Zweifel im Vordergrund. Die Kriegsarznei ist für einen am Lebendigen orientierten erfahrungshungrigen Chirurgen ohne Zweifel die hohe Schule der Praxis. Hat Galenus von Pergamon als Gladiatorenarzt sozusagen Vivisektion am gesunden, lebendigen frischverletzten Mann betrieben, holt sich Hohenheim die analogen Erfahrungen in drei Kriegen. »Die Forschung« schreibt der christliche Pazifist Reinhold Schneider, »die Erkenntnis an sich, die zur Leistung des Unmöglichen aufgerufene Medizin sind dem Kriege über und über verschuldet«[4].

Hohenheims Anleihe bei Mars beginnt mutmasslich mit dem Venedischen Krieg, einem der zahlreichen Waffengänge des Kaisers Maximilian, dem die Lagunenstädter 1516 einige Territorien weggenommen haben, die er 1517 wieder zurückerobert. Am Ende sind beide Parteien, wie so oft, wieder gleich weit, nur die Toten und Krüppel bleiben auf der Strecke.

Im sogenannten Niederländischen Krieg der Union von Geldern gegen den habsburgisch-burgundischen Thronerben, den König und nachmaligen Kaiser Karl V., scheint er, sehr zu seinem Missvergnügen, auf niederländischer Seite zu arzten. Es sieht ganz so aus, als ob dieses erneute Kriegspraktikum ein vorzeitiges Ende gefunden hätte. Ausser den vielerfahrenen Marktweibern von Antwerpen scheint ihm in den damals noch Vereinten Niederlanden nichts positiv aufgefallen zu sein (VI, 419).

Nach diesem mutmasslichen Fiasko schliesst er sich 1520 den Truppen des Dänenkönigs Christian II. an. Das ist zu einer Zeit, da die Wilhelm-Tell-Tradition des Schützen Toko noch lebendig ist, die Dänen als Haudegen gelten, vor denen selbst die gewaltigen schwedischen Recken zittern. In diesem grossen nordgermanischen Säbelgeklirr zieht der Doktor Theophrastus 1520 mit den siegreichen Truppen Christians in »Stockhalma in Denmarck« (X, 96) ein.

Zwischen 1520 und 1524 muss Hohenheim irgendwo in Europa, vermutlich in Österreich, mit der Niederschrift seines gewaltigen Lebenswerkes begonnen haben, denn wie sonst hätte er die gegen 20 000 Blatt seines Vermächtnisses in rund zwanzig Jahren schreiben können? In der Geschichte des Abendlandes gibt es einige Hochbegabungen, deren Produktivität ein Geheimnis bleibt. – Albertus Magnus, Bach, Leibniz, Mozart, Jacob Grimm.

Für das Jahr 1525 erblickt der auf datierbare Quellenforschung erpichte Paracelsist endlich Land. Eine zum Fest Mariä Himmelfahrt (15. August) datierte Abhandlung über die Gottesgebärerin und Jungfrau Maria eröffnet ein Kapitel, das wir mit »Salzburg – eine Bauernoper« überschreiben könnten[5]. Salzburg, die »wackere, ächt deutsche Stadt« (II,3, X), von Erzbischof Matthäus Lang als Reichsfürst regiert, gewährt ihm am Anfang und am Ende einer weithin unsichtbaren Karriere als ärztlicher Schriftsteller ein auf Ungewissheit abgestelltes Gastrecht. Dabei leistet er sich die Dreistigkeit, in öffentlichen Lokalen den Mund über das landesübliche Mass hinaus aufzutun. Es ist die Zeit, da er sich noch Hoffnungen macht, über die Reformation als eine das einfache Volk erfassende Bewegung liesse sich die Mauerkirche in eine Geistkirche verwandeln. Als Winkelprediger in den Tabernen (II, 3,3) tut er seine Meinung kund, nicht zum Vergnügen seiner Gastgeber, unter denen der Neuerungen aufgeschlossene Hofprediger Johannes Staupitz, der Freund Luthers, soeben verstorben ist[6]. Bald gehen ungute Gerüchte um: »Ihr klaget sehr... ich hab euch die pauren widerspennig gemacht, dass sie nimmer opferen und wenig uf euch halten und schier gar nichts. bedenket, wenn mein red aus dem teufel wer, so folgten sie euch und nit mir. aber so sie mir folgen und nit euch, so gedenket nit anderst, denn dass der heilig geist in ihnen sei. der lernet sie erkennen euer gemuet, tück und grosse lügen. was ich geredt hab, das ist aus dem heiligen geist.... aber euer tück seindt noch älter, von Cayn her und von den alten gleisnern und bischofen.... mich undterrichten eure werk, dass nichts in euch ist; dann aus den werken erkenn ich euch...ich widerrede euern heiligen vätern, dann sie haben dem leib geschriben und nit der seel. sie haben poeterei gebraucht und nit die theologei« (II, 3, 6).

Dieser Text, ein Zeugnis für das geistige Umfeld des deutschen Bauernkrieges, belegt, dass die spirituellen Anliegen mindestens so wichtig sind, wenn nicht wichtiger, als die sozialen und politischen. Bauernbefreiung ist 1525 die Wahrnehmung der Freiheit eines Christenmenschen durch einfache Menschen, aus der Gnade des heiligen Geistes. Man kann sich vorstellen, dass derlei Predigten ohne kirchlichen Auftrag in doppelter Hinsicht ein Sicherheitsrisiko darstellen: Für die Macht und Herrlichkeit des Salzburger Fürstbischofs, erst recht auch für denjenigen, der es sich herausnimmt, solche Worte in den Mund zu nehmen. Auffällig ist, dass Hohenheim in Gegenwart einfacher Menschen offenbar mit gelöster Zunge spricht, ganz anders als bei gelehrten Disputationen, die ihm in Anbetracht der Kompliziertheit und Neuheit seiner wissenschaftlichen Aufassungen weniger liegen. Das spontane Predigen scheint zu den Begabungen zu gehören, die ihn gefährlich machen.

Dabei wäre es sicher übertrieben, in Hohenheim einen Bauernführer zu sehen. Es ist nicht einmal gesagt, ob die schnelle Abreise aus Salzburg vom Frühjahr 1526 wegen obrigkeitlicher Nachstellung erfolgt oder im Gegenteil deswegen, weil er sich auch von den Bauern distanziert. Die Nachrede der Bauernfreundlichkeit muss keineswegs heissen, dass er sich deren Forderungen oder gar deren Vorgehen voll zu eigen macht. Bei den Verdächtigungen, denen er zeitlebens ausgesetzt ist, wittert man ihn jeweils als besonders gefährliches Element im gegnerischen Lager. In den grossen Fragen von Reformation, Bauernkrieg, Wiedertäufern, Papsttum steht Hohenheim in einem Zwielicht, weil er sich nie mit der eingetretenen Praxis voll identifizieren kann und zuletzt einen Platz zwischen Stühlen und Bänken einnimmt.[7]

Das Salzburger Protokoll vom 27. April 1526 von Hof-Gerichtsschreiber Michael Seznagl bezeugt als frühestes Datum Details aus dem Leben von Hohenheim, ist jedoch im strengen Sinn keine Urkunde, da es sich um eine spätere Abschrift handelt[8]. Es enthält ein Verzeichnis zurückgelassenen Eigentums von Doktor Theophrastus, der in den soeben vergangenen Kriegsläufen fortgezogen sei. Gewohnt habe er in Wolfgang Buchlers Behausung bei der Kumpfmühl, heute Pfeiffergasse 11. Unter den Kleidern erwähnt sind ein »leberfarber Rock mit aichhornen Futter«, »ein schwarz chamalotener Rock mit schwarz Kröpfen«, »ein leberfarber einfacher chamalotener Wappenrock«, »ein damastenes Brüstl mit schwarz Kröpfen unterfudert« und »ein Madenbalg, den haben die Schaben verderbt«. Dazu kommen ein paar Messingbüchsen, zwei Trinkgläser, ein »messinger Stock-Leuchter« und »ein kleines hülzen Astrologium...zerbrochen gefunden«. »Des Doktors Bildnus« (vermutet wird das fragliche Salzburger Bild von Wilhelm von Hohenheim) und »31 Bücher glein und gross und etlich uneingebunden«, sowie ein »Jungfrauen Angesicht auf ein Tüchl gemahlt« (ein Marienbild?) sind die wohl interessantesten Gegenstände. Die Bücher bezeugen, dass es sich mit der Behauptung aus dem *Paragranum*, seit zehn Jahren keine Bücher mehr gelesen zu haben (gegen den Vorwurf des Plagiats), um eine rhetorische Übertreibung handeln muss (VIII, 33). Das Salzburger Protokoll gilt als Indiz dafür, dass sich Hohenheim in der Stadt an der Salzach niederlassen und höchstwahrscheinlich dahin wieder zurückkehren will.

Im weiteren Verlauf des Jahres 1526 betätigt er sich im süddeutschen Raum als Wanderarzt. Mit Sicherheit falsch ist, er sei in Neuburg an der Donau dem späteren Sammler seiner Werke, Hans Kilian, begegnet, ist doch dieser zu der Zeit ein Knabe von zehn Jahren[9]. Auch Ingolstadt und Rottweil sind als Aufenthaltsorte wenig sicher. Denkwürdig ist Baden-Baden, wo der Markgraf Philipp I. an der Dysenterie (Ruhr) erkrankt ist. Mit diesem geizigen Patienten, der ihm sein Honorar vorenthalten haben soll, verbindet

Hohenheim zeitlebens eine ungute Erinnerung (VIII, 34)[10]. Bemerkenswertes Interesse zeigt er für die heissen Quellen der Bäderstadt – so wie er auch Baden im Aargau und Baden bei Wien unter balneologischen Gesichtspunkten beschrieben hat. Vom Gedanken, nach Salzburg zurückzukehren, kommt er spätestens in Strassburg am 5. Dezember 1526 ab. »Theophrastus von Hohenheim, der Artzney Doctor hat das Bürgerrecht kaufft«, weiss eine vielzitierte Urkunde zu berichten. Als Zünftler »Zur Lutzerne« darf er sich legal chirurgisch betätigen. In der genannten Innung sind ausser Medizinern Kornhändler, Müller und Stärkefabrikanten korporativ zusammengefasst. Auch in Strassburg gibt es Ärger, wie die offenbar unglücklich verlaufene Disputation mit einem gewissen Wendelinus zeigt[11], doch müssen die Monate in dieser Stadt insgesamt zu den glücklicheren in seinem Leben gezählt werden. Im Humanistenkreis um den Reformator Kaspar Hedio, den wohlhabenden Patienten Niklaus Gerbelius, einen Brieffreund von Vadian, und den begabten Ulrich Gyger aus Pforzheim, der in Strassburg und Basel sein Gehilfe ist, kann er es sich wohl sein lassen. Überliefert ist das Nachtessen mit Gerbelius und dem Doktor Nikolaus Haupt aus Dieburg in Hessen vom 13. Januar 1527. Die beiden Gelehrten führen, wie Gerbelius in seinem lateinischen Tagebuch notiert, »eine wundersame Disputation über den flüssigen Merkur und die Missgeburten, welche in der Gebärmutter der Frau entstehen«. Themen der späteren Sankt Galler Bücher! Gerbelius selber leidet an Verdauungsstörungen. Sein interessantes Krankheitstagebuch ist ein frühes Zeugnis für Hohenheim als Magenspezialisten[12].

Der übel honorierte Erfolg in Baden-Baden und die glücklichen Monate im Elsass sind als die Zeit des aufsteigenden Ruhmes zu betrachten. Am Oberrhein beginnt sich sein Ruf zu verbreiten, und schon bald gilt er in Basel als Wunderdoktor. Bestätigung dafür ist der Briefwechsel mit Erasmus von Rotterdam nach der erfolgreichen Behandlung des europaweit angesehenen Basler Buchhändlers Johann Froben, der Hohenheims konservativer, naturheilkundlicher Therapie die Rettung eines Beins verdankt. Für einen Augenblick ist Theophrastus ein Arzt im strahlenden Glanz des Charismas.

Die beiden Briefe, die am wahrscheinlichsten in die ersten Monate des Jahres 1527 angesetzt werden, die Zeit unmittelbar vor der Berufung nach Basel, stehen über den biographischen Gehalt hinaus exemplarisch für ein Verhältnis zwischen Arzt und Patient, das gleichzeitig von Faszination und Misstrauen geprägt ist. Wirklichkeitsgesättigt und intensiv auf den Patienten zugehend – diesen Eindruck erhält man vom Text des Theophrastus, der mit hoher Selbstsicherheit die Chance ergreift, abermals einer enorm prominenten Persönlichkeit Rat und Hilfe zu gewähren. Auf der andern Seite Erasmus wie eine umworbene Geliebte, die sich sachte und mit Stil ihrem Verehrer zu entziehen weiss, indem sie ihm brillant formulierte Komplimente wie kostbare Fetische entgegenwirft.

An den vortrefflichen Schutzherrn der Theologen, seinen besten und in jeder Hinsicht gelehrtesten Herrn Erasmus von Rotterdam.

Was mir die scharfsinnige Muse und die ärztliche Alsthoos verliehen haben, verkündet mir in klarer Weise; als Verfasser ähnlicher Gutachten bin ich bekannt. Die Lebergegend braucht keine Apothekermittel, noch brauchen die anderen zwei Erscheinungen Abführmittel. Das Heilmittel ist vielmehr ein magistrales Arcanum von stärkender, spezifischer Substanz sowie von honighaltigen Reinigungsmitteln, das heisst Festigungsmitteln. Gegen die Schwäche der Leber gibt es eine Essenz, und die königlichen Heilmittel, welche den Harnsatz (pinguedo renum) betreffen, sind bewährt und anerkannt. Ich weiss, dass Dein eher kleiner Körper Mesuaicae Coloquintidae nicht zu ertragen vermag, noch irgend etwas Heftiges oder das Geringste aus der Apotheke; ich weiss, dass ich geschickter und in meiner Kunst erfahrener bin, und ich weiss, was Deinem Körper zu einem langen, ruhigen und gesunden Leben verhelfen kann; Du brauchst keine Entleerungen.

Das dritte Leiden, um offener zu sprechen, ist ein gewisser Stoff, sei es eine geschwürige Fäulnis oder sei es ein entstandenes Phlegma, entweder eine zufällige Verbindung oder vielleicht Niederschlag vom Harn oder Tartarus des Gefässes oder ein Schleim von Spermarückständen, oder vielleicht eine zähe Ernährungsflüssigkeit oder bituminöses, gelöstes Fett, oder was es auch immer von dieser Art sei, wenn dies durch die Wirkung des Salzes (in dem die Kraft des Koagulierens innewohnt) koaguliert, so ist das, was entsteht, ähnlich wie Kieselstein, bzw. eher Beryll. Dass dies in Dir entstanden ist, habe ich nicht erkennen können. Aber was auch immer ich geurteilt habe über den bröckligen, marmorartigen Stein, der in den Nieren selbst besteht, so bin ich zur Ansicht gekommen, dass es unter den Begriff »Koagulationsprodukt« fällt.

Bester Erasmus, falls meine spezifische Heilpraxis Deiner Exzellenz gefallen sollte, so sorge ich selbst dafür, dass Du sowohl Arzt als auch Arznei hast.

Lebe wohl!
Theophrastus[13]

Dem in der Heilkunde erfahrensten Doktor Theophrastus von Einsiedeln (wünscht) Erasmus von Rotterdam Gesundheit.

Es ist nicht unpassend, dem Arzt, durch den Gott uns körperliche Gesundheit verschafft, immerwährende seelische Gesundheit zu wünschen. Ich wundere mich gar sehr, woher Du mich so bis in das Innerste kennst, obwohl Du mich lediglich einmal gesehen hast. Nicht aus der Heilkunst, die ich niemals gelernt habe, sondern aus einem armseligen Gefühl heraus bestätige ich, dass Deine Rätselworte sehr wahr sind. In der Lebergegend habe ich schon seit langem Schmerzen gefühlt und konnte nicht erraten, was die Quelle des Übels sei. Die Harnablagerungen (renum pinguedines) habe ich vor mehreren Jahren im Urin erkannt. Was das dritte ist, verstehe ich nicht recht, doch scheint es mir wahrscheinlich, dass dies Beschwerden verursacht, wie ich sagte. In diesen Tagen habe ich überhaupt keine Zeit, weder mich heilen zu lassen noch krank zu sein noch zu sterben, mit so vielen wissenschaftlichen Arbeiten bin ich überhäuft. Falls es dennoch etwas gibt, was mir das Übel lindern könnte ausser der Auflösung des Körpers, so bitte ich Dich, dass Du mir das mitteilst. Wenn Du nun darüber im Zweifel bist, so erkläre mir bitte in ganz wenigen Worten ausführlicher, was Du in mehr als lakonischer Weise angedeutet hast, und verschreibe mir die anderen Heilmittel, die ich, wenn ich einmal Zeit habe, gebrauchen kann. Ich kann keinen Lohn in Aussicht stellen, der Deiner Kunst und Wissenschaft entspräche, doch dankbare Gesinnung verspreche ich gewiss. Frobenius hast Du aus der Hölle zurückgeholt, das ist die Hälfte meiner selbst; wenn Du auch mich wieder gesund machst, wirst Du in jedem beide wieder herstellen. Möge das Schicksal es fügen, dass Du in Basel behalten wirst. Ich hoffe, Du kannst dies rasch Hingeschriebene lesen.

Lebe wohl!
Erasmus von Rotterdam,
eigenhändig

(Beide Briefe übersetzt von
Martin Ramming)

Der Brief Hohenheims ist ein Beispiel für die Anwendung der Lehre vom Tartarus auf die Praxis bei gleichzeitiger Zurückweisung herkömmlicher, auf der galenischen Säftelehre beruhender Therapien. Deutlich spürbar wird die Sicherheit des begabten und erfahrenen einfühlsamen Heilpraktikers, der das Innere aus dem Äusseren zu sehen vermag. Dieser Diagnose begegnet der Patient zunächst mit Staunen und Dankbarkeit. Als Erkenntlichkeit für die Zuwendung in leiblichen Gebresten wird das Heil der Seele angewünscht. Der Mann, von den Gebrüdern Amerbach, den nachmals fleissigsten Hörern des Theophrastus, gerühmt als »grossartig in jeder Hinsicht«[14], enthüllt sein Innerstes niemals. Trotzdem bekennt er: »Ich wundere mich gar sehr, woher Du mich so bis in das Innerste kennst!«

Dieser Satz, scheinbar ein höchstes Lob, dürfte mit ein Grund für die letztlich abwehrende Haltung des Erasmus sein. Ist der Doktor Theophrastus dem Priesterssohn mit dem niederländischen Namen Geraard Geraards zu nahe getreten? Bis dieser durch und durch gepflegte Mensch nur schon einem andern die Hand reicht! Ulrich von Hutten, der gemarterte Luetiker, hätte ein Lied davon singen können! Und da gebärdet sich ein kühner Doktor, der von der humanistischen Gelehrsamkeit wenig hält, als hätte er den Desiderius Erasmus Roterodamus nicht nur barhäuptig und ohne Talar, sondern überhaupt ganz ohne Haut gesehen.

Es verwundert nicht, dass nach dem Ausdruck des Erstaunens schon die nächsten Worte auf feinstmögliche Art zu mauern beginnen, zunächst mit Unverbindlichkeit. Dann mit Bestätigung, um die zentrale Ausrede vorzubereiten, die unübertrefflich moderne Formel vom Menschen, der keine Zeit finde weder zum Kranksein noch zum Gesundwerden noch zum Sterben. Dann die Beschwörung höchster Freundschaft am Beispiel Frobens, noch vor dem Abschluss Dankbarkeit und gute Wünsche. Zuletzt gemessenes Weggehen, in gepflegtes Latein geborgenes innerliches Davonlaufen. Kaum hat in der Geschichte der westlichen Kultur ein vergleichbar brillanter Schriftsteller einem grossen Arzt einen für den Geist der Neuzeit typischeren Brief geschrieben. Eine negative Sternstunde in der Geschichte der Arznei.

Die Stelle des Stadtarztes ist vakant, Theophrastus hat Froben, den neben Erasmus prominentesten Bewohner der Stadt, scheinbar sensationell geheilt, der grösste aller Humanisten rühmt ihn, Ökolampad begehrt ihn. Nur die stockkatholische Fakultät sträubt sich noch, im Prinzip aber bestreitet sie ein Rückzugsgefecht. Unter derlei Bedingungen wird die ungewöhnlichste Berufung in der Geschichte der Universität Basel möglich, mag auch der Ärger und damit der vorzeitige Abbruch der Karriere beinahe programmiert sein.

Glücklich der Mann, dem die Stadt Basel ihr humanes und humanistisch orientiertes Gastrecht gewährt. Hier herrscht ein aufgeschlossener Geist, mehr der Bildung als der Macht zugetan. Repressionen halten sich in Grenzen. Eine einzige Hexe hat man abgeurteilt; ferner steht die Hinrichtung eines Gockels zu Buche, weil er ein Ei gelegt hat. Für Erasmus, einen beileibe wählerischen Menschen, ist die Rheinstadt, bis auf wenige Jahre protestantischer Fanatisierung, als Wohnort gut genug. Mit dem Vordenker der reformatorischen Theologen teilt Theophrastus viele, wenn auch nicht alle Ansichten.

Beide sind entschiedene Gegner von Religionskrieg und Todesstrafe, halten das Papsttum wenigstens grundsätzlich für reformierbar, haben überdies keine Meinungsverschiedenheiten in Sachen Korruption in der Kirche. Differenzen betreffen Details. Erasmus ist gegen die Prügelstrafe, ein früher Pionier sanfter Pädagogik, Theophrastus lobt den Vater, der seinen »son mit der ruten erzeucht«. Dafür hasst Erasmus die Geschlechtskranken, möchte sie am liebsten verbrennen[15], wohingegen Theophrastus sich für sie verwendet.

Eine weitere Übereinstimmung bezeugt die Stelle aus den erasmischen *Annotationes* (Anmerkungen): »Ich sähe das Wort Gottes gern in den Händen des Bauern, des Matrosen, des Reisenden und des Türken«[16]. Die Paraphrasen zu den *Annotationes* hat der Verfasser noch provozierender den Bauern, den Matrosen, den Maurern, Prostituierten, Kupplern und Türken zugedacht. Im Unterschied zu Erasmus hat sich Theophrastus, zum Beispiel in der landstreicherfreundlichen Taverne zum Storchen in Zürich, nicht nur literarisch, sondern unmittelbar konkret mit den unteren Volksschichten abgegeben. In die gleiche Richtung weist auch das mutmassliche Wohnquartier des neuen Stadtarztes im Bereich des Basler Kohlenbergs, die »berühmte und berüchtigte Freistatt der Verfolgten, Pilger, Kriegsflüchtigen, Landsknechte, Zigeuner, Bettler und abenteuerlichen Scholaren«[17].

In welchen Kreisen verkehren Sie? Diese vielumstrittene Frage ist nicht der neuralgische Punkt bei der Berufung des neuen Stadtarztes, der glaubt, zugleich als Hochschullehrer ordiniert zu sein. Nach den Untersuchungen Blasers geht die Initiative zur Berufung eindeutig von der Stadt aus, von den genannten einflussreichen reformationsfreundlichen und scholastikkritischen Kreisen, die grosses Gewicht im Stadtrat haben[18]. Dieser übernimmt denn auch die finanzielle Verantwortung für die Anstellung, indem er jeweils zu den traditionellen Fronfasten (15. Juni, 21. September, 20. Dezember 1527) ein Quartalshonorar von 18 Pfund und 15 Schillingen ausbezahlt, umgerechnet etwa 15 Rheinische Gulden. Gleich viel bekommt der Jurist Bonifacius Amerbach für seine Vorlesungen. Es ist dies die zweithöchste Besoldungsstufe, welche die Stadt anbietet. Noch besser verdient nur der Ratsschreiber[19].

Mit der Bezahlung des Honorars für einen Stadtarzt und Ordinarius von Basel ist den Rechtsverhältnissen einer spätmittelalterlichen Universität noch nicht Genüge getan, denn sie untersteht keinem Erziehungsministerium, sondern ist als Körperschaft eigenen Rechts mit privilegierten Freiheiten ausgestattet. Diese betreffen die Regelung der Personalfragen ebenso wie die Lehrfreiheit und die Rechtsstellung der Professoren und Studenten. Nationale und lokalpatriotische Gesichtspunkte stehen ebenso wenig im Vordergrund wie der Primat der Politik. Mit der Reformation intensiviert sich der durch die ganze Neuzeit anhaltende Trend, die Universität unter die Knute politisch-ideologischer Interessen zu zwingen, wodurch die Souveränität der Hochschulen sukzessive untergraben wird.

Von daher gesehen verdient der Widerstand aus der Universität Basel gegen die politisch motivierte Berufung eines ungeliebten Ordinarius Respekt, nicht aber ihre mangelnde Reformfreudigkeit. Erst nach dieser Affäre sollten sich die Verhältnisse bessern, nicht zuletzt dank der Verdienste der Humanisten, die 1527/28 Theophrastus von Hohenheim zu Füssen gesessen haben. »Dass Hohenheims Position als der Fakultät von Staatswegen aufoktroyierter Professor, der zudem alle statutarischen Vorschriften ignorierte, die ihm die ordentliche Mitgliedschaft ermöglicht hätten – nämlich: Immatrikulation und Nachweis seines Doktorgrades – keine leichte war, ist ebenso verständlich wie die Ratlosigkeit des Magistrats angesichts seiner dringenden Bitte, ihm seines »stants fryheit« anzuzeigen... Hohenheim spielt sowohl im Original wie im Konzept seiner Ratseingabe auf gewisse Versprechungen an, die ihn veranlasst haben sollen, seinen Dienst bei Fürsten und Städten zu quittieren«[20].

Wie auch immer, die Tätigkeit in Basel ist von Anfang an von Querelen begleitet. An der Universität ist er nie als ordentlicher Professor anerkannt, man scheint ihm auch die Kollegsäle nicht zur Verfügung zu stellen (IV,146). Entsprechend befindet er sich mit der Fakultät in einem dokumentierten Rechtsstreit, der bis zu seinem Weggang nicht befriedigend gelöst wird. Als Anfang der Lehrtätigkeit können wir, von den Honorarabrechnungen ausgehend, Frühling 1527 annehmen, das Ende bereits Januar 1528. Als hätte Hohenheim um sein kurzes Gastspiel gewusst, hält er auch in den

Sommerferien seine berühmt gewordenen Hundstagsvorlesungen (IV, 549). Die Leistung dieser zwei Semester muss als enorm betrachtet werden – nach den Mitschriften seiner Schüler zwei starke Bände in der Sudhoffschen Gesamtausgabe.

Der programmatisch bedeutsamste Text für Theophrastus von Hohenheim als Lehrer ist ohne Zweifel die *Intimatio* vom 5. Juni 1527. Diese wird zu dem Zeitpunkt vorgetragen, da die Probleme mit der Fakultät schon offen zutage liegen müssen, insofern bedeutet sie einen Rekurs an die Öffentlichkeit. Der Konflikt verschärft sich dadurch, dass Hohenheim dank aufsteigendem Ruhm eine Anzahl Schüler nach Basel gelockt hat, die ein Stammpublikum bilden, ohne welches ein umstrittener Lehrer der Einsamkeit überlassen bleibt. Schülertreue, von Hohenheim andeutungsweise erhofft, gehört indes zu den verfänglichsten Illusionen im Bereich von Pädagogik und Didaktik. »Hütet euch vor meinen Schülern« (VIII, 83) lautet eine nachträgliche Bilanz bitterer Erfahrung.

Die zentralen Sätze aus der Intimatio vom 5. Juni 1527 lauten:

> Nicht Titel und Beredsamkeit, nicht Sprachenkenntnisse, nicht die Lektüre zahlreicher Bücher, wenn sie auch eine schöne Zierde sein mögen, sind für den Arzt erforderlich, sondern die Summe der Kenntnisse der Naturgeheimnisse... Aufgabe des Arztes ist es, die veschiedenen Formen der krankhaften Affekte zu kennen, ihre Ursachen und Zeichen (symptomata) zu durchschauen und überdies mit Scharfsinn und unablässigem Forschungseifer Arzneien (pharmaca) zu verordnen.... Um in meine eigene Lehrmethode wenigstens einzuführen, werde ich, dank ausgiebiger Honorierung der Herren von Basel, täglich während zwei Stunden praxis- und untersuchungsbezogene Heilkunde lehren. Höchste Sorgfalt lasse ich dabei den Lehrbüchern der inneren Medizin und der Chirurgie, deren Verfasser ich selber bin, angedeihen, die ich, zum hohen Nutzen des Auditoriums, öffentlich auslege, Diese Lehrbücher sind nicht aus Hippokrates und Galen noch aus irgendwelchen anderen zusammengestiefelt, sondern vermitteln, was mich Erfahrung und Arbeit gelehrt haben. Auf dieser

Grundlage dienen mir als Lehrprinzip Erfahrenheit und Vernunft (experimenta ac ratio) anstelle der Berufung auf Autoren.... Um noch konkreter zu werden, erkläre ich, dass von Komplexionen und Kardinalsäften im Stil der Alten bei mir nicht die Rede ist, aus denen irrtümlicherweise alle Gebresten hergeleitet, woraus heute Krankheiten, Krankheitsursachen, kritische Tage usw. erklärt werden. Dies gleichsam an einer Fischerrute Klargelegte möge genügen. Ihr sollt nicht urteilen, bevor ihr den Theophrastus gehört habt. Lebt wohl und nehmt diesen unseren Versuch der Erneuerung der Medizin günstig auf!
Gegeben zu Basel, an den Nonen des Juni 1527.[21]

Erfahrenheit und Vernunft ist die Losung, übernommen vom naturwissenschaftlich orientierten mittelalterlichen Franziskanermönch Roger Bacon (1214–1294), der wie Theophrastus ein Leben des Kampfes und scheinbarer Erfolglosigkeit geführt hat, orientiert nach den »Chemikern« Albertus Magnus und Arnaldus de Villanova mit dem Lebensmotto: »Keine Wissenschaft ist für sich allein genommen nützlich. Jede ist Teil eines organischen Ganzen«.[22] Bacon ist, analog Hohenheim, erst im 17. Jahrhundert zur Blüte seiner Rezeption gekommen. Mit den genannten Prinzipien will Hohenheim der Lehre von den vier Säften, der sogenannten Eukrasie und Dyskrasie (Wohlmischung und Fehlmischung) zu Leibe rücken, ferner der Dogmatik der sogenannten Komplexionen. Diese besagt, dass jedem Saft bestimmte Eigenschaften (Qualitäten) zugeordnet seien: dem Blut das Feucht-Warme, dem Schleim das Kalt-Feuchte, der gelben Galle das Warm-Trockene, der schwarzen Galle das Kalt-Trockene[23]. Entsprechend werden Pharmakologie und Therapie auf diese Grundlagen gestellt. In einer Sackgasse befindet sich die spätscholastische und humanistische Hochschulmedizin insofern, als sie den Glauben an Kommentare und Philologie teilweise auf die Spitze getrieben und eher um bestimmte Lesarten bei den Klassikern gerungen, als sich um die Verhältnisse im lebendigen oder toten Körper gekümmert hat. Ein berüchtigtes Beispiel ist der bei Hohenheim besonders schlecht beleumdete Jacobus de Partibus (Jacques

Despars), welcher an der Sorbonne während vierzig Semestern einen Kommentar zu Avicenna vorgebetet haben soll (IV, 421; VI, 316; VIII, 217). Diese negativen Beispiele dürfen jedoch nicht so interpretiert werden, als ob es überhaupt keine weiterführende erfahrungsbezogene Forschung gegeben hätte. Sicher ist, dass aus der Sicht Hohenheims das Wegräumen dieser dogmatischen Kommentar- und Philologenmedizin Voraussetzung einer Reformation der Hochschule und der ärztlichen Ausbildung überhaupt ist.

Der spektakuläre äussere Höhepunkt seines Wirkens in Basel findet in der Johannisnacht 1527 statt. Will man den verschiedenen Darstellungen Glauben schenken, handelt es sich um eine wahre revolutionäre Basler Fasnacht in der Geschichte der Medizin. Das Ereignis hängt zusammen mit dem Johannisfeuer, einem seit dem frühen Mittelalter gemeineuropäischen Brauch. Die Absicht dieses Mittsommerfeuers ist es vor allem, die Luft zu reinigen und böse Geister zu verscheuchen. Auffallend ist der starke Bezug zum Kollektiv, das Springen und Tanzen, wobei dann auch allerlei Aggressionen abreagiert werden. Gemäss dem Handwörterbuch des Deutschen Aberglaubens »werden ins Johannisfeuer auch Dinge geworfen, deren Verbrennung auf die Beseitigung alles Alten, Unbrauchbaren, Lebensfeindlichen hinzielt«, überdies bringe das Überspringen des Feuers Glück und Gesundheit, schütze vor Fieber, Kolik, Rückenschmerzen, fördere gute Entbindung usw.[24].

Wie auch immer, in Basel geht nach altem Kalender am Johannistag die Sonne um 20.23 Uhr unter, vom längsten Tag kann eigentlich nicht gesprochen werden. Das Johannisfeuer muss ein Ereignis nicht nur für das ungebildete Volk, sondern auch für die Studenten und fahrenden Schüler gewesen sein. Dem Buch *Paragranum* können wir entnehmen: »Ich hab die summa der bücher in sanct Johannis feuer geworfen, auf das alles unglück mit dem rauch in luft gang, und also ist gereiniget worden die monarchei und sie wird von keinem feuer mer gefressen werden« (VIII, 58).

In den Ausarbeitungen über die Hysterie der Frauen schliesslich: »Schauen mir zu, wie ich mit far, und gehet mir nach, so werd ir êr einlegen und werden euch anderst verfassen und selbst in das feur werfen. das ir mir so gross verargen, darumb das ich den küchenauctorem dermassen verbrent hab: so er in die kuchen gehört, so gehört er auch in das feuer.« (VIII, 325) Diese Bücherverbrennung, von der die Quellen nicht einmal den Ort Basel ausdrücklich vermelden, könnte in drei Varianten vorgestellt werden:

Erstens: Rituelle Bücherverbrennung. Zwei Studenten bringen den Kanon der Medizin von Avicenna, einen gewaltigen Wälzer, auf einem Schubkarren. Unter dem Kommando des Professors wird das Werk mit gewaltigem Geschrei und Gejohle dem Feuer überantwortet.

Zweitens: Hohenheim wirft, eher spontan als rituell, ein kleineres, unter dem Arm eingeklemmtes gebräuchliches Kompendium der Medizin ins Feuer. Getippt wird meistens auf den Mesue-Kommentar von Jacques Despars *Summula Jacobi de Partibus... ex ipsius Mesue libris excerpta.* Mit der Verbrennung dieses Büchleins liegt eher eine symbolische Handlung vor als eine erhebliche Sachbeschädigung am Besitz der hohen medizinischen Fakultät.

Drittens: Wie bei der zweiten Variante, nur handelt es sich beim »Küchenautor« diesmal um Thomas de Garbo, gestorben 1370, Verfasser einer beliebten *Summa medicinalis.* Unter Thomas de Garbo stellen wir uns einen der von Hohenheim polemisch charakterisierten Bibliotheksärzte vor, mit elegantem Barett, fein gewirktem Talar und, wenn die Signatur des Namens nicht täuscht, seidenen Strümpfen. Das Werk, »ein solch dünnes Buch, das einer der Schüler unter dem Arm trug, entriss wohl Hohenheim dem Jüngling beim Vorbeiwandern am lodernden Johannisfeuer, und schon flog es in die Glut, von Hohenheims Arm geschleudert«[25].

So weit das Angebot für Drehbuch und Regie. Man hat diese auf den Sommer verlegte Basler Karnevalsszene mit der Verbrennung der päpstlichen Bannbulle durch Luther verglichen. Sicher ist, dass sie dem laufenden Prozess um die Anerkennung des neuen Mannes als Professor an der Universität Basel keine positiven Perspektiven gibt.

Es scheint, Hohenheim verstehe sich zu dieser Zeit als eine Art Extraordinarius, in einer Stellung nicht unähnlich derjenigen von Ökolampad, der ebenfalls unter Umgehung des Fakultätsprocederes seit 1522 theologische Vorlesungen hält. Ökolampad hat in Basel als erster theologische Vorlesungen in deutscher Sprache gehalten, eine Pionierleistung, die auf dem Gebiet der Medizin Hohenheim zukommt. Zwar ist er nicht der absolut erste, der medizinische Vorlesungen in der Volkssprache hält, doch wird man ihm für den deutschen Sprachraum entsprechende Vorarbeit, die im 16. Jahrhundert noch isoliert da steht, zusprechen müssen. Unter den Basler Vorlesungen sind die Christoph Clauser gewidmete Pharmakologielehre ganz lateinisch, diverse Ausarbeitungen, etwa zur Harn- und Pulslehre, in einer charakteristischen lateinisch-deutschen Mischsprache formuliert, *De modo pharmacandi*, der Hippokrates-Kommentar, der *Antimedicus* und das meiste zur Chirurgie deutsch gehalten. Für die Renaissance charakteristisch ist die persönliche Markierung mit »aber ich sag« (IV, 324), »ich Theophrastus«, generell ein sehr eigener charakteristischer Ton. Was »Ich Wolkenstein«, der wandernde Barde Oswalt von Wolkenstein für die Dichtung bedeutet, Theophrastus von Hohenheim repräsentiert es für die Medizin.

Welche Querelen den Feuerkopf in Basel auch begleiten, so bedeuten eine feste Anstellung, ein regelmässiges Einkommen, eine respektable Schülerschaft und hochqualifizierte Assistenten und Schreiber wie Ulrich Gyger und Johann Herbster, genannt Oporin, einmalige Wirkungsmöglichkeiten. Die Vorlesungen ergiessen sich beinahe wie ein Lavastrom und sind dabei nicht nur in sprachlicher, sondern auch in inhaltlicher Hinsicht eine Fundgrube für wissenschaftshistorische Studien. Kaum etwas Wichtiges in seinem Schaffen, das nicht in Basel seinen ersten Niederschlag findet. Beispielsweise die Leh re vom Tartarus und die ersten Ansätze zu einer umfassenden Schau jener Krankheitssymptome, die als die sogenannten »Franzosen« in die deutschsprachige Medizindiskussion eingegangen sind. In Anbetracht des Vorlesungsfurors steigt auch das Selbstwertgefühl gewaltig. Es erreicht seinen euphorischen Zenit im Herbst 1527, bei der Überbringung der Vorlesung *De gradibus et compositionibus receptorum et naturalium* an den einstigen Ferrarenser Kollegen Christoph Clauser. Der Begleitbrief ist ein nicht unverfängliches historisches Dokument, enthält er doch das überstolze Bekenntnis, der Arzt Deutschlands zu sein, so wie Avicenna für Arabien, Galenus für Kleinasien, Marsilio Ficino für Italien repräsentativ seien. Ausgerechnet in einem Brief an einen Zürcher ist das geboren worden, was eine spätere nationalistische Rezeption die deutsche Arznei nennen sollte (IV, 71f.). Wichtiger als das eher kontraproduktive Selbstlob ist die makrokosmische Theorie, dass ein jedes Land die entsprechenden Heilmittel gegen alle vorkommenden Krankheiten produziere, in Form von Heilpflanzen, Mineralien und anderen Naturprodukten. Betont wird, dass sogar dieselbe Heilpflanze, zum Beispiel die Melisse, in der Schweiz nicht dieselbe Bedeutung und Wirkung habe wie in Griechenland, und zwar wegen des unterschiedlichen Sal-Gehaltes, womit die Bodenbeschaffenheit charakterisiert ist. In diesem Zusammenhang unterscheidet er »sal Arabicum, Graecum vel Turgoium«, arabisches, griechisches, thurgauisches Sal (IV, 74). Unter dem Thurgau, der mit diesen Worten zur kostbaren, Schätze für die Gesundheit enthaltenden Umwelt erklärt wird, haben wir nicht nur den Schweizer Kanton zu verstehen, sondern den gesamten östlichen Teil der Deutschschweiz.

Das Begleitschreiben an Christoph Clauser vom 10. November zeigt Hohenheim im Augenblick von Erfolg und Anerkennung, denen juristische Widerwärtigkeiten nur geringen Abbruch tun können. Indes sind ihm die Sterne gerade in diesem Augenblick heimtückisch gesonnen, fällt doch – Neid der Penaten? – unmittelbar die Hiobsbotschaft vom Tode Johann Frobens ein. Einmal mehr bestätigt sich, dass bedeutende medizinische Erfolge in schweren Fällen und bei Patienten in schon etwas fortgeschrittenem Alter Pyrrhussiege sind, zumindest für die vormoderne Medizin. Der Tod seines grossen Förderers trifft ihn unmittelbar nach einer fröhlichen Zechrunde mit Zürcher Studenten, die er im Brief vom 11. November 1527 als »carissimi combibones«, geliebte Mitsäufer, anspricht. Was es heissen sollte, den »Vater und Beschützer« (IV, 76) in Basel zu verlieren, werden schon die nächsten Wochen zeigen.

Über die Endphase von Hohenheims Basler Lektur ist so viel geschrieben worden, dass wir uns kurz fassen können. Das Glück verlässt ihn so schnell, wie es ihn zu Beginn des Jahres emporkatapultiert hat. Zunächst fällt auf, dass die scheinbar begeisterten Schüler es sich herausnehmen, ein Spottgedicht an das Basler Münster, die Kirchen von Sankt Martin und Sankt Peter sowie an die neue

Burse anzuschlagen, eine Satire mit ätzender Verhunzung von paracelsischen Grundbegriffen wie Yliadus (Urmaterie) und Archeus. Überdies werden ihm Plagiate vorgeworfen, eine fanatische Sprache, seine Niederlage in der Strassburger Disputation gegen Wendelin Hock, mangelnde Lateinkenntnisse. Schliesslich gipfelt das in Hexametern verfasste Pamphlet in der unverblümten Aufforderung: »Unser Rat wär: ein Strick um deinen Hals!«[26]

Die empörte Eingabe des Angegriffenen an den Stadtrat wegen Ehrverletzung bleibt erfolglos. Die Atmosphäre zwischen dem Professor und seinen Schülern ist jedoch vergiftet, man äussert sich auch später fast nur noch negativ über einander. Der verlorene Prozess gegen den Domherrn Cornelius von Lichtenfels um eine Riesendifferenz in der Frage des vereinbarten Lidlohns bedeutet praktisch das Ende. Weil Hohenheim das Temperament durchgeht, er »böse Karten« auswirft gegen die Behörden, muss er schon im Januar 1528 die Stadt verlassen. Als einzige Freunde bleiben die Gebrüder Amerbach zurück. Bonifacius, dem Juristen, klagt er im am 28. Februar und am 4. März brieflich sein Leid: »Wahrheit trägt Hass ein.«[27]

Mit Laurentius Fries in Colmar hat er einen in gewissen Fragen gleichgesinnten Gastgeber. So hat sich auch Fries in seinem *Spiegel der Arznei* für Deutsch als Wissenschaftssprache ausgesprochen. Indes ergeben sich bald Meinungsverschiedenheiten, die sich in versteckten Anspielungen in den nun verfassten Kalendern und weiteren Elsässer Schriften Luft verschaffen[28].

Bei aller Umstrittenheit, auch den Fehlern, die Hohenheim in Ausübung seiner einzigartigen Stellung in Basel gemacht hat, scheint mindestens sein Einsatz für die Reform der Apotheken unbestritten, sein Kampf gegen Schlendrian, »quid pro quo«, die beliebige Ersetzung eines Heilmittels durch ein anderes, gegen unqualifiziertes Verkaufspersonal, zum Beispiel Kinder. In diesem Engagement hat der Stadtarzt sogar den Buchstaben des Rechts auf seiner Seite, gibt es doch eine Apothekenverordnung, dank welcher der Stadtarzt gegen Missstände vorgehen kann[29].

Die Jahre 1529 und 1530 weisen nach Nürnberg, ferner Strassburg, Esslingen, Augsburg, Berazhausen und Regensburg. Bei den als trefflich gerühmten Elsässer Weinen, einer immer noch vorhandenen Anhängerschaft, vor allem aber während einer fruchtbaren Schreibphase am Chirurgiebuch *Bertheonea*, dem *Spitalbuch,* dem Buch über Geschwüre und offene Schäden und zehn Kapiteln über die Französische Krankheit reift der Entschluss, die Reformation der Medizin nun mit Publikationen durchzuführen.

Ungefähr gleichzeitig mit der erfolgreichen Kalenderschrift *Practica D. Theophrasti Paracelsi, gemacht auf Europen* veröffentlicht er beim Nürnberger Verleger Friedrich Peypus die schmale Flugschrift *Vom Holtz Guiaco gründlicher heylung*, seine erste medizinische Veröffentlichung überhaupt. Der Verfasser ist jetzt 36 Jahre alt. Ein Jahr später, beim gleichen Verleger *Durch den Hochgelerten Herrn Theophrastum von Hochenheim, beyder artzney Doctorem, von der Frantzösischen kranckhait Drey Bücher Para,* gewidmet dem Ratsschreiber der Stadt Nürnberg, dem »Erbarn und achtbarn herren Lasaro Spengler«, ebenfalls ein schmales Büchlein. Es sind dies, angesichts des »newen geschrey« (VII, 55) der immer noch im Aufkommen begriffenen Geschlechtskrankheit, Versuche, sich in eine der aktuellsten medizinischen Diskussionen der Zeit einzuschalten, nicht unverfänglich, denn der Handel mit dem westindischen Guyakholz oder lignum sanctum ist mittlerweile zum bestgehenden Geschäft auf dem Gebiet der Pharmazie geworden.

Mit anderen Worten: Hohenheim betritt in Nürnberg einmal mehr den Hauptkriegsschauplatz der medizinisch-pharmazeutischen Diskussion. Er begnügt sich dabei nicht, den Ärger akademischer Kollegen zu erregen. Mit freimütigen, zunehmend kritischen Ansichten zu der spätestens seit Huttens einschlägiger Publikation anerkannten Holzkur begibt er sich in Konflikt mit machtvollen Geschäftsinteressen. Die Handelshäuser Fugger und Welser haben längst gemerkt, dass die ganz grossen Gewinne nicht nur im Textil- und Metallgeschäft zu machen sind. Mit dem Import des Guayakholzes wird der Pharmahandel praktisch zur kapitalistischen Goldmacherkunst. Ist sich Hohenheim dieser Zusammenhänge bewusst? Mit der Widmung an den Ratsschreiber von Nürnberg versucht er sich die Gunst eines einflussreichen Mannes zu sichern, der auch in Sachen Buchzensur ein Wörtchen mitzureden hat. Nur ist nicht gesagt, ob die Widmung tatsächlich nütze. Auch hat der Autor mehr als einmal, zum Beispiel in Sankt Gallen, den Einfluss eines Widmungsempfängers überschätzt.

Auffällig an der ersten Holzschrift ist, dass die vor allem als Abguss verwendete Kur nicht pauschal verworfen, sondern in ein umfassenderes Regiment integriert wird. Der Sommer mache die Gesundheit, nicht das Holz (VII, 56). Das will heissen, dass seine Funktion auch von einheimischen Wundkräutern und Hölzern übernommen werden könne, zum Beispiel durch Pinus (Föhre), Fraxinus (Esche) und Viscus (Mistel). Erwähnt sind ferner Agrimonia (Odermennig), Alchemilla (Frauenmantel) und Serpentina, wahrscheinlich Plantago Serpentina (Spitzwegerich). In den weiteren therapeutischen Zusammenhang gehören die Diät mit einer das Schwitzen fördernden Suppe, die Wurzel von Ungula Caballina (Huflattich) enthalte, bei Männern zusätzlich Ingwer, bei Frauen Muskat und Safran (VII, 62). Schliesslich werden allerlei Pflaster und sonstige Massnahmen gegen die offenen Schäden empfohlen, zugleich vor Petrol und Harz gewarnt. Über die pharmazeutischen Empfehlungen hinaus ist bei dieser Schrift der mehrfache Hinweis interessant, dass es sich bei der Holzkur um eine Theraphie für die Reichen handle (VII, 57; 61). Die Tendenz ist, man solle das Holz nicht überschätzen und sich klar machen, dass es sich dabei keineswegs um ein durch nichts zu ersetzendes Wundermittel handelt. Interessant der Vergleich des Holzes mit einem Weib, das vielen geholfen habe (VII, 58). Die Gegenfrage: »Wye vil seind neben yhnen (den Geheilten) verderbt?«

In der Lazarus Spengler gewidmeten Syphilisschrift nimmt die Kommentierung der Holzkur eine vergleichsweise untergeordnete Stellung ein. Im Rahmen der Aufzählung von Lehrmeinungen und Methoden wird sie als sogenannte dreizehnte Impostur, Betrügerei, mehr nebenbei erwähnt, aber in ätzend-polemischem Tonfall: »Ein vermischt völklin ist an mich komen, zusammenklaubt aus mancherlei stümpern, die sich fürwar aller faulheit beholfen haben und eins kleinen barmherzigen verstands, die prachten herfür ein neu geschrei... es war ein holz... nun darf niemant darwider reden« (VII, 96f.).

Die Haupterrungenschaft dieser vor dem Druck der *Grossen Wundarznei* wichtigsten Publikation liegt in der relativ systemati-

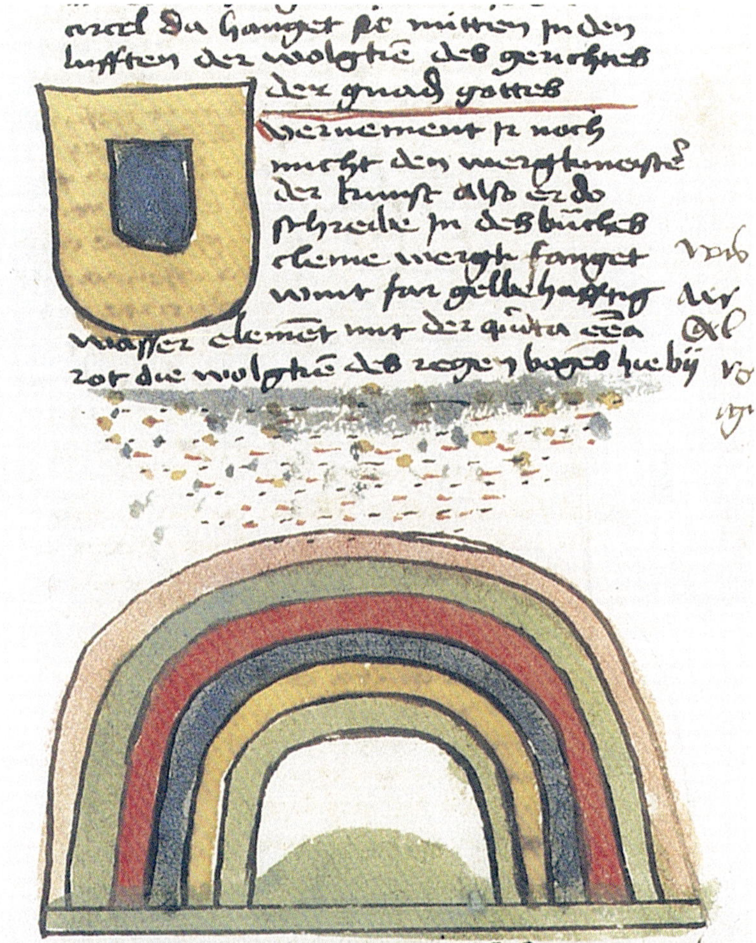

Der Regenbogen als Zeichen der Gnade Gottes
Aus der alchemistischen Handschrift 428 *Buch der Heiligen Dreifaltigkeit* aus der ehemaligen Bibliothek von Bartlome Schowinger, Erstveröffentlichung

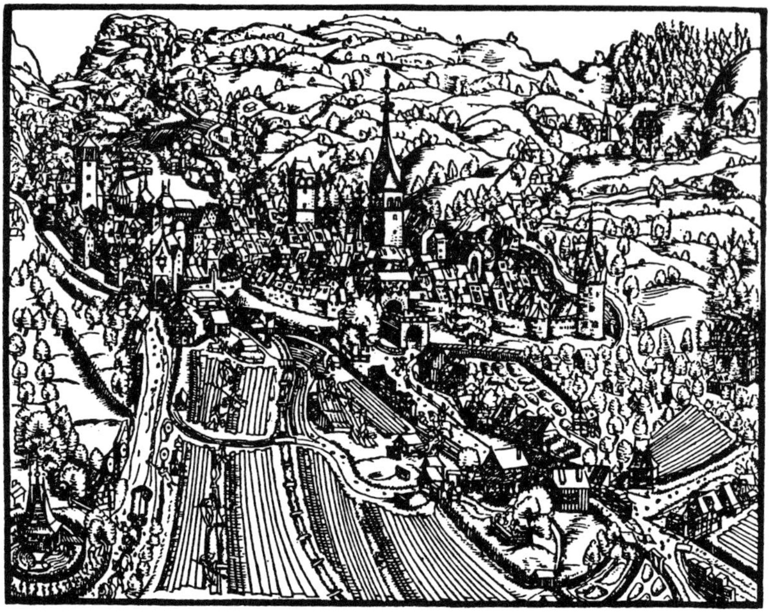

Die Stadt Sankt Gallen im im 16. Jahrhundert
Aus der Chronik des Johannes Stumpf 1548

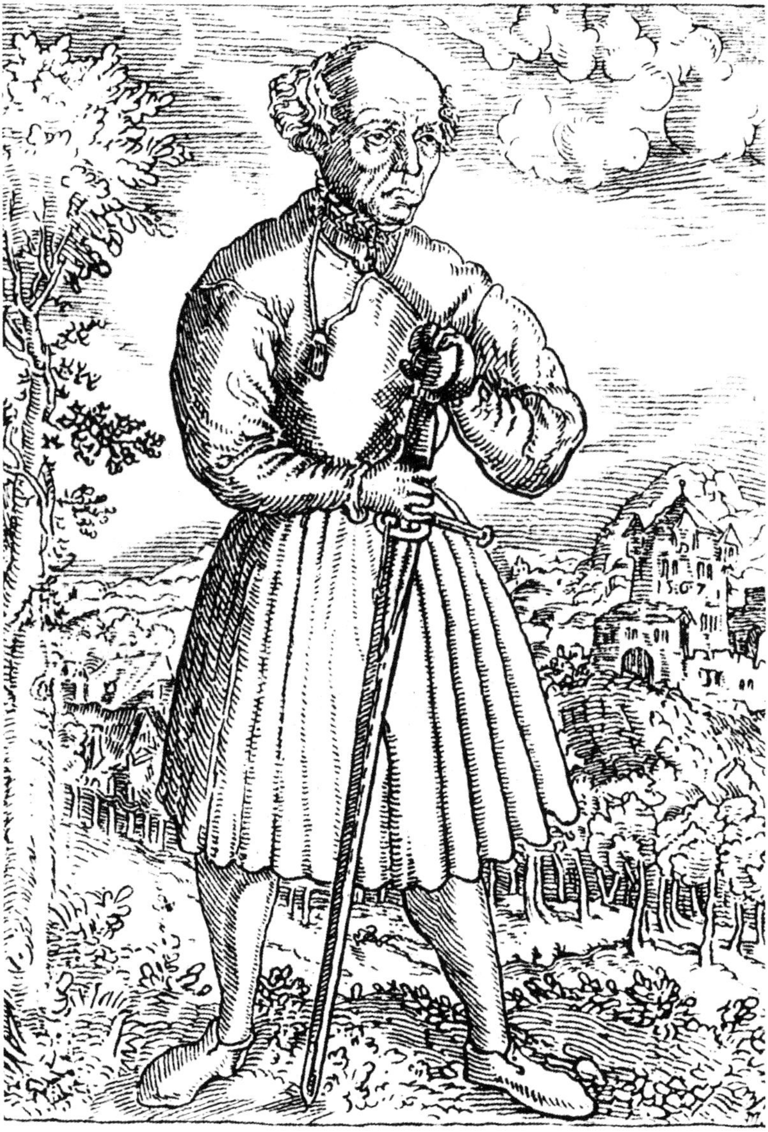

Der »Landfahrer« Paracelsus
Populärer Holzschnitt aus dem Jahre 1567

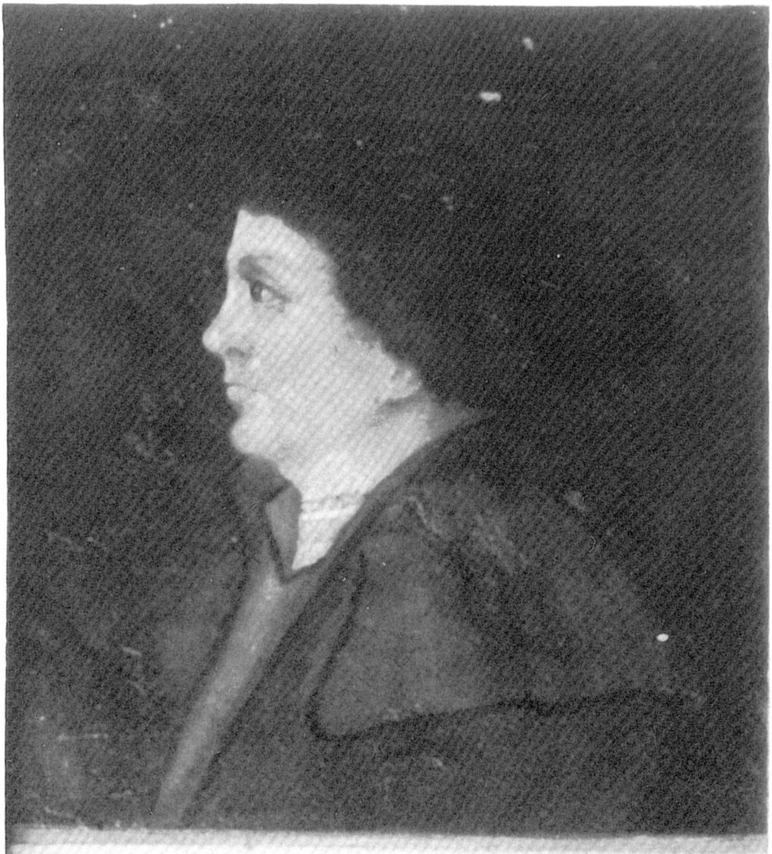
An VENVS, an mage MERCVRIVS, vel caesia PALLAS
A°. AETATIS XXVII. 1527.

Bartlome I. Schowinger oder Schobinger (1500–1585)
kurz vor der Begegnung mit Hohenheim
© Viktor Schobinger

IOACHIM VADIAN, DE SAINCT GAL EN SVISSE, ET CONSVL DE LA MESME VILLE.

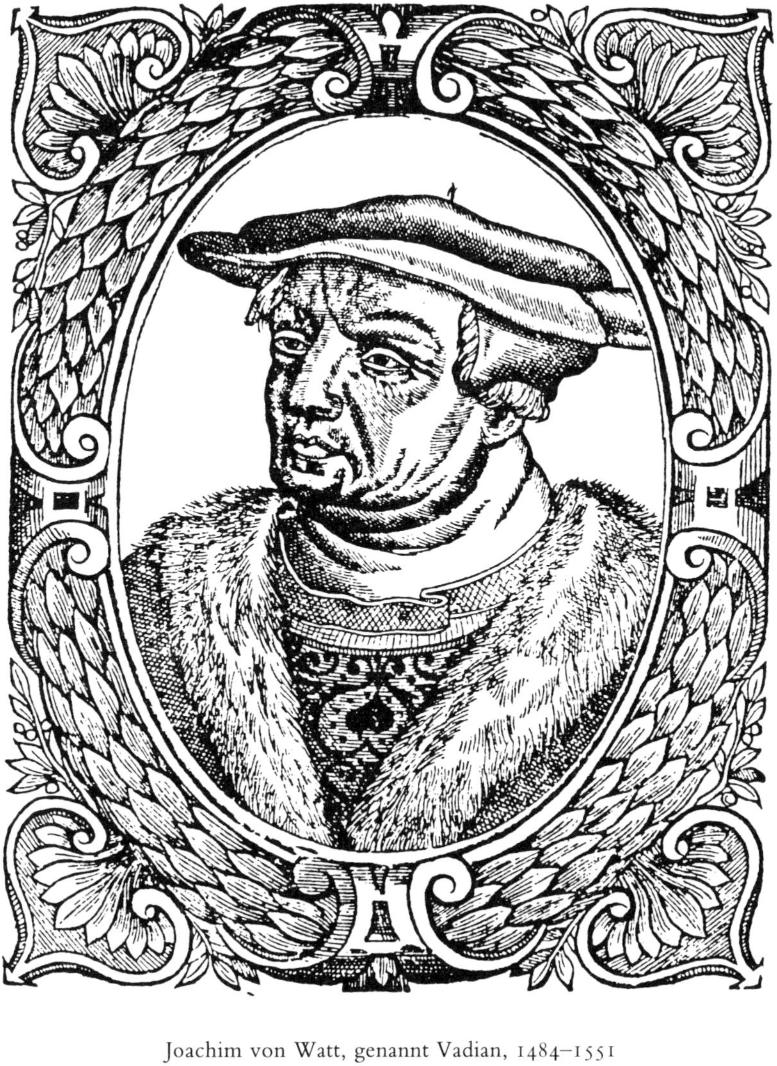

Joachim von Watt, genannt Vadian, 1484–1551
© Stadtbibliothek Vadiana, St. Gallen

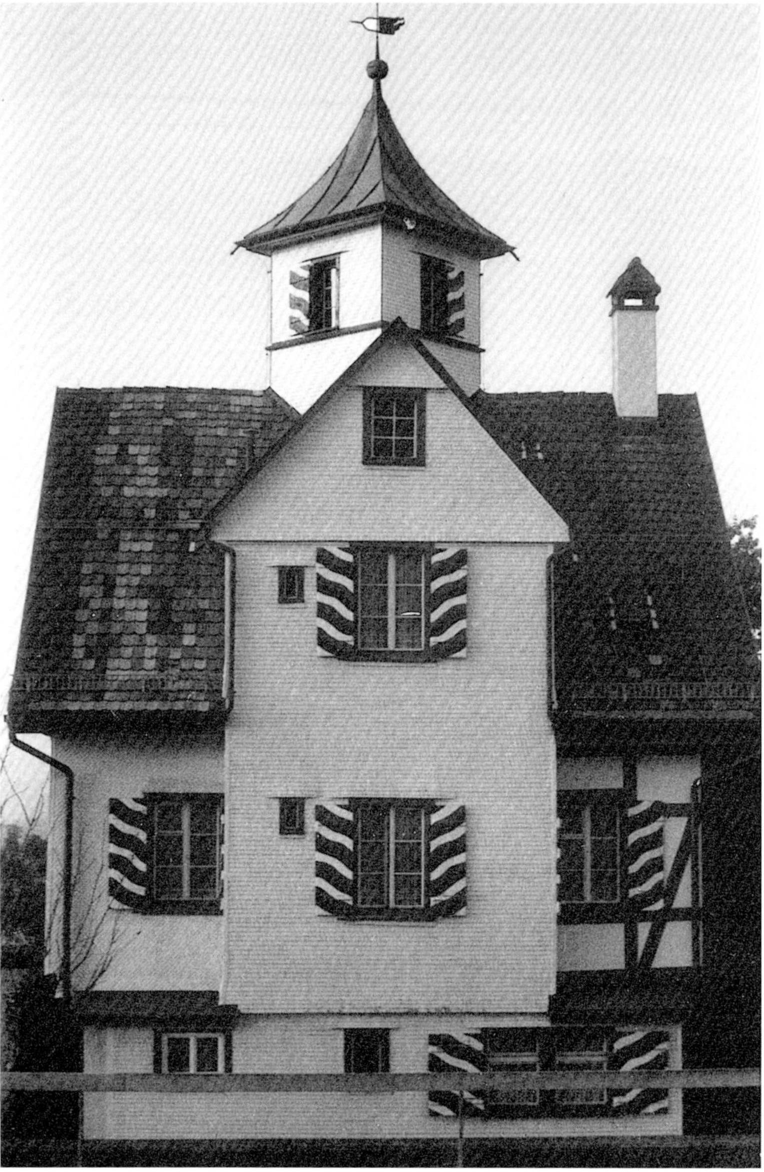

»Hochrütiners Bürgli« auf der Berneck in St. Gallen, heute Restaurant »Falkenburg«, Schauplatz der Kometenbeobachtung am 16. August 1531 © Pirmin Meier

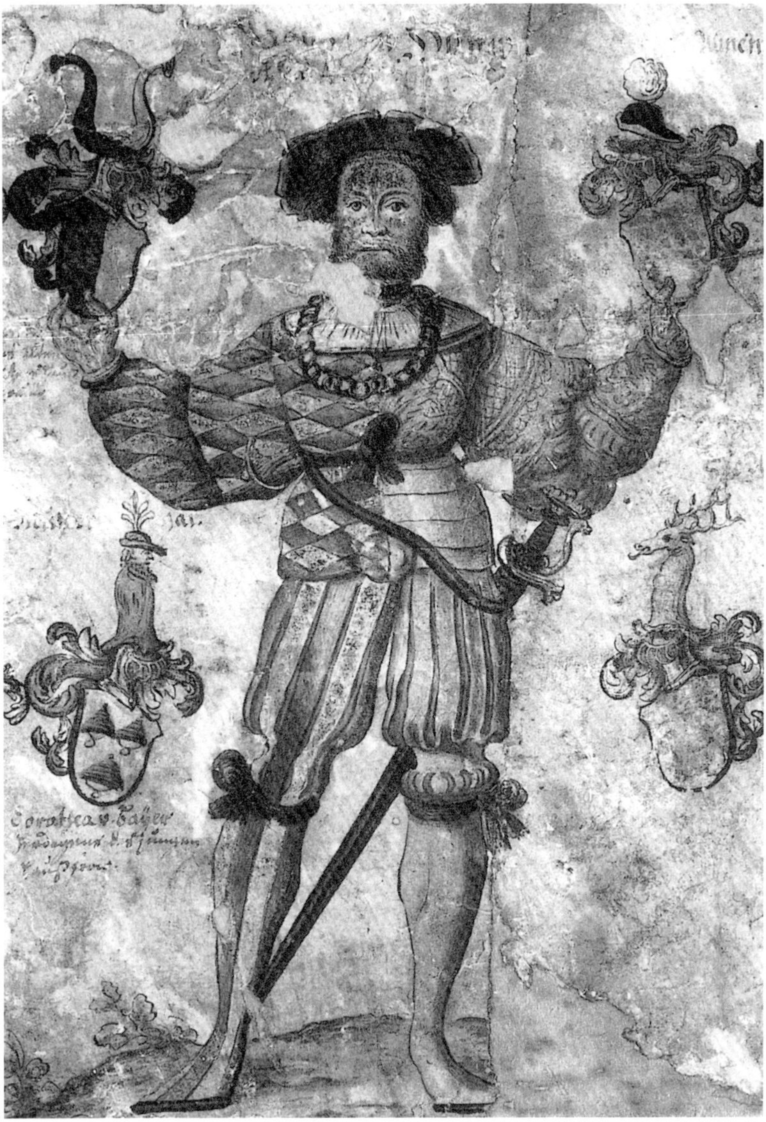

Hans von Hinwil, 1498–1544, in den Basler Vorlesungen Hohenheims in Zusammenhang mit spektakulären Bauchoperationen erwähnt. Eine chirurgische Tätigkeit Hinwils konnte bisher nicht nachgewiesen werden

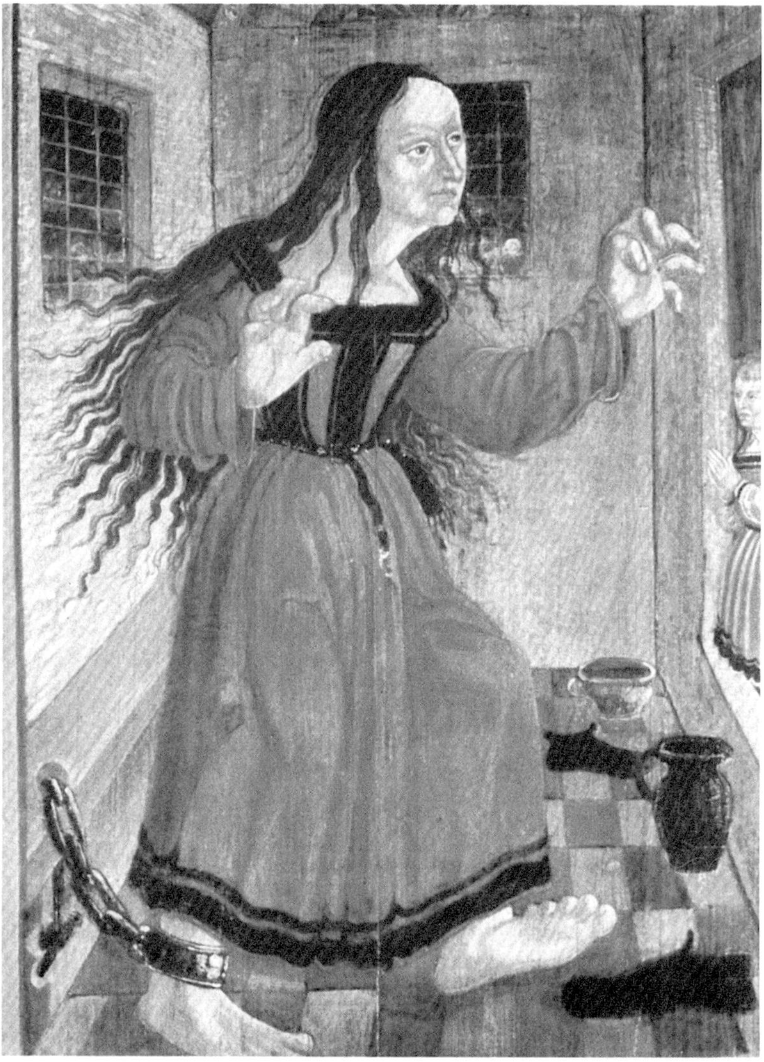

Mirakelbild der Margaret Eyseleis, Altötting, 1520
Angekettete Geisteskranke wie im Kapitel »Para-Psychiatrie oder von den unsichtbaren Päpsten« beschrieben

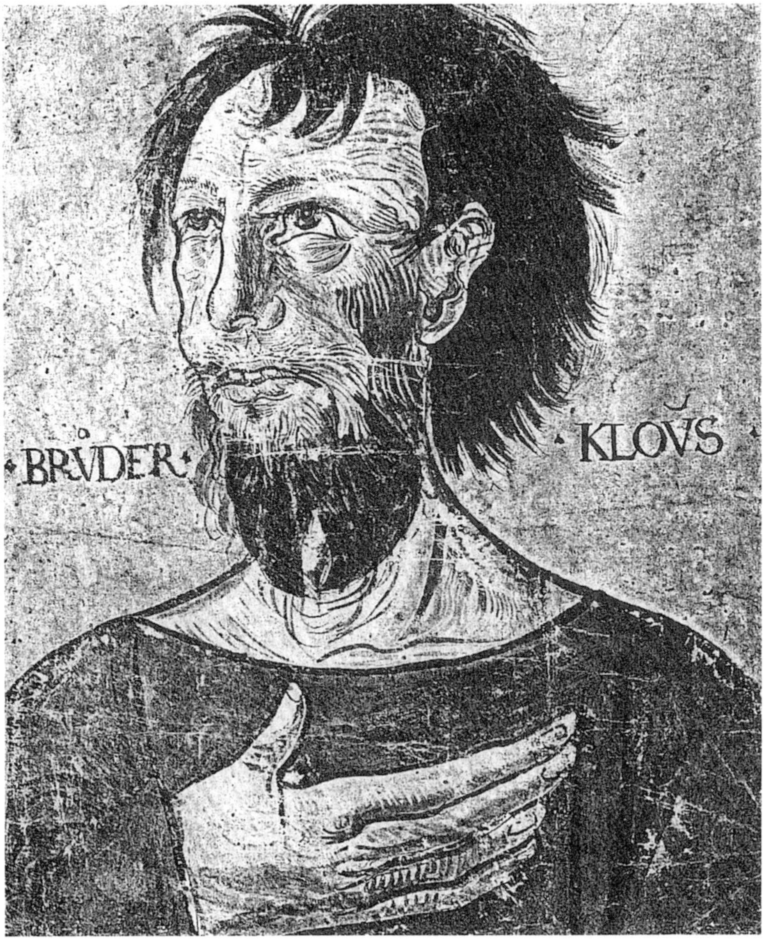

Niklaus von Flüe, 1417–1487,
Temperamalerei Anfang 16. Jahrhundert. Obwaldner Staatsarchiv Sarnen

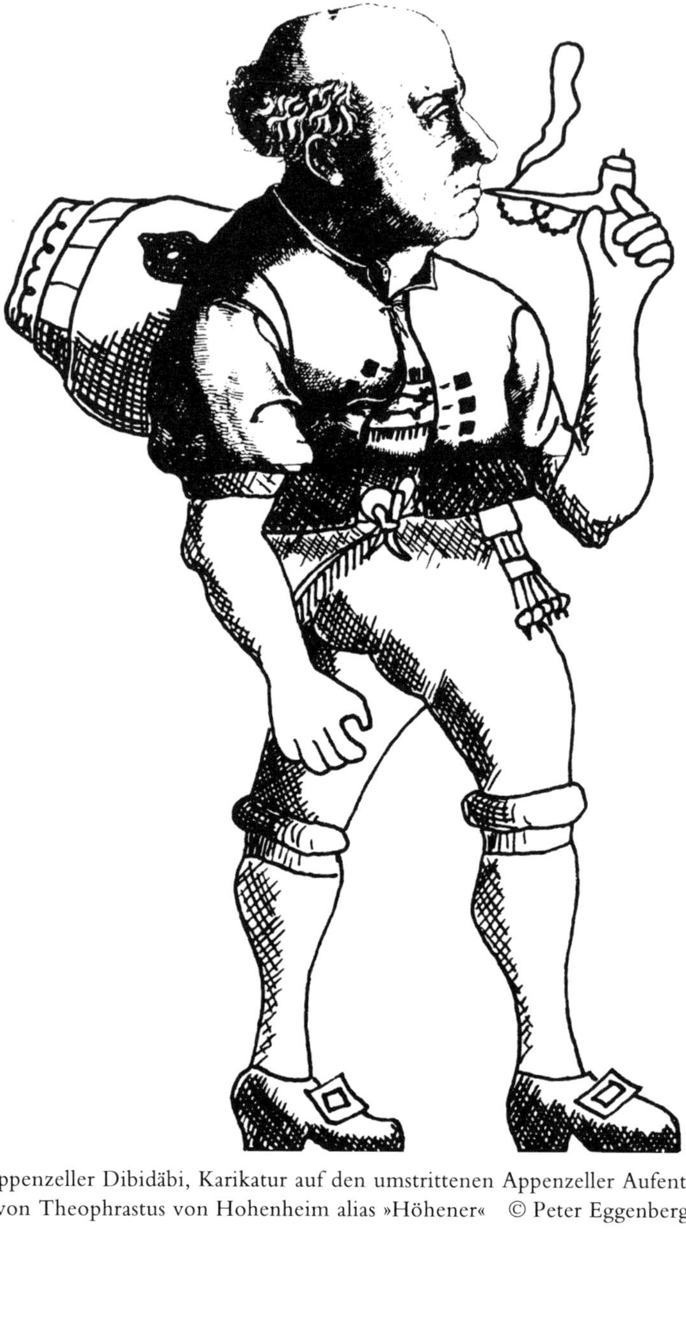

Appenzeller Dibidäbi, Karikatur auf den umstrittenen Appenzeller Aufenthalt von Theophrastus von Hohenheim alias »Höhener« © Peter Eggenberger

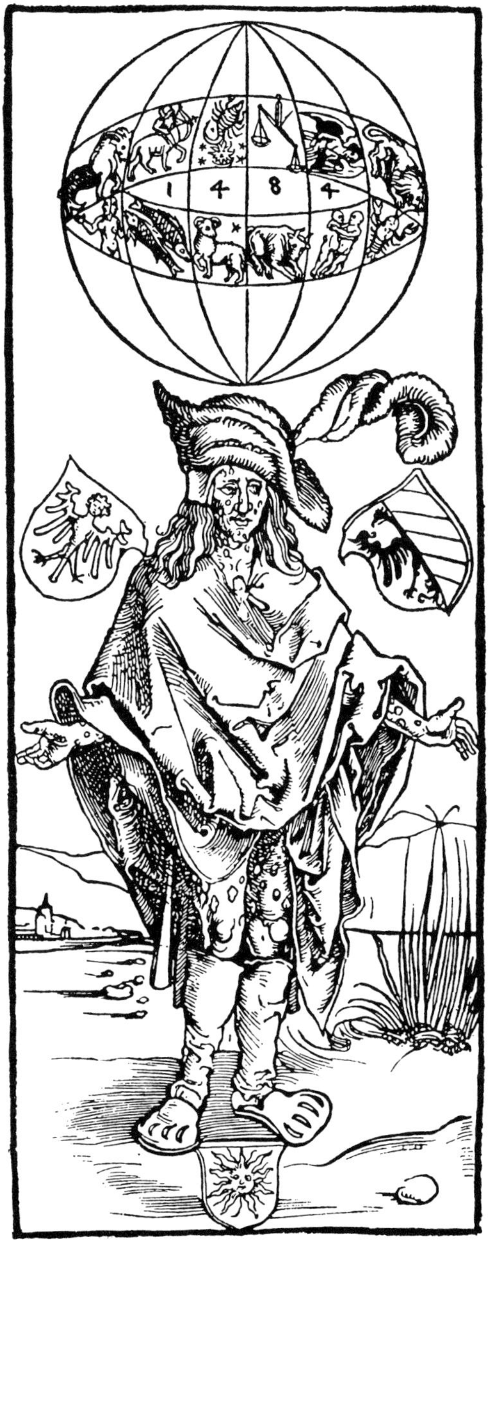

Syphilis- oder Frambösie-Erkrankter (um 1496) in der Darstellung von Albrecht Dürer, dem bei Paracelsus nebst dem Musiker Paul Hofheimer meistgerühmten zeitgenössischen Künstler

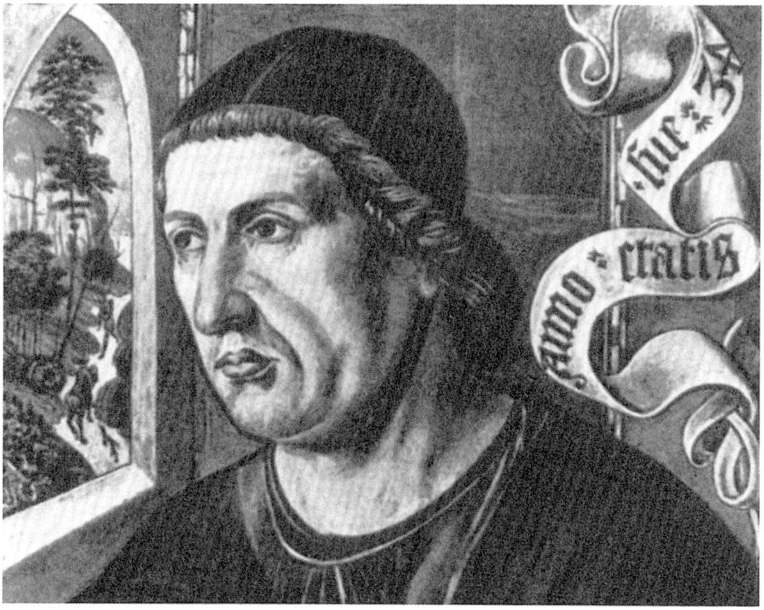

Ausschnitt aus dem umstrittenen sogenannten Porträt von Wilhelm von Hohenheim (gest. 1534), dem sogenannten Salzburger Bräutigam-Bild

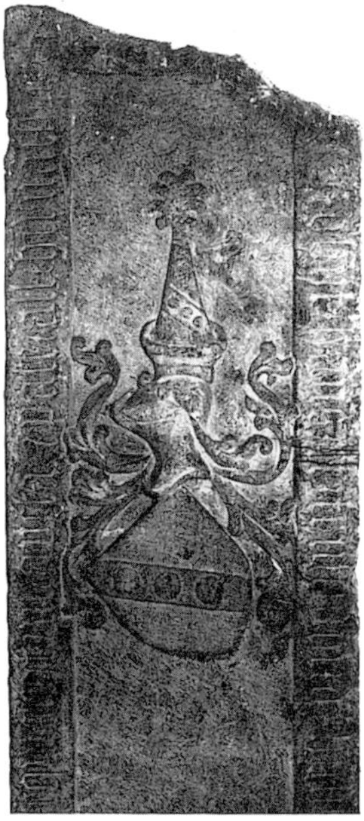

Grabstein der um 1456 verstorbenen Hans und Truttwin von Hohenheim in der Sakristei der Kirche zu Riet bei Vaihingen an der Enz. Er zeigt das Wappen der Hohenheimer Ritter, die, seit dem 13. Jh. belegt, den Beinamen Bombast führten, einen schräggestellten blauen Balken mit drei silbernen Kugeln auf goldenem Schild

Inschrift: »– starb Hans und Truttwin von Hohenheim, dessen Seele ruhe in heiligem Frieden all hernach.«

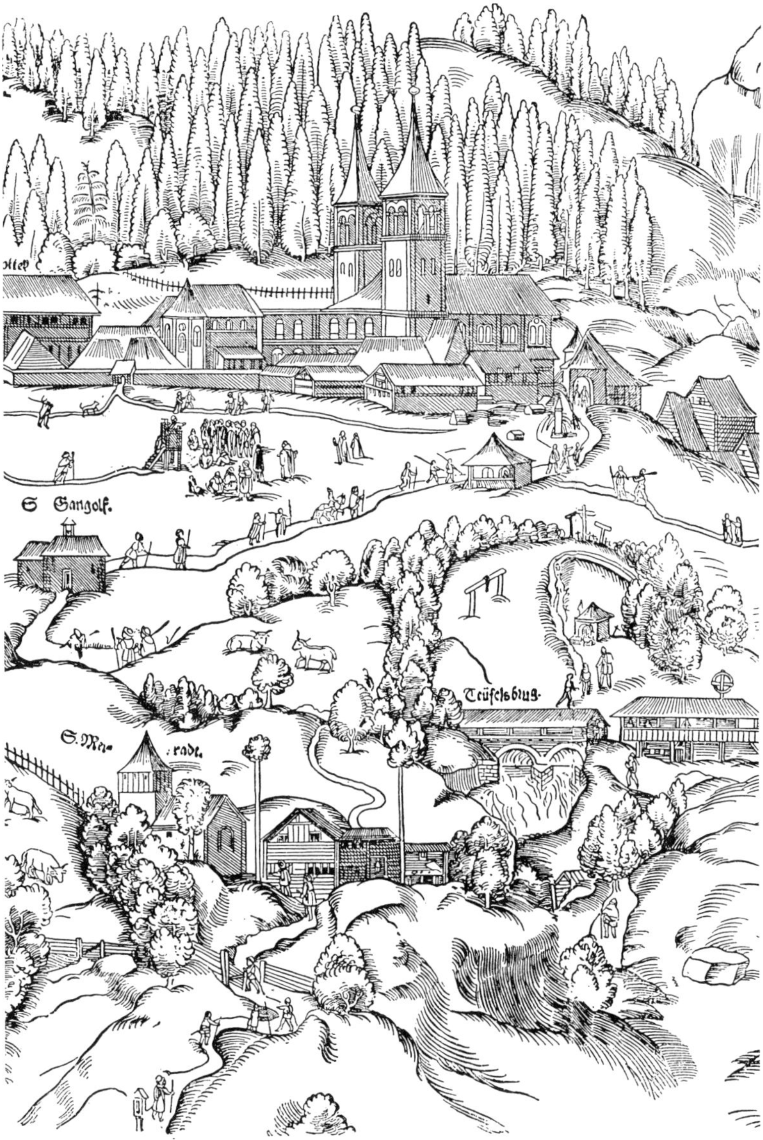

Einsiedeln kurz nach Paracelsus – im Vordergrund die Teufelsbrücke. Der historische Jakobsweg führt von St. Meinrad über die Sihl zur Einsiedler Madonna. Stich aus dem Jahre 1577

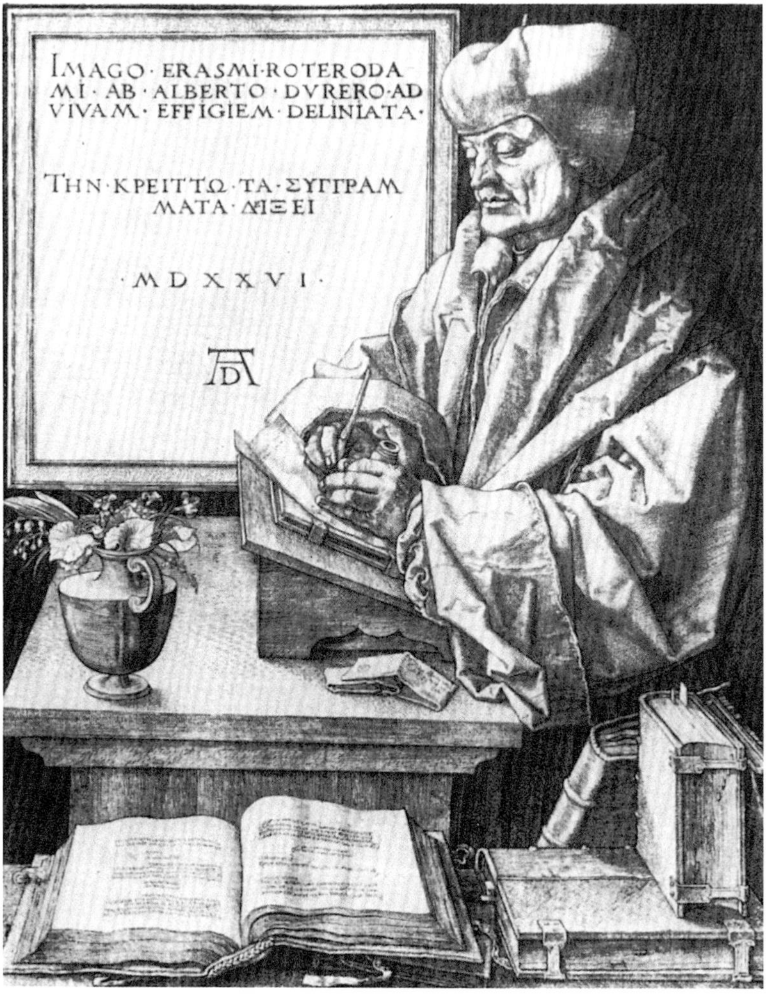

Desiderius Erasmus von Rotterdam (1469–1536) in einem berühmten Stich von Albrecht Dürer – »seine Schriften zeigen ihn noch besser«, das Kompliment des Künstlers an den prominentesten Gelehrten seiner Zeit

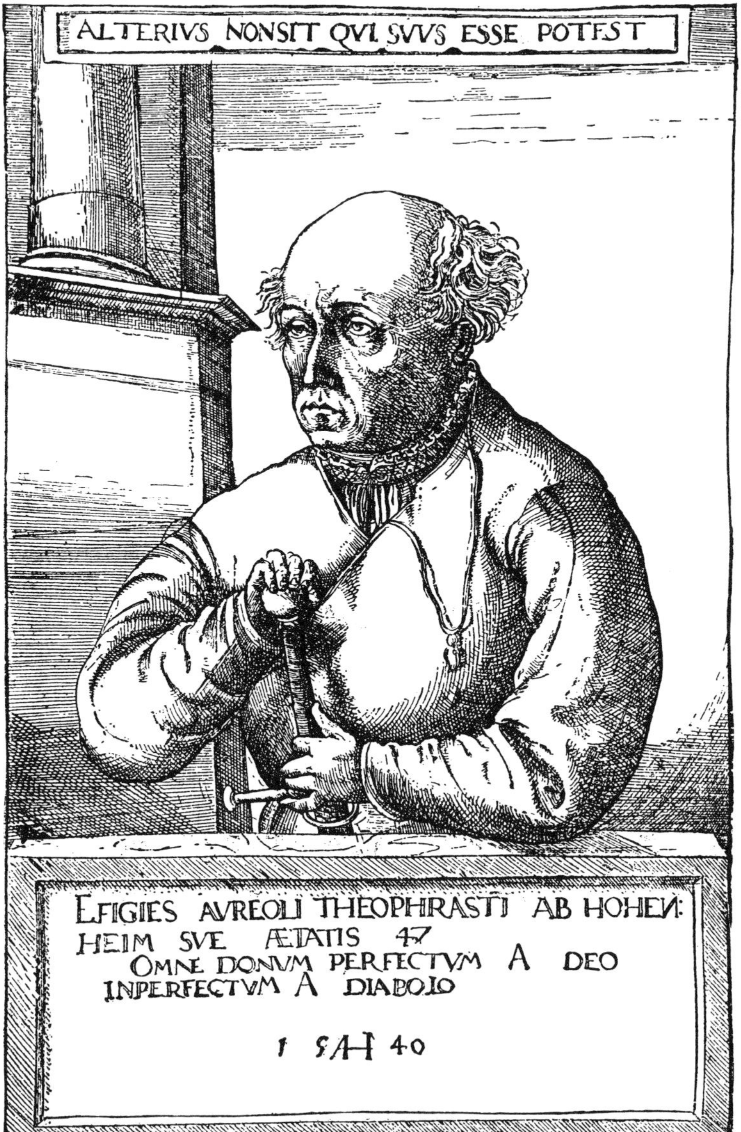
ALTERIVS NONSIT QVI SVVS ESSE POTEST
EFIGIES AVREOLI THEOPHRASTI AB HOHEN:
HEIM SVE ÆTATIS 47
OMNE DONVM PERFECTVM A DEO
INPERFECTVM A DIABOLO
1 5 AH 40

Der 47jährige »Aureolus Theophrastus« im sogenannten Zweiten Hirschvogel-Stich von 1540. Motto: »Wer in sich selber bestehen kann, gehöre keinem andern an.« Über das feine Gesicht ist ein Hauch von Trotz und Resignation gelegt

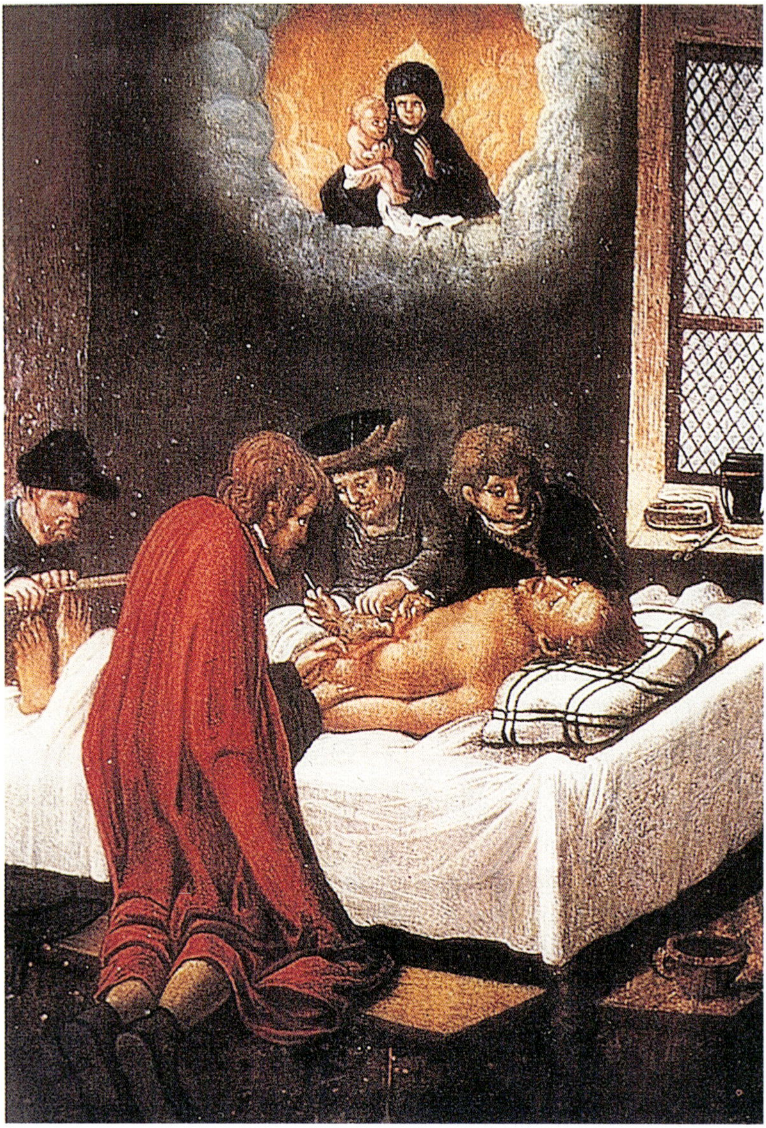

Ex-Voto-Illustration einer Darmoperation um 1520 wie im Kapitel »Meisterstücke der Leib- und Wundarznei« geschildert. Wichtige Zeugen dafür sind ausser Paracelsus Heinrich von Pfolspeundt und mutmasslich Hans von Hinwil
Regensburg, Stadtmuseum

schen Darstellung, wie die Syphilis aus alten Krankheiten Wassersucht, Lungensucht, Hüftkrankheiten, Seitenstechen, Frauenkrankheiten, Aussatz, Rotlauf, Wolf, Krebs und Wahnsinn erzeuge, und zwar als jeweils neue, von der Lues her bestimmte Krankheit. Diesen Perspektiven hätte man wohl die Anerkennung nicht versagt, würde der letzte Satz des Büchleins nicht lauten: »... und in summa ist meine meinung, dass die unerfarnen arzet dem pantoffelholz gleich werden« (Vll, 181). Man neigt dazu, das Nürnberger Publikationsverbot als eine Art Brecht-Theaterstück zum Thema Krankheit, Therapie, Ideologie und Geschäft zu sehen. Von der Forschung ist die Geschichte jedoch noch nicht genügend aufgearbeitet. Vor allem ist keineswegs bewiesen, ob und wie weit die Fugger hinter der Massnahme stehen. Eine Rolle spielt offensichtlich Heinrich Stromer, der Dekan der Universität Leipzig. Dessen Motivation für ein Vorgehen gegen Hohenheim kann in dem kaum ermesslichen intellektuellen Hasspotential liegen, das sich im Geistesleben der Reformationszeit bemerkbar macht. Hohenheim, das Opfer der Repression, hält selbst einen nicht unbeträchtlichen Anteil daran. Das Publikationsverbot vom Februar 1530, dem sich der Betroffene mit einer Eingabe an den Rat der Stadt Nürnberg zu widersetzen versucht[30], bedeutet für sechs Jahre Unterbrechung der Möglichkeit medizinischer Veröffentlichungen, wenn wir von der im Rahmen des Gesamtwerks wenig gewichtigen Pfäferser Badeschrift absehen. Zugleich sind die Spuren des Autors in diesen Jahren des Elends äusserst dürftig, teilweise ausgenommen die oben dargestellte Sankt Galler Zeit, die neben der Basler Lektur und den späten Aufenthalten in Mährisch-Kromau als Privatarzt von Johann von der Leipnick (1537) und in Kärnten als eine von Bitternis durchtränkte Phase in seinem Leben und Schaffen gelten kann.

Dass die *Grosse Wundarznei* 1536 gleich von zwei Verlegern in prachtvollen Ausgaben herausgebracht wird, die sofort vergriffen sind, bezeugt den Ruhm des über lange Jahre Verfemten. Zugleich ist es ein Beispiel für die längerfristige Werbewirkung von Verboten. Man darf annehmen, dass die Erfolge der Ausgaben, welche sich zwanzig Jahre nach dem Tode des Verfassers einstellen, schon zu Lebzeiten möglich gewesen wären.

Über die Publikation des chirurgischen Hauptwerks schreibt Sudhoff: »Der typographisch glänzende Ulmer Druck der Grossen Wundarznei wollte nicht vorrücken, auch funktionierte die Korrektur nicht nach Wunsch. Kurz, Hohenheim war verärgert und wandte sich an Heinrich Steiner in Augsburg.... Steiner hatte am 28. Juli 1536 schon das erste und am 22. August 1536 das zweite Buch, dessen Manuskript Hans Varnier in Ulm überhaupt niemals erhalten hat, im Druck vollendet«[31].

Wichtig ist der Begleitbrief des Augsburger Stadtarztes Wolfgang Thalhauser, nur in Steiners Ausgabe enthalten, mit einem ehrenvollen Nachruf auf den soeben verstorbenen »teuren lobwürdigen Johan Manardus von Ferrar« (X,12). Von hohem Dokumentationswert ist die Anrede »Theophrasto von Hohenhain beider arznei doctori«, ist doch Thalhauser selber Ferrarenser Doktor. Der Brief enthält einige Stellen, die in Wortwahl und Haltung sehr stark an Hohenheim erinnern, dass fast der Verdacht aufkommt, der Text sei unterschoben. Für die Authentizität spricht indes die Mahnung zur Geduld von Kollege zu Kollege: »Zeit bringt rosen. wer vermeint es seint alle frücht mit den erpern (Erdbeeren) zeitig, der weisst nichts vom weinber lesen.« (X, 14)

Diese Stelle, von Erich Fromm offenbar nicht in einer gültigen Ausgabe nachgesehen, ist als Paracelsus-Zitat Motto geworden zum Buch *Die Kunst des Liebens*[32].

Im Herbst und Winter 1536 befindet sich Hohenheim in Schwaben und Bayern. Aufenthaltsorte in diesem Jahr sind unter andern Mönchsrot, Nördlingen /Efferding (als Gast des Pfarrherrn Hanns von Prandt bzw. Johann von Brandt) und München auszumachen, wo er überwintert. Über Kontakte mit den Verwandten seines Sankt Galler Weggefährten Bartlome Schowinger ist indes nichts bekannt.

1537 bietet sich wieder einmal der Glücksfall eines reichen Patienten, als dessen Privatarzt es sich hervorragend arbeiten lässt. Im Gegensatz zum Sankt Galler Bürgermeister Christian Studer ist beim böhmischen Erbmarschall Johann von Leipnik, Schlossherr von Mährisch-Kromau, ein umfangreiches Konsilium erhalten. Das Befinden des Patienten ist derart fürchterlich, dass man als Arzt nichts als eine Wut haben kann, erst jetzt am Krankenbett zu stehen. Ausser

Wassersucht, Kolik, »erlamung an henden und füssen«, kranken Geschlechtsorganen sind auch Milz, Magen, Galle, Leber und Herz schwer angegriffen, dazu kommen verfärbter Harn und Podagra. Mehr als eine Totensuppe und etliche Pillen, wahrscheinlich Opiate zur Schmerzstillung, liegen da nicht drin. Es entsteht aber ein herrliches Werk mit grossem Atem und weiten Perspektiven: Die *Astronomia Magna und Philosophia Sagax der Grossen und der Kleinen Welt.* Die Beschlussrede des ersten Teils ist datiert »den 22 Junii, Anno 1537, zu Mehrerischen Kromau« (XII, 273). Das Andenken an Hohenheim ist nicht nur im oberdeutschen Raum bedeutsam, sondern ebenfalls in Böhmen und Mähren, in der Slowakei, Ungarn, Slowenien, dem ganzen Herrschaftsgebiet von alt Österreich, dessen König Ferdinand mehrfach mit Widmungen bedacht wird. Ein später äusserer Höhepunkt im Leben des nun auch unter dem Namen Paracelsus bekannten Arztes ist ein Empfang im Hause des Ritters Beham in Pressburg, bei welchem die Honoratioren der Stadt anwesend sind. Diese Ehrung im September 1537 hebt sich wohltuend ab, zum Beispiel vom Zechprellerprozess in Memmingen (Allgäu) als Gast des »Gabelpfaff« genannten Diakons Peter Algeuer sowie weiterem Ärger mit vorenthaltenem Lidlohn, für den Alltag dieser Jahre »normale« Vorkommnisse[33]. Eher sagenhaft ist die Begegnung mit König Ferdinand im Winter 1537/38, die in einer schönen Alchemistengeschichte überliefert ist[34].

»Die werk zaigen an, das die arbeit uss ist« (I, I, 82). Das Bekenntnis steht für einen in der Spätzeit milderen Ton, der mehrmals in ein eher resignatives Moll gelegt ist. 1538 und 1540 lässt er sein Konterfei stechen, vermutlich von Augustin Hirschvogel. Die beiden Bilder zeigen einen gewaltigen kraftvollen Schädel über einem rachitischen, buckligen Leib, eine Erscheinung, die über Jahrhunderte eine ikonographische Ausstrahlung gehabt hat. Die Porträts sind nicht nur wegen der Datierung des Geburtsjahres von hohem Quellenwert. In ihnen erscheint das berühmte Paracelsus-Motto: Alterius non sit qui suus esse potest. Wer in sich selber kann bestahn/Gehöre keinem andern an. Es handelt sich gemäss Nachweis von Robert-Henri Blaser um ein Zitat aus einem mittelalterlichen Fabelbuch des sogenannten *Anonymus Neveleti*, einen weiteren Beleg dafür, dass Hohenheim stärker von der schönen Literatur mitgeprägt ist als er gemeinhin zugibt.[35] Die Stelle taucht in den Schriften nicht direkt auf, sondern sinngemäss: »So soll aber der, dem Gott Gab und Reichthum geben hat, keins Andern sein, sondern sein selbs eigen Herr und Willen und Herz«[36]. Die Unabhängigkeitserklärung eines Leibeigenen.

Die letzte Gelegenheit zum Publizieren und zugleich die letzte grosse Enttäuschung findet in Kärnten statt. Hier sagt ihm der Kärntner Landtag schriftlich die Publikation seiner Werke zu, nämlich die *Sieben Defensionen,* das *Labyrinth der irrenden Ärzte,* das *Buch von den tartarischen Krankheiten* und die *Chronik des Landes Kärnten,* letztere eine wahre Huldigung an die zweite Heimat. Nur mit der Erfüllung des Versprechens nimmt man sich Zeit, nämlich 418 Jahre. 1955 wird die Zusage spektakulär wahrgemacht und eine von Kurt Goldammer, Gisbert Moro und Karl-Heinz Weimann edierte Prachtsausgabe der Kärntner Schriften veranstaltet, bis heute eine der musterhaftesten Paracelsus-Editionen.

Im März 1540 ist der Gesundheitszustand von Theophrastus von Hohenheim angeschlagen. Ein Riesenmass an Auseinandersetzungen, unzählige Wanderungen, die erstaunliche schriftstellerische Produktivität und immer wieder naturwissenschaftliche Versuche, darunter sicher viele Selbstversuche, haben seinen Leib verzehrt. Todesahnungen begleiten ihn schon seit seiner grossen Depression nach dem Publikationsverbot von 1530. Er ist der Überzeugung, dass ein Arzt eher allen anderen helfen kann als sich selber. Von Klagenfurt aus ist er nicht mehr in der Lage, dem Hauptmann Hans Ungnad, Freiherr von Sonnegg, in die Steiermark zu folgen, um dort eine Behandlung vorzunehmen, »dass ich solchem begeren nach schwachheit halben nicht wol stat tuen mag.«[37]

Die letzte Reise nach Salzburg gehört nicht mehr dem Drama des Arztes und Propheten an. Es ist das Kammerspiel würdigen Sterbens, wenn es das gibt. Wohlvorbereitet, schwachen Leibs auf dem Reisebettlein in der Herberge zum Weissen Ross sitzend, diktiert er am 21. September 1541 dem Notar Hans Kalbsohr das Testament. Ein vertrauenswürdiger Name für einen Mann, dessen wichtigstes Amt redliches Zuhören ist. Hohenheim lässt vor seinem Heimgang alles bestens ordnen. Nie in seinem Leben ist ihm die Tradition so wichtig wie in diesem Augenblick. Die Totenmesse, gesungen natürlich, der Siebte, der Dreissigste, die Armengabe – Liturgie und Volksbrauch kommen voll zu ihrem Recht. Am Vorabend des Festes von Stadtpatron Sankt Rupert vertauscht er, katholischer Anarch und Medizinmann des Abendlandes, das Leben mit dem Tode.

Nach der Beisetzung auf dem Armenfriedhof Sankt Sebastian werden seine Gebeine im Verlauf der Jahrhunderte vier- bis fünfmal umgebettet. 1945 vorübergehend und aus Versehen auch mal in einen Kehrichtbehälter – ein amerikanischer Soldat hat es nicht besser gewusst[38]. Zum Paracelsus-Jahr 1993 werden unter der Schlagzeile »War Paracelsus ein Zwitter?« die Resultate einer nach 1886 abermaligen gerichtsmedizinischen Untersuchung verbreitet. »Sowohl der Schädel als auch das Kreuzbein weisen eindeutig männliche Charakteristika auf, das Becken hat dagegen weibliche Eigenschaften«, betont Georg Bauer vom Gerichtsmedizinischen Institut der Universität Wien. Er wehrt sich allerdings dagegen, in Hohenheim einen Zwitter oder gar eine Frau zu sehen. Die entsprechenden Eigenschaften sind schon im 19. Jahrhundert aufgefallen. Nicht bestätigt werden konnte die Legende von der angeblichen Ermordung.

Die bewegendsten Szenen an seinem Grabmal haben im Sommer 1831 stattgefunden. Damals überfliegt die Indische Cholera Europa von der Westgrenze Russlands über die Moldau, die Walachei, Galizien, Schlesien, Mähren, Preussen, Hunderttausende dahinraffend, darunter den Philosophen Friedrich Georg Wilhelm Hegel zum Zeichen dafür, dass der Weltgeist es ernst meine und die Geschichte über das Individuum hinwegschreite. In diesen Schreckenswochen wallfahrtet das Volk aus den Salzburger Alpen, den Hohen Tauern in die Stadt an der Salzach, und es vertraut diesmal nicht dem heiligen Landespatron Rupert, sondern seinem christgläubigen Arzt und Starzen Philippus Aureolus Theophrastus Bombastus Paracelsus[39]. An seinem Grabmal beim Friedhof der armen Bruderhäusler von Sankt Sebastian wird er noch einmal als Nothelfer gebraucht, Gott um Verschonung vor der Seuche zu bitten. In der Folge entschliesst sich der Geist der Cholera, Salzburg, Steiermark, Kärnten und Tirol auszulassen, um anderswo umso schlimmer zu wüten.

Aus Folter- und Schatzkammern

Die Tückische Vielfalt der Qualen

> Das ist aber wol wahr, dass in der erden noch vil liegt, das ich nit weiss... dass got noch vil seltsams wird an tag legen, das noch bisher nie gelegt ist worden und offenbaret, darvon wir alle noch nie gewisst haben. darumb so wird (einer) nach mir kommen... und es öffnen. (III, 46)

Wer an der Kunst der Arznei nicht verzweifeln will, braucht die Gnade der Hoffnung in noch höherem Ausmass als die Menschen, die einem bürgerlichen Beruf nachgehen. Und Arzt sein im Sinne Hohenheims ist kein bürgerlicher Beruf, so wenig wie Gaukler oder Missionar. Mehr als einmal erwägt der vor der Öffentlichkeit gescheiterte Reformator der Medizin wegen der »ungewisse des fürnemens«, angesichts der Verderbnis und des Hinsterbens der Patienten, »dise kunst zu verlassen« (X, 19). Man könne kaum ein Zahnweh kurieren, geschweige denn grössere Krankheiten! Liegt es nicht nahe, auf dem Schlachtfeld der Schmerzen zu resignieren? Ein Blick allein nur schon in die Basler Vorlesung über zweiundsechzig Sorten von Geschwüren und Gewächsen deutet an, dass selbst der ärgste menschliche Quälgeist als Dilettant zu betrachten ist im Vergleich zum Formenreichtum der Mutter Natur, wenn es ihr einfällt, ihre Kinder zu kitzeln, zu kratzen, zu schinden und zu töten.

Eher harmlos schaut ein Hühnerauge oder Elsternauge (agerstenaug) (IV, 359) aus, welches am Morgen und am Abend zu salben ist, auf keinen Fall zu schneiden oder zu ätzen. Der Salbe kann Kalk beigemischt werden, ein Pflaster empfiehlt sich. Heimtückisch ist, dass das Hühnerauge erstes Symptom für eine Elephantiasis sein kann, welche wiederum den Charakter der Französischen Krankheit, der Lues, annehmen kann. Ebenfalls nicht zu spassen ist mit den Läusschuppen und Fischschuppen, für die vor allem die Bergleute anfällig sind (IV, 317). Die Ausdrücke Grind, Erbgrind, räudig, schäbig, krätzig deuten jenseits der Diplomatie des ärztlichen Lateins bzw. Griechischs direkt auf einen Zustand, der die Betroffenen sozial absondert. Der ansteckende Erbgrind (favus) führt beim Kratzen zu einem unappetitlichen und gefährlichen Bluten, überdies sondert sich eine widerliche gelbe Flüssigkeit ab. Die Wassergalle ist ein blaues hartes lepraartiges Geschwür (IV, 204). Flechten heissen auch

Zitrachten (Knötchengeflechte) auf der Haut, manchmal vergehen sie wieder, oft behält man sie für immer, sie präsentieren sich rot, ziegelfarbig, weiss und braun vermischt. Lateinisch wird die Krankheit serpigo genannt (IV, 186).

Die Vorlesung *Von apostemen, geschweren, ofnen scheden und anderen gewechsen am leib* ist ein Panoptikum bunten Entsetzens. Dabei sind längst nicht alle Hautkrankheiten bzw. Affekte aus heutiger Sicht exakt identifizierbar. Dies liegt an der Kompliziertheit der Hautkrankheiten generell, oft an unvollständigen Symptombeschreibungen. Was für die Hörer des Doktors Theophrastus aus dem Zusammenhang noch klar wird, ist es heute längst nicht immer. Die »gemeinen geschweren und bluteissen« werden beschrieben als »geschwulst on hiz und frost mit spannen und röt..., auch one febrische zeichen« (Fieber). Sirei, ein fressender Schaden am Kopf, vor allem in der Ohrengegend, fängt an mit wässeriger Räudigkeit im Gesicht, wirft Feuerlein, Bläschen, Rufen, eine borkige Hautverkrustung, greift dann Nase, Kinnbacken, Lippen mit an, sich öffnend, ein dünne stinkende Flüssigkeit absondernd (IV, 163). Die Ölschenkel begrüssen den Patienten mit grossen Schmerzen und Brand, zunehmender löchriger Geschwulst, ein Loch neben dem andern, mit Gestank, Fäule und eitrigem Wasser. Anthrax genannt wird »ein hiz oder frost... mit eim adereissle, schwarz, aussen umb rot mit einem weissen büzlin, mit brennen, hinnemung des schlafs, schwerer treum, bewegung hin und her« (IV, 156). Das »Büzli« ist schweizerdeutsch heute noch im Gebrauch für Hautausschlag.

Fisteln sind enge, tiefe Löcher, meist in den Gelenken und in den »Ecken« des Körpers, ferner bei den Körperöffnungen und bei verderbten Wunden. Sie »seifern« und wässern unangenehm (IV, 175). Schiepel oder Schuppen sehen anfangs harmlos aus, was aber, wenn sie den ganzen Körper besetzen? Wenn sie den Daumen erreicht haben, gehen sie in eine Lepra über (IV, 232). Der Aussatz übernimmt frühere Geschwüre und hält bis zwanzig Jahre durch. (IV, 175). Am Kopf und im Mund wird der Mensch ferner geplagt durch den Polypen oder die Nasenbohne, ein grässliches Gewächs, das in Nasenkrebs übergehen kann (IV,226). Frosch wird »veraltetes fleisch« unterhalb der Zunge genannt, eine blaue Zyste. Es wird empfohlen, die Zunge anzuschneiden, als Naturmedizin Präparate von Frauenmantel, Odermennig, Johanniskraut und Kohl (IV, 258). Gegen Mundfäule (alcola) ist ein Schöllkrautheilmittel gut (IV, 204).

Sankt Johanns Busse, Sankt Quirins Busse sind dabei, wenn an den Beinen qualvolle Löcher produziert werden, desgleichen Gangrän, welches sich das Schienbein hinunterfrisst. Asthkakillos wird ein hartnäckiges trockenes Gangrän genannt, welches den Kranken während zwanzig Jahren unterhält. Wurm heisst ein schweres Unterlaufen der Nägel mit qualvollem Brennen, einem länglichen Ziehen, welches nagt wie ein Wurm (IV, 215). Feigwerzen sind die beliebten Hämorrhoiden, die mit den Jahren in Krebs übergehen können, oftmals den After und den Scheideneingang verderben (IV, 228). Der Schneck, die Kopfschildkröte (oder ein Tumor in der Scheidengegend?), ist auf das Hin- und Herlaufen des Lebensprinzips in den Adern zurückzuführen, geht mit der Zeit in einen bösen Krebs über (IV, 266). Auch der Fleischkropf ist etwas Tumoriges, darf mit den gewöhnlichen Kröpfen nicht verwechselt werden (IV, 261). Ebenfalls ein Vorläufer des Krebses ist der Wolf, ein hartnäckiger Plagscherge, er greift die Muskeln an, gräbt sich in die Knochen, erzeugt kanzeröse Knospen und bringt den Patienten um. Zur Therapie ist Kühlung wichtig, immer gut das Opodeltoch-Gemeinpflaster.

Spannadern oder Krampfadern begnügen sich nicht damit, hässlich zu machen. Sie produzieren wüste stinkende Löcher und Embolien, die zum Tode führen (IV, 243). Der sogenannte Schlier (Leistenschanker) bewegt sich in der Nähe des Trippers. Erklärt wird er aus der Vergiftung von Samen und Gebärmutter, er gehört also in den Bereich der sogenannten Französischen Krankheit. Dasselbe scheint für den Kolb zuzutreffen, ein Schankergeschwür am Penis, der heiss wird, stark anschwillt, sehr weh tut. Mutmasslich syphilitisch vergifteter Menstruationsstoff führt zu einem bösen Brustgeschwür der Frau mit Eröffnung zu einem Loch, nacta genannt (IV, 250). Diese Krankheitsbezeichnung wird ferner verwendet für das Auflaufen von Überbeinen, eichelähnliche Geschwülste, sehr wahrscheinlich luetischen Charakters. Mit der Zeit gehe die Krankheit in eine Fäulnis über. Sofern die Krankheit den Knochen angreift, will Hohenheim mangels Erprobung keine Kur vorschlagen (IV, 199). Immer wieder gibt es an einem fleischigen Ort buppelen (dippeli, bletterli), also Knoten, rot mit gelben Butzen, Löcher fallen ein (IV, 254). Der Trend geht entweder in Richtung Krebs oder Lues. Für letztere gibt es in den Basler Vorlesungen noch keine separate Bezeichnung, entgegen dem gegebenen Forschungsstand. Doch bleibt kein Zweifel, dass der jahrelange Kampf mit dieser Krankheit auf dem inoffiziellen Katheder der Universität beginnt. Der Krebs zeigt sich zwischen den Schultern der Männer oder an den Brüsten der Frauen, auch in ihrem »menstrualischen Gang« (IV, 161). Bei den äusseren Krebsen sind Ulcerationen sichtbar mit langen, ausgespreiteten roten Striemen über der weissen Haut, »darnach mit gestank underlaufen, mit brennen, frost, hiz und langwirig fefren (Fieber) zum tot« (IV, 262). Die inneren Krebse, bei denen »tötlich« eher zu erwarten ist als »leblich«, fressen sich mit List unmerklich inwendig ins Herz (IV, 162). Die äusseren Geschwüre, die er mit diesem Namen bezeichnet, hält Hohenheim für heilbar mit den Mitteln, die ihm zur Verfügung stehen[1].

Ausser von den vielfältigen Krebsen, den beiden Arten des Kropfs, dem Aussatz und allerlei sonstigen Gewächsen und Hautkrankheiten wird die menschliche Person entstellt durch die böse Farbtinktur des Scharlachs, das gemeine Halsgeschwür (Angina, Diphterie) und Cosso, was »die nas feintlich beisst..., so dass durch das kratzen rufen wachsen«(IV, 293). Für allerlei Dermatosen sind die Ausdrücke Spaltrinde und Spaltwarzen anschaulich (IV, 311). Zu den Gewächsen, eingeschätzt als Erbkrankheiten »in der vierten Generation« (IV, 244), wird bei Hohenheim der »hofer« oder »hoger« (Buckel) gezählt. Die Morgengabe aus der Familie der Einsiedler Gotteshausfrau.

Scheinen in der Basler Vorlesung von den Geschwüren Krebs, Lepra und im Hintergrund Lues die wichtigsten Konkurrenten zu sein um die Vorherrschaft auf dem Felde der Qualen, rücken mit der Zeit die sogenannten Franzosen ganz auf den Hauptkriegsschauplatz vor. Mit den Waffen des Arztes, welche nicht schneiden (VII, 240), stellt sich der Doktor beider Arzneien jener Krankheit, die uns Erasmus von Rotterdam wie folgt vorstellt: Weggefressene Nase, stinkender Atem, ausfliessender Eiter, verbundener Kopf, entzündete Augen, hinkender Fuss. Der Mann, der mit diesen Worten charakterisiert wird, heisst Ulrich von Hutten[2]. Dazu Keil/Daems:»Den Franzosen-Kranken kennt man von weitem, verhaftet ihn auf den Strassen, fängt ihn an den Toren ab: Die bis zwei Zentimeter grossen, schorfbedeckten Papeln, der stinkende Atem, das übelriechende Sekret, die tiefen Geschwüre, die Kontrakturen und Lähmungserscheinungen lassen sich schlecht verbergen. Am meisten quält die Kranken der Schmerz, der sich auf die Gelenke und Röhrenknochen konzentriert, nachts an Heftigkeit zunimmt und so peinigend ist, dass die Patienten schreien, an Gott verzweifeln, den Teufel anrufen und sich das Leben nehmen. Oft erlahmen sie, können sich nicht aus dem Bett bewegen,...verlieren Glieder, Lippe und Nase wird ihnen zerfressen und die Augen eitern ihnen heraus. Eine Vielzahl von Symptomen ist beschrieben, die von Durchfällen über Sehnen- und Schädelschmerzen zu schuppigen Händen, nässenden Schrunden der Fusssohle, Inaktivitätsatrophie der Schenkel und zerstörtem Genitale reichen«.[3]

Dies ein kurzer Einblick in die Hölle, in die ein Mensch hinabsteigen muss, der mit Leib und Seele Arzt sein will. Dieses Engagement ist für Hohenheim keine Kleinigkeit. Im *Paragranum* vermerkt er: »Ist es ein kleines oder ist es also zu verachten, so einer die grösst, bösist, die weitest krankheit beschreibt und die, von der keiner nie geschrieben hat, so ich also das beschreib, wie man den pustulis (Blattern) helfen sol, darinnen ich begriffen keiser und pabst, könig, fürsten und herren, edel, burger, baurn, frauen und mann, jungs und alts, gleübigs und ungleübigs, das sie sehen sollen und empfinden die grossen mysteria der natur, die grossen arcana, so uns got mitteilt« (VIII, 42).

Erstaunlich in einer bekanntermassen polemischen Schrift das Gottvertrauen, das sich im Lob der Arcana manifestiert. Damit ist angesichts einer unerhört schwierigen ärztlichen Aufgabe nicht behauptet, die Seuche unter Kontrolle zu haben, wohl aber, dass es zu schaffen sein wird! Es lohnt sich, den weiteren Zusammenhang der paracelsischen Sicht der Aposteme und Geschwüre und die sich daraus entwickelnde ganzheitliche Lehre von der Lues wenigstens anzudeuten. Eine erschöpfende Darstellung muss in diesem komplexen Fall einem Medizinhistoriker überlassen bleiben.

Hohenheim zeigt sich in seinen Schriften zur Syphilis bzw. der mit ihr verwandten Frambösie, mit der man es gemäss den geschilderten Symptomen im Regelfall zu tun haben dürfte (nach Essed, Keil und Daems)[4], als Diagnostiker und Therapeut mit einer grossen Vision dieser Krankheit. Im Vergleich zu den übrigen Hautaffektionen tritt in Hohenheims Schriften über die Syphilis die spezielle Beschreibung der Pathologie in den Hintergrund zugunsten der Darlegung der historisch bedingten (astralen) infektiösen und moralischen Ursachen, zum Beispiel im Grundlagenwerk *Vom Ursprung und Herkommen der Franzosen sampt der Rezepten Heilung 8 Bücher* von 1529. Die Schilderungen der Geschwüre und Gewächse in der Basler Vorlesung folgen stillschweigend einem aus der antiken Medizin geläufigen Zeichensystem, nämlich der Folge oder dem Nebeneinander von rubor, Rötung, dolor, Schmerz, calor, Erwärmung und tumor, Schwellung. Die Hautaffektionen sind ein besonders anschauliches Beispiel dafür, dass die jeweiligen medizinischen Deutungen nicht von reiner Beobachtung, sondern jeweils von einem Schema ausgehen. Für das Verständnis erschwerend kommt dazu, dass die von Hohenheim verwendeten Namen und Begriffe erst in der Effloreszenzenlehre von J. J. Plenck (1745–1821) einigermassen allgemeingültig festgelegt werden, und zwar nach dem Vorbild von Linnés Nomenklatursystem bei den Pflanzen. Der Begriff Effloreszenz erinnert dabei an die im 18. Jahrhundert immer noch mächtige Säftelehre. Gemäss dieser sollen verderbte Säfte blütenähnliche Hautaffektionen hervorbringen. Dabei werden traditionelle Bezeichnungen, die Hohenheim meist mehr oder weniger unkodifiziert verwendet, in Primäreffloreszenzen und Sekundäreffloreszenzen geordnet. Als sogenannte Primäreffloreszenzen gelten Makula (Fleck), Bläschen, Blase, Pustel, Papel, Knötchen, Knoten, Tumor, Quaddel und Zyste. Nur Sekundäreffloreszenzen sind Schuppe (Abschilferung der Oberhaut), Kruste (getrocknetes Blut oder Serum), Schorf (Nekrose), Ulcus (Substanzverlust) sowie die Narben. Diese Effloreszenzen, von J. Darier 1909 *Alphabet der Haut* genannt[5], ermöglichen als sogenannte Signifikanten die Diagnose einzelner Krankheiten (Signifikate). Dazu die Lübecker Dermatologin Frowine Leyh: »Der Effloreszenzenschlüssel muss durch Vorinformationen gelernt werden. Von den unterschiedlichen Hautkrankheiten, deren Primäreffloreszenz die Papel ist, lernen wir, dass eine reiskorngrosse, blaurote, polygonal begrenzte, zentral eingedellte, in Gruppen auftretende Papel, die meist symmetrisch an der Beugeseite der Unterarme auftritt, die morphologische Information für die Krankheit Lichen ruber planus ist.«[5]

So weit der Präzisionsgrad, der in der Tradition von Plenck einer modernen Fachärztin zur Verfügung steht. Dabei gehört es offenbar zu jeder Zeichenlehre, auch zu derjenigen, die Hohenheim verwendet, dass Vorinformationen unentbehrlich sind. In den Basler Vorlesungen beruhen diese auf der sogenannten Erfahrenheit, jedoch noch nicht auf einem System von genau messbaren Informationen, welche dank der Entwicklung von Thermometer und Mikroskop im 17. Jahrhundert und Laborbedingungen im späten 19. und im 20. Jahrhundert die Diagnose auf eine unvergleichlich präziser gefasste Basis stellen.

Hohenheim spricht als einer der ersten, wenn nicht als der erste vom lich, licht oder lichen (III, 441; IV, 198), wobei das Wort nach Weimann wohl eine glänzende Geschwulst meint (a.a.O., S. 388).[6] Vom Lichen ist die Rede im Grosszusammenhang von Eicheln oder napta, »vulgo drüsen oder licht oder Überbein« (IV, 196). Diese würden gerne bei den Gliedern, und zwar bei den Arterien auflaufen. Dabei spürt man wiederum den unausgesprochenen Leitfaden der vier oben genannten primären Symptome, den er in der Gesamtheit der Vorlesungen über Geschwülste und Hautkrankheiten voraussetzt. Der Lichen wird jedoch keineswegs derart genau beschrieben, dass eine Gleichsetzung mit dem modernen Sprachgebrauch sich von selbst ergeben würde. Die Angabe, manchmal schmerze er, manchmal nicht, manchmal sei er hart, manchmal weich, mit der Zeit gehe er in eine Fäulnis über und führe zur Entkräftung des Gliedes (Arm), lässt eine syphilitische Affektion zumindest nicht ausschliessen. Interessant, aber gewiss nicht ungeläufig ist der therapeutische Hinweis, die Papel mit einem metallischen Faden (faden aluminis plumiosi) abzubinden.

Dominiert in den Basler Vorlesungen ein Gesichtspunkt, den man mit Wolgang Wesiack »unmittelbar patientenzentrierte Semiotik«[7] nennen könnte, das heisst eine Zeichenorientierung, die von den am Krankenbett sichtbaren Symptomen ausgeht, greift die umfassende Theorie von der Französischen Krankheit auf ein Erklärungssystem zurück, das in der modernen Diskussion um die philosophischen Grundlagen von Informationen Exosemiotik genannt wird. Um die sogenannten Franzosen zu verstehen, genügt es nicht, die einzelnen Affekte zu beschreiben als Angelegenheiten von Leib und Seele, Körper und Geist einzelner Patienten. Exosemiotik meint, auf die Betrachtungsweise eines Renaissance-Arztes bezogen, die Mitverwendung von Zeichensystemen ausserhalb des erkrankten Mikrokosmos Patient. Dies bedeutet gemäss der schon älteren Makrokosmos-Mikrokosmos-Analogie die Krankheit in astralen beziehungsweise historischen Bezügen zu sehen, bei Hohenheim auch im Zusammenhang mit den Zeichen der Zeit, die zum Beispiel bei der Deutung eines Kometen oder eines Regenbogens wichtig sind. Die Orientierung über eine während Generationen unbekannte Krankheit geht aus vom Blick in die grosse Natur, Zusammenschau der verschiedenen Arten von Vergiftungen, spekulativer Erfassung der Sexualität in Wesen und Wirkung. Erneute Bedeutung erhält auch die Lehre von den Imaginationen. Für die Medizin wird die neue Krankheit zur Herausforderung des Jahrhunderts. Mit einer Schnelligkeit, die sogar das Tempo, mit welchem die spanischen Konquistadoren Weltreiche erobern, übertrifft, wird die Lustseuche Herrscherin über eine bislang lebenslustige und im allgemeinen keineswegs leibfeindliche Epoche.

Theophrastus behauptet hartnäckig den vorkolumbischen Ursprung der Krankheit (VII, 189), entgegen der bis heute herrschenden Lesart, der Steuermann von Christoph Kolumbus habe den »qual mal« 1493 in Barcelona eingeschleppt. Von dort habe sich die Seuche über die Pyrenäen nach Südfrankreich verbreitet, um beim Italienfeldzug des Königs Karl VIII. im Jahre 1494 ihren ersten Höhepunkt zu erreichen. Bei diesem Feldzug haben sich bereits die ersten Schweizer mit der sogenannten Neapolitanischen Krankheit infiziert. Nach dem Syphilishistoriker Iwan Bloch entwickeln sich in der

Folge 525 Bezeichnungen für die Krankheit, bei welchen gerne die freundnachbarlichen Beziehungen der Völker betont werden. Was in Deutschland Französische Krankheit heisst, wird in Holland und England Spanische Pocken, in Polen die Deutsche, in der Türkei die Christliche Krankheit genannt. In Frankreich hat man früh von der Venerischen Krankheit gesprochen, die mythologische Bezeichnung Syphilis, nach Girolamo Fracastaro, kommt um 1520 auf[8]. Es handelt sich auf jeden Fall um eine Spirochätose, doch kann man dies nicht vor 1883 wissen, dem Jahr der Entdeckung des Erregers spirochaeta pallida. Wenn die frühe alchemisch-medizinische Forschung von »materia peccans« spricht, Hohenheim lieber von »spiritus peccans« (VII, 298), so handelt es sich damit perspektivisch um eine Leerformel für den noch nicht greifbaren Erreger. Voreilige Gleichsetzungen älterer Medizinmodelle mit modernen blenden jedoch fast immer wesentliche Gesichtspunkte aus.

Die These, die Krankheit komme aus Westindien, ist sicher nicht falsch, erklärt aber nicht alles. Sicher ist, dass sich der behauptete Ursprung der Krankheit schon früh mit handfesten Interessen deckt. Für die Anhänger des Guajakholzes muss die neuweltliche Herkunft ein Dogma sein. Umgekehrt behauptet Hohenheim, die Krankheit sei um 1480 aufgekommen (VII, 189). Sicher für ihn ist, dass sie zu Adams Zeiten noch nicht vorgekommen ist (VII, 443). An einer anderen Stelle wird eine Inkubationszeit von siebenhundert Jahren in Betracht gezogen (VII, 445). Wenn wir bedenken, dass die mutmasslich ersten Fälle von AIDS in der westlichen Welt vor 1960 angesetzt werden, scheint der Analogieschluss nicht abwegig, dass eine akute Durchseuchung Europas schon ab 1494 für eine sogenannte Geschlechtskrankheit unwahrscheinlich rasch erfolgt. Es ist jedoch unbestritten, dass das Söldner- und Dirnenwesen wie allgemein die Sitten der Zeit die Entwicklung beschleunigen. Die Thesen von Wesen und Aufkommen der Frambösie bzw. Syphilis zu Beginn der europäischen Neuzeit bleiben von Vermutungen durchwebt.

Aus Hohenheimscher Sicht muss diese grosse Krankheit aus einem astralen Faktor, Venus genannt, verstanden werden, einem Infektionsfaktor namens Luxus sowie einem medizinisch-therapeutischen Gesichtspunkt, den er gemäss der allgemeinen Lehre von den

Geschwüren als Crepinus bezeichnet (VII, 187). Nicht ohne einen gewissen Triumph stellt er fest, dass das Aufkommen dieser neuen Krankheit mit ein Argument ist gegen die Allgemeingültigkeit des medizinischen Schulwissens, lässt sich doch von den Klassikern darüber nichts in Erfahrung bringen (VII, 188).

Die paracelsische Syphilislehre wäre einfach zu erklären, wenn man Venus mit historischer Konstellation, Luxus mit Gier, Üppigkeit, Crepinus mit Geschwürtheraphie wiedergeben könnte. In Wirklichkeit verhält sich die Sache komplexer.

Das angewandte Zeichensystem ist so zu verstehen, dass einem jeden äusseren Zeichen ein inneres entspricht im Sinne der Analogie und gemäss ihrer Proportionalität. Beides schliesst Ähnlichkeit und Unähnlichkeit ein: Der Mensch ist weder mit den Gestirnen zu verwechseln noch wird er von diesen regiert. Dasselbe gilt für die Stoffe. Desgleichen ist die Wirkung der Arzneien anders zu denken als in der modernen Medizin, mit Sicherheit nicht quantitativ: »Nit in dem gewicht, sonder ausserhalb dem gewicht sol die arznei administriert werden; dann wer kann den schein der sonnen wägen, wer kann den luft wägen, wer wiegt den spiritum arcanum ?« (VII, 300) Zwischen dieser Auffassung und der modern-naturwissenschaftlichen Pharmakopöe liegen Welten. Auch das astrologische Denken Hohenheims muss gegen die landläufigen Auffassungen dieser Praxis abgegrenzt werden. Der Planet Venus steht als eine Mutter der Krankheit für den sogenannten unteren Himmel. Damit sind die Faktoren Zeit, Triebhaftigkeit, ganz allgemein die Grenzen der Freiheit gemeint (VII, 192), jedoch nicht im Sinne einer übergreifenden Fremdbestimmung: Ein weiser Mann nimmt dem Gestirn seine Wirkung (VII, 189). Dieses steht für eine Art Trend im Lauf der Natur. Es regiert Krankheitskonstellationen (VII, 188). Von der Venus gehen gewisse Impressionen aus, natürliche Wirkungen. Dabei ist sie einer Frau zu vergleichen, »die da gemein ist, hengt sich an alle mann« (VII, 307).

Ist Venus der Himmel, der sät, gilt Luxus als der Acker, auf den die Saat fällt. Wie Venus ist Luxus eine »Mutter« der Krankheit. Auf der anderen Seite werden die bereitstehenden Geschwüre, die aus der Kraft der vergifteten Matrix in die Franzosen gelockt werden können, als »Väter« (VII, 192) angesprochen. Der sogenannte geile »Luxus« meint etwas Giftiges und Vergiftendes, ebenfalls eine Einstellung und Bereitschaft. Inneres und Äusseres können im Ursachengemenge der Krankheit, wenigstens grundsätzlich, kaum getrennt werden. »Luxus« hat zu tun mit einer Art Hunger, vergleichbar demjenigen, der zur Magenvölle verführt (VII, 252). »Der sich abfresse mit rüben und füllet den bauch und den magen, aber den lust des leibes nicht« (VII, 262). Die Lust braucht ihre Speise! Der sogenannte Luxus ist körperhaft (VII, 297) und unstofflich-spiritualisch zugleich, männlich und weiblich (VII, 313). Nicht gleichsetzen darf man ihn mit dem Sperma, »den augen zu sehen« (VII, 297). Der Spiritus, der den Samen macht, mit dem Kinder gezeugt werden, ist nicht zu verwechseln mit dem Spiritus peccans, der den Luxus macht. Beide Kräfte wirken nebeneinander. Es bedeutet dies eine tückische Aufspaltung, die dem letzten Grund der Krankheit angehört. Die Begriffe Luxus und Venus sind sowohl stofflich als auch geistig zu sehen, soweit sie physisch sind, gehören sie der Wundarznei an (VII, 314). Äussere und innere Konstellationen wirken zusammen (VII, 309f.). Ohne Zweifel schimmert im Rahmen einer keinen Seinsbereich ausschliessenden Ursachenanalyse auch etwas von Sünde durch.

Steht Hohenheim bei seiner Beurteilung der Französischen Krankheit auf der Linie von Kaiser Maximilian, der sie mit einem Gotteslästereredikt zu bekämpfen gedachte, oder auf der Linie jenes bundesdeutschen Theologen, der 1987 die Immunschwäche AIDS zum »Gericht Gottes über die Sünde der Homosexualität und Promiskuität« erklärt?[9] Das Studium seiner Texte macht klar, dass er den Zusammenhang zwischen Krankheit und Sünde nicht leugnen will, jedoch weit von einer moralisierenden beziehungsweise gar die Patienten verurteilenden Betrachtungsweise entfernt steht.

Die Kraft Venus ist für Hohenheim, wie die Himmelskräfte überhaupt, durchaus »unschuldig«. Es sei sinnlos, den Samen der Gestirne hinwegtun zu wollen, allein die Krankheit gelte es zu bekämpfen. »Dann wer kann dem mon sein schein tadlen oder schelten, dan derselbig gibt kein args, sonder die imprimierung gibt das arg.« Damit ist die Infektion gemeint, ein Vorgang, der in einem älteren medizinischen System nicht rein stofflich verstanden werden darf. Im Buch *Vom Ursprung und Herkommen der Franzosen* ist von drei Wirkungen von Venus die Rede, welche die Krankheit hervorrufen: Imaginatio, die Vorstellung mit ihrer angeblichen Einwirkung auf die Leibesfrucht; cupido, die Begierlichkeit; actio, die unkeusche Handlung. Diese drei Faktoren machen zusammen die Sünde der Unkeuschheit aus. Diese ist nicht typisch für den Lues-Patienten überhaupt, sie ist lediglich eine Bedingung für das Aufkommen der Krankheit in ihrem Ursprung: »Und so die ersten inficirten actum venereum (Geschlechtsverkehr) nicht gebraucht hetten, so wer dise krankheit abgestorben und nichts von ir nimmermer erhört« (VII, 191) – trotz astraler Konstellation hätten es die Menschen ganz am Anfang in der Hand gehabt, die Krankheit gar nicht aufkommen zu lassen.

In der Folge gibt es zwei »Töchter« der Venus: Befleckung, das ist Ansteckung auf geschlechtlichem Wege, durch mangelnde Hygiene, vermischtes Schwitzen usw., und durch Geblüt, gemeint die Erkrankung der Kinder, im Mutterleib, sei es, dass die Vergiftung schon bei der Zeugung mitläuft, sei es, dass der Spiritus peccans nachträglich in die Gebärmutter gerät. Trotz der Rechenschaft über den mitlaufenden Faktor der Sünde kann von einem vorwurfsvollen Ton oder einem Moralisieren in den Lues-Schriften Hohenheims nirgends die Rede sein; umso weniger, als sekundäre Infektionen durch »Töchter« der Venus in der Darstellung eine überproportionale Rolle einnehmen. Hart, aber aus den Zeitumständen heraus verständlich bleibt die Forderung nach Ausgrenzung der Kranken »und wie der aussaz also sollen sie gescheiden werden und den leuten verboten« (VII, 191).

Ausgesprochen alchemistisch ist die Betrachtungsweise des Krankheitsstoffes als Tinktur. Diese ergreift die übrigen Geschwüre und Hautkrankheiten und färbt sie gleichsam französisch ein, überführt sie in eine neue, alles beherrschende Volksseuche. Die Hautaffektionen sind nicht als äussere Symptome zu verstehen, sondern arbeiten sich vom Herzen hinaus. Deshalb ist bei der Therapie die Herzenskraft zu stärken: »Dann vom herzen und nicht zum herzen sol ein iegliche arznei geneigt sein, ein iegliche arznei aus dem herzen get und durch die kraft desselbigen vom herzen getriben sol werden« (VII, 243). In den Bereich der Exosemiotik gehört das Verständnis der Haut als einer grossen gefüllten Schweinsblase, die von einem giftigen Stoff von innen angegriffen wird. Entsprechend wird das Herausschwitzen giftiger Materie nicht im Sinne der Säftelehre, sondern der Scheidekunst oder Spagirik zu einer empfohlenen Therapie. In dieser Hinsicht steht die von Hutten durchgemachte vierzigtägige Schwitzkur in der Praxis nicht im Gegensatz zu den Vorstellungen Hohenheims.

Entgegen dem allgemeinen Lob der paracelsischen Syphilidologie scheinen die zahlreichen Kuren, die er in seinen Studien zur grossen Seuche anführt, eher Ausdruck von Verlegenheit zu sein. Die Vorschläge reichen über Schwitztränke, Salpräparate, Arsen (äusserlich angewandt!), gemässigter Quecksilbertherapie bis zu allerlei Ölen, schwefligen Lösungen und Heilpflanzenpräparaten, zum Beispiel Salomonssiegel, Persicaria (ein Knöterichgewächs), Melisse, Baldrian, Aloe und vielen anderen. Trotzdem stellt er in diesen Büchern mustergültig ein »Kardinalproblem seines Erkenntnisstrebens »(Hemleben) dar: »Wie hängen natürliche Aussenwelt und moralische Innenwelt miteinander zusammen, wie wirken der Geist des Weltalls und seine Lebenskräfte auf den Mikrokosmos im Menschen ein?«[10]

Dabei ist sich der angeblich so grosssprecherische Paracelsus der Grenzen seiner Kunst äusserst bewusst: Ein Arzt, der glaube, seine Augen sähen durch die ganze Haut hindurch, sei ein Lügner. Die medizinisch angewandte Alchemie habe das Niveau der Arbeit mit den Metallen noch nicht erreicht: »Kein arzt reiniget mehr, keiner bringt seine arcana dahin, dass er den den menschen durch das feuer füre wie der fulminist zum sibenten mal das golt und silber hindurch füret und macht dise werschaft (Bewährung) seiner arbeit, welche werschaft bei dem arzt in den menschen auch sol gefunden werden« (VII, 276).

So bleibt dem Arzt das Amt, mit Blick auf die grosse Welt »im kleinen zu handlen mit seinen künsten«. (VII, 276) Das ist nicht wenig, im Sinne des aristotelischen Tugendbegriffs schon das Äusserste, was einer erreichen kann, eine Haltung des Willens, welcher die tägliche Bewährung zur Gewohnheit geworden ist. Sinnvoll erscheint im Kampf mit dieser säkularen Seuche die Keuschheit als Lebensrichtlinie des Arztes, deren Betonung in einem anderen historischen Zusammenhang wohl leicht einen ideologischen Beigeschmack annähme. Im Vergleich zu den Syphilisschriften noch stärker aus dem Zeichensystem des Makrokosmos orientiert sind das mutmassliche Frühwerk *Elf Traktat von Ursprung, Ursachen, Zeichen und Kur einzelner Krankheiten* sowie generell die Schriften zur Epilepsie und den Steinkrankheiten. Die Wassersucht zum Beispiel wird naheliegend aus dem Phänomen Überschwemmung erklärt, die Schwindsucht im Gegensatz dazu aus der Austrocknung und Verstopfung. Als grossartiges Beispiel einer ethisch und exosemiotisch orientierten Krankheitsbetrachtung ist die Schrift *Von den hinfallenden Siechtagen, vier Paragraphen* von Ostern 1530 zu würdigen, welche die schon in den *Elf Traktaten* und den frühen Ausarbeitungen zu den Geisteskrankheiten entworfenen Ausführungen zur Fallsucht wieder aufnimmt. Der Text erreicht in Passagen dichterische Ausblicke. Es handelt sich um eine mächtige Predigt über die Barmherzigkeit gegenüber den Kranken und eine alle Register der Meteorologie ziehende anschauliche Beschwörung einer ungeheuerlichen Plage, die seit der Hippokrates-Schrift *Von der heiligen Krankheit* Gegenstand medizinischer Aufklärung ist.

Diese spielt bei Hohenheim insofern eine Rolle, als Epilepsie für ihn nicht mit Besessenheit zu verwechseln ist. Überdies muss im Kampf gegen diese Krankheit der Arzt zuerst seinen »unfleiss« (VIII, 263), lies die Resignation angesichts der schwer erreichbaren Heilung, besiegen. Darum fängt er an »von der barmherzigkeit zu reden als vom schulmeister der arzten« (VIII, 264). Die Zeichen der Krankheit erfordern eine Herzenskunst, in der ärztliche Fertigkeit und prophetisch-meteorologische Einfühlungsgabe gefragt sind. Die Doppelberufung »Arzt und Prophet« liegt bei der Betrachtung der Epilepsie besonders nahe: »Diser kunst ubung liegt im herzen. ist dein herz falsch, ist auch der arzt bei dir falsch, ist es gerecht, so ist auch der arzt gerecht. ist gleich als von den propheten deren ein teil falsch der ander gerecht ist.... So nun die lieb und barmherzigkeit den arzt kunstreich macht, dan sie arbeitet wie das feur im holz und gibt kunst und erfarenheit und ir beider noturft« (VIII, 266f.). Einmal mehr die Gleichsetzung des Arztes mit dem Propheten!

Die Beschreibung der verschiedenen Formen epileptischer Anfälle findet man in den Frühwerken, etwa in der Studie *Über die Krankheiten, die der Vernunft berauben*: Der Anfall zeige sich »an etlichen mit grossem schaum, an etlichen mit vil wasser, an etlichen offen unwandelbar augen, an etlichen vil renken und krümmen, an etlichen straks und unberürt, etlich mit schreien, etlich mit stille, etlich gar gen boden wirft mit gewalt, etlich senftiglich lasst nidersitzen« (II,394). Damit sind nicht nur unterschiedliche Formen, sondern auch differenzierte Stärkegrade der Epilepsie festgestellt.

Um nun diese unterschiedlichen Ausprägungen der Krankheit in eine anschauliche Ordnung zu bringen, bringt der Traktat von 1530, wie Wolfram Schmitt dargetan hat, eine systematische Anfallstypologie nach den vier Elementen[11]. Feuer, Luft, Erde und Wasser erzeugen in der Natur je bestimmte Sorten von Schädigungen, Erschütterungen und Katastrophen, die zu den Arten des epileptischen Anfalls sich verhalten wie das Urbild zum Abbild. Es handelt sich mithin um eine neuplatonische Kosmologie, die in diese Krankheitstheorie hineinspielt.

Die schweren Anfälle, das schon in der älteren Medizin bekannte malum maior beziehungsweise »grand mal«, entsprechen dem Feuer und der Erde, die leichteren Erschütterungen und Absenzen dem Wasser und der Luft. Dabei ist pathologisch von drei Arten des »Fallenden« auszugehen, nämlich »epilepsia« (Gehirnkrampf), »analepsia« (Magenkrampf) und »catalepsia« (Krampf anderer Organe)[12]. Die Vorankündigung des Anfalls wird aus dem Anschauungsbereich von Wetterzeichen erklärt: »Dan ein ietlich wetter endert den viehischen verstand und schwecht in; dasselbig schwechen melden die vögel und das viech mit geschrei und etlicher weis, mit tobigkeit und wildnus, als die hüner und hanen, als die fliegen die mit grimmigkeit beissen in die menschen und dergleichen.« Interessant ist, dass das Wetter nur den »viehischen verstand« des Menschen berührt, entsprechend auch die Epilepsie als Gehirnkrankheit. Darunter ist in diesem Zusammenhang nicht die natürliche Vernunft zu verstehen, sondern die Abhängigkeit geistiger Fertigkeiten von physiologischen Bedingungen. Der Geist an sich, das obere Leitende des Menschen, ist davon nicht berührt.

Den Vorzeichen eines Gewitters, wie sie zum Beispiel im Regenruf des Buchfinken zum Ausdruck kommen oder im Verhalten der sogenannten Brämen (Stechfliegen), entsprechen beim Kranken aurenartige Empfindungen, Benebelung, Schläfrigkeit, Verstimmung, bis der Blitz des Grossen Anfalls den Kranken wie ein Donnerkeil niederstreckt, wobei das Feuer in den Augen und der Schaum vor dem Mund dem Phänomen des heftigen Gewitters entsprechen. Blitz und Donner sind eine Art Verzehrungsvorgang im Makrokosmos, zusammenhängend mit der Wirkung der drei Prinzipien Sal, Sulphur, Merkur. Im Menschen als der kleinen Welt geschieht ein analoger Vorgang: »dan wie der donner verzert wird, also muss die ordnung im hinfallenden verzert werden« (VIII, 276).

Ein weiterer schwerer Anfallstyp entspricht dem Erdbeben, welches Hohenheim nicht aus unterirdischen Wind- und Kataraktentwicklungen erklären will, sondern mit einer Eierschalentheorie. Gemäss dieser bilden die drei Grundprinzipien »ein ei, das ist ein schalen, in derselbigen ligt die gemelt materi und zeitiget sich als der donner im himmel« (VIII, 277). Die Erde gebärt allerlei Früchte, es wächst Lebendiges aus ihr, das bei erreichter Reife durchbricht. Entsprechend ist das Astrum des Elements Erde (VIII, 276) für einen Epileptiker schicksalbildend, der Kranke ist in dem Sinn ein Geschlagener der Erde.

Die Anfälle aus dem Lorinth, »das ist das geschrei und geton des wassers, nemlich in den stillstehenden seen, mit erzittern und erdbidmen; derselbig lorind ist der donner des wassers« (VIII, 278), und aus dem »donner im luft... bei schonen heiteren und liechten himmel« sind leichter, ohne Blitz, Schauer, Hagel und Regen. Interessant der Hinweis, dass der leichte, »luftige« Anfall wie eine Schnekke, Nuss oder Birne dem Patienten ein Haus bereite, ihn mit einer Schale umhülle, ja den Patienten „als ein embryo ausweist«, ihn gleichsam in den vorgeburtlichen Zustand zurücksetze. Es handelt sich hier, im Vergleich zu den katastrophalen Anfällen, beinahe um das Lob einer sanft einfallenden Bewusstlosigkeit.

Programmatisch wird im Zusammenhang mit der Fallsucht-

Theorie die Forderung erhoben, der Arzt müsse gleichzeitig Astronomus sein, was in diesem Fall Meteorologe heisst, die Künste Pyromantie (Feuerschau), Geomantie (Erdastrologie), Hydromantie (Wasserschau) und Nectromantie (augurische Kunst) beherrschen (VIII, 278). Dass die Liebe der höchste Grund der Arznei sei, drückt sich in der Maxime aus: »Wo kein liebe ist, da ist kein kunst.« Als Therapien gegen die Fallsucht werden Gold- und Korallenpräparate genannt, letztere als alkoholische Tinktur (VIII, 301), Antimon, ferner rein magische Mittel wie Einhorn, gestossene Hirnschale, Blut eines Enthaupteten und dergleichen. Als starke Drogen auch Bilsenkraut, Tollkirsche, Mandragora (Alraunwurzel). Als das eigentliche paracelsische Epilepsiemittel gilt nach Dieter Schmaltz die Mistel. Diese Heilpflanze soll in gestossener Form verabreicht werden (VIII, 297), wobei die Gestirnkonstellation mitzuberücksichtigen ist. Dabei muss es sich um eine Quintessenz handeln, deren Zubereitungstechnik im Buch *Archidoxen* dargelegt ist (III, 133). Es sollen frische Pflanzen zu Brei gestossen werden, dieser muss während vier Wochen in Rossmist bei Körperwärme gären. Das Resultat destillieren mit Verwerfung des Rückstandes, wobei dann noch einmal die gleiche Menge frischer Pflanzen hinzugefügt wird. Nach einer erneuten Scheidung des Unreinen vom Reinen in einem Stantner (fussloses Gefäss, meist aus Holz oder aus Zinn) gelangt der ärztliche Alchemist zum Endprodukt, »mit einer spissen substanz« (III, 134), worunter nach paracelsischem Sprachgebrauch etwas Verhärtetes zu verstehen ist. Noch im 18. Jahrhundert hat man die Mistel als Epilepsiemittel verwendet. Nach von Schmaltz berichteten Versuchen soll sich das als Tablette verabreichte Pflanzenpräparat zum Reispiel Barbitursäurepräparaten ebenbürtig erweisen. Bei leichteren Fällen von Epilepsie empfiehlt er drei bis vier mal täglich zwei bis drei der genannten Viscysattabletten[13]. Ein Beispiel für moderne Anwendung eines paracelsischen Arzneimittels, mit der wesentlichen Einschränkung, dass es sich bestenfalls um eine versuchte Neubereitung handelt, um die Überführung einer historischen Errungenschaft in einen modernen Zusammenhang. Wie sinnvoll das ist, kann den Streitgesprächen der Fachleute und dem Vertrauen der Patienten überlassen bleiben.

Für die Rekonstruktion weiterer Arzneimittel aus dem Schrifttum Hohenheims hat sich in der Schweiz der Apotheker Dr. Fritz Dobler aus Dietikon verdient gemacht[14].

Unter den noch nicht genannten bedeutenden Krankheiten, die der Leibarznei unterstehen, bleiben die Farbkrankheiten zu erwähnen, als bekannte die auf die Wirkung von Galle und Leber zurückgeführte Gelbsucht. Die Natur erweise sich in diesen Krankheiten als Künstlerin, was Hohenheim keineswegs zynisch meint. Aus dem Absterben des Corpus bilde sie Farben, mit denen Gesicht, Augen, Ohren, Finger- und Zehennägel tingiert würden. Das klassische Mittel gegen die Gelbsucht ist das Schöllkraut, welches sich schon durch seine Blütenfarbe verrät, ein Beispiel für eine Signatur. In den Kommentaren zu den Kräuterversen des Macer betont er, die traditionellen Mittel Beifuss und Wermut nützten nur bei Hinzufügung von Chelidonium, dem Schöllkraut (III, 385; 389). Auch in den Basler Vorlesungen enthalten die Gelbsuchtrezepte durchwegs Schöllkraut (V, 186; 190). Überdies sei es gut gegen Gallenanfälle bei Frauen, die vor lauter Zorn krank geworden seien, offenbar mit Verfärbung des Gesichts. Da ist in einer alkoholischen Lösung das Frauenmittel Melissengeist mit Schöllkrautsaft ein wahres Arcanum! (II, 62) Auch in der Schrift *De gradibus et compositionibus receptorum naturalium,* Christoph Clauser gewidmet, ist Schöllkraut ein Mittel zur Förderung einer gesunden Hautfarbe, wobei als »Gegner« die Farbkrankheiten gemeint sein müssen[15].

Die Tobsucht, das Kalte Weh, die Kolik, das Bauchreissen, die Würmer, das Podagra und der Stuhllauf runden in den *Elf Traktaten* die Palette der geläufigen Leibkrankheiten ab. In jedem Fall spielt das Zeichensystem der grossen Natur eine leitende Rolle. Zu berücksichtigen ist jeweils, dass die Kur gespalten ist »in der anatomei nach den frauen und mannen« (I, 141). Das Grundlegende aber ist die Kenntnis des äusseren und inneren Himmels, der Natur und der Psychologie, um es stark vereinfacht in heutiger Sprache zu sagen. Diese Ganzheitsmedizin, welche die alte, ebenfalls holistische Lehre von den vier Säften ablöst, versteht sich selber als noch ganz am Beginn stehend. Vorderhand steht lediglich ein Programm, ausgedrückt im Schlusssatz zu den *Elf Traktaten*:

»Es ist noch weit fehl mit eurem schulrecht, lernen den himel erkennen, so finden ir was ist«. (I, 161)

Meisterstücke der Leib- und Wundarznei

Die Eingeweide in den Händen haltend.
Xenophon, Anabasis

»Mit derselben Überhebung, die nicht frei von Prahlsucht ist, beurtheilt er seine Zeitgenossen, unter denen sich doch ganz ansehnliche Chirurgen befanden«.[1] Dieses negative Urteil, repräsentativ für Autoren aus dem Geiste der Aufklärung und des Positivismus, lesen wir im klassischen Standardwerk *Die Geschichte der Chirurgie und ihrer Ausübung* (1898) von Ernst Julius Gurlt. Die Meinung, Hohenheim habe ausschliesslich sich selber gelobt und die Leistungen anderer nicht zur Kenntnis genommen, ist weit verbreitet. Die inhaltliche und sprachliche Analyse der einzelnen Bücher und Vorlesungen ergibt ein differenzierteres Bild. Bei genauerem Hinsehen ist sogar kein einziger Fall von unmittelbar beleidigender Herabsetzung eines zeitgenössischen Kollegen auszumachen. Die reiche Palette der Schimpfworte gegen den Pfusch der Bibliotheksmedizin wird stets so präsentiert, dass sich selber an der Nase nehmen muss, wer sich persönlich angesprochen fühlt. Mit anderen Worten, der polemische Stil, sicher ein Hauptmerkmal von Hohenheims Schrifttum, supponiert grundsätzlich und allgemein. Der Verfasser ist nicht daran interessiert, Konkurrenten und Gegner persönlich herabzusetzen. Die namentlich apostrophierten Negativfiguren sind vor allem Galen, Avicenna, Mesue und Rhazes. Bei diesen wird so gut wie nie Positives gesehen, obwohl ein gelegentlicher Einfluss von Autoritäten, die er entschieden ablehnt, ausgemacht werden kann. Die Polemik gegen die Denkmäler der Schulmedizin bezweckt nichts anderes, als das Vertrauen in die humoralpathologische Dogmatik wirkungsvoll zu untergraben. Dabei zeigt die Beurteilung einzelner Autoren bereits einen höheren Differenzierungsgrad. Hippokrates und Albert der Grosse, zwei überragende Persönlichkeiten der Antike beziehungsweise des Hochmittelalters, geraten zwar wie andere berühmte Wissenschaftler in die Schimpfkaskaden des Luthers der Medizin, doch ändert dies nichts daran, dass sich dieser ausdrücklich als hippokratischer Arzt verstehen will (XI,163). Albertus Magnus wird bei der Theorie von den Krankheitsursachen im Zusammenhang mit der Heilkraft der Worte und Buchstaben namentlich anerkannt (I, 168). Einmal ist sogar, eher spöttisch zwar, von einem »subtilen Albertisten« (III, 11) die Rede, eine Bezeichnung, die für Hohenheim selbst in manchem zutreffend wäre. Im Hinblick auf Erfahrung und persönliche Beobachtung enthält das Werk des vielseitigen Schwaben aus Lauingen an der Donau ebenso viele kostbare Fundstücke wie das paracelsische Schriftencorpus. Noch besser als die beiden genannten Klassiker kommt, nicht zufällig, der platonisch orientierte Universalgelehrte Marsilio Ficino weg: Er ist schlicht und einfach »der beste Arzt der Italiener« (IV, 71), wie es in einem lateinischen Brief heisst. Erweist sich Hohenheims Urteil über die Klassiker bei näherem Hinsehen im Einzelfall als durchaus anerkennend, ist er im Umgang mit lebenden Kollegen bei weitem toleranter und wohlwollender, als man glauben könnte. Fachliche Kritik, zum Beispiel an seinem Freund und Weggefährten Laurentius Fries, einem begeisterten Verehrer Avicennas, verpackt er in feine Anspielungen[2]. Mit dem Nürnberger Arzt Magenbuch sowie Wolfgang Thalhauser aus Augsburg ist er befreundet, mit Clauser aus Zürich und mit von Watt aus Sankt Gallen wäre er es gern! Wichtig ist ferner die einzigartige Hochachtung, die er einigen mehr handwerklich als akademisch orientierten Künstlern im Bereich der Chirurgie entgegenbringt. Einige der grossen Meisterstücke der Leib- und Wundarznei, wie sie in den Basler Vorlesungen präsentiert werden, sind gar nicht Werke Hohenheims, sondern betreffen Referenzen, die dieser bekannten und vor allem auch unbekannten Heilkünstlern erweist. Das Klischee vom Monomanen Paracelsus hat bis anhin den Blick auf eine erstaunliche Offenheit gegenüber den Leistungen anderer verstellt.

Höchstes Lob erhält der Chirurg Meister Hans Suff von Göppingen, »fuit insignis medicus« – er war ein ausgezeichneter Arzt (IV, 339). Es ist der Mann, von dem uns der Bericht über die Beinamputation bei Kaiser Friedrich III. überliefert ist. Hohenheim erweist ihm Ehrerbietung als Spezialist für »rörwunden oder beinwunden« (IV, 338), regt an, ein Rezept von ihm zu übernehmen und es gleichzeitig noch zu verbessern. Meister Hans hat handschriftlich einige Stichpflaster beschrieben, von denen eines in Basel zur Darstellung kommt. Es enthält Geigenharz, Jungfernwachs, Knochenmark, Weihrauch, weisse Korallen und Bernstein. Der Grundsatz der paracelsischen Chirurgie ist konservativ, nach hippokratischer Tradition soll die Behandlung eher abwartend sein: »Ein bein zu heilen, darf keiner kunst, alein darfs, das mans nit verderb; dan die natur ist so geschikt, dass sie die ossa (Knochen) selbs consolidirt.« (IV,338) Von Göppingen wird ausser Meister Hans auch der dortige saure Brunnen gelobt (IV, 43, 44), der ähnlich wie das Heilwasser von Sankt Moritz ausgezeichnet gegen tartarische Krankheiten wirken soll (XI, 99). Wenn Theophrastus diesen Chirurgen nicht persönlich gekannt haben sollte, läge vielleicht ein Kontakt zwischen Hans Suff und Vater Wilhelm von Hohenheim nahe.

Geht es in der paracelsischen Wundarznei vor allem darum, den sogenannten »angebornen balsam, derselbig heilet wunden, stich und was dergleichen ist« (X, 33), zu fördern, kann keine sehr offensive chirurgische Technik erwartet werden. Im Vordergrund stehen Wundreinigung, Pflaster, bei Fremdkörpern eher das Fördern eines langsamen, natürlichen Herausarbeitens als der direkte Eingriff. Von Messer, Feuer, Nähtechniken wird sparsamer Gebrauch gemacht, die Angaben über das Einschienen von gebrochenen Gliedmassen sind rudimentär, die Praxis wird eigentlich vorausgesetzt. Aus diesem Grunde wird die paracelsische Handarznei in Gurlts *Geschichte der Chirurgie* mangels modern-fortschrittlicher Ansätze negativ beurteilt[3]. Nicht berücksichtigt sind jedoch in jener Darstellung die Basler Vorlesungen.

Aus diesen geht klar hervor, dass Hohenheim in extremen Fällen, bei »unsäglichen schmerzen« (IV, 329), vor der Empfehlung äusserst waghalsiger Operationen nicht zurückschreckt. Noch sozusagen normale Eingriffe sind die von ihm selbst durchgeführten Steinschnitte, zum Beispiel am Patienten *Hans Oschlin*, der an einem Blasenstein leidet (IV, 121); desgleichen der Schnitt bei einem Hodentumor. Hier bleibt nichts anderes übrig, als mit sogenannten »eissenheftlin« zu nähen, nach 22 Stunden noch einmal nachschauen, wenn es nicht geklappt hat, noch einmal heften, darauf alle 12 Stunden frischen Wundbalsam mit einem neuen Pflaster auflegen (IV, 327).

Die spektakulärste, bis jetzt in der Geschichte der Chirurgie in der Schweiz nicht diskutierte Operation ist ein Meisterstück eines vielseitig ausgebildeten Ritters aus dem Zürichseegebiet, der sich als junger Mann chirurgisch betätigt haben muss: Hans von Hinwil. Ein Vorgang, der im Spätmittelalter so aussergewöhnlich nicht ist. Der Ritterstand, in einer Funktions- und Identitätskrise, bringt zu dieser Zeit allerlei Don Quijotes hervor, unter denen der medizinisch sehr interessierte Ulrich von Hutten der bekannteste ist. Eine interessante Laufbahn hat zum Beispiel im 15. Jahrhundert auch der Ritter *Hans von Toggenburg*, ein unehelicher Sohn des Grafen Friedrich VII. von Toggenburg, der sich im Umfeld des bekannten Chirurgie-Autors Hieronymus Brunschwig als Wundarzt betätigt und eine interessante, in Bern aufbewahrte Fachhandschrift abschreiben lässt, so Martha Meyer-Salzmann[4].

Ist die ärztliche Tätigkeit des Toggenburgers am Ende des Mittelalters hinreichend belegt, wissen wir bis jetzt nur aus Hohenheims Basler Vorlesung über Wunden- und Wundheilung, dass Hans von Hinwil, möglicher Studienkollege des Einsiedlers, zeitweiliger Schützling Vadians, späterer Schlossherr zu Elgg, Vogt des Bischofs von Konstanz und zuletzt Hofmeister des Abtes von Sankt Gallen, sich in den Jahren nach Abschluss seines Studiums als Chirurg betätigt hat. Die Glaubwürdigkeit der Überlieferung ist umso grösser, als der Verfasser der Vorlesungsnachschrift, Johann Herbster, genannt Oporinus, ein sehr gut informierter Mann ist. Die jungen Jahre von Hans von Hinwil sind turbulent verlaufen. Als Sohn eines im Kanton Zürich äusserst umstrittenen passionierten Reisläufers, Jörg von Hinwil, Inhaber der Herrschaft Elgg, obliegt er in Wien und Basel einem Studium, von dem nicht klar ist, wie weit er es abgeschlossen hat. Sein Bruder Christoph studiert ebenfalls, und zwar zusammen mit dem Vadian-Freund Andreas Eck in Krakau[5].

Bei Hans von Hinwil besticht die Gleichzeitigkeit von feiner humanistischer Orientierung und haudegenmässiger Derbheit. Am 16. Juli 1518 ersucht er Vadian um ein Bürgegeld von 130 Gulden[6]. Er habe im Streit jemandem einen Arm abgeschlagen und schulde dieses Sühnegeld. Eine Zeitlang wohnt er in Wien mit Melchior von Watt, dem Bruder Joachims, zusammen. Für diesen muss Hans bei einer gewalttätigen Auseinandersetzung mit einem späteren Hauswirt handfest einspringen. 1522 gibt er in Basel das Werk von Marsilio Ficino, *Defensor pacis,* heraus. 1523 heiratet er in die Verwandtschaft des Konstanzer Bischofs Hugo von Hohenlandenberg hinein. 1527 wird er Vogt von Arbon und Güttingen, 1530/31 zusätzlich von Meersburg und Markdorf. Als Herr von Elgg muss er an der Zürcher Seite an der Schlacht bei Kappel teilnehmen. Nachträglich berichtet er geradezu unparteiisch darüber[7]. Seine weitere Karriere verläuft klar katholisch orientiert, zuletzt als Landeshofmeister und Richter im Dienste des Abtes von Sankt Gallen. Nach vielversprechenden Anfängen endet er als Bürokrat. 1544 ereilt ihn im Alter von 46 Jahren der Tod. Im übrigen haben seine Einstellung zur Reformation, seine Auseinandersetzung mit fortschrittlicher medizinischer Literatur und seine eher grobe Art manches mit Theophrastus von Hohenheim gemeinsam. Eine gewisse Parallele bilden auch die niederadlige Abstammung (bei Hans von Hinwil ohne Deklassierung) und die besonderen Bezüge zum Zürichsee und zur Ostschweiz.

Wenn es stimmt, dass sich Hans von Hinwil im Verlauf seines wechselvollen Lebens als Chirurg betätigt hat, kommen am ehesten die zwanziger Jahre des 16. Jahrhunderts in Betracht. Finanzielle Probleme zwingen ihn, im Rahmen seiner universalhumanistischen Ausbildung eher unkonventionell theoretische Kenntnisse mit unerschrockenem Experimentiergeist zu verbinden. Nicht auszuschliessen ist, dass die praktische Seite in der verrücktesten Operation seines Lebens von erfahrenen Chirurgiehandwerkern betreut wird, während der Humanist Hans von Hinwil vielleicht vor allem als Besitzer einer handschriftlichen Anweisung für die Operation Bedeutung erlangt. In der Praxis handelt es sich weitgehend nach der Methode Versuch und Irrtum um die Wahrnehmung einer letzten Möglichkeit. Am Werk ist der für die Renaissance typische Geist eines verzweifelten Optimismus, wie er auch aus dem Syphilisbuch Ulrich von Huttens spürbar ist.

In Basel berichtet Hohenheim: Der Streich ist die böseste Sorte der Wunden. Wird zum Beispiel die Lunge weidwund, handelt es sich um eine nicht kurierbare Verletzung, desgleichen die Leber und die Nieren. Wenn Gedärm verwundet ist, gelangt Stuhl in die Bauchhöhle. Dagegen muss mit dem Einsatz von Silberdraht Abhilfe geschaffen werden. Bei Darmverstrickung kann ein silbernes Rohr gute Dienste leisten. Wenn es anders nicht geht, muss ein seitlicher Ausgang geschaffen werden, dabei arbeiten wie bei Fleischwunden. Den verdauten kranken Stercus (Stuhl) herausdrücken! Der Meister Hans von Hinwil aus Helvetien beherrsche diese Eingeweideoperation. Nach seinem Vorbild seien verwundete Innereien mit silbernen Röhrchen zu behandeln. Zurückhaltung bei der Speise, denn wenn der Kot in den Bauch kommt, muss man ihn abführen. (IV, 348)

Mit den silbernen Röhrchen streben Hans von Hinwil und seinesgleichen nicht mehr und nicht weniger an als die Anlage eines Anus praeter, also eines künstlichen Ausgangs. Im Gegensatz zum Normalfall der Wundarznei, in dem Hohenheim im Zweifelsfall fast immer abzuwarten empfiehlt, ist hier schnelles Handeln angesagt. »Stellt sich der Erfolg nicht innerhalb zweier Tage ein, ist alle Mühe vergebens« (IV, 349). Darum ist denn die weitere Beschreibung betitelt mit »Velocissima cura in orificio stomachi vulnerato«, deutsch: Möglichst schnelle Behandlung im Falle einer Verwundung des Bauchausgangs. Die dabei ausgesprochene Hoffnung auf die Heilwirkung des eigenen Urins in dieser fatalen Sitution dürfte illusionär sein. Aber noch einmal kommt Hans von Hinwil zu Ehren. Eine Möglichkeit sei, den verletzten Darm mit Silberdraht abzubinden, dazu müsse man ein »silbern knüpli« (IV, 350) anfertigen und ein silbernes Röhrchen einführen, mit dem man den Stuhl entweder seitlich oder als künstlichen Ausgang unten ableiten könne, ein Vorgehen, das bei den antiken Autoren unbekannt sei. Auf diese Weise habe, wie man sagt, ein (quidam) Meister Hans von Hinwil in der Eidgenossenschaft, in Rapperswil, eine halbe Meile vom Zürichsee entfernt, einen Herrn Joss kuriert, indem er ihm drei silberne Röhrchen in den Bauch eingesetzt und so das Leben des Patienten »gestrekt« habe. Andernfalls wäre er sicher gestorben. Nach einer solchen Operation sei auf eine minimale Diät zu achten, am besten ernähre man den Patienten mit Wundtränken. Ungeachtet des Geredes über den Aberglauben sei als Begleitmassnahme der Buchstabenzauber hilfreich. Dafür nehme man einen Faden, den eine Jungfrau gesponnen hat, ziehe ihn durch Wasser und Salz, fahre danach über die offenen Eingeweide und spreche die Buchstaben b.s.r.q.k und noch einen oder zwei weitere (VI, 350/51). Berücksichtigen wir die rational kaum fassbare Stresssituation, die unter den technischen und hygienischen Bedingungen des 16. Jahrhunderts ein chirurgischer Eingriff dieser Art bedeuten muss, bleibt ein echter therapeutischer Wert der Magie kaum zu leugnen.

Die Identität des Patienten »Herr Joss« ist selbst für Kenner der Stadtgeschichte von Rapperswil kaum auszumachen. Nach Stadtbibliothekar Alois Stadler (Vadiana) ist der Name Jos (Jost, Jodokus) zur fraglichen Zeit in der Gegend des oberen Zürichsees sehr beliebt. Ein Seitenaltar der Stadtkirche Rapperswil wird dem heiligen Jodokus geweiht, desgleichen ist dieser um 1500 Kirchenpatron von Schmerikon.[8] Unter den prominenten Persönlichkeiten der Region eher nicht in Frage kommen ein Jos Wingartner, 1490 Ammann zu Uznach; Jos Müller, um 1505 Untervogt der Grafschaft Uznach; Jos Schapper, um 1506 Sattler in Rapperswil, auch nicht Pfarrer Jos Kilchmeyer, 1531 für zwei Monate Prädikant in Rapperswil, der nach der Schlacht bei Kappel das Feld räumen muss. Unwahrscheinlich, dass Kilchmeyer nach dieser Operation noch die bekannten Aktivitäten hätte entfalten können. Als »heisse Spur« könnte der Name eines Konventsherrn im Kloster Rüti/ZH gelten. Dieser Herr Joss, 1514 Pfarrer in der dem Kloster inkorporierten Pfarrei Eschenbach,[9] scheint zur Zeit der Reformationswirren gestorben zu sein, kommt also theoretisch als Patient in Frage. Ein typischer Fall eines Holzwegs der Paracelsusforschung...

Bleibt die Frage, ob im Falle der Identität des Hinwilers ebenfalls mit Konfusion zu rechnen ist. Hans von Hinwil hat im Raum Zürich/Ostschweiz profilierte Spuren hinterlassen. Seine Familie ist bekannt, seine Bildung und Verwegenheit auch, es kann sich kaum um einen anderen handeln. Ein Hauch Unsicherheit bleibt. Als endgültiger Beweis könnte nur ein weiteres Zeugnis für die chirurgische Tätigkeit dieses Mannes gelten.

Vadian spricht nicht davon, zur Zeit des Tagebuches von Rütiner liegen die Schwerpunkte der Tätigkeit von Hans von Hinwil bereits im Verwaltungsbereich. Was Vadian verschweigt, kann trotzdem stattgefunden haben, macht ihm doch vermeintliche Scharlatanerie Mühe, wie sein Verhältnis zu Hohenheim beweist.

Die spektakuläre Bauchoperation am Zürichsee steht weniger isoliert in der medizinhistorischen Landschaft, als es auf den ersten Blick den Anschein macht. Die Suche nach Hintergründen führt zu einem wenig bekannten kriegserfahrenen Chirurgen und Verfasser einer bedeutenden, deutschsprachigen medizinischen Handschrift aus der zweiten Hälfte des 15. Jahrhunderts, Heinrich, mit Familiennamen Pfolsprundt, Phaltzpingen, Pfolspeint oder Pfolspeundt,am häufigsten ist die letztere Schreibweise. Er gehört dem Deutschritterorden an. Sein 1460 verfasstes Buch der *Bündt Ertznei* (Wundarznei) stellt für spätmittelalterliche Verhältnisse Hohe Schule der praktischen Chirurgie dar. In den frühen Abschriften, zum Beispiel die von Hans von Toggenburg veranlasste Berner Handschrift von 1477, ist das Werk noch anonym[10]. Umso massgebender kann es sich auf die Praxis auswirken, vor allem auf Nichtakademiker und ärztlich interessierte Aussenseiter, für die erfahrungsbezogene Kenntnisse wichtiger sind als das Prunken mit Gelehrsamkeit. Eine Medizin jenseits von Talar und Barett also, auch jenseits von dogmatischen Gebetsmühlen. Naheliegend ist, dass Hans von Hinwil diesen Text um 1519 oder später kennengelernt hat, zu der Zeit, da der Name des Verfassers erstmals in den Handschriften auftaucht. Im 16. Jahrhundert ist Pfolspeundt indes weder gedruckt, noch verfügt er über den Nimbus einer Autorität. Typisch für ihn ist, dass seine Ausführungen ganz der Praxis gewidmet sind – ohne die sonst üblichen wichtigtuerischen Zitate aus den medizinischen Klassikern, wie sie selbst in einem so simplen Arzneibuch wie dem *Schüpfheimer Kodex* stehen. Sprachlich und inhaltlich müssen der Pfolspeundtschen Handschrift wohl manche Verdienste zugewiesen werden, die man lange Zeit vor allem als Leistung des Paracelsus angesehen hat. Indes muss bei dieser frühen deutschen Chirurgie Beeinflussung durch italienische Traditionen und Quellen angenommen werden. Aus dem Süden kommen die Impulse, aus welchen die ärztliche Kunst ihre Erneuerung erfährt.

Hohenheim nennt Pfolspeundt nie, es ist auch gar nicht sicher, ob er diesen Namen gekannt hat, da ja die chirurgischen Anweisungen meistenteils anonym im Umlauf sind. Zudem ist es möglich, dass Vater Wilhelm von Hohenheim, dem sein Sohn so viel verdanken will, frühe Abschriften der *Bündt Ertzney* schon gekannt hat.

Wie das Beziehungsgeflecht Pfolspeundt – Hans von Hinwil – Hohenheim im Detail auch aussehen mag, so ist nicht von der Hand zu weisen, dass viele Grundsätze und Praktiken der paracelsischen Chirurgie in der Operations- und Schreibstube Pfolspeundts vorgebildet sind.

Fast immer, wenn Hohenheim sagt »ist nicht not zu beschreiben«, lässt sich die konkrete praktische Anweisung bei jenem Deutschritter nachlesen, der seine umfangreiche Erfahrung und umfassende Kunst in den Kriegszügen seines Ordens gegen Polen (u.a. bei der Belagerung der Marienburg) erworben haben soll. Sozusagen paracelsisch vor Hohenheim ist der Pfolspeundtsche Grundsatz »ich heil all mein wunden ungehefft«, um dann sogleich eine Palette von Ausnahmen zu präsentieren, bei denen eben doch mit grünem seidenem Faden oder einem Metallfaden geheftet wird. Auch die Wundbehandlung mit Terpentin- oder Rosenöl, die zahlreichen Wundpflaster, Kühlpflaster, Wundtränke sind vorparacelsisch, ganz zu schweigen von den Ätzmitteln, metallischen Ingredienzen usw. Auffällig ferner die ausgedehnten Bemerkungen über Geschwüre, zum Beispiel schankerartige faule »blater oder schwemme im arsz« und am Penis, welche als Indiz für vorkolumbische Syphilis nicht auszuschliessen sind. Der naheliegendste Grund der Nichtnennung Pfolspeundts bei Hohenheim ist die Kenntnis einer anonymen Abschrift, vielleicht sogar aus väterlichem Besitz.

Mit an Sicherheit grenzender Wahrscheinlichkeit ist Pfolspeundt die Quelle für Hans von Hinwil, zumal von diesem keine Lehr- und Wanderjahre in Italien berichtet sind. Man darf annehmen, dass der gebildete Humanist für die Operation an Herrn *Joss von Rapperswil* mit der bestmöglichen Fachliteratur ausgestattet ist, und dies wäre Pfolspeundt. Naheliegend ist, dass ähnlich wie bei einer Beinamputation ein Team von Chirurgen am Werk ist, zum Beispiel auch *Sixtus von Grüningen*, der einen Mann aus der Verwandtschaft der

Gattin von Hans von Hinwil, einen Landenberger, wahrscheinlich *Gotthard von Landenberg*, erfolgreich bei einer Steinkrankheit kuriert hat (V, 72). Sixtus von Grüningen gehört zu den weiteren Meistern, denen Hohenheim in Basel ein Kränzchen windet – von Geringschätzung der Leistung von Zeitgenossen kann wirklich nur reden, wer die paracelsischen Originalquellen nicht aufgearbeitet hat.

Wie müssen wir uns nach Pfolspeundt eine Bauchoperation mit dem Einsatz silberner Röhrchen vorstellen? Zunächst benötigt man die Technik, »wye man eynen schlaffen macht, den man schneiden wolde«[11]. Man nehme Saft von schwarzem Mohn oder »schwartz olemang, der wechst do in india.... den heyss man opium«. Dazu kommen die bewährten Hexendrogen Bilsen-Samen und Alraun-Blätter (Hyoscyamus niger und Mandragora officinalis), ferner u.a. Efeu und Kellerhals-Körner (Seidelbast; Daphne mezereum) – diese Ingredienzen stösst man zusammen, siebt sie durch ein Tuch, tränkt damit zwei bis drei Schwämme, lässt dieselben in einem geschlossenen Glasgefäss an der Sonne oder in einer warmen Stube trocknen. Schliesslich lege man den Schwamm dem Patienten »also langk vor dy nassenn, biss er schloffen wyrdt«. Da diese Betäubung nicht sicher anhält, muss man den Schwamm bereit halten, um ihn erneut einzusetzen. Allein für die Anästhesie muss also eine Person fest eingesetzt sein. Für den Fall übrigens, dass der Patient nicht mehr erwachen will, vermische man Fenchelsamen mit Essig sowie Baumöl, tränke damit Wolle oder Werg, mache eine Art Zäpfchen daraus, das man dem Schlafenden in die Nase stösst, aber aufpassen, dass er nicht erstickt. »Das treib so langk, biss er wider erwachet, das geschicht baldt dornoch.«[12]

Die Beschreibung der Anästhesie macht nicht den Eindruck, dass der Patient wenigstens während der Operation vom Schmerz befreit sei. Unter den Bauchwunden steht bei Pfolspeundt der Einschuss eines Pfeils im Vordergrund. Er warnt vor zu schnellem Herausziehen des Geschosses, dies würden nur zwanzig bis dreissig von hundert Patienten überleben. In diesem Fall wird defensives Verhalten empfohlen, obwohl ein im Leib steckender Pfeil nach zwölf bis vierzehn Tagen zum Tode führe. Dringend operieren müsse man dann, wenn der Bauch so weidwund sei, dass das Geweide heraushänge: »so musstu in heften«. Es sei nicht zu riskieren, die Därme über Nacht draussen zu lassen, es gelte rasch zu handeln.

Die heraushängenden Gedärme soll man vor der Rückführung mit warmem Leinöl in einem Tuch erwärmen, die Wunde, wenn sie sich als zu eng zeigt, erweitern. Der Patient ist auf den Rücken zu legen, der Unterleib anzuheben, so bringe man die Därme besser an ihre Stelle zurück. Die Helfer sollen den Leib unten und oben fest fassen, dass der Kranke oder Verwundete sich nicht bewegen kann, »und ob es ihm wehe tut!« Man solle sich auch nicht vor dem Atem des Kranken ekeln, sich offenbar ihm ganz nahe zuwenden. Die aufgewärmten Gedärme seien beim Hereinstossen nass und »schlipperich« (schlüpfrig). Die Gefahr ist, dass die Därme hart werden wie ein Holz, schwarz, stinkig, der Patient sterben muss. In schweren Fällen von Darmwunden ist der Darm ganz zu durchschneiden oder abzuschneiden, dann in die beiden Enden ein silbernes, mit umgebogenen, aber nicht mit scharfen Rändern versehenes Rohr einsetzen und mit einer grünseidenen Schnur einbinden. Gurlt spricht in diesem Zusammenhang von einem Vorläufer von Murphys Knopf. Einschränkend stellt der Medizinhistoriker fest: »Was aber später aus dem Rohr wird, ob es mit dem Stuhlgange abgehen kann, wie die auch von anderen bei der Darmnaht gebrauchten Fremdkörper... ist nicht gesagt, da es wohl schwerlich in den Darm einheilen kann. Wie überhaupt der Darm bei den mehrfachen Umschnürungen und Knotungen seine Lebensfähigkeit erhalten kann, ist schwer zu begreifen.«[13]

Die weiteren Ausführungen im Wortlaut: »Wan einer weide wundt were, den szelbtigen bei leben tzu behalten. Wiltu in aber bei dem leben behaltenn, szo mustu im den szelbigen darm gar abschneiden, gleich in der wunden. unnd bindt im ein silbern rorn in den abgeschnitten darm. also thu den darm an der einenn seittenn uber das ror, und das ander teil des abgeschnitten darms an der andern seitten uber das ror, also das der darm wider tzusamen ruren. unnd das ror muss zu beiden seiten einwenig uffgeworffen sein, doch nicht scharff, und muss schir zwei glid lang sein. dor uff musstu im den darm zu beiden seitten an einander binden mith einem grünen gezwirnten seidenen faden. den nim vier oder sechsfach, oder mehr, dornach der faden gros ist, und daraus mach ein schnur. und nim also beide darm uff das ror, und hebe an der eine seiten, inerhalben des uff gewuffenn, am rore an zu binden, so kommen die derm nicht herab. und nim die schnur zwefach, und umbwinde sie gegeneinander, umschleift. so knopff alwege zwene knotten obeinander, und umbbinde mehr, zwier oder dreimal, und mache mehr knoten, da thu, bis du das ror niderhalb der offgewurfen orth gar uber bindest, und das wol bindest.... und mache das ror weit genug, das der unfloth wol dor durch möge komen. und das ror sol an den orten wol dicke sein, und nicht scharff, das es im der derm nicht zerschneide. und heil in als ander wunden, er mag noch dornach vierzig oder fünfzig Jahre deshalben leben. sust kanstu in nicht anders heilenn.«[14]

Auch diese Operationsbeschreibung dürfte nicht alles Wichtige umfassen. Für Hohenheims Haltung scheint zu gelten, dass man die klinische Praxis nicht lehrbuchmässig vermitteln kann. Aus diesem Grunde sind seine praktischen Hinweise in der Regel weniger detailliert als bei Pfolspeundt. Vergleichsweise bringt Hohenheim mehr Rezepte, mehr Alchemie, vor allem mehr Magie und Psychosomatik, auch in der Wundarznei. Im Hinblick auf eine rein fortschrittsorientierte, nach praktischen Resultaten orientierte Medizingeschichtsschreibung verwundert es nicht, dass einige Medizinhistoriker von ihm enttäuscht sind, nicht zuletzt auch frustriert in Anbetracht der Schwierigkeiten mit dem Textverständnis und dem Zusammenhang, der vielfach geduldig rekonstruiert werden muss.

In der *Grossen Wundarznei* ist Leitgrundsatz, dass Heilung durch Reinigung kommt (X, 67), weswegen von Ätzen, Quecksilberschmierkuren, sogenannten Schwebtüchern wie auch von Schneiden, Brennen, Wundbädern als »unergrünten künsten« im Prinzip abgeraten wird. Diese Reinigung soll der Arzt auf dem Weg der medizinischen Alchemie durch metallische Lösungen versuchen. Wichtig sind das Ansehen der Wunde, die Deutung der Zeichen, die in den Wunden erscheinen, zum Beispiel die Beschaffenheit des Eiters, die Vorhersage des Wundverlaufs, das Verhältnis der Wunde zum gesamten Organismus, der gezielte Einsatz der Heilmittel, das Pflastern unter Beachtung des Zeitfaktors, wobei, wie bei Pfolspeundt, astrologische Gesichtspunkte wichtig sind, Blutstillung, Schmerzlinderung, die Ordnung des Bindens. Im Vergleich zu Pfolspeundt auffällig ist die Betonung seelischer Zustände. Wunden, die im Zorn geschlagen werden, lassen die Galle ergrimmen, seien schwerer zu heilen, denn dem Zorn sei nicht fürzukommen, bis er sich selber verzehrt. Gewagt scheint die Behauptung, giftige Gesichte (eine Art böser Blick?) würden, sobald sie in die Wunden hineinsehen, sie verunreinigen und desto weniger heilbar machen. Eine vergiftende Wirkung gehe auch von Schweiss und Atem aus, besonders bei erkrankten Frauen; so fliesse viel Giftiges aus dem Gesicht heraus. Diese Vorstellung scheint angesichts des in der modernen Operationspraxis üblichen Abschützens von Nase und Mund durch Gesichtsmasken eher nachvollziehbar, obwohl der Grund, ähnlich wie beim bösen Blick, eher in einem irrationalen, auf alle Fälle vormodernen Prinzip zu sehen ist.

Sogar die Diätetik wird unter einem psychologischen Gesichtspunkt betrachtet. Die Überfüllung in den Kranken, also Völlerei, mache die Natur unwillig. Es sei der Wille der Natur bei Gebresten, dass Mass gehalten werde. Werde zu viel gegessen, gehe die Natur in Zorn über und wüte nach der Natur des Zorns durch den ganzen Leib. Dies führe dann zu Folgekrankheiten.

Im sechsten Kapitel des zweiten Traktates der grossen Wundarznei spricht Hohenheim das Lob der Handwerker aus, die viele Künste gefunden hätten, auch dank der Kunst, mindere Metalle in bessere zu verwandeln (X, 245). Dabei seien auch Versuche gemacht worden mit Hühnern, denen dank bestimmter Tinkturen die Federn ausgefallen seien, danach aber wieder gewachsen. Im Zusammenhang mit Versuchen bei der Herstellung oder – genauer- Identifizierung von Arcana seien immer wieder Fehlschläge zu verzeichnen, so dass Zähne ausfallen, welche »faul, wurmstichig und mit allem schmerzen beladen waren« (X, 247). Im Anschluss daran die Verkündung einer unerfüllbaren medizinischen Utopie, dass dank der Magnalia der Natur die Zahnwurzeln verjüngt würden und neue Zähne nachwachsen. Es sind dies Sätze, die für die Naivität stehen, mit welcher Hohenheim das Vertrauen in die Arcana kundtut.

Auch die Arcana werden im Tierversuch erprobt. Die einschlägige Stelle bei Hohenheim aus der Schrift *Von den natürlichen Dingen* in der Erstausgabe von 1570: »Hie solent jr aber wissen von disem Sulphur, das under allen der vom vitriol am bekandlichsten ist, das er an jm selbs fix ist: zum andern hat er ein süsse, das ihn die Hüner all essen, und aber endtschlaffen auff ein zeit, ohn schaden wider auffstond.«[15]

Walter Pagel hat im Zusammenhang mit diesem Versuch, bei dem es um ein mild wirkendes Betäubungsmittel geht, von ätherähnlichen Stoffen bei Hohenheim gesprochen, die im Tierversuch ausprobiert worden seien[16]. Gerhard Eis hat nachgewiesen, dass im spätmittelalterlichen *Vogeljagdbüchlein vom Bodensee* die Betäubung von Tauben und beliebigen anderen Vögeln (»fur was vogel du wilt«) bereits zu den gängigen Tricks zählt. Die Betäubung von Rebhühnern und anderem Federwild ist in verschiedenen spätmittelalterlichen Jagdhandschriften geläufig. Sogar Fische versucht man mit Ködern aus Branntwein und Bilsensamen gefügig zu machen, so dass man sie »mit den henden... fangen« kann.[17] Das Prinzip der Betäubung von Hühnern geht also nicht auf Hohenheim zurück, sondern eher auf die Tradition der Fischdiebe und Schlingenleger, ferner auf einen Kodex eines Magister Egidius, der in Harburg aufbewahrt ist. Im Rahmen dieser Überlieferung hat Hohenheim seine Versuche mit Vitriol, in diesem Fall einer schwefligen Lösung, gemacht. Gemäss den Versuchsbedingungen, unweit klassischer Landbubenstreiche, scheint es weit hergeholt, Hohenheim als Begründer und Schutzpatron der Vivisektion anzusprechen, ganz zu schweigen von der offenkundigen Schmerzlosigkeit beziehungsweise Sanftheit des angewandten Vorgehens.

Die Erkundung der paracelsischen Schatzkammern der Arznei ist im Einzelfall nicht ohne mühsame philologische Forschungen, Aufarbeiten des weiteren Zusammenhangs und auch Versuche möglich. Wichtige Voraussetzung bleibt die nähere Klärung des Begriffs Arcanum, von dem auf jeden Fall zu unterstellen ist, dass er jenseits des modernen Subjekt-Objekt-Gegensatzes begriffen werden muss. Das heisst, unsere Vorstellung vom »Mittelchen«, welches punktuell Abhilfe schafft, ist ein grundlegendes Missverständnis. Ein Arcanum hat jeweils zu tun mit der Natur als Schöpfung als Arcanum Gottes und

Arcanum der Natur[18]. Überdies hängt die Wirkung wesenhaft von der Bereitschaft des Patienten ab, leiblich, seelisch und geistig am Prozess der Gesundung und Vervollkommnung teilzunehmen. Daher ist jede isolierte, rein naturwissenschaftliche Betrachtung des Begriffs Arcanum bereits ein Verfehlen des paracelsischen Grundbegriffs. Dies gilt auch dann, wenn ein Arcanum sich in der modernen Medizin als nützlich bestätigen sollte, was nicht selten der Fall ist. Heilung über die Arcana ist ein leib-seelischer und spiritueller Vorgang, bei dem auch die soziale Dimension nicht ausgeschlossen ist. Gott, Natur, Kosmos, die Sterne, das Reich der Stoffe und im Zentrum der Mikrokosmos Mensch als das grösste Wunder im Universum wirken zusammen. Sichtbares und Unsichtbares bilden eine Einheit. Auf diesen Hintergrund kommt es bei der paracelsischen Heilmittellehre an, sicher auch auf das Streben und Irren mit Resultaten, vor deren Überschätzung zumal von Fachleuten streng abgeraten wird.

Das Wort »Arcanum« hat bei Hohenheim, wie der französische Medizinhistoriker Adrien Philippe in seiner *Geschichte der Apotheker bei den wichtigsten Völkern der Erde* bereits 1858 zutreffend festgestellt hat, eine weitere und eine engere Bedeutung. Zunächst meine der Begriff »alles, was den wesentlichen Grund der Krankheit beseitigt, zum Beispiel die Heilkraft der Natur selbst... Vorzüglich aber heissen ›Arcana‹ solche Substanzen, welche durch die geheimen ihnen innewohnenden Heiltugenden, durch magische Kräfte, erschlossen von der Kunst der Alchymisten, hauptsächlich durch die alles Körperliche beseitigende Kraft des Feuers, auf directem Wege die Krankheit beseitigen.«[19]. Dem ist einschränkend hinzuzufügen, dass die Betonung des Geheimen beziehungsweise Esoterischen nicht paracelsisch ist, sondern der gnostischen Rosenkreuzertradition angehört. Das Mysterium, ein zentraler Begriff in Hohenheims Naturphilosophie, meint nicht irgendwelche Geheimnistuerei und höchstens ausnahmsweise ein pythagoräisches oder alchemistisches Versteckspiel, sondern die offenbaren Geheimnisse der Natur, die jedem zugänglich sind, der Augen hat, zu sehen. Von irgendwelchen Einweihungsritualen für sogenannte Adepten der Geheimwissenschaften ist in den echten Schriften nirgends die Rede.

Die Theorie der Arcana ist ausdrücklich in den zehn Büchern der *Archidoxen* niedergelegt, verfasst vermutlich 1526/27, vielleicht schon einige Jahre früher, weil der Verfasser in diesem Werk seine Jugendlichkeit betont (III, 139). Die Mysterien des Arcanum sind vielerlei, meinen »alle tugent des dings mit tausendfacher besserung« (III, 139). Zur mehr allgemeinen Bedeutung des Begriffs gehört nach Kurt Goldammer, dass das Arcanum der Natur auch Arcanum des Menschen genannt wird, welches als ein »perpetuum« zu achten sei, also eine über die Zeit hinauswirkende Heilkraft[20]. In der Lehre von den Heilmitteln sind die Arcana des »arzets apoteken« (VIII, 88), wie im *Paragranum* betont wird. In dem Sinne hätten alle Arzneimittel Anteil an den Arcana, obwohl wir diese andererseits wieder gegen die sogenannten Spezifica, die Heilmittel im einzelnen, abgrenzen müssen.

Als Spezifica können zum Beispiel Essenzen und Extrakte aus Blättern und Wurzeln der Christrose, aus der Persicaria (Wasserpfeffer), dem über alles gelobten Johanniskraut angesehen werden, aber auch allerlei zusammengesetzte Essige, Aloëelixir, Weinsteingeist, Salbe aus Terpentin und Ziegenmehl und dergleichen. Anschauliche Ausführungen dazu finden sich in den Traktaten *Herbarius* und *Von den natürlichen Dingen* im zweiten Band der Sudhoffschen Ausgabe.

Im fünften Buch der Archidoxen werden vier Arcana dargestellt, allerdings weit entfernt von der in der Chemie gebräuchlichen Verwendung des Begriffs »Darstellung«: erstens die Prima materia, zweitens der Lapis philosophorum oder Stein der Weisen, drittens der Mercurius vitae und viertens die Tinktur.

Die Prima materia hat zu tun mit dem Geheimnis des Lebens, vergleichbar mit dem ersten Prinzip der vorsokratischen Kosmos-Denker Heraklit, Anaximander und anderen. Die Prima materia ist ein dynamisches Unbegrenztes, welches in der materiellen Welt von Grund auf für Erneuerung und Verjüngung sorgt, eher eine Kraft als ein Stoff. Hohenheim bringt als Beispiel die Fäulnisprozesse im Pflanzenreich, denen das Arcanum Prima materia entgegenwirke; desgleichen sei die Häutung des Salamanders aus der Prima materia zu verstehen (III, 142). Prima materia ist also das Verjüngungsprinzip in der Natur, »ist ein ganz spermatica materia«. Diese wirke zum Beispiel in der Quintessenz von Lavendelsamen, womit eine Brennesselwurzel »tingiert« werde usw. Programmatisch wichtig an der Prima materia ist das Bemühen nach Verjüngung und Erneuerung aus dem Urgrund. Im Vergleich zur bekannten Frischzellentherapie von Prof. Paul Niehans (1882–1971) ist zu beachten, dass es sich nicht bloss um eine Einwirkung auf die Zellen handelt, sondern die ganze Leiblichkeit einer Erneuerung und Verjüngung unterzogen werden soll. Ein ebensosehr metaphysischer wie medizinischer Ansatz. Die grundsätzliche Beurteilung hängt stark davon ab, für wie wichtig man Metaphysik im Hinblick auf die heilende Bewältigung des menschlichen Daseins einschätzt.

Der Stein der Weisen hat am allerwenigsten mit der volkstümlichen Goldmacherkunst zu tun, sondern schlicht mit dem Prinzip der Transmutation (Verwandlung). Nicht nur Stoffe generell und Metalle wie Kupfer, Zinn, Blei, Eisen, Quecksilber stehen zur Verwandlung an, sondern der Mensch selber, der sich auf den alchemischen Heilungsprozess einlässt. »Nur wer sich wandelt, bleibt mir verwandt.« Dieser Satz aus Christian Morgensterns tiefsinniger Aphorismensammlung *Spuren* erläutert präzis, um was es bei der Anverwandlung des Steins der Weisen geht. Heilung ist ein Prozess, der mit dem Weg zum Heil zu tun hat.

Unter dem Mercurius vitae hat Adrien Philippe ein Antimonpräparat, sogenanntes Algarothpulver oder Antimonoxychlorid verstehen wollen[21]. Einig gehen kann man mit diesem phantasievollen, die Doktrin konstruktiv weiterdenkenden französischen Paracelsisten insoweit, als dieses Prinzip sicher nicht ohne weiteres mit Quecksilber gleichgesetzt werden darf. Aus erkenntnistheoretischer Sicht drängt sich der Verdacht auf, dass es sich um dasselbe wie Prima materia unter einem anderen Gesichtspunkt handelt. Zum Beispiel ist der Gedanke der Verjüngung auch hier enthalten. Mercurius vitae erneuere verzehrte Glieder, bringe verlorene Kraft wieder, bewirke bei älteren Frauen das Wiedereinsetzen der Menstruation und ein Aufblühen wie bei jungen (III, 148). Ein starkes Symbol für den Mercurius des Lebens ist der Eisvogel, dessen metallisch schillerndes Gefieder den Alchemiker fasziniert. Die Mauser des Eisvogels steht für die in der Natur enthaltene Erneuerungskraft. Der übersteigende Gesichtspunkt scheint die Vollkommenheit zu sein.

Tinktur ist ein Name für das Endprodukt, im Vergleich zur Prima materia (Urstoff) die Ultima materia, der Endstoff. Die Tinktur ist eine reinigende und verwandelnde Essenz, die alchemische Bilanz. Das Wichtigste daran: Ihre Dosis ist sehr klein, die Wirkung aber sehr gross (XI, 140). Aus dem Verständnis des Begriffs Tinktur ergibt es sich, dass es zumindest im Endeffekt in der Schöpfung kein Gift geben kann. Von daher ist das wohl meistzitierte Paracelus-Wort aus der dritten Kärntner Defension zu verstehen: »Der das gift verachtet, der weiss umb das nit das im gift ist. dan das arcanum, so im gift, ist gesegnet dermassen, das im das gift nichts nimpt noch schat... wenn ir iedes gift wolt recht auslegen, was ist das nit gift ist ? alle dinge sind gift und nichts on gift; alein die dosis macht das ein ding kein gift ist.« (XI, 138)

Die Tinkturen als die wirksamen Produkte drücken die heilsame Ähnlichkeit der gesamten Schöpfung mit dem Menschen aus. Es gibt Tinkturen für das Herz, das Gehirn und die weiteren Organe. Für die Gebresten eines jeden gibt es einen Stoff in der grossen Welt, woraus Heilung erfahren werden kann. »Also heilet scorpio scorpionem, realgar sein realgar, mercurius sein mercurium, melissa sein melissam, herz herz, milz milz, lung lung«. (VIII, 89) Dieser Satz, am einfachsten zusammenzufassen im paracelsischen Aphorismus »Das Herz heilt das Herz«[22], verweist auf die vieldiskutierte und vielmissverstandene Signaturenlehre. Um diese mit einem Beispiel zu illustrieren: Die Melisse verrät nach alter volksmedizinischer Tradition durch ihre Erscheinung, wozu sie gut ist. Ihre Blätter sind angeblich herzförmig, ihr Bildnis weiblich. »Darum« gilt Melisse seit alters als vorzügliches Herzmittel, auch als Beruhigungsmittel, besonders für leicht reizbare Frauen in den Tagen der Menstruation oder zur Zeit der Wechseljahre. Der Satz »Das Herz heilt das Herz« deutet indes an, dass Linderung nicht allein mit einem Tropfen vom guten alten Klosterfrau-Melissengeist zu schaffen ist.

Willem F. Daems hat in einem Aufsatz *Die Idee der Heilpflanze bei Paracelsus* dargelegt, wie sehr die Lehre von den Signaturen aus einem komplizierten Geflecht von Mineral, Tier und Pflanze zu verstehen ist, wobei es jedesmal um die Beziehung zum Menschen geht. Das Zeichen, womit sich die einzelne Heilpflanze offenbart, darf nicht mit veräusserlichenden Gleichungen verstanden werden: »das die augen am kraut sehen, ist nit arznei, oder an gesteinen oder an beumen, sie sehent alein die schlacken, inwendig aber under den schlacken, da ligt die arznei« (XI, 187). Wer die Zeichen aus der Pflanze lesen will, muss in ihnen die Buchstaben sehen, die das menschliche Wesen ausdrücken. Man muss auch auf den Zeitpunkt acht geben, dem die Pflanze entgegenwächst: »So wartet die Kamille auf Abruf, auf den Moment, da sie zur Heilung des im Menschen gestörten Kamillebildeprozesses benötigt wird.«[23]

Die Arcana stehen vor uns als die grosse Grundausstattung, mit denen die Natur uns in wiederholten Spiegelungen, um einen Goetheschen Grundbegriff zu verwenden, behilflich ist auf dem Weg zur vollen Menschwerdung. Es geht um das, was in der Kosmologie von Pierre Teilhard de Chardin als Hominisation zu begreifen ist: Menschwerdung in einem geschwisterlichen Verhältnis zur Materie, zum Tier- und Pflanzenreich, zum Geist[24]. In der Zeichenlehre Hohenheims liest sich das, in der Übertragung von Daems, wie folgt: »Ich habe alle Wesen betrachtet: Stein, Pflanze und Tier, und sie sind mir wie zerstreute Buchstaben erschienen, im Vergleich zu denen der Mensch das vollständige, lebendige Wort ist.«[25]

Zur Frage der Errungenschaften des Arztes Paracelsus

> Dan under allen menschen der natur und seins liechts ist der arzet der höchste erkenner und lerer, darnach ein helfer der kranken. (X, 278)

In seinem Buch *Paracelsus – Der Stein der Weisen,* erschienen als Gedenkschrift zum 400. Todestag, schreibt der Luzerner Augenarzt Josef Strebel: »Begründer der eigentlichen Chirurgie ist also Paracelsus, der sie in Basel erstmalig in kernigem Deutsch dozierte.« Im weiteren attestiert er Hohenheim, der Gründervater der modernen Medizin, der Lehre von den Stoffwechselkrankheiten, der Syphilislehre, der Berufskrankheiten und Gewerbehygiene, der Balneotherapie usw. zu sein, Überdies sei er der Begründer der wissenschaftlichen Chemie[1].

Hans Hartmann hat zum gleichen Anlass ein für die Rezeption im Deutschen Reich typisches Buch geschrieben. In der Zusammenfassung werden acht Haupterrungenschaften von Paracelsus genannt. Er sei der Begründer erstens der Iatrochemie, also der Anwendung der Mineralchemie auf das biologische Geschehen; zweitens der Lehre von den Berufskrankheiten; drittens der Bäderkunde; viertens der Geomedizin, also der Anwendung klimatischer und jahreszeitlicher Einflüsse auf Gesundheit und Krankheitsverläufe; fünftens der Einheit von innerer Medizin und Chirurgie; sechstens der Auffassung vom positiven Sinn der Krankheit; siebtens der erste Militärarzt von umfassender menschlicher und medizinischer Bedeutung; achtens ein deutschbewusster Mann und Arzt, der erste, den die Geschichte kenne[2].

Diese Thesen sind vor und nach 1941 in zahlreichen Veröffentlichungen ganz oder teilweise unter das Publikum gebracht worden, gelegentlich Lexikonration und vermeintliches Allgemeinwissen geworden. So vermerkt zum Beispiel das Fremdwörterbuch von Duden (Mannheim 1990) unter dem Stichwort »Iatrochemie«: »von Paracelsus begründete (chemische) Heilkunst im 16. und 17. Jahrhundert.« Die Tendenz ist, in Hohenheim einen ungeheuer fortschrittlichen Arzt zu sehen, dessen Erkenntnisse im genialen Vorausgriff mehr oder weniger direkt in die Gegenwart hineinführen. So wie die Thesen Hartmanns und Strebels formuliert sind und zum Teil heute noch auf den Vulgärparacelsismus nachwirken, müssen sie entschieden zurückgewiesen werden. Man kann sie nicht einmal als gutgemeint gelten lassen, weil sie den Glanz, das Profil und die Dunkelheiten einer der interessantesten Persönlichkeiten in der Geschichte der Menschheit fast gänzlich verfremden. Von Hohenheim führt kein direkter Weg zur modernen Chemie. Gmelin gibt ein beeindruckendes Zeugnis, dass diese die Bekämpfung und Überwindung des Paracelsismus geradezu voraussetzt[3]. Die Bücher über die Berufskrankheiten und die Bäderkunde entsprechen zur Zeit ihrer Niederschrift bereits gängigen Textsorten, wobei das 1567 in Dillingen gedruckte Buch über die Bergsucht als früher Beitrag zum Thema Luftverschmutzung sicher denkwürdig bleibt. Die miserable Edition und die Schwerverständlichkeit verhinderten jedoch eine nennenswerte Wirkung. Die sogenannte Geomedizin ist hippokratisch, ja vorhippokratisch, die Einheit von innerer Medizin und Chirurgie im Prinzip schon von Galen angestrebt. Der positive Sinn der Krankheit und die Militärmedizin gehören ebenfalls ältesten wertvollen Traditionen an.

Schliesslich sind die Pionierleistungen Hohenheims als deutsch vortragender und deutsch schreibender Klassiker der Arznei mit früheren und zeitgenössischen Autoren zu teilen. Über die Bedeutung der paracelsischen Chirurgie ist einiges im Vergleich mit Pfolspeundt bereits gesagt. Die Basler Vorlesungen verweisen auf Vorläufer, welche in der Chirurgie ganz anders zupacken als der im Regelfall zu sanfter Alternativmedizin neigende Doktor Theophrastus. Zweifellos ist er auf einigen Gebieten fortschrittlicher als seine Zeitgenossen, zum Beispiel in der Psychiatrie und in der radikalen Zurückweisung der Säftelehre.

In anderen Bereichen scheut er sich nicht, sogar an der Alma mater von Basel provokative Bekenntnisse zur Dorfmedizin von Hexen und Hebammen abzulegen. Seine als reformationsfreundlich geltende Haltung hält ihn auch nicht davon ab, bei Wundbehandlungen Zaubersprüche oder Gesundbeten mit drei Avemaria zu empfehlen. Eine Form der Kritik am Zeitgeist scheint es zu sein, hartnäckig einen scheinbar reaktionären Standpunkt zu behaupten, damit die Erinnerung an wertvolles Schüttgut der Geschichte nicht verlorengehe.

In der Tradition einer am Fortschrittsdenken orientierten Geschichtsschreibung der Medizin und der Naturwissenschaften hat Walter Pagel, im Vergleich zu Strebel und Hartmann ein bedeutender Wissenschaftler und ausgezeichneter Paracelsus-Kenner, die Fortschritte der Hohenheimschen naturwissenschaftlich-alchemischen Medizin wie folgt aufgelistet:

– Beschreibung der Bergsucht als einer Berufskrankheit und ihre korrekte ätiologische (ursachenbezogene) Deutung.

– Fortschrittliche und zum Teil originelle Beschreibung der vielgestaltigen Formen der Syphilis einschliesslich der angeborenen Krankheit samt vernunftgemässer Zurückweisung der Guajak- und heroischen Quecksilbertheraphie.

– Kenntnis der diuretischen Wirkung des Quecksilbers und seines Nutzens bei der Wassersucht.

– Die Verbindung von Kropf mit Mineralien und Trinkwasser.

– Antiseptische und konservative Prinzipien in der Wundbehandlung einschliesslich der Anerkennung der Heilkraft der Natur.

– Iatrochemie und Versuch der Ungiftigmachung anorganischer Präparate, nebst Erkenntnis der sedativen bzw. beruhigenden und einschläfernden Wirkung ätherähnlicher Produkte.

– Zurückweisung der antiken Säftelehre und Ersatz durch eine neue Krankheitslehre. Dabei starke Betonung der exogenen (von aussen kommenden) Schädigungen, was zum Beispiel Steinbildungen nach dem Vorbild der Ablagerung vom Weinstein im Fass betrifft (Tartarus).

–Erkenntnis der Unterstützung der Magenverdauung durch gewisse Säuren und Schädigung durch andere, nebst Beobachtung von Eiweissgerinnung durch Säure.[4]

Diese Liste Pagels bedarf heute der Ergänzung und Kritik. Beispielsweise hat Hemleben auf die in der Bergsuchtschrift enthaltene erfahrungsnahe Theorie des Lungenstoffwechsels verwiesen[5]. Nebst der Magenverdauung hat Hohenheim, wenn auch aus »okkulter« Perspektive, die Mundverdauung gekannt. Überdies sind die bedeutenden Leistungen in der Psychiatrie nicht gewürdigt. Dabei ist Vorsicht geboten, wenn man ihn zum Beispiel gemäss unserem Kapitel »Para-Psychiatrie« zum Begründer der Religionspathologie erheben wollte. Nach Fritz Blanke hat Zwingli in der Wiedertäuferfrage die Melancholie bereits als Ursache genannt und eine aus der Säftelehre entnommene pathologische Erklärung abgegeben, wohl kaum als einziger[6]. Bei Hohenheim liegt nun allerdings eine einzigartige Originalität und Gründlichkeit vor. Die Mitberücksichtigung massenpsychologischer Gesichtspunkte ist ebenfalls eine Leistung, die zur Modernität eines in vielem neu erfassten Krankheitsbildes beiträgt.

Die Kritik an den Thesen Pagels ist Gegenstand medizinhistorischer Einzeluntersuchungen, zum Beispiel durch Gerhard Eis[7]. Um Missverständnisse vor allem die Iatrochemie betreffend auszuschliessen, müssen wir uns vergegenwärtigen: Hohenheim ist nicht in dem Sinne der Begründer der chemischen Medizin, wie Andreas Vesal mit seinem 1542 erschienenen Grundlagenwerk *De humani corporis fabrica* die Anatomie in einer einzigartigen Pionierleistung revolutioniert hat. Desgleichen kann keine »chemotherapeutische« Errungenschaft zum Beispiel aus den Archidoxen, den Tartarus-Schriften und den Vorlesungen auch nur annähernd als vergleichbar bedeutend wie William Harveys Entdeckung des Blutkreislaufs bezeichnet werden. Bei aller Zurückweisung einer unfruchtbaren Überschätzung wäre die These aber falsch, Paracelsus sei für die Geschichte der Chemie und der Iatrochemie folgenlos beziehungsweise sogar »unnötig« gewesen. Hier muss auf die bedeutende und im Prinzip unbestrittene Leistung der Paracelsisten verwiesen werden, zum Beispiel Oswald Croll (1580–1609), Turquet de Mayerne (1573–1635) und Leonhardt Thurneisser (1530–1595). Deren Errungenschaften, Pagel nennt als Beispiele Calomel (Quecksilberchlorid) und die chemische Untersuchung von Mineralwasser, haben einen bedeutenden Einfluss auf die Pharmakopöen der Neuzeit gehabt[8]. Das ist noch nicht die Hauptsache. Diese liegt in der Priorität des alchemisch-chemischen Gesichtspunktes einer aus Naturerkenntnis und Experimentierfreude schöpfenden traditionskritischen Reformmedizin. Die Werke Hohenheims sind in dem

Sinne weniger zur inhaltlichen Gebrauchsanweisung geworden als zum Programm. Grossartig wird dies beim Buch *Die Begründung der chemischen Medizin durch Barakalsus* des islamischen Paracelsisten Ibn Sallum[9] sichtbar. Die Bedeutung von Hohenheim-Paracelsus als Erwecker und vorbildhafter Anreger phantasievoller und kühner Forscher kann nicht hoch genug veranschlagt werden.

Als medizinphilosophisches Programm hat der Paracelsismus über Jahrhunderte gewirkt, in Anregung und Kritik hat er ohne Zweifel Epoche gemacht, nicht nur in der Geschichte der Wissenschaft, auch als Wissenschaftsideologie mit unterschiedlichen Gesichtern. Vor fünfzig Jahren zum Beispiel ist der »fortschrittliche« Paracelsismus stark im Vordergrund gestanden, heute steht das paracelsische Gedankengut eher für ein »alternatives« Lebensprogramm. Von diesen ideologischen Abschattungen ist der authentische Theophrastus von Hohenheim jeweils sauber abzugrenzen.

Ihn, den Erwin Jaeckle »Erbe und Stifter«[10] nennt, brauchte fürwahr nichts zu gereuen: »Was aber reut einen Arzt? Gar nichts! Er hat seine Tage mit den Arcanis verbracht als ein gewaltiger Meister des irdischen Lichts.« (VIII, 321)

Wo der Arzt aufhört, fängt der Philosoph an

Die Philosophie, die einem Arzte nötig ist

> Ob ich mich wölle understehen ein neue philosophei zu machen? sag ich ja und bilich ja! (VIII, 118)

Der Philosoph Giordano Bruno nennt als Gastprofessor an der Universität Wittenberg 1588 einige Männer, aus denen sein Geist vor allem geschöpft habe: Albertus Magnus, Nikolaus von Cues, Nikolaus Kopernicus, Paracelsus. Zwölf Jahre später, am 17. Februar 1600, fast genau 2000 Jahre nach dem Tode von Sokrates, wird Bruno auf dem Campo fiori in Rom verbrannt. Das Ende eines Wanderlebens mit unzähligen Stationen, mit Begleitumständen, die an das Schicksal von Serveto in Genf erinnern. Die hohe Meinung des Ex-Dominikaners Giordano Bruno über Hohenheim steht repräsentativ für Wertungen aus der Sicht bedeutender Aussenseiter. Die massgebenden Verfasser von Lehrbüchern der Geschichte der Philosophie haben während Generationen Mühe, in Paracelsus einen Vertreter ihres Fachs zu sehen. Die Standardwerke der Aufklärung, zum Beispiel diejenigen von Jakob Bruckner (1742) und Johann Georg Walch (1775) rechnen ihn zu den sogenannten Theosophen, die »nichts von der Vernunft wissen wollten«, welche daher »den Namen der Philosophie nicht verdienten«[1]. Noch Friedrich Georg Wilhelm Hegel sieht in ihm einen »Barbaren« von der Sorte derjenigen, welche »das Geistige auf eine sinnliche Weise nehmen«. Die »Tiefe des Gemüts«, die Jacob Böhme ausgezeichnet habe, sei ihm abgegangen; unterschwellige Bewunderung liegt in den zugesprochenen Eigenschaften »Gewaltsamkeit«, »derbes Gemüt« und »ungeheure barbarische Kraft«.

Diesen negativen Urteilen, von Sepp Domandl im Buch *Paracelsus – Stationen deutscher Philosophie* (1990) zusammengestellt, stehen andererseits begeisterte Zeugnisse vor allem romantisch inspirierter Denker gegenüber. Unter diesen fallen Franz von Baader, Ignaz Paul Vital Troxler und Arthur Schopenhauer durch Originalität auf, vor allem durch Sensibilität dem Leidenden gegenüber und entsprechende Solidarität, die bei Hegel und anderen einflussreichen modernen

Denkern selten gefunden wird. In die Galerie der eher unterschätzten philosophischen Aussenseiter gehört auch der Dichter Heinrich Heine, leicht schreibender Tiefschürfer der deutschen Zivilisation, für den Hohenheim als »Naturphilosoph in der heutigsten Bedeutung des Ausdrucks«[2] gilt. In der Philosophie zählen indes Autoritätszeugnisse nicht; sie wären ohnehin ganz unparacelsisch. Objektiv feststellbar bleibt, dass heute im *Historischen Wörterbuch der Philosophie* Hohenheim nicht mehr bloss am Rande erwähnt, sondern bei einer Reihe sorgfältig aufgearbeiteter Stichworte wie »Archeus«, »Materia prima«, »Matrix« und anderen als epochemachender Autor gewürdigt wird. Es macht den Anschein, der Name Paracelsus werde in der Geschichte der Naturwissenschaften und der Medizin im Vergleich zu 1941 heute eher kleiner geschrieben, gewinne jedoch an Bedeutung in den Bereichen Philosophie und Theologie. In diese Richtung weisen auch markante Publikationen der letzten Jahre.[3]

Die Verdienste Hohenheims als Philosoph wären unvollständig beleuchtet, wollte man einfach die zunehmende Respektierung paracelsischen Gedankengutes in Wörterbüchern und Sammelwerken konstatieren. Rein begriffliche Extrakte vernachlässigen den Lebenszusammenhang einer philosophischen Existenz. Vor allem kommt nicht in den Blick, dass ein Arzt für die Praxis und aus der Praxis philosophiert, manchmal grundsätzlich und allgemein, dann wieder beinahe kindlich am Einzelfall hängend wie bei der Erneuerung des Hippokratischen Eides. Dieser Text ist zugleich Beispiel für naives, praxisbezogenes Philosophieren eher auf dem Niveau der Sieben Weisen des Altertums als auf der Reflexionshöhe der *Nikomachischen Ethik* von Aristoteles:

»Das gelobe ich: Meine Arzneikunst zu vervollkommnen, von ihr nicht abzuweichen, solange mir Gott dies Amt als Arzt vergönnt, und allen falschen Künsten und Lehren in der Medizin zu widerreden; sodann, dass ich die Kranken lieben will, mehr als es mich selbst beträfe; es nicht den Augen zu überlassen, den Kranken nach dem blossen Erscheinen zu beurteilen und keine Arznei ohne Verstand zu verordnen; kein Geld anzunehmen, ohne es verdient zu haben; keinem Apotheker zu vertrauen; kein Kind der Gewalt überlassen; nicht zu spekulieren, sondern exakt zu wissen. Desgleichen keinen Fürsten zu behandeln, es sei denn, er habe vorher bezahlt, keinen Edelmann auf seinem Schloss, keinen Mönch, keine Nonne in ihrem Kloster. In Franken und Böhmen nichts arzneien! Wenn ein Arzt krank liegt, ihn so gut wie möglich behandeln, mag er mich auch nicht akzeptiert haben... Wo eine Krankheit als Heimsuchung (plag) vorliegt, es laufen zu lassen; wo die Natur etwas versagt, nichts weiter zu versuchen. Wer mir den Lidlohn vorenthält, meiner nicht würdig erachten... Frauen Hilfe selber erweisen; den vor Trauer Erkrankten Rat zu geben; das alles, bei dem, der mich erschaffen hat, gelob ich.

Weil Christus dem Kranken den Arzt schickt, will ich mich als Auserwählten bekennen nach seinen Worten: Liebe deinen Nächsten!... Aber da will ich nit arzneien, wo Eheleut einander abhold sind, er gegen sie oder sie gegen ihn, aus persönlichen Gründen oder wegen Hab und Gut! Keinen Apostaten behandeln, der den Arzt verachtet und doch Hilfe begehrt. Keinem unwissenden Kranken eine unbekannte Arznei verschreiben, auch wenn dieser um sie bittet.« (nach VI, 162)[4]

Im Vergleich zu dem weit abgeklärter wirkenden Original des Hippokratischen Eides fällt auf, dass Hohenheims »Ius iurandum« spürbar aus einer Kampfsituation heraus geschrieben ist. Anstelle der ständischen Solidarität der Ärzte, der als Berufsgeheimnis verstandenen Verschwiegenheit und dem ausdrücklichen Verbot von Abtreibung und Euthanasie tritt der Auftrag, die Arznei zu vollenden und den Mitmenschen zu lieben, selbst wenn dieser ein Kollege ist. »Traue keinem Apotheker« steht nicht so sehr im Hinblick auf die in Basel aufgedeckten Missstände, sondern hat mit dem Arzneimittelverständnis des Arztes zu tun. Bemerkenswert die sozialen Bezüge, die spezielle Verpflichtung gegenüber Frauen, das Achten auf Gewalt gegen Kinder und der Hinweis, Patienten in einer zerrütteten Ehe sollten sich zuerst versöhnen. »In Franken und Böhmen nichts arzneien« und die Andeutungen auf vorenthaltenes Honorar integrieren wohl ganz persönliche negative Erfahrungen, verhindern insofern die Allgemeingültigkeit dieser Eidesformel. Dabei ist Hohenheim trotzdem wieder als Arzt nach Böhmen gegangen. Es wäre falsch, die Ecken und Kanten der paracelsischen Formulierungen zum Dogma gerinnen zu lassen.

Als Quellentext der Medizinethik bleibt das Ius iurandum eine taugliche Grundlage für grundsätzliche Diskussionen, handelt es sich doch um eine noch vorherrschend von der Einzelerfahrung geprägte untere Ebene der ethischen Verallgemeinerung. In dieser Hinsicht bleibt der Eid heute von paradigmatischer Bedeutung, scheint doch die praktische Vernunft unter bekennendem Einbezug der persönlichen Erfahrung ein dominierendes Merkmal moderner ethischer Entwürfe zu sein.

Nur dürfen wir nicht vergessen, dass in der paracelsischen Medizin höchste Ansprüche an den Arzt gestellt werden, auch charakterlich. Zum Berufsethos kann zum Beispiel der Entscheid für den Zölibat gehören, weil dieser eine totale Hingabe ermöglicht, gerade im Kampf gegen ansteckende Krankheiten. Im Hinblick auf die persönliche Integrität ist Hohenheim nicht weniger anspruchsvoll als Hippokrates. Im Vordergrund steht das Handeln nach dem Gewissen (V, 424). Dazu soll der Arzt »alzeit nüchtern, bedacht, milt, keusch, guts wandels on sich selbs loben« sein, »der kranken nuz mer dan seinen bedenken, mer der kunst dann dem gelt anhangen« (V,423). Desgleichen wird ein wissenschaftliches Ethos verlangt, »der arzt soll am meisten wissen«, im Sinne der Orientierung nach Makrokosmos und Mikrokosmos: »Der, der himel und erden erkennt, der erkennt auch den ganzen menschen. und der den ganzen menschen erkennt, der selbig ist ein arzt.« (IV, 454) Dazu fasst Robert-Henri Blaser zusammen: »Seine ärztliche Ethik... gipfelt in der Forderung des vollkommenen Arztes. Der vollkommene Arzt ist für Paracelsus derjenige, der die reichste Erfahrung besitzt. Je mehr er aus echtem Wissensdrang erfährt, desto reifer wird seine Meisterschaft, desto grösser wird sein Besitz an selbsterworbenen Kenntnissen, die er dem Kranken nutzbar machen kann.«[5]

Im Vergleich zu der in Basel formulierten Medizinethik, in der zukunftsweisende Grundsätze und subjektiver Ärger nebeneinander blühen wie Kraut und Unkraut, erscheinen die medizinphilosophischen Ausführungen in den Büchern *Volumen Paramirum* und *Paragranum* theoretisch komplex und im Ansatz systematisch. Die Philosophie, die einem Arzte nötig ist (V, 271), findet sich hier beeindruckend und überzeugend niedergelegt. Dies darf nicht so verstanden werden, als ob Philosophie als Einführung in die ärztliche Ausbildung gelten könnte, eher als deren Vollendung. In einer lateinischen Basler Vorlesung wird über das Verhältnis von Philosophie und Medizin hervorgehoben: »Wo der Arzt aufhört, fange der Philosoph an..., also geht der Philosoph aus dem Arzt hervor, nicht der Arzt aus dem Philosophen« (V,338). Dies gilt wegen dem Vorrang der Praxis: »Aus der Kur geht die Philosophie hervor, nicht umgekehrt« (IV,120). Der Weg der Praxis führt über Erfahrenheit und Vernunft (gemäss der Losung der »Intimatio«) zur Philosophie als umfassendem Naturverständnis, welches zu den Gründen der Krankheiten und der Arznei führt. Wie sehr Hohenheim die Philosophie selbst als Praxis sieht, bezeugt seine Umschreibung dieser Orientierungswissenschaft als »labor sapientiae«, Mühe und Arbeit aus dem Geist der Weisheit, »was alein unser experienz ausweist« (III, 238). Bemerkenswert und an Pythagoras, den Lehrer des Hippokrates, erinnernd, die Mahnung, der Weg zum grossen Verwundern der Philosophie (als labor sapientiae) führe über Schweigen und Dulden. Im Schweigen wende sich der Arzt dem anderen Paradies dieser Welt zu, nämlich den Geheimnissen der Natur, die über die Philosophie zu erschliessen seien. In diesem Sinne sind die Philosophen »anzünder der subtilitäten« (III, 238).

Diese Bemerkungen aus dem Buch *Vom langen Leben* knüpfen an die Schweigetradition des Abendlandes an. Damit ist – bezogen auf den Kontext – weder eine adeptische Einweihung gemeint noch eine verschwommene Esoterik. Es geht um die Haltung eines ehrfürchtigen Wahrnehmens. Aus den natürlichen Zeichen der Dinge, die sich unserer Erfahrung zeigen, ist der »grund« auszumachen, der paracelsische Leitbegriff für das Verborgene und zugleich Gegebene und Erscheinende. Der »grund« hat zu tun mit der »erkantnus..., die ein arzt haben soll in allen krankheiten... und wo anderst ein grund hergenomen wird ausserhalb der philosophei, ist ein betrignus. dan unser verstand, wie ihn die hirnschal beschleusst, ist zu schwach zu geberen einen arzet« (VIII, 70). Mit dem Ungenügen des Verstandes unter der Hirnschale werden die Scheingründe zurückgewiesen, zum Beispiel rein logisch-dialektische Gründe, Buchgelehrsamkeit, Spekulation, alles, was dem »scharfsinnigen geist der phantasei« angehört. Dies wäre eine bloss »innere philosophei« und damit eine »erdichterei« (VIII, 141). Das erste Wissen des Arztes ist »philosophei nit aus dem menschen, sonder aus himel und erden, luft und wasser... die mineralia, die fructus, die impressiones, die influentias etc« (VIII, 143). Der Weg zum Grunde führt über die Augen und Ohren, das Schmecken mit der Zunge, das Riechen mit der Nase, durchwegs aus der Haltung der schweigenden Zuwendung den Dingen gegenüber, wie es der Tradition der Pythagoräer entspricht. Stehen Komet, Erdbeben und Regenbogen als gewaltige natürliche Zeichen für die paracelsische Prophetie, präsentiert der Rheinfall bei Schaffhausen die unübertreffliche Erfahrung der Hörbarkeit der Natur: »Dan also muss die philosophei der arznei gefürt werden, dass auch die augen den verstand begreifen und dass sie in den oren töne wie der fall des Rheins und dass das getön der philosophei also hell in den oren lige als die sausenden winde aus dem meer und die zunge dermassen ein wissen trage als des honigs und der gall und die nasen schmecke ein ieglich geruch des ganzen subjects. ausserhalb diser erkantnus ist widerwertig alles das, das der natur zugeleget und geben wird.« (VIII, 70)

Der Rheinfall, die sausenden Winde am Meer, der »geruch des ganzen subjects« stehen für das Verhältnis des Menschen zur Wahrheit in der Natur, für eine Haltung des Empfangens, der Offenheit gegenüber der Schöpfung, wie sie im Begriff von Rationalität und Wahrheit zum Beispiel bei Thomas von Aquin vorgebildet ist. Für Thomas kommen Wahrheit und Rationalität dergestalt zum Ausdruck, dass dem Weisen die Dinge so schmecken, wie sie wirklich sind[6], eine Haltung, die aus der Sicht der modernen, nachkantischen Philosophie als naiver und unkritischer Objektivismus abgetan wird – zu Unrecht, wie ein genaueres Studium von Thomas, Albert und Theophrast von Hohenheim ausweisen kann. Der grundsätzliche erkenntnistheoretische Optimismus dieser Denker schliesst das Bewusstsein sokratischen Nichtwissens keineswegs aus. Nach Thomas kann unser Verstand nicht einmal das Wesen einer Mücke ergründen[7]. Albert ist sich im klaren, dass die Erfahrung vermeintlich wahre Sätze als falsch überführt[8]. Hohenheim hält die Naturwissenschaften durchwegs für ungewiss. Dennoch neigen die grossen

Scholastiker, ähnlich wie Hohenheim (der gerne gegen sie polemisiert), zu einer Auffassung von Wahrheit, die jenseits absoluter Gewissheit objektive Übereinstimmung von Erkennen und Wirklicheit zulässt – grundsätzlich im Bereich der Auffassung objektiver Erkenntnis, wie sie mit weitergehenden modernen Differenzierungen Karl Popper vertritt[9]. Lucien Braun sieht in Hohenheims Suchen nach dem Grund in der Natur ein Zeugnis für eine »in Umbildung begriffene Welt, sei es auf wissenschaftlichem, oder gesellschaftlichem, oder medizinischem, oder geistigem Gebiet... in diesem Immerweitergleiten des gesuchten Grundes dürfen wir einen Zug der Modernität erblicken.... Er verkündet durch dieses nach dem Grunde Suchen und seine endlose Aufgabe eine neue Weltschau, welche Sinn hat für das Offene. Der moderne Unendlichkeitsgedanke wird hier geboren.«[10] Im Vergleich zum Heidegger-nahen Braun sieht der Romantiker Ignaz Paul Vital Troxler (1780–1866) stärker das Spiegelnde und Widerspiegelnde in der Philosophie Hohenheims, mit anderen Worten das Platonische. Als Motto zur *Naturlehre des menschlichen Erkennens, oder Metaphysik* (Aarau, 1828), dem philosophischen Hauptwerk des Schweizers aus dem Geiste Schellings, wird je eine Stelle aus dem *Paragranum* und eine aus dem Kärntner *Labyrinth der irrenden Ärzte* kombiniert: »Was ist die Philosophie anders denn die unsichtbare Natur? Das ist das Wesen der Philosophie, dass sie im Menschen, wie ausserhalb, unbegreiflich steht, wie einer, der sich selbst im Spiegel sieht. Gott aber bleibt in allen Dingen der oberste Scribent, der erste, der höchste, und unser aller Text. Theophrastus Paracelsus Eremita.«[11]

Mit diesen Worten, so Troxler, »sprach unser von uns am meisten teils vergessene, teils verkannte Landsmann, Theophrast von Hohenheim, in erlauchter Einfalt seiner Seele das wahre und höchste Geheimnis aller Philosophie aus. Der Mensch kommt nur zu sich selbst, indem er über sich hinausgeht, und der Mensch kommt nur über sich selbst hinaus, indem er in sich eingeht.«[12]

Der letzte Satz scheint als Interpretation einer romantischen, allenfalls von Jacob Böhme beeinflussten unendlichen Innerlichkeit anzugehören. Für die Philosophie als unsichtbare Natur steht im *Paragranum* die Erkundung der sichtbaren Natur im Vordergrund.

»Habt mir nit für übel, dass ich die ganz philosophei einziehe, es ist hie eim medico not« (V, 271). Dieser »ärztliche Ansatz« (Goldammer) unterscheidet Hohenheim wesentlich von ihm denkerisch verwandten mehr spekulativen Naturphilosophen wie Pico della Mirandola und Agrippa von Nettesheim[13]. Weil Diagnose und Therapie die Kenntnis der Stellung des Menschen im Kosmos voraussetzen, muss der Arzt den Kodex der Natur durchforschen (XI, 145) und das »Firmament« (XI, 150) kennen. Zum Grund der Arznei gehört konkretes Wissen, »was schmilzt im blei«, »das im wachs zergat«, »das im demant so hert ist«, »das im alabaster so weich« (VIII, 149). Desgleichen sind die Metalle zu kennen, die Welt der Gesteine, die Heilpflanzen, darunter ausdrücklich genannt Melisse, Eisenkraut, Angelika, Schöllkraut, schliesslich die Elemente, die Gestirne, die Meteorologie. Dabei genügt es nicht, zu wissen, was in einem Kraut ist: »So ir müssen auch wissen, wie sich die kraft in diesem kraut wird vollenden und wie sie iren lauf begert und wie sie im selbigen wil gefürt sein.« (VIII, 171) Philosophie, so könnte man glauben, ist bei Hohenheim empirische Naturwissenschaft. Das wäre indes bereits ein weiteres Missverständnis.

Im Gegensatz zur modernen Naturwissenschaft sind nämlich sämtliche Begriffe in analogen Bedeutungen gebraucht. Melisse ist zum Beispiel nicht einfach Melisse, Hirn nicht einfach Hirn. Da ist die Rede von einem »inneren Menschen« und dessen »äusseren Hirn« (VIII, 157). Venus wiederum steht für Artemisia (Beifuss), zugleich für Matrix, Empfängnis, Geschlechtsorgane – so wie die Melisse eine Entsprechung zum Herzen hat. Eine scheinbar hochkomplizierte Terminologie, die mehr als einen Wissenschaftshistoriker zur Resignation oder zu vorschnellen Urteilen verleitet hat! Dabei gibt das System der mannigfachen Spiegelungen mit der Philosophie als unsichtbarer Natur wie der Natur als sichtbar-unsichtbarer Philosophie einen Schlüssel zur Entwirrung der Vieldeutigkeiten. Im *Paragranum* stehen die programmatischen Sätze in Anlehnung an den alchemistischen Grundlagentext *Tabula Smaragdina* des Hermes Trismegistos, von welchen aus die zahlreichen Analogien verstanden werden können: »Bedenken, wie gross und wie so edel der mensch geschaffen sei und wie so gross sein anatomei begriffen wird,... von dem eusseren muss der grunt gehn; als dan so ist sichtbar und offenbar, was in im ist. dan wie es aussen ist, also ist es in im auch, und was aussen nit ist, das ist in im auch nit. und *ein* Ding ist, das eusser und das inner, *ein* constellation, *ein* influenz, *ein* concordanz, *ein* zeit, *ein* erz, *ein* tereniabin (Manna), *ein* frucht« (VIII, 180).

Goethe hat diesen scheinbar komplizierten Gedankengang, mutmasslich unter unmittelbarem Einfluss Hohenheims (als Leser der Huserschen Ausgabe) in Lehrverse gebracht, in seinem naturwissenschaftlichen Gedicht *Parabase:*

Müsset im Naturbetrachten
Immer eins wie alles achten:
Nichts ist drinnen, nichts ist draussen;
Denn was innen, das ist aussen.
So ergreifet ohne Säumnis
Heilig öffentlich Geheimnis. *Epirrhema*[14]

Paracelsische Naturkunde aus alchemistischer Tradition lehrt, dass Mensch und Natur in ständiger spiegelnder Entsprechung sich befinden. Es gibt eine Sonne in der Natur und eine Sonne im Menschen, eine Melisse in der Natur, eine Melisse im Menschen usw. So gilt denn für die Therapie der Grundsatz, dass das Herz das Herz heile[15]. Desgleichen die Sonne: »Was ist die sonn? was ist das gesicht? nit der leib sonder meres dan der leib. also ist die sonn der menschen das gesicht der menschen« (VIII, 346).

In der verständlicheren Sprache Goethes, herrliche Verse:

Wär nicht das Auge sonnenhaft,
Die Sonne könnt es nie erblicken,
Läg nicht in uns des Gottes eigne Kraft,
Wie könnt uns Göttliches entzücken? *Zahme Xenien III*[16]

Die Zusammenfassung des paracelsischen Begriffs von Philosophie, Konkordanz des Inneren und des Äusseren, Spiegelung von Mensch und Kosmos/Natur liegt im Begriff der *Scientia*, später entwickelt im *Labyrinth der irrenden Ärzte*.

Im Zusammenhang mit dieser Scientia scheint der Kärntner Paracelsus seine Basler Losung vom Philosophen, der dort anfängt, wo der Arzt aufhört, umzukehren, heisst es doch im *Labyrinthus* gleich zweimal: »Wo der philosophus aufhöret, da fahet der arzt an.« (XI, 185; XI, 214) Diese Umkehrung ist eine Frage der Ordnung. In der Berufung des Arztes zu helfen wie auch bei der kritischen Überprüfung kommt der Praxis Priorität zu gegenüber jeder Art Theorie; auf der anderen Seite gibt es keine Erfahrungserkenntnis ohne Scientia. Dieser Grundbegriff von Hohenheims Philosophie muss gleichzeitig mit den Begriffen »Experiment« und »Experientia« gesehen werden. Das sechste Kapitel des *Labyrinthus*, in philosophischer Hinsicht für das Verständnis des Gesamtwerks zentral, bezeugt eine präzise Entwicklung von Leitbegriffen der paracelsischen Erkenntnistheorie.

Unter *experimentum* versteht der Arzt-Philosoph vordergründige, rein praktische Erfahrung ohne weitere Kenntnisse der Ursachen, zum Beispiel, dass Scammonea (Purgierharz) »scheissen macht« (XI, 191). Das sieht auch der Laie sofort. »Dan die augen zeigen experimentum an, aber nit experientiam.« (XI, 192) Vor dieser nur vordergründigen Erfahrung wird bereits im Paracelsischen Eid gewarnt. Nicht dass sie etwa unwichtig wäre, sicher aber genügt sie nicht. Der blosse Augenschein ist »experimentum ohne scientia« (XI, 192). Immerhin gehört ein Schatz von dergleichen Erfahrungen zur Grundausstattung des Arztes, das Wissen zum Beispiel, dass Sophienkraut gut sei bei Beinbrüchen, der Saphir wertvoll gegen das Geschwür Anthrax (Karbunkel) (XI, 190) und dergleichen.

Erst dank der Scientia erlangt diese Erfahrung, die *experienz*, richterliche Kompetenz. Scientia, zu deutsch »Wissen«, meint weder Buchwissen noch intellektuelle Begabung noch irgendwie angeeignete Wissenschaft, sondern zuerst ein Wissen in den Dingen selbst. Das Holz hat scientia, der Baum experientia (XI, 191). Die Scientia ist in diesem Sinne »ein einfluss... verborgen in der natur« (XI, 192). In diesem Sinn gibt es ein Wissen zum Beispiel im Johanniskraut, welches über alles medizinische Schulwissen geht. Dieses Wissen in den Dingen, eine Art objektiver Geist (es sei denn, die Dinge wären im magischen Sinn Personen), hat zu tun mit der Vollkommenheit der Ordnung in der Natur: »Also was volkomen mit einem wissen in rechter ordnung der natur geht, dasselbige ist scientia.« (XI 192) Die Ordnung in den Dingen ist die erste »scientia«, die zweite ist »scientia in dir« (XI, 192). Diese ist eine Wiederspiegelung, etwas zweites, Philosophie als unsichtbare Natur. Dank der Scientia wird die Methode Versuch und Irrtum überwunden: »Dass es also gewiss geschehe und nicht einmal getroffen und zehen mal gefelt; das ist scientia« (XI, 193)

»Ein kranken gesunt machen ist scientia« (XI, 194). Das ist keine blosse Technik der medizinischen Praxis. Der Arzt hat nicht die »scientia curandi«, das heisst die Fähigkeit zu heilen, sondern bloss die »scientia administrandi«. Der Arzt ist als Suchender, Wissender und Handelnder bei der Heilung dabei, aber nicht er heilt, sondern die Arznei (XI, 194). Scientia als empfangende und in der alchemischen Praxis nachhelfende Naturerkenntnis kommt aus dem Licht der Natur (XI, 195), im Sinne der obigen Ausführungen keineswegs als Ausdruck der herrschenden Vernunft, sondern als sympathetisches Nach-Empfinden, Nach-Denken und Nach-Handeln. Die Natur selbst heilt durch die Arznei. Entsprechend gibt es »in der welt ein natürliche der apotheken, also dass alle wisen und matten, alle berg und bühel apotheken sind... in der natur ist die ganze welt ein apotheken und nit mehr dan mit einem tach bedekt!« (XI, 195).

Der Begriff der »scientia« hat als Grundbegriff paracelsischer Naturheilkunde weniger zu tun mit dem Wissen eines gelernten Apothekers als mit dem »apotheker der natur«, der unsichtbar ist, ähnlich wie der Schulmeister im Firmament, der mit seinen Penaten den Regenbogen produziert (XI, 196). In der Natur gibt es zwar Krankheitsursachen, es gibt einen Zerstörer (destructor), der jedoch nicht isoliert wirkt. Diesem ist antagonistisch der Bewahrer und Heiler (conservator sanitatis) beigegeben. Diesen gilt es beim Heilungsprozess zu aktivieren.

Nicht zufällig taucht im Zusammenhang mit der Scientia auch der Begriff Magie auf (XI, 192). Die Aktivierung der »scientia« in der Natur ist ein sympathetischer Vorgang, hat zu tun mit der Einheit des Äusseren und des Inneren. Magie hat in diesem Zusammenhang gar nichts mit irgendwelchen Zauberkunststücken gemeinsam. Der

Forscher muss mit der Natur und ihren Gegenständen »buchstäblich eins werden«, er muss zum Objekt seines Erkennens werden. »Er kann dies, da er selbst Mikrokosmos ist«[17]. Bei diesem Punkt der Naturbetrachtung könnte die paracelsische Philosophie direkt in Mystik übergehen, auch in Pantheismus. Das ist allerdings umstritten. Hohenheim bleibt bei diesen Gedanken zuerst und ganz Arzt, aus einem Naturverständnis, dessen höchster Grund nach der bekannten Stelle aus dem *Spitalbuch* die Liebe ist (VII, 369).

Magie ist nach dem neunten Kapitel des *Labyrinthus* die Anatomie der Medizin, das heisst das Innerste und Letzte der Arznei. Sie ermöglicht den langen und gewaltlosen Blick auf den Gegenstand, ins Innere der Dinge. Dazu scheint das Bild des Ochsen als Illustration etwas derb: »Dan magica ist anatomia medicinae zu gleicher weis, wie ein metzger ein ochsen zerlegt und sicht alles das in im ist und wie er ist, das durch die haut nit mag gesehen werden.« (XI, 204) Das müsste, wenn das möglich ist, ein liebender Metzger sein! Um beim eher schiefen Bild zu bleiben: Magie als »kunst inventrix« (XI, 206) zerlegt den Gegenstand nicht in seine Bestandteile, beint den Ochsen nicht aus, betrachtet ihn, ohne ihn zu töten. Wer wissen will, »sicht auf das lebendig und aus dem lebendigen da gehet der grunt« (XI, 176).

Das Verhältnis Philosophie – Magie – Medizin, wie es bei Hohenheim ausgebildet ist, steht geistesgeschichtlich am ehesten in der Tradition der Renaissance. Marsilio Ficino fasst das Wesentliche zusammen, wenn er – für seine Verhältnisse kühn und bezeichnend – schreibt: »Den Philosophen, der sich in den Angelegenheiten der Natur und des Himmels auskennt, nennen wir gewöhnlich einen Magier.«[18] Bei Hohenheim wird dieses magische Naturverständnis, dessen Grundlage sicher weitgehend das sogenannte hermetische Denken ist – von Pico della Mirandola vermittelt als Einheit von oben und unten, aussen und innen –, nicht als geheime Weisheit zurückgehalten. Es strömt aus in heilende Tätigkeit im Dienste der Scientia, dem Wissen, das in der Natur als Summe heilsamer Informationen enthalten ist. Das ist die Kunst der Arznei, aufgebaut auf der Philosophie als ihrer ersten Säule. Die Naturerkenntnis führt zu Verstehen, Vereinen, liebendem Tun: »Dan der nichts weiss, dem liebt nichts; der nichts kann, der verstehet nichts... der aber verstehet, der liebts, der merkts, der sichts... also in der arznei auch, ein ietlicher tut soviel er kent in der natur. der nichts erkent, der tut nichts« (XI, 207).

So gründet die Philosophie als Säule der Arznei in der scheinbar trivialen Einsicht, dass, wer die Natur nicht kenne, diese nicht liebe und also auch kein vollkommener Arzt sein könne. »Ie mehr aber die erkantnus in einem ding, ie mehr die lieb« (XI, 207). Dieser Begriff der umfassenden Liebe ist die Klammer der vier Säulen der Arznei, der Philosophie, Astronomie, Alchemie und Ethik, desgleichen Voraussetzung für eine Therapie, die niemals nur einen Weg zur Heilung kennt, so wie wohl keine Krankheit nur eine einzige Ursache hat. Philosophie als liebendes Erkennenwollen und Handeln in unablässigem Streben nach Heilung und Heil bedeutet zugleich Grundlage und Überschreitung des Arztseins, führt den Menschen hin zu den Gründen seiner immerzu gefährdeten Leiblichkeit bis hin zum Grund umfassenden Heils, welches ein Geschenk bleibt für Liebende und Geliebte.

Fünf Gründe und fünf Wege

Die erfarenheit des liechts der natur macht den arzt und sein experienz. (I, 151)

Was weiss die paracelsische Erfahrenheit über die Krankheiten der Menschen? Woher kommen sie? Auf welchen Wegen werden sie geheilt?

Der Landfahrer weiss zu berichten: Ein Weiher, der sein richtiges M. (Mysterium) hat, ist fischreich... Wenn das Wasser vergiftet ist, empfinden das die Fische, sie verlassen ihre ursprünglichen Wohnstätten und schwimmen an andere Stätten. So kommen sie aus der Tiefe hervor an das Licht des Tages, wo sie glauben, eine unbesalzene und unvergiftete Stelle zu finden. Darum merkt euch: Wo eine so grosse Menge Fische, wie man es seit Jahren nicht gehört hat, gefunden werden, folgt am selbigen Ort ein grosses Sterben nach! Denn das Arsenik, welches die Fische hervortreibt, die in langen Jahren nie aus der Tiefe gekommen sind, das vergiftet auch den Menschen. Sie werden nach den Fischen krank, denn Menschen sind viel stärker als Fische. Darum empfinden sie es nicht so schnell. Desgleichen vergiften die ins Mysterium der Erde hinabgegossenen Gifte nicht allein die Fische und Menschen, sondern auch die Früchte der Felder, und alles, das da lebt! (vgl. I, 185 f.)

Selbst demjenigen, der in der Stube hinter dem Ofen sitzt, bleibt nicht unbekannt: Eine Stube, die da zugemacht und verschlossen ist, empfängt in sich einen Geschmack (Geruch), wie du ihn machst in sie. Dieser Geruch kommt nicht aus der Luft, sondern von dir. Pass auf, was du für einen Geruch machst, denn ihn müssen riechen, die drin sind! Es ist möglich, dass du das in die Atmosphäre setzest, was deine Mitbewohner krank macht, auch, was sie gesund macht!... Die Dinge stehen in der Luft, sie ist das Grosse Mysterium. Dieses kann vergiftet werden und verändert, dergestalt, dass der Mensch dieses Gift in sich hineinnimmt. Weil sein Leben darin (in der Luft) liegt und wohnt – deshalb muss sein Körper das über sich ergiessen lassen und sich mit dem beflecken, das im Mysterium Luft ist. Gleich wie die veränderte Luft in der Stube, wie angezeigt. Ist etwas da, was das Mysterium der Luft verunreinigt, dasselbige bleibet in ihm und mag von ihm nit kumen. (vgl. I, 183)

Woher kommen die Krankheiten des Menschen sonst noch? Zum Beispiel aus dem Gift, das in der Nahrung enthalten ist. Was der Mensch isst, ist für ihn giftig oder gesund, für sich selber jedoch sind die Dinge nicht giftig. Auf den Alchemisten im Magen kommt es an, »der ein solch grosser künstler ist, dass er die zwei stuck von einander scheidet, das gift in sein sack, das gute dem leib« (I, 190). Der Pfau kann eine Schlange fressen, der Strauss Eisen, die Sau Dreck, obwohl der ein Gift ist. Aber der Alchemist in der Sau arbeitet noch viel subtiler als der Alchemist im Menschen, dieser Alchemist der Sau scheidet noch Nahrung vom Dreck ab, was der menschliche Alchemist nie vermocht hätte. Darum wird der Saudreck von keinem Tier gefressen, weil kein schärfer wirkender Alchemist vorhanden ist, der genauer mit der Nahrung umgeht als der Alchemist in der Sau. (I, 192)

Ihr Ärzte sollt bedenken, dass jeweils nur ein Gift die Mutter der Krankheiten hervorbringt, nicht mehrere. Wenn ihr Fleisch esst, Obst, Gemüse, Gewürze, und unter den Speisen wird im Magen eine Verderbnis geboren, so sind sie nicht alle zusammen schuld, sondern je nachdem das Krautgift oder Fleischgift oder Gemüsegift oder Gewürzgift. Das sollt ihr für ein grosses Naturgeheimnis halten! Wenn ihr erkennt, welches Gift die Mutter sei der Krankheit, wird man euch mit Recht Ärzte heissen! (I, 198)

Weitere Krankheiten kommen aus der Geburt, aus der Konstitution der sieben inneren Hauptglieder Herz, Hirn, Leber, Nieren, Milz, Galle und Lunge, auch aus dem Geblüt, dem Erbgut der Eltern, wie zum Beispiel in der Lehre von der Französischen Krankheit bereits kurz ausgeführt wurde. Das Herz »gibt seinen geist durch den ganzen leib wie die sonn uber all gestirn und erden« (I, 209). So bildet das Herz als Hauptglied des Menschen die Grundlage seiner Konstitution.[1] In ihm, wie auch in den übrigen Hauptgliedern, können Krankheiten geboren werden. Auch das Alter des Menschen, ob er hundert Jahre alt wird oder stirbt als »einstündiges kint und noch ein jüngers«, hängt zu einem grossen Teil von der Konstitution ab (I, 206).

Das sind noch längst nicht alle Beispiele aus der Erfahrung, wie denn der Mensch der Krankheit verfällt. Gunst, Neid, Hass, Zorn und dergleichen wirken sich gewaltig aus (I, 218). Wenn geistige und willensmässige Einwirkungen verletzen, dann muss der Leib des verletzten Geistes die Bürden tragen (I, 218). Zu den Verletzungen dieser Art tragen unsere Gedanken bei, mit Sinn und Willen, vor allem dem Willen, einem andern zu schaden. Krankmachend sein kann selbst die Meinung, diese »muter des redens«. Schliesslich werden wir krank durch den Geist, dem unser Wille eine Wohnung zuweist (I, 219). Nicht nur die Imagination als das Einbilden, auch die Bilder, welche die Menschen voneinander machen, sind hochgradig krankmachend und tödlich, womit zunächst Schadenzauber durch Wachs gemeint ist, generell aber die Kraft der »nigromantia«, schwarze Magie, als schadenstiftender Wille (I, 220/21). Auch das Fluchen und Verfluchen gehört zu diesen Krankheitsursachen (I,221). Nicht zu unterschätzen sind die bösen Träume. Im Medium des Schlafes werden die Träume an den anderen vollbracht und erfüllt, wie wenn der Geist des einen im Schlaf zum andern geht und ihn »unwissend als im traum« verletzt, »und das durch das medium deins worts, das dir im schlaf ausgehet on dein wissen. dann die treum der neidischen menschen werden wahr.« (I, 223) Die bösen geistigen Wirkungen geschehen oft unbewusst, doch spielt im Hinblick auf die sittliche Haltung der Person die Einwilligung in das böse Begehren oftmals eine Rolle (I, 219). Das sind mehr als nur Ahnungen über die krankheitsstiftende Macht des Unbewussten.

Wer alle diese Wirkungen kennt, darf nicht vergessen, dass eine jede Krankheit ein Fegefeuer ist, eine Prüfung aus der Hand Gottes, mehr noch, ein »flagellum«, eine Geissel Gottes (I,226). Dies hat zu tun mit der allgemeinen »bresthaftigkeit« des menschlichen Daseins, ist ein Zeichen, »dass wir sehen sollen, dass all unser sach nichts ist und dass wir in keinen dingen gut ergrünt sind und die warheit wissen, sondern in allen dingen sind wir presthaftig und unser können und wissen ist nichts. aber dass wir den grunt berüren und in euch anzeigen, dass got gesuntheit und krankheit gibt und die arznei darzu unseren krankheiten« (I,226). Bei den konkreten Krankheitsbeschreibungen und Diagnosen ist der Gesichtspunkt der »Strafe Gottes« selten. Am ehesten spielt er in den Schriften über die Pest eine Rolle, jedoch niemals im Sinne einer Anklage an die Patienten oder einer Resignation. In den Pestschriften dominiert der Eindruck, der Gesichtspunkt der »Strafe Gottes« sei kollektiv zu sehen, in einem eschatologischen gesamtgesellschaftlichen Zusammenhang. Die Betrachtungsweise der Krankheit als Gottesstrafe hat zur Hauptsache zu tun mit einer Grenzziehung, der Einsicht in die Kontingenz (Zufälligkeit), Beschränktheit der menschlichen Existenz. In der therapeutischen Praxis ist die Vorstellung von der Krankheit als Fegefeuer wichtig im Hinblick auf die grundsätzliche Ungewissheit des zeitlichen Ablaufs der Krankheit: »Und das merken also, dass all unser krankheiten geheilt sollen werden in der stunt der zeit und nit unseres begerens und willens. das betrift die meinung, dass kein arzt den termin der gesundheit wissen soll, dann got hat in in seiner hant, und ist ein ietliche krankheit ein fegefeuer.« (I, 226) Wenn also dem Sankt Galler Stadtbürger Kaspar Tischmacher angesichts der Behandlung der Handkontraktur seines Sohnes die Geduld ausgeht, bedeutet dies auch eine Verkennung der ethischen Dimension der Krankheit.

Krankheiten kommen also aus Umwelteinflüssen, der Atmosphäre, in der wir leben; dann durch Essen und Trinken – was können wir dem Archeus in unserem Magen zumuten? Weiterhin bilden Erbe und Konstitution einen kausalen Krankheitskomplex; psychische, moralische und gesellschaftliche Faktoren spielen eine wichtige Rolle; zuletzt muss die Krankheit als eine Frage verstanden werden, die Gott uns stellt. (Modernem Denken entspräche es, den Spiess umzukehren und Gott mit einer Gegenfrage die Stirn zu bieten.) Insgesamt sind es also fünf Ursachenkomplexe, aus denen die Krankheiten hervorgehen. Dabei handelt es sich um die allgemeinen Ursachen der Krankheiten, die meistenteils sogar »gleichzeitig« am Werk gesehen werden müssen, mag auch in der Regel eine der allgemeinen Ursachen im Vordergrund stehen. Weder zu vergessen noch zu vernachlässigen sind über diese fünf allgemeinen Ursachen hinaus die besonderen Ursachen, die nur die Erfahrenheit aus der jeweiligen Krankengeschichte ermitteln kann.

Die Lehre von den allgemeinen fünf Gründen der Krankheiten, die auch »fünf Fürsten« genannt werden, ist im angeblichen Frühwerk *Volumen Paramirum* niedergelegt. Die programmatische Bedeutung dieses Buches ist so hoch, dass es Herausgeber Hans Huser 1589 an die Spitze seiner Ausgabe gestellt hat. Wer paracelsisches Denken verstehen will, muss sich mit der Lehre von den Entien befassen[2]. Es handelt sich dabei um einen grossangelegten Versuch einer Philosophie und Metaphysik der Krankheit. Beeindruckend ist das Bestreben, auf keinen Fall in ein monokausales Modell, in irgendeine Art Monismus zu verfallen. Desgleichen muss die Theorie eng an die Erfahrung angeschlossen werden und für die Wegbereitung der Therapie tauglich sein, ohne diese dogmatisch vorherzubestimmen. Insgesamt macht die Lehre von den fünf Entien den Eindruck einer beweglichen Ordnung. Sie führt weder zu einer schematischen Betrachtung der Krankheit, noch entspricht einem Ens je einer der fünf Heilungswege, von denen im *Volumen Paramirum* die Rede ist. Interessant ist die Entsprechung der paracelsischen Fünfzahl mit den Ordnungsprinzipien der chinesischen Philosophie. Dort ist zum Beispiel die Rede von Fünf Eingeweiden, Fünf Elementen bzw. Wandlungsphasen, Fünf Geschmäckern, Fünf Glücksfällen, Fünf Haupttugenden, Fünf Insignien, Fünf Lehren, Fünf Richtungen, Fünf Tätigkeiten, Fünf Tugenden, Fünf Tönen, Fünf wilden Tieren usw.[3] Diese Theorien dürfen wir im 16. Jahrhundert in Europa nicht als bekannt voraussetzen. Näher liegt die alchemistische Vierzahl mit der Quintessenz als dem Fünften und Höheren. Ähnlich teilt Hohenheim die Entien in vier »heidnische« Bücher und ein fünftes »nichtheidnischen« Buch ein, letzteres wird so genannt, »damit ir müget uns weiter nimer heidnisch beschuldigen« (I, 225). Bei vier Entien kommen Ursache und Heilung aus der Natur (und auch aus dem Glauben), das fünfte ist ganz dem »christlichen stylum«, einer theologischen Betrachtungsweise, reserviert (I, 225).

Die Ordnung der fünf allgemeinen Krankheitsursachen wird im *Volumen Paramirum* wie folgt vorgestellt: Erstens, das *ens astrale* oder das Umgebende; zweitens, das *ens venale* oder das Infizierende und Vergiftende; drittens, das *ens naturale* oder das Vererbende und Konstituierende; viertens, das *ens spirituale* oder das Wüten aus dem Bewussten oder Unbewussten; fünftens, das *ens dei* oder das von oben Prüfende und Heimsuchende.

»Ens« wird definiert als ein »ursprung oder ein ding, welchs gewalt hat den leib zu regiren« (I, 172). Im Vergleich zum scholastischen Begriff »das Seiende« handelt es sich eher um eine Kraft als um eine Struktur, sicher nicht um eine stoffliche Substanz. Immerhin hebt der Begriff aus der alten Metaphysik eine Kategorie hervor, die nicht auf Höheres und Allgemeineres zurückgeführt werden kann. Wichtig ist, dass alle Krankheiten in diesen fünf Ursachen oder Ursprüngen stehen (I, 172). Was bedeutet dies im Hinblick auf das Ursachenverständnis der Scholastik und der Neuzeit?

Unter Ursache verstehen wir gemäss Aristoteles und der mittelalterlichen Philosophie ein Seinsprinzip, von dem das Dasein oder Werden eines veränderlichen Dings in irgendeiner Weise wirklich abhängt[4]. Dabei wird zwischen inneren und äusseren Ursachen unterschieden, zum Beispiel der sogenannten Material- und Formalursache, Materie und Form als Grundstruktur aller physischen Wesen. Ursachen im engeren Sinne sind die Wirkursachen, welche, »hervorbringend«, »anstossend« oder wie auch immer eine Veränderung veranlassen. Ins ältere Weltbild, für die Medizingeschichte noch bis William Harvey sehr wichtig, gehört die Finalursache, das teleologische Wohin und Wozu. Axiomatisch ist dabei die Überzeugung, dass in der Natur schlechthin nichts »zwecklos« geschieht.

Im paracelsischen System der Krankheitsursachen gehören das ens astrale, das ens venale und das ens spirituale am ehesten zu den Wirkursachen, das ens naturale hat, zum Beispiel als Zusammenhang zwischen Konstitution und Lebensdauer, auch mit der Material- und Formalursache zu tun. Schwieriger ist zu entscheiden, was für eine Sorte Ursache das ens dei, der Gottesfaktor beim Krankwerden, wohl sein soll. Thomas von Aquin sieht in der göttlichen Erstursache aller Dinge die »Ursache des Seins«, während die übrigen Ursachen nur als Ursachen des Werdens Wirkungen hervorbringen. Sofern auch bei Hohenheim das göttliche Wirken im umfassendsten Sinne stets Ursache aller Dinge ist, wird bei allen Unterschieden zu Thomas beim ens dei eine im Prinzip nämliche Struktur vorherrschen. Vergleichsweise gewagt und potentiell ketzerisch, mit gnostischem Einschlag, ist die angedeutete Lehre, Gott könne die Ursache des Übels sein. Hohenheim lehrt nicht den bösen Demiurgen, den übelwollenden Weltbaumeister, aber seine Theorie vom ens dei steht in unmittelbarer Nachbarschaft zu diesem Gedankengut.

Die philosophische Pointe der Theorie von den fünf Entien ist nicht in der Ähnlichkeit oder Unähnlichkeit zur scholastischen Ursachenlehre zu suchen, sondern in der differenzierten Handhabung des Kausalitätsdenkens überhaupt. Dazu müssen wir zum Vergleich einige geläufige Modelle heranziehen, zum Beispiel den aristotelischen Bewegungssatz, das metaphysische Kausalitätsprinzip und den für die neuzeitliche Naturwissenschaft wichtigen Kausalsatz. Der Bewegungssatz lautet: Alles, was bewegt (verändert) wird, wird von einem anderen bewegt. Gemeint ist damit die sogenannte »hinreichende Ursache« für jede Veränderung. Dieser Bewegungssatz ist jedoch häufig im Sinne einer »Anstossbewegung« verstanden worden, die Ursache für den zeitlichen Seinsbeginn. Bei Thomas von Aquin lautet das Prinzip: Jedes Seiende dank Teilhabe ist verursacht, in der thomistischen Schulphilosophie: Jedes kontingent Seiende ist verursacht. Damit ist gemeint: Jedes veränderliche, unvollkommene Wesen hat eine Ursache. Tautologisch: Keine Wirkung ohne Ursache. Wichtig für das metaphysische Kausalitätsprinzip bleibt, dass eine Wirkung keineswegs eine notwendige Ursache haben muss, bloss eine hinreichende. Die einzig notwendige und allererste Ursache für die geschaffenen Dinge ist der Schöpferwille Gottes, welcher nicht nur als Anfangsgrund gesehen wird, sondern als permanenter Grund[5].

Im Vergleich zu diesem metaphysischen Ursachenmodell ist der Kausalsatz einfacher. Er lautet schlicht: Gleiche Ursachen haben gleiche Wirkungen und umgekehrt. Der Satz, während Epochen Grundlage eines mechanistischen Weltbildes und eines naturwissenschaftlichen Positivismus, begründetet eine Auffassung von Konstanz, Uniformität und Regelmässigkeit der Naturgesetze, welche besonders im 19. Jahrhundert den Naturwissenschaften den Anschein vermeintlich sicheren und exakten Wissens gegeben hat. Angesichts der Fragwürdigkeit der induktiven Methode, dem statistischen Charakter der Naturgesetze und den Diskussionen um Determination und Indetermination im 20. Jahrhundert hat der Kausalsatz seine Bedeutung als Dogma der Naturwissenschaft eingebüsst.

Im Vergleich zu diesen skizzierten Prinzipien fällt bei Hohenheim auf, dass es ihm weder um ein alles abdeckendes allgemeines Ursächlichkeitsprinzip geht noch um Ursachen, die einfach einen »Anfang« bilden, auch nicht um den Nachweis von gleichen Ursachen für gleiche Wirkungen. Gerade vom letzteren, also eher modernen Gesichtspunkt, ist das System der fünf Entien am weitesten entfernt. Die vermeintlich nämliche Krankheit, dieselben Symptome, gleich aussehende Wirkungen haben im Einzelfall eben nicht dieselben Ursachen! »Ir solt also wissen, dass fünferlei pestilenz sind, nit geret (gesprochen) auf ihr natur, wesen, form oder gestalt, sonder auf ihr herkommen, wannen sie geboren werden, sie seien darnach wie sie wölen... dass es seind fünferlei wassersucht, fünferlei gelbsucht, fünferlei fieber, fünferlei krebs, desgleichen von andern.« (I, 171). Was die Fieber betrifft, sind es gar fünfmal siebzig, weil es mindestens siebzig Arten des Fiebers gebe, von denen jedes wieder unter dem Gesichtspunkt der fünf Entien zu betrachten sei (I, 175).

Insofern die Entien symptomunabhängig zu betrachten sind, handelt es sich nicht um eine naturwissenschaftliche Krankheitsursachenlehre. Es braucht den ganzen Feinsinn des Arztes, beim einzelnen Patienten zu erfassen, wie weit ein Krebs zum Beispiel umweltbedingt, ernährungsbedingt, erbbedingt oder aus psychischen Ursachen zu begreifen sei, ganz zu schweigen von der spirituellen »Mitteilung« des Geschwürs. Als Bilanz bleibt, wie in einem der zehn Prologe zum *Volumen Paramirum* ausdrücklich gesagt, dass den »grunt nit verstehet« (I, 174), wer eine Krankheit nur aus einem einzigen ens zu deuten trachte.

Die Lehre von den fünf Entien hat zu tun mit einer Totalmedizin, die dennoch nicht als geschlossenes System daherherkommt. Es ist offensichtlich: Jedes der fünf Entien gehört einem eigenen Wissenschaftsbereich an. Die Erfassung erfordert vom Arzt höchste Beherrschung der vier Säulen der Medizin, der Philosophie, der Astronomie, der Alchemie und der Ethik, darüber hinaus Glauben und die Orientierung nach Christus, dem ersten Arzt. Indes ist es wichtig, den zentralen Begriff »astrum« aus dem ersten ens richtig zu verstehen, desgleichen die übrigen Grundbegriffe, die für Missverständnisse anfällig sind. Für ein vertieftes Studium der Lehre von den fünf

Entien sei auf die Publikationen von Heinrich Schipperges verwiesen, die jeweils zentral am *Volumen Paramirum* und am *Paragranum* orientiert sind.[6]

Steht der Archeus in der paracelsischen Schau des Lebendigen für innere Verwandlungs- und Wandlungsvorgänge, hat das astrum im weitesten Sinn mit der Umhüllung zu tun. Dies gilt in der kleinsten Welt bereits für die Matrix: Das Kind braucht weder Planet noch Stern, die Mutter ist sein Planet und sein Stern (I, 179). Die Gebärmutter ist in diesem Sinne das erste ens astrale, das je nachdem gesundmachend oder krankmachend auf die Leibesfrucht einwirkt. Für die Fische ist das Wasser das astrale Milieu, ihr Firmament, ihr Himmel, für den Menschen die Luft: »also reden wir von luft, dass wir euch erzelen das ens astrale« (I, 183). Die visionär anmutenden Skizzen von Gewässer- und Luftverschmutzung haben einen realen historischen Hintergrund. In der Umgebung von Schmelzhütten, zum Beispiel in Schwaz und nach Rolf Meyer auch in Sachsen[7], sind Umweltschäden durch Arsen bereits im 16. Jahrhundert bezeugt. Die Intensivierung des Bergbaus in Gastein, Rauris und im Pinzgau führt nicht nur zu massivem Raubbau an den Holzvorräten mit erheblichen Rodungen und Kahlschlag. Nach neueren Forschungen kommt es bereits gegen Ende des 15. Jahrhunderts zu »unübersehbaren« Umweltschäden: »Dabei barg der Erzbergbau, bei dem im Rahmen des Verhüttungsprozesses giftige Dämpfe (Hüttenrauch) ausgeschieden wurden, grössere Gefahren in sich als die Salzproduktion, bei der nur die Luft durch die Rauchentwicklung der Sudhäuser und Dörrkammern belastet wurde. Am stärksten betroffen waren jedoch weite Kreise der bäuerlichen Bevölkerung durch das uneingeschränkte, zügellose Anschlagen von Stollen, wo immer Gewerken und Bergleute fündig zu werden hofften«, so zum Beispiel der Historiker Heinz Dopsch[8]. Die Stollen wurden, in einer Art Goldrausch, vielfach ohne Rücksicht auf die in der Umgebung tätigen Bauern angelegt. Entsprechend konstatieren wir schon für das Jahr 1495 eine Beschwerdeschrift betroffener Bauern unter dem Titel *Vermerkt die beschwärung und mengel, so die landtschaft, geistlich edl und unedl von dem pergwerk haben.* Dabei wird unter anderem beklagt, dass das Rösten und Schmelzen des Roherzes auf den Feldern, Getreideäckern und

Wiesen durchgeführt wird, so dass Getreide und Futter verderben. Das Vieh sterbe am Hüttenrauch (arsenhaltige Emissionen aus den Schmelzhütten, die ins Futter gelangen). Auch klagen die Bauern, dass man unmittelbar an Strassen und Wasserläufen gelegene Grundstücke für den Bergbau in Beschlag nimmt, das Wasser aus seinem ursprünglichen Bett abgeleitet wird, es entstehen grössere Landschäden. Weitere Klagen betreffen den Holzverbrauch und die mangelnde Abgeltung der Bauern für die Immissionen der Hüttenwerke.

Aus dem Pinzgau ist 1562 eine Klageschrift belegt, wonach die Abwässer und Abfälle der Kupfer-und Schwefelröstanlagen sowie der Kupfervitriolsiederei in Mühlbach die Felder und Weiden in weitem Umkreis verseuchen. Ab 1561 gibt es Vorschriften, dass die Schwefelrösthütte und Vitriolsiederei nur während der Wintermonate in Betrieb stehen dürfen. Ähnliche Auflagen muss sich die Arsenkiesrösterei im Lungauer Muhrwinkel gefallen lassen[9]. Man kann annehmen, dass derlei Umweltschäden längst vor den ersten Vorschriften aufgetreten sind, also noch zu Lebzeiten Hohenheims. Von daher gesehen dürften die Stellen aus dem *Volumen Paramirum* weniger Visionen eines Sehers, sondern reale Erfahrungen sein.

Eines der bedeutendsten Werke Hohenheims, worin die Wirkung des ens astrale illustriert wird, ist die in der Datierung sehr ungewisse Schrift *Von der Bergsucht und anderen Bergkrankheiten drei Bücher.* Entgegen Sudhoff hält Edwin Rosner dieses 1567 publizierte Werk, vermutlich drei selbständige Studien, für ein Frühwerk[10]. Nicht ausgeschlossen ist, dass es kurz nach dem *Volumen Paramirum* entstanden ist, wird doch auf das Entien-Buch angespielt. Es handelt sich um eine zur Hauptsache »astralische« Betrachtungsweise der Berglungensucht: »So die erzleut, schmelzer, knappen und was den bergwerken verwant ist, es sei im waschwerk, im silber oder golderz, salzerz, alaun und schwefelerz oder in vitriol sud, in blei, kupfer, zwitter, eisen oder quecksilbererz, welche in solchem erz bauen, fallen in die lungsucht, in schweinung (Schwinden) des leibs, in magen geschwer; dieselben heissen bergsüchtig. darauf wissent, dass von disen krankheiten bei den alten scribenten nichts gefunden wird. darumb sie dan bisher unbeschriben bliben ist, auch in der heilung ausgelassen« (IX, 464).

Die Berglungensucht wird auf Luftverschmutzung zurückgeführt, wodurch die Lunge angegriffen werde. Die Ursache der Krankheit habe zu tun damit, »dass zwischen dem himel und der erden ein chaos ligt, welcher alle die krankheit macht so der lungen anligen, ir fieber, ir geschwer, ir schwindsucht, ir völli, ir husten, ir keichen, in engi mit samt andern speciebus (Besonderheiten)... nun regirt sich der chaos aus kraft der sternen« (IX, 465).

Die »Kraft der Sterne« in den Bergwerken ist so zu verstehen, dass unter Tage ein eigener, separater Sternenhimmel existiert, der seine Luft »kocht« mittels der Mineralien, wie der obere Himmel die Luft auf der Erdoberfläche beeinflusst. Das Chaos, das die Bergleute umgebende luftige Milieu, verhält sich zu den Gestirnen bzw. den Mineralien wie die Fleischsuppe zum Fleisch. Die Gestirne vermitteln das Aroma und die Kraft, als eine Art Suppe ist das Chaos die Nahrung für die Lunge. Diese »Ernährung«, welche einen Lungenstoffwechsel voraussetzt[11], kann zu entsprechenden Erkrankungen führen. Ein merkurialischer Arsenik oder ein sulphurisches Harz erzeugen krankmachende Absonderungen. Es kann zu einer »ausgedörten lungen« kommen, »aus welcher dürre der atem verwandelt wird, hiermit ein keichen auch mit einer entferbung im angesicht, macht auch spelt und schrunden in der lebern, mit derselben lauft ein unnatürlicher durst, nagt und zermalt die falt im magen, dass sie wie ein rinden an einem baum abschifert, und mit dem selbigen ein trucken im grubli, eine schwere harte deuung. auf solches nachfolgend vil zufallend hiz, klopfen und zittern am herzgrüblin, demnach ein ausschlahen in allen glidern, auf solches die breuni (Ruhr) und ein mitlaufende hauptsucht« (IX, 478f.).

Wichtiger als die komplizierte Beschreibung und eher hilflose Theraphie der Bergsucht im Detail ist in unserem Zusammenhang das Grundmodell des krankmachenden *astrum*. Es handelt sich hier um Kräfte, die gleichzeitig Umgebung und Schicksal sind. Immer wieder wird betont, dass es der triebhafte Mensch ist, der dem astrum ausgesetzt sei. Mit Nachdruck abgelehnt wird die Reduktion der astralen Betrachtungsweise auf simple Astrologie. Überhaupt ist festzuhalten, »dass die gestirn von planeten, von sternen und allem firmament nichts machen an unserm leib, nichts an unserer farben, nichts an unserer schöne, nichts an unsern geberden, nichts an unsern tugenden und eigenschaften... dass uns die astra nichts naturen noch zieren noch eigenschaft geben, so merken auf die underscheit, in was gestalt sie den körper kränken und töten« (I, 178). Der Bildbegriff »astrum« steht für je analog zu deutende Zeichensysteme bei den Gesteinen, den Metallen, dem menschlichen Körper, dem Firmament usw. Hartmut Dunkelberg deutet »astrum« als eine »gestaltende und treibende Kraft..., die Ursache für Leben, Wachstum und Veränderung in der Natur ist. Die zeitliche Aufeinanderfolge bestimmter Ereignisse im Naturgeschehen führt Paracelsus ebenfalls auf die Wirkung des ›gestirns‹ zurück.«[12] Dem ist präzisierend hinzuzufügen, dass das Gestirn zwar gestaltend wirkt, jedoch nicht determinierend, den freien Willen einschränkend. Die zeitliche Dimension des »Gestirns« wird »geschiklikeit« genannt, was nicht mit neuhochdeutsch »Geschicklichkeit« zu tun hat, sondern mit »Schicksal«: »das glück kompt aus der geschiklikeit und die geschiklikeit kompt aus dem geist; darnach ein ietlicher mensch ein geist hat, darnach ist er geschikt auf ein ding, und darnach er geschikt auf das selbige ding ist. darnach hat er glück« (I, 181). Schicksal bedeutet hier also die Summe von dem, was einer beabsichtigt, und dem, was ihm widerfährt.

Zusammenfassend stellen wir fest, dass der Begriff »astrum« nicht in einem letzten Sinne eindeutig gemacht werden kann. Als Betrachtungsweise der Umwelt als Krankheitsursache unter Einschluss von Zeit und Schicksal handelt es sich um eine Perspektive, die gerade heute nicht mehr einfach als weltfremde Metaphysik abgetan werden kann.

Beim ens venale, dem Infektions- und Vergiftungsfaktor, fällt auf, dass er sich teilweise mit dem ens astrale überschneidet. Insgesamt sind wir wohlberaten, wenn wir bei den tartarischen Krankheiten und bei den kontagiösen Übertragungen (Ansteckungen) das ens venale an der Arbeit sehen. Da es aber keine Ansteckung gibt ohne Zeit und Gelegenheit, wird offenbar, dass ens astrale und ens venale eben vor allem ursächliche Gesichtspunkte sind. »Die Ursache« schlechthin gibt es nicht, weil ohnehin die fünf Entien nur in kollektiver Supposition, jeweils alle zusammen, ursächlich agieren. Was wir heute unter Infektion verstehen, etwa den Biss des tollwütigen

Hundes, wird bei Hohenheim in erster Linie nicht als ens venale gesehen, sondern als geistige Wirkung, ens spirituale. Die »Wut« des Hundes äussert sich in einer Imagination, die den Gebissenen ansteckt. Auffällig die hohe Bedeutung der Beziehung Mensch – Tier, die auch mit dem ens naturale zusammenhängt. Zur Lehre Hohenheims über die Konstitution des Menschen gehört es, dass alle Tiere, Pflanzen und Mineralien ebenso wie die vier Elemente und die drei Prinzipien im Zusammenwirken den Menschen »naturen«.

Für das besonders umstrittene ens dei empfiehlt es sich, über die Dunkelheiten des Gottesbegriffs hinaus das gnadenhaft leuchtende Bild von Jesus Christus dem Arzt in den Mittelpunkt zu stellen. Der Christologie kommt, bezogen auf das Gesamtwerk, ein höheres Gewicht zu als einer gnostisch angehauchten, jedenfalls in keiner Weise »einheitlichen« Vorstellung von Gott als Schöpfer und Rächer. Die Christologie steht sinngemäss eher bei der Deutung von Heilungswegen als bei den Krankheitsursachen im Vordergrund, es sei denn, wir verstehen mit Blaise Pascal die Krankheit als den christlichen Zustand. Nur eine kranke Welt konnte der Herr betreten[13] – Christus Medicus, Christus der Arzt[14].

Im Gegensatz zu den breiten und zum Teil weitschweifigen Ausführungen über die Krankheitsursachen ist den fünf Heilungswegen nur gerade der dritte von zehn Prologen zum *Volumen Paramirum* gewidmet. Fünf »Sekten« oder »Fakultäten« bemühen sich um die Heilung des Patienten: Erstens die Naturales oder sogenannten Allopathen, geleitet vom Grundsatz »Heilen durch das Gegenteil«, kalt mit warm, trocken mit feucht, Völle mit Ausleerung, Nüchternheit mit Anfüllen und dergleichen. Avicenna, Galen und Rhazes seien bei dieser Sekte gewesen (I, 167). Zweitens die Specifici oder Homöopathen, geleitet vom Grundsatz der Ähnlichkeitsregel. Was krank macht, kann auch gesund machen, was Gelbsucht erzeugt, Gelbsucht heilen. In diese Sekte gehören auch die Magnetopathen. Drittens die Characterales oder Heiler durch Buchstaben und Worte. Sie gebieten den Krankheiten, wie einer befehle zu laufen, und der Befehlsempfänger läuft. Diese Methode haben Albertus Magnus, Astrologen, auch Philosophen beherrscht. Über Zauberworte hinaus kann in dieser Rubrik eine suggestive Gesprächstherapie genannt werden, wie sie später Franz Anton Mesmer (1734–1815) angewandt hat, auch, entgegen seiner Theorie, Sigmund Freud.

Viertens die Spirituales. Diese Ärzte sollen den Geistern der Kräuter und Wurzeln gebieten, beherrschen also die Naturmagie. Das ist nicht zu verwechseln mit herkömmlicher Geistheilung, die eher zu den Characterales zu rechnen ist. Eine »spirituale« Anwendung zum Beispiel des Johanniskrauts besteht darin, die Staude unter das Kopfkissen zu legen, das Haus damit zu »umstecken« oder es an die Wände zu hängen, wie in der Schrift *Von den natürlichen Dingen* empfohlen (II, 117). Auch die Wirkung der Korallen im *Herbarius* geht in diese Richtung[15]. Rote Korallen machen fröhlich und lieblich, braune fördern die Schwermut (II, 40).

Fünftens die Fideles, die Kranke durch den Glauben heilen. Dabei ist zu unterscheiden das Gesundglauben, wie es zum Beispiel im Buch *Von den unsichtbaren Krankheiten* kritisch dargestellt wird, vom Heilen, wie es Jesus Christus und seine Jünger getan haben (Matth. 9,6). Heilen wie Jesus Christus geheilt hat: Nimm dein Bett und geh! Diese Art Heilung ist sicher dem Arzt im Lichte der Natur verschlossen, es wäre jedoch falsch, Wunder auszuschliessen. Der entscheidende Massstab bleibt bei Hohenheim aber Jesus Christus: »Also ist Christus der oberst arzet und der einzige, der es umsonst tut« (PR, 160).

Die fünf Heilungswege machen klar, dass weder Homöopathie noch Allopathie noch magische und sonstwie unkonventionelle Heilpraktiken irgendeine Monopolstellung beanspruchen dürfen. Im Vordergrund steht nicht irgendeine Allheilmethode, sondern die Proportionalität, die Angemessenheit des Handelns. Im Hause der Heilkunst gibt es viele Wohnungen. Richtschnur für die Angemessenheit des Handelns ist das Basler Motto »experimenta ac ratio«, Erfahrenheit und Vernunft. Die Vernunft, ratio, hat mit »Zumessen« zu tun, gemäss der älteren Philosophie nach einem Mass, das nicht dem menschlichen Geiste entnommen ist, sondern den Dingen selbst, ihren sprechenden Signaturen. Dabei wird das Natürliche verfehlt, wenn nicht auch noch der Sinn für das Übernatürliche hinzukommt, das Licht des Geistes neben beziehungsweise über dem Lichte der Natur. Der Blick auf die Krankheitsursachen und

Heilungswege setzt einen immensen Schöpfungsoptimismus voraus, ein Mass an Glauben, das natürliche Fähigkeiten übersteigt. Der Arzt braucht für sein Arbeiten die Gnade, genau so wie der Kranke. Dass die »heidnische«, natürliche Medizin für den ganzen Grund der Arznei nicht ausreicht (I, 225), mindert nicht den Wert der Schätze, zu denen auch schon aus dem Licht der Natur ein Zugang gefunden werden kann. Die Dinge sehen in den drei Prinzipien Sal, Sulphur, Merkur, der Sichtbarkeit des Schöpferwortes »Es werde«, gebaut auf die vier Säulen der Medizin, beeinflusst von den fünf Entien und geheilt auf den fünf Wegen – das macht den Weg des Arztes und Philosophen aus. Nicht nur den Arzt, auch den Philosophen braucht nichts zu gereuen, mag auch angesichts des vielfachen Scheiterns Verzweiflung immer wieder naheliegen. Andern kann man vielleicht helfen, sich selber sicher nicht: »Denn der arzt ist der nicht, welcher im selber arzneiet sonder nur andern. wie ein schaf nicht ime (ihm selbst) wolen tregt sonder dem weber und kurschner und wird gelobt darumb,... also soll auch der arzt sein gleich dem schafe und nit ime (ihm selbst) sondern andern den nuz tragen und geben... deshalb ist auch Christus von Johannes dem Täufer einem lamb gleichgebildet worden. Nun ist es sehr vonnöten, dass ein arzt ein lamb auch sei...« (VIII, 203).

Der Schafsarzt soll sich im Gegensatz zum Wolfsarzt, dem Geld und gesellschaftliche Stellung wichtiger sind als die Forschung im Lichte der Natur und die Nachfolge Christi, in keiner Weise überheben. »Was ist des arztes redlikeit? ja ja, nein nein, das ist sein redlikeit, darauf soll er grunden. so nun ja sol ja sein, so muss er dermassen die arznei im rechten grund wissen.« Es ist ein ständiges Wachsen, »damit der arzt ganz werde und in vollkommenem grunt stande«(VIII,211), nicht zehn Stunden bleibe einer unbelehrt! (VIII, 214) Der sittliche Wert, welcher zwischen wissenschaftlicher Haltung, Praxis und Ethik das Band bildet, heisst Treue: »Wo der grunt eines guten arzets ist, dass auch die treu damit lauft und vollkommen sei, nit ein halbe, nit ein geteilte, nit ein stückwerk sonder eine ganze volkommene treu !« (VIII, 213)

Das Geisterreich ist nicht verschlossen

Wir melden, dass im Wasser eine Welt sei, in der selbigen Leut sind... (I, 250)

Von Niklaus von Flüe wird eine merkwürdige Vision berichtet: Auf einem Platz, welcher der Allgemeinheit gehört, ist eine grosse Menschenmenge ununterbrochen und emsig an der Arbeit, ohne dass dabei ein Resultat herausschaut. Rechter Hand steht eine Art Tabernakel mit einer Tür, welche zu einer Küche führt. Von dieser führt eine vierstufige Treppe hinauf zu einem Brunnen, aus dem Wein, Honig und Öl fliessen, mit einem Getöse, dass das ganze Gebäude erschallt wie ein Horn. Der Betrachter wundert sich sehr, warum die Menschen so arm sind, da sie doch hineingehen könnten in die Küche, um aus dem Brunnen zu schöpfen, der ihnen allen gemeinsam gehört. Ohngeachtet des fliessenden und tönenden Reichtums fahren die Menschen mit ihrer schweren nutzlosen Arbeit fort. Schliesslich schlägt einer mitten durch den Platz einen Zaun mit einem Gatter. Davor stellt er sich und sagt: »Ich lasse euch weder hin noch her, ihr gebt mir denn den Pfennig.« Aber keiner will hineingehen, um aus dem Brunnen zu schöpfen. Wie Niklaus so dasteht und sich umsieht, verwandelt sich die Gegend in die Einöde, in der er lebt, und er erkennt: dieser Tabernakel ist er selbst.[1]

Diese parabelhafte Vision, in neuester Zeit als Gleichnis für den schweizerischen Isolationismus gesehen[2], steht für einen tief empfundenen Schmerz darüber, dass die Menschen vor lauter Eigennutz – ein zentraler Begriff in den Meditationen von Bruder Klaus – das Schönste und Beste schlicht übersehen und überhören. Damit verfehlen sie ihren eigenen wahren Reichtum, mag er leuchten wie die Sonne oder laut tönen wie der Fall des Rheins, um ein paracelsisches Bild zu bemühen. Nicht nur dies, der »eigennucz«[3] bewirkt gemäss einer weiteren Vision des Eremiten von Obwalden, dass die Menschen ihr Antlitz von der Wahrheit abwenden, deren Betrachtung in »Begier und Wollust« so beglückend wäre wie der Anblick eines faszinierend schönen Mannes mit magnetischen Augen und durchsichtigen Gliedern, leuchtend durch das schöne Gewand. Von »eigen nuz« spricht auch Hohenheim im Zusammenhang mit visionären Wahrnehmungen, wie sie bei einfachen Menschen, Bergarbeitern und Sennen im Alpenraum geläufig sind, aber auch noch zum Beispiel bei einem gelehrten Stadtschreiber des 16. Jahrhunderts wie Renward Cysat von Luzern[4]. Wenn indes solcherlei Erscheinungen in ihrer Bedeutung kaum mehr gewürdigt werden, sei »eigener nucz« daran schuld. Elementargeister wie Sirenen, Nymphen und sogenannte »mêrwunder« sollten »dem menschen grosse spiegel vor seinen augen... sein. aber es ist die lieb erkaltet in vilen. darumb so acht man der dingen nichts« (XIV, 139). In »wasserleuten, erdmenlein und dergleichen... (im) rechten grunt verstanden... wirket got wunderbarliche ding in seinen creaturen« (XIV, 138). Ihre Erscheinungen sind, wie manche Motive in den Visionen von Bruder Klaus und in der Alpensage, Ausdruck einer manchmal erschreckenden, manchmal beglückenden erotischen Faszination, im zeichenhaften Sinn jedoch weit über die Augen- und Sinnenlust hinausweisend. Wesentlich ist die Rangordnung der Werte, wie in der oft und mit Verwunderung zitierten Seligsprechung der Nymphen angedeutet:

Seliger ist es zu beschreiben die Nymphen,
dann zu beschreiben die Orden.
Seliger ist, zu beschreiben den Vrsprung der Rysen,
dann zu beschreiben die Hoffzucht.
Seliger ist, zu beschreiben Melosinam,
dann zu beschreiben Reytterey und Arthellerey.
Seliger zu beschreiben die Bergleut vnter der Erden,
dann zu beschreiben Fechten vnnd Frawen dienen.[5]

Wie wichtig sind die Orden, die Schulrichtungen, die intellektuellen Kleiderordnungen? Wie ernst zu nehmen sind Konvention, Diplomatie, die Art, wie wir uns in der Öffentlichkeit selbst darstellen? Welcher Stellenwert kommt dem Militär zu, überhaupt jedem auf Beherrschung von Techniken beruhenden Sicherheitsdenken? Welchen Rang soll der Sport in der Gesellschaft einnehmen? Wie bedeutend sind Liebeleien, Galanterien, das charmante Gesellschaftsspiel?

Alle diese Dinge mögen wichtig sein, »der welt art zu gebrauchen und ihr wolgefallen«, nur gilt es dabei die Proportionen zu wahren. Vergessen wir nicht, lehrt Hohenheim in den Traktaten seiner *Philosophia Magna* betreffend die göttlichen Werke und die Geheimnisse der Natur: »im haus gottes sind vil wonungen: ein ieglicher nach seiner gelerti (Gelehrsamkeit) sein wonung sehen wird« (XIV, 117). Über Hofsitten, schöne Gebärden, glanzvoll-humanistische Beherrschung der Sprache hinaus gibt es eine Ordnung, die den einfachen Menschen in den Bergtälern vielleicht geläufig, den Prominenten, Gelehrten, Mächtigen aber verborgen bleibt. Es ist die Ordnung des seligen Lebens »in den dingen, die götlich seind, zu betrachten« (XIV, 116). Erstaunlich, wie Hohenheim, sonst erklärter Gegner poetischer Ausdrucksweise, an dieser Stelle seines Werks in eine dichterisch-rhythmische Sprache übergeht, nach Gerhard Eis einem sogenannten Priamel nachgebildet[5].

Hohenheims Seligpreisung der Elementargeister hat, neben Faszination, in der Wissenschaftsgeschichte eher Befremden ausgelöst. 1820 kommt es zu einem bemerkenswerten Separatdruck in den *Blättern für höhere Wahrheit,* einer dem Mesmerismus nahestehenden esoterischen Zeitschrift, welche typisch ist für den romantischen Geist. Sonst aber dominiert gegenüber der paracelsischen *Philosophia Magna* das Unbehagen, schon wegen der Themen: Ausser Elementargeistern Hexenwerke, Besessene, sibyllische Prophetie, das Augurenwesen, blutende Bäume, postmortale Erscheinungen, Homunculi, Wunderzeichen von Heiligen und vielfältige Arten von Magie. Angesichts dieser Fülle von Entlegenem und Obskurem konstatiert der Pharmaziehistoriker Otto Zekert, das sechzehnte Jahrhundert sei »doch mehr dem Aberglauben verhaftet, als es die Überschätzer dieser Zeit wahrhaben wollen«[6]. Gerhard Eis bezeichnet die Ausführungen betreffend das Geisterreich »gewaltsam, paranoid, aber originell und echt paracelsisch«[7]. Diese Aspekte scheinen auch den Zürcher Medizinhistoriker Erwin Ackerknecht zu seinem bekannten Urteil verleitet zu haben: »Diesem medizinischen Doktor Faustus gegenüber... drängen sich dem Beobachter gleichzeitig Mitleid, Abscheu und Bewunderung auf«[8].

Jenseits von Mitleid und Abscheu stellen in neuester Zeit Sergius Golowin, Erwin Jaeckle und Gunhild Pörksen den *Liber de Nymphis,*

Sylphis, Pygmaeis, Salamandris et de Caeteris Spiritibus ganz in den Vordergrund einer Paracelsus-Rezeption, die den heutigen Menschen angesichts eines auffälligen Paradigmenwechsels ansprechen will. Das gleiche gilt für neuere literarische Adaptionen wie diejenigen von Max Mell und Frank Geerk[9]. Die Neubewertung dieser scheinbar besonders irrationalen Gesichtspunkte im Paracelsus-Werk hat zu tun mit einem veränderten Interesse an der Überlieferung. Das oft vorschnelle Verdammungsurteil über den Aberglauben wird dabei überwunden zugunsten der Frage nach dem, was wir zu unserem eigenen Schaden verlernt, verdrängt und vergessen haben. Beachtung verdienen der weltbildtheoretische und literarische Hintergrund, aber auch die erstaunlicherweise bis in die Gegenwart weiterfliessenden Quellen magischen Empfindens. Diese sind jenseits volkskundlicher, soziologischer, psychologischer und psychiatrischer Betrachtungsweise zunächst einmal Gegebenheiten, die es so unbefangen wie möglich zur Kenntnis zu nehmen gilt. Jede andere Haltung wäre unwissenschaftlich.

Unbefangen zur Kenntnis nehmen: »Die Welt hat sich in unserem Jahrhundert stürmisch entwickelt; wer aber mit wachen Sinnen den Alltag betrachtet, wird feststellen, dass vergangene Zeiten ihre Spuren hinterlassen haben, die nicht ausgelöscht werden können und die, trotz allem Andersscheinen, mit der Gegenwart in Verbindung stehen«, so der Volkskundler Josef Zihlmann[10]. Sein Handbuch luzernischer Volkskunde, *Volkserzählungen und Bräuche*, bringt eine Fülle von Zeugnissen dafür, dass die Welt der Sagen und mythologischen Überlieferungen nicht einfach einer grauen Vorzeit angehört. »Mündlich von Frau R., Hergiswil«, steht da im Zusammenhang mit einem Bericht über Bergmannli in einem Ring, »wo anderes Gras wächst«. Meist sind es einfache, wenig gebildete, aber durchaus als klug geltende Leute, in denen die Überlieferungen der Volksweisheit weiterwirken. Auffällig sind Verweise auf allerlei Gesichte (Visionen) und merkwürdige Begegnungen, zum Beispiel feurige Gestalten, die Hohenheim seinerzeit Zundeln, eine Generation später Renward Cysat Züsler genannt hat. Die Bergmännchen schliesslich scheinen noch in unserem Jahrhundert ihr Wesen zu treiben, vor allem im Napfgebiet, einer ebenso entlegenen wie magisch »besetzten« Region am Rande des schweizerischen Alpenraums. So berichtet Josef Zihlmann über die Bergmännchen im Entlebuch, der paracelsischen Zigeuner-Landschaft: »Dem Thalmann Töni im obern Egelshorn – so heisst ein Heimetli (Bergbauernhaus) auf der Romooser Seite des Napfs – ist einmal ein Bergmannli begegnet. Es war an einem Sonntag, und der Töni wollte über das Enzi nach Romoos zur Kirche gehen. Der Winter war hereingebrochen, und der Weg durch die Wächten war mühsam. Über dem Enziloch kam ein Bergmannli daher und fragte den Töni, wohin er wolle. Nach Romoos hinunter zur Kirche, in die Messe, sagte Töni. Er solle doch mit ihm kommen, sagte das Bergmannli, er könne in der Fluh einem Gottesdienst beiwohnen. Töni schüttelte den Kopf: nicht einmal im Sommer würde er es wagen, in die Fluh zu steigen, geschweige denn im Winter. Da sagte das Männlein, es trage ihn hinunter. Töni willigte in den Vorschlag ein, das Männlein hob ihn auf die Schultern und stieg mit ihm in die Wand. Dort kamen sie in eine Höhle, wo ein Gottesdienst stattfand. Nachher trug das Bergmannli den Thalmann Töni wieder hinauf. Auf der Stechelegg aber verschwand das Männchen.«

Das hat dem Volkskundler vor vielen Jahren einmal eine Frau im Napfgebiet erzählt. »Es war dabei in keiner Weise von einer Sage die Rede. Die Frau hat es erzählt, einfach so, schliesslich hat sie ja auch auch die Verwandten des Thalmann Töni noch gekannt, und die haben noch andere Dinge vom Töni gewusst. Ich habe einfach zugehört, einfach hingelauscht, wie die Frau das in gleichbleibender Stimmlage erzählte. Kein Wenn und Aber hat sich ergeben, keine Frage, die das Erzählte verschnörkelt hätte. Viel später ist mir dann ein Licht aufgegangen: Die Erzählerin und ich, der Thalmann Töni und das Bermannli im Enziloch, alle viere sind zusammen mit der Napflandschaft ein umfängliches Ganzes gewesen wie ein Brocken Nagelfluh.«[11]

Geschichten wie die oben dargelegte stehen, bei aller Isoliertheit in der modernen Zivilisation, für die Lebendigkeit einer Bildwelt, die Hohenheim als zugleich gelehrter und volksnaher Philosoph deutet. Dass man ihm in besonderem Masse Kenntnisse des Geisterreiches zutraut, liegt über die Nachwirkung des Nymphenbüchleins hinaus auch in der Volkssage auf der Hand. Die Besonderheit der Darstellung liegt wohl darin, dass der Text von beidem, dem Wahrnehmungsbericht und mehr oder weniger wissenschaftlicher Theorie, den gleichen Abstand hat. Unter Berücksichtigung von Quellen aus Literatur und Geistesgeschichte sowie der Volksüberlieferung berührt der Eindruck von Authentizität. Der *Liber de Nymphis* scheint auf einmalige Weise Quelle und Darstellung zugleich zu sein. Wem immer das Philosophieren über Elementargeister Spass macht, wird mit grossem Gewinn auf Hohenheims ohne Zweifel merkwürdigstes und für viele faszinierendstes oder befremdendstes Buch zurückgreifen.

Unter den neunzehn erhaltenen Texten der *Philosophia magna* ist der *Liber de nymphis* der lichtvollste und zusammen mit den Studien über Geisteskrankheiten im Kontext des Gesamtwerkes am besten vorbereitet. Im Vergleich zu anderen Teilen der *Philosophia magna* besteht weniger der Eindruck, es werde nur ein Teil eines Kuriositätenkabinetts vorgeführt. Das Nymphenbüchlein ist eingebettet in grundsätzliche Ausführungen zu Fragen der Erkenntnis aus dem Lichte der Natur im Prolog und in eine Überleitung in eschatologische Perspektiven am Schluss. Die Hauptmotive Nymphen, Erdmännlein, Riesen, Schrättlein, Melusine und andere sind in zahlreichen weiteren Werken in eng verwandtem Zusammenhang, oft mit beinahe nämlichen Formulierungen behandelt, so dass an der Echtheit der Schrift kein Zweifel bestehen kann. Ganz zu schweigen von den autographischen Vorlagen, die dem Herausgeber Huser noch vorgelegen haben sollen. Der Erstdruck erfolgt schon ein Vierteljahrhundert vor Huser im schlesischen Neisse (1566).

Der *Liber de nymphis, sylphis, pygmaeis et salamandris et de caeteris spiritibus*, deutsch das Buch von den Wasserfrauen, Luftgeistern, Erdmännchen, Feuerwesen und den übrigen Geistern, kommt keineswegs wie ein Ammenmärchen einher. Dem Leser wird von Anfang an klar gemacht, dass es sich hier um die Grenzen des Wissbaren handle, weniger was die geläufigen Berichte um diese Wesen betrifft, als im Hinblick auf die Deutung der Phänomene. Am Anfang besteht bezeichnenderweise die Zusammenschau von Natur- und Selbsterkenntnis: »... ein ieglichs lant das sein erkent, das in im ist und wachst.

ein ieglich mensch sein eigen erkanntnus sein selbs hat« (XIV, 115). Der Blick nach aussen wie nach innen, das ist für das Verständnis entscheidend, ist gemäss dem Grundsatz aus dem *Paragranum*, dass das Innere und das Äussere ein Ding sei, nicht durch den Subjekt–Objekt–Gegensatz verfremdet. Die grundlegende Revolutionierung des abendländischen Denkens, wie Descartes sie vollzogen hat in der strikten Trennung von Innen und Aussen, Subjekt und Objekt, res cogitans und res extensa, hindert den modernen Forscher am Begreifen älterer Weltbildkonzeptionen. Für ihn sind diese beiden Welten eines zweihäusigen Systems streng geschieden, haben schlechthin nichts miteinander zu tun. Die cartesische »Aussenwelt« ist Spielmaterial der herrschendenVernunft, die sich selbst durch die einzige zweifelsfreie Evidenz begreift: Je pense, donc je suis – cogito, ergo sum – ich denke, also bin ich.

Erkennen ist in diesem Sinne auf gar keinen Fall die Wiederspiegelung des grossen Menschen Natur im kleinen Menschen Ich, eher wertneutrales Ordnen, Zählen und Messen. Also etwas ganz anderes als das empfangende Schauen aus dem Licht der Natur und aus dem Lichte des Geistes, wie es für Hohenheim (teils in gnostischer, teils in scholastischer Tradition) noch gilt. Vom Licht der Natur und vom Licht des Menschen, welches noch über der Natur sei, ist im Prolog des Nymphenbüchleins die Rede, analog dem schönen Satz aus dem Traktat *Von der Wiedergeburt*: »Um der Erkenntnis der Natur willen soll das Leben uns die höchste Freude sein und der Tod verhasst.«[12]. Diese Erkenntnis hat zu tun mit der Scientia, der zeichenhaften Botschaft, in den Dingen selbst: »... und ein iegliche stat, dorf, haus treit sein eigen erkantnus aller natürlichen dingen« (XIV, 115). Die Örtlichkeiten teilen sich mit, genau so wie das Wasser, die Luft, die Gesteine, das Feuer. Dabei ist Hohenheim nicht so naiv, Geistwesen wie Nymphen und Erdmännchen einfachhin einer platt materiellen Wirklichkeitsebene zuzuordnen. Niemand solle sich wundern, dass derlei Kreaturen existierten. Diese Dinge seien nicht täglich vor unseren Augen, »sonder gar seltsam, und sehens alein, dass wir der dingen ein wissen mit tragen, das doch sei und doch als kemen uns im schlaf für« (XIV, 122). Wir haben also ein Vorwissen, ein Urbewusstsein von diesen Wesen, die uns wirklich erscheinen, aber so, als nähmen wir sie im Schlafe wahr. Gemäss Hohenheim bilden die Elementargeister ein Zwischenreich der »Geistmenschen« (XIV,118), die jedoch – im Gegensatz zu den Engeln – näher beim Tierreich, der Natur überhaupt, anzusiedeln sind als im übernatürlichen Bereich. Sie verfügen über einen Leib, aber nicht aus »grob fleisch«, sondern aus subtiler Stofflichkeit (XIV, 120). So können Elementargeister durch Gemäuer, Felsen, Gesteine wandeln, im Feuer leben, in der Luft, im Wasser als ihrem jeweiligen »Chaos« bzw. astralen Milieu. Eine unsterbliche Seele haben sie nicht. Mit dem Tode verschwinden sie ganz. Es bleibt gar nichts von ihnen übrig, kein Leichnam, geschweige ein Skelett. Um es in heutiger Sprache zu sagen: Elementargeister sind reine Erscheinungen. Es wäre mit Sicherheit nicht möglich, sie mit einer Marderfalle einzufangen oder gar mit einer Fernsehkamera zu überlisten.

Im Sinne der paracelsischen Lehre von den Elementargeistern müssen drei Dinge zusammenkommen: der Ort, die Bewusstseinslage der Person und das Schicksal, von Hohenheim »astrum« genannt. Für die Elementargeister, die eigentlich gut sind, zumindest aber Ratgeber zu unserer Selbsterkenntnis, gilt gemäss dem *Liber de nymphis*: Sie erscheinen uns, wir aber nicht ihnen! (XIV, 132) Womit das Geheimnis weiterhin ein Geheimnis bleibt. Auffällig ist dabei der Zustand der furchtlosen Verwunderung, in den wir versetzt werden, sobald der Mensch sich den Elementargeistern gegenüber empfänglich zeigt. Dabei ist erkenntnistheoretisch sicher von einem Analogiedenken auszugehen, verschiedenen Seinsebenen, die sich als Makrokosmos und Mikrokosmos jedoch entsprechen. Um dies klar zu machen, lohnt es sich, einen Blick auf die einzelnen Kapitel zu werfen.

Der *Liber de nymphis* besteht aus einem Prologus und sechs Traktaten. Dabei handelt es sich um einen zugleich anthropologischen wie kosmologischen, soziologischen und politischen Text. Was der Mensch sei, darüber können wir, wie nicht erst C.G. Jung gemerkt hat[13], über die Phänomenologie der Elementargeister, viel erfahren. Der Prologus handelt von den Geschöpfen und ihren Geheimnissen, die im Licht der Natur und im Licht des Menschen zu ergründen seien. Der gnostisch-scholastischen Grundhaltung des Verfassers entspricht die Überzeugung, dass der Mensch mit entsprechender Reife auf Dauer alles wissen könne, die Welt in unbeschränktem Sinne intelligibel, also dem menschlichen Geist zugänglich sei. Zwar nicht ein Mensch allein, aber alle zusammengenommen, nicht als Kollektiv, aber als Menschheit im Sinne des (finalen) Wesens, der langfristigen Bestimmung. Der Mensch in diesem Sinne ist zugleich Natur, Geist und Engel. Dem entspricht, ein neuplatonischer Gedanke, das Modell von den drei Leibern des Menschen: dem elementischen Leib, dem feinstofflichen Astralleib und dem Geistleib beziehungsweise der Seele, mit welcher der Mensch die Natur übersteigt, »zu ergründen auch was nit in der natur ist« (XIV, 116).

Zwischen Himmel, Erde und Hölle als dem metaphysischen Schicksal des Menschen soll noch ein Zwischenreich existieren: das Reich der Elementargeister, der Nymphen, Riesen und Zwerge. Dieses Reich ist nicht für jedermann zugänglich. Seine Ergründung und Erfahrung gelingt am ehesten denjenigen, welche den Lastern der Welt, Fürstenzucht, Hofsitten, schönen Gebärden und Rhetorik entsagen. »O wie gross ist der in freuden, der seinem schöpfer nachdenkt! der fint perlin (Perlen), die nit den seuen geben werden.« (XIV, 117) Der Weg der Erkenntnis führt, nicht unähnlich dem Weg von Bruder Klaus, über Entsagung, ein »einig wesen« (Einsamkeit), von der Askese zu einer betrachtenden Existenz: »Nit in laster, nit in hurerei, nit in spielen, nit in saufen, nit in rauben, nit im gut gewinnen noch schez samlen den würmern. sonder sein geist, sein liecht, sein englisch (engelhafte) art anlegen in den dingen, die götlich seind zu betrachten.«(XIV, 116) Wie weit hierin eine radikale Gesellschaftskritik angelegt ist, ergibt erst ein Gesamtüberblick auf das rätselvolle Büchlein.

Der erste Traktat berichtet von der Erschaffung und dem Wesen der »geistmenschen«, nämlich von den Wasserleuten, den Bergleuten, den Feuerleuten und den Windleuten. Mit in diese Kategorien gehören die Geschlechter der Riesen, Melusine, auch der Venusberg. Diese Geschöpfe würden allgemein als Menschen angesehen, stammten jedoch nicht von Adam, sie seien Kreaturen »geschiden von menschen und von allen tieren«. Das Fleisch von Adam sei ein »grob fleisch«. Die Elementargeister haben in ihrem subtilen Leib

Fleisch, Blut und Gebein, zeugen und gebären Kinder, essen, trinken und schlafen. Eine unsterbliche Seele wie der Mensch haben sie nicht, dennoch streben sie, wie alle Kreaturen nach Erlösung. In diesem Zusammenhang steht der Satz: »Dan wie ein kranker eines arztes bedarf, so bedörfen die ding eins philosophen und ein christ seines erlösers, also auch ein ieglich werk seines meisters« (XIV, 119).

Aus der Sicht der mittelalterlichen Theologie kann gesagt werden: die Elementargeister gehören nach Theophrastus von Hohenheim der Schöpfungsordnung an, aber nicht der Erlösungsordnung. Christus ist nicht für sie gestorben.

Auf diese Weise sind sie »menschen und leut, sterben mit dem vich, wandeln mit den geistern, essen und trinken mit den menschen... also sind die under allen tieren dem menschen die nechsten und so nahe, dass sie leut geheissen werden und menschen... sonderlich wunderbarlich geschöpf« (XIV, 123f.).

Im zweiten Traktat werden die vier Wohnungen der Elementargeister vorgestellt, ihre Sitten, Gebräuche und Hierarchien. Darin wird ein Gedanke aus dem Buch über die Bergsucht wieder aufgenommen, wo geschrieben steht: »Darumb der chaos der erden den erdleuten zu einem luft geben ist und der chaos des wassers zu einem luft den nymphen geben und dieselbigen also aus disem luft leben« (IX, 468). Dieser Gedanke hat zu tun mit dem belebten und begeisteten Milieu der Elemente. Gemäss dem *Liber de nymphis* bezeichnet dieser Sachverhalt, dass Gott »kein element feiern lesst und lêr lesst«. Es gibt kein Vakuum, nichts schlechthin Vergessenes und Bedeutungsloses in der Schöpfung. Die Erde ist im umfassenden Sinne Wohnraum. Über die Sitten der Elementargeister erfahren wir: »Sie seind bekleidet und bedecken ir scham« (XIV, 127). Und wie die Tiere verfügen sie über eine hierarchische Ordnung, »ir oberkeit, wie die immen, die iren könig haben und die schnêgens (Schneegänse)... iren vorflieger« (XIV, 127). Auch müssen sie arbeiten wie die Menschen. Die Bergleute sind klein, zwei Spannen gross, die Salamander sind lang, schmal und dürr. Interessant ist, dass ihre Leiblichkeit sich zu ihrem jeweiligen Element gerade gegensätzlich verhält. Darum haben die Erdmännchen den subtilsten, die Luft- und Waldgeister den vergleichsweise gröbsten Leib in diesem Geisterreich. An Erdmännchen erinnern allerlei unterirdische Kammern, Gewölbe und Estriche »in höhe eines elnbogens und dergleichen« (XIV,129), auch allerlei Höhlen. Die Nymphen begegnen uns an stehenden Gewässern, auch an reissenden Bächen, manchmal ergreifen sie Leute, die durchreiten und darin baden. Das Geschrei der Salamander wie auch das Geräusch ihres Zimmerns und Werkens ist am Ätna hörbar, allgemein bei Vulkanen, ferner in Erzbergwerken (XIV, 130).

Der dritte Traktat handelt davon, »wie sie zu uns komen, und uns sichtbar werden« (XIV, 130). Ähnlich wie die Engel sind die Elementargeister Boten, die zu uns wandern und uns mitteilen, wie wunderbar die Werke Gottes sind. Darum wandeln sie bei den Menschen und reden mit ihnen. Dabei liegt die Initiative bei den Geistern. »Der mensch der erscheint niemants dermassen, wie die ding dem menschen erscheinen. das ist, die nymphen erscheinen uns, wir aber inen nicht, alein was sie in irer welt von uns sagen, als ein bilger, der in fernen landen gesein were«. (XIV, 132)

Interessant an dieser Stelle ist, dass also die Elementargeister nicht nur uns Botschaften bringen, sondern als Pilger zwischen den Welten Informationen über uns in die Natur zurücktragen. Hohenheim vergisst nicht zu betonen, wie sehr diese Geister uns verzücken. Dies sei aber nicht im Sinne einer Gewalt über den Menschen zu verstehen. Der Mensch umgekehrt setze die Bergleute und Wasserleute keineswegs in Verzückung. Trotzdem haben sie das Bedürfnis, sich mit dem Menschen zu vermischen, ihn zu lieben, um ihn zu buhlen, für ihn zu gebären. Kinder aus solchen Verbindungen schlagen dem Adam nach, sie haben also eine unsterbliche Seele. Einige Details: Bergleute geben Geld, helfen beim Arbeiten, sind fleissig. Nymphen sind gesprächige, unterhaltsame Partnerinnen, doch achte man auf ihre Tabus. Wer eine Nymphe zur Frau habe, der beleidige sie nicht auf dem Wasser! (XIV, 136) Waldleute sind ziemlich grobe Gesellen. Feuerleute sind meist schweigsam. Wenn sie einmal reden, wirken sie hart. Sie buhlen um ältere Frauen, vorzugsweise Hexen. Im allgemeinen sind die Elementargeister gut, doch können sie, wie der Mensch auch, vom Teufel verderbt werden. Das ist ausführlich dargestellt im Buch über das Blut, welches dem Nymphenbüchlein vorangestellt ist. Nymphen würden gelegentlich vom Teufel in Bäume getrieben, aus deren Rinden dann Blut fliesst (XIV, 113).

Von den Buhlschaften zwischen Nymphen und Menschen berichtet ausführlich der vierte Traktat. Hier finden wir Hohenheims Versionen der alten Volkssage von Undine und Melusine, die in Oper und Erzählungen der Romantik, auch in der Psychologie von C.G. Jung, eine erhebliche Rolle spielen, in der modernen Literatur noch bei Ingeborg Bachmann. Faszinierend und vieldiskutiert ist »die warhaftig historien von der nymphen in Staufenberg« (XIV, 140). Dieser Traktat stellt ein weiteres Beispiel des Frauenlobs bei Hohenheim dar. Die Verpflichtungen innerhalb einer Ehe gelten gegenüber einer Nymphe erst recht, da verträgt es keine Leichtfertigkeiten und Zweideutigkeiten. Mit Nachdruck werden die Nymphen gegenüber dem Vorwurf in Schutz genommen, dem Teufelsbereich anzugehören. Sie sind auch keine Gespenster: »Wäre sie (die Nymphe) ein Gespenst, woher hätte sie dann Fleisch und Blut? Wäre sie ein Teufel, wo bleiben dann die teuflischen Zeichen, die immer mitlaufen? Sie ist ein Mensch gewesen und eine Nymphe, wie beschrieben, zu Ehren der Frau und nicht zu Unehren, darum wollte sie die Pflicht und die Treue eingehalten haben!« (XIV, 131)

Mit der Illustration seiner Theorie von den Nymphen weist sich Hohenheim über Kenntnisse der mittelalterlichen Literatur aus, die er eigenständig deutet. Die deutsche Prosafassung der Geschichte der Melusine stammt aus der Schweiz, nämlich aus der Feder des Berner Schultheissen (Bürgermeister) Thüring von Rigoltingen, der 1483 gestorben ist. Es handelt sich um eines der beliebtesten Volksbücher des Spätmittelalters[14].

Der fünfte Traktat zeigt uns Gestalten der germanischen Sage, die als Riesen vorgestellt werden, Sigenot, Hildebrand, Dietrich von Bern, ferner den heiligen Nothelfer Christophorus, den in frühen Darstellungen mit Hundskopf vorgestellten Heiligen, mutmasslich ein Bastard zwischen einem Riesen und einem Menschen. Die Riesen stammen von den Waldleuten, den Sylphen, also Elfen ab, so wie die Zwerge von den Erdleuten, wie die Sirenen von den Nymphen. Im Vergleich zu den in den früheren Traktaten vorgestellten Elementargeistern handelt sich bei den Riesen, wie bei dem ebenfalls erwähnten Zwerg Laurin, um »monstra«, was nicht schlechthin auf eine Missgeburt verweist, sondern auf ein Warnzeichen. Derlei Erscheinungen, auch sprechende Füchse und Wölfe (XIV, 146), sind analog etwa zu Kometen und Erdbeben zu deuten. Werwölfe sind aber nicht mit Geistern zu verwechseln, es handelt sich bei ihnen um »verkehrte« Menschen (XIV, 112). Mit der Existenz von Riesen und Zwergen erklärt er schliesslich Findlinge und Höhlen.

Der sechste Traktat referiert die »ursachen solcher geschöpfen« (XIV, 148). Dabei ist unter Ursache keine naturwissenschaftliche Kausalität zu verstehen, sondern der Daseinszweck, die aristotelische Finalursache. Im Vordergrund steht die Schutzfunktion, »nemlich dass got hüter sezt über die natur, zu allen dingen, und lesst nichts onverhüt«. (XIV, 149). Nichts in der Natur bleibt ungehütet! Die Erdmännchen wachen über die Rohstoffe: Metalle wie Gold, Silber, Eisen, damit diese nicht an einem Tag ausgebeutet werden, »sondern einander nach, für und für, iezt in dem lant, dornach in eim andern« (XIV, 149). Die Bodenschätze und Rohstoffe müssen bis zum letzten Tag der Schöpfung ausreichen.

Ein Schutz-Tabu verkörpern auch die Feuergeister. Sie hüten die Gefährlichkeit dieses Elements, ein Zusammenhang, der zum Beispiel dem sibirischen Schamanen *Dersu Usala* in dem bekannten Buch von Wladimir Arseniew geläufig ist. Mit dem knisternden Feuer nimmt der asiatische Jäger und Magier sofort den Dialog auf[15]. Die Luftleute behüten gemäss dem *Liber de nymphis* das äussere Gestein, bewahren die Oberfläche der Erde vor Verwüstung. Die Undinen hüten die grossen Wasserschätze (XIV, 149). Im Sinne eines offenbaren Geheimnisses darf angenommen werden, dass nicht Edelmetalle, sondern das Wasser selbst der grösste Wasserschatz ist. Wie bei Hohenheim wird in der Sage der im allgemeinen gutartige Charakter der Elementargeister betont. Nur Lug und Trug und Untreue wie auch allzu grosse menschliche Neugier – das Laster der curiositas – führen zu gelegentlichen Racheakten oder – der Normalfall – zum Verschwinden der Erdmännlein. Diese sind im Alpenraum dominierend, häufig kommen, zum Beispiel in der Gegend um den Pilatus, auch die Züsler oder Zundelmänner vor. Wasserfrauen behagt es in mittelländischen Lagen besser, in Höhenlagen über sechshundert

Meter über Meer sind sie ausgesprochen selten. Sehr stark betont Renward Cysat die von Hohenheim als Hauptsache bezeichnete Schutzfunktion. Von den »herdmännlinen« berichtet er, »dass sie die wilden thier sonderlich gembsen in den bergen in ihrer hut glych als ein heimisch vieh haltend«[16]. Die übereifrigen Jäger werden gemahnt, Zurückhaltung zu üben. In Abmachungen zwischen Erdmännlein und Jägern wird nachgerade eine vorbürokratische Jagdordnung Wirklichkeit. Vor-Urteil und Tabu als eine Hemmung gegenüber der Natur, die der Mensch dann in der Moderne sukzessive abgelegt hat. In einer Urnersage droht ein »Heidenmuetterli« einem Schützen, er dürfe keine Gemsen zu Unzeit jagen. Wie dieser auf die Warnung nicht hört, wird er von einer weissen Geistergemse an einen Abgrund gelockt, in dem er dann ums Leben kommt.

Aus der Sicht der Jungschen Psychologie ist die ganze Mythologie von den Elementargeistern, wie Hohenheim sie vermittelt, ein Bergwerk von Archtetypen und psychologisch wertvollen Bildern und Figuren. Jung hat sich in seinen Paracelsus-Vorlesungen vornehmlich mit der Melusine beschäftigt. Diese ist für ihn ein »Seelensymbol«, vor allem Ausdruck der sogenannten Anima, des weiblichen Seelenteils, des Urweiblichen in jedem Menschen[17].

Vorzüglich interessant ist der *Liber de nymphis* als Teil der paracelsischen Gesellschaftskritik.[18] Der Text enthält einige Stellen, in denen das Märchenhafte unversehens in eine radikale Relativierung, um nicht zu sagen Negation bestehender gesellschaftlicher Zustände umschlägt. Eschatologische Warnungen enthält der sechste Traktat mit dem Hinweis auf Sekten und Parteiungen, Fürsten- und Herrenuntergang. In einer grandiosen rhetorischen Figur verweist die Seligpreisung im Prolog auf eine Wertordnung, über die nachzudenken am Ende des zweiten Jahrtausends nach Christus Anlass besteht. Der Vorrang der Nymphen, Melusinen, Bergleute und Riesen vor den Ordnungen der Zivilisation ist zunächst nichts anderes als der Vorbehalt und Einspruch der Natur gegenüber der menschlichen Vernunft und Unvernunft. Überdies ist die utopische Substanz nicht zu übersehen, mit einer Leuchtkraft, die in keinem Verhältnis steht zum Wahnwitz zum Beispiel der marxistischen Utopie mit ihrem Materialismus, der Verherrlichung der Masse und dem Glauben an

Fortschritt und Technik. An echter Radikalität lassen die paracelsischen politischen Visionen nichts zu wünschen übrig. Der Verfasser begnügt sich nicht damit, gegen den Dienst an der Welt, Fürstenzucht, Hofsitten und schöne Gebärden zu wettern. Unter seinen Vorstellungen finden wir die Abschaffung der Ständeprivilegien bei gleichzeitiger Bejahung der Monarchie; Aufhebung der Todesstrafe; Ächtung des Krieges; Infragestellung des Privateigentums an Grund und Boden; Heiligung der Arbeit als Gottesdienst; Zerschlagung der sogenannten Mauerkirche und Errichtung einer Geistkirche. Der Traum von einem neuen Himmel und einer neuen Erde, diesseitig und jenseitig zugleich.

Ziel der paracelsischen gesellschaftlichen Visionen ist ein neuer Mensch im Einklang mit Gott, mit der Natur und mit dem Geisterreich, welches für diese Beziehungen zeichenhaft steht. Im Gegensatz zu seinem Zeitgenossen Martin Luther, mit dem der »Luther der Medizin« nicht verglichen werden will (VIII, 44), ist dieses Geisterreich nicht einfach dem Satan anheimgegeben[19], sondern Ausdruck der Herrlichkeit der Schöpfung. Und diese, das ist die Summe der paracelsischen Naturphilosophie und Naturtheologie, hat immer mehr zu bedeuten als jegliche Zivilisation aus menschlicher Anstrengung, selbst die schönen Dome des Abendlandes: »Also ist der Menschen Gebäu nichts als ein Steinhaufen. Und all ihr Tempel und Kirchen und die Ding werden zergehn. Allein der Tempel, in dem Gott wohnet, der bleibet: das ist der Mensch.« (PR, 188)

Dies ist die theologische Version der Relativierung der menschlichen Zivilisation bei den im Nymphenbüchlein ausgesprochenen Seligpreisungen. Wie in der Mystik eines Niklaus von Flüe geht es auch in der Lehre von den Elementargeistern darum, auf eine Prioritätenordnung aufmerksam zu machen, bei welcher ganz andere Dinge wichtig erscheinen als im allgemeinen Urteil. Sichtbar wird der ethische Horizont der paracelsischen Philosophie, die angestrebte Versöhnung alles Seienden mit dem absoluten Sein in der Selbsterkenntnis. Diese, wie in der Mystik nur in gnadenhafter Gelassenheit erlangt, ist identisch mit dem Stein der Weisen, dem Endziel der Alchemie. Auf dem Weg dazu stellt uns Hohenheim überraschend das Geisterreich vor, in Perspektiven, wie sie zweieinhalb Jahrhunderte nach dem *Liber de Nymphis* Johann Wolfgang Goethe im *Faust*-Monolog *Wald und Höhle* in dichterische Worte gefasst hat:

> Erhabner Geist, du gabst mir, gabst mir alles
> Warum ich bat. Du hast mir nicht umsonst
> Dein Angesicht im Feuer zugewendet.
> Gabst mir die herrliche Natur zum Königreich,
> Kraft, sie zu fühlen, zu geniessen. Nicht
> Kalt staunenden Besuch erlaubst du nur,
> Vergönnest mir, in ihre tiefe Brust
> Wie in den Busen eines Freunds zu schauen.
> Du führst die Reihen der Lebendigen
> Vor mir vorbei und lehrst mich meine Brüder
> Im stillen Busch, in Luft und Wasser kennen.
> Dann führst du mich zur sichern Höhle, zeigst
> Mich dann mir selbst, und meiner eignen Brust
> Geheime, tiefe Wunder öffnen sich.[20]

Diese wundersamen Perspektiven einer ethischen Naturbetrachtung können den enormen historischen Abstand zwischen Hohenheim und der Gegenwart nicht verwischen. Zwischen Paracelsus und Goethe, so scheint es, ist eine Stunde, zwischen Goethe und uns sind vierundzwanzig Stunden. Die historische Distanz, die den heutigen Interpreten von Hohenheim, Mesmer und Goethe trennt, ist in Reinhold Schneiders Novelle über Mesmer *Der Stein des Magiers* aus der Sicht eines nachgeborenen Chronisten präzis angezeigt: »Nur mir selbst war die Welt in Stücke gegangen, in der er gelebt hatte und gestorben war.«[21]

In der Haslitaler Zwergensage im Berner Oberland klingt derselbe Sachverhalt, das Verschwinden der guten Geister, in der Frage nach der »Existenz« der Zwerge und im mythischen Bericht über ihren Auszug, wie folgt: »Bim Bindembach ischd e Zwäärglistäin. Was gloibid ier o, hed s ächd äis Zwäärgleni ggän ?« – Beim Bindenbach steht ein Zwergenstein. Was glaubt ihr, hat's einst Zwerglein gegeben ? – Das Letzte, was man von ihnen hörte, berichtet die Sage, war die Klage über den Tod des Zwergenkönigs Muggestutz, eine alpine Version des Trauergesangs um den Tod des grossen Pan:

Rira, roree!
Muggestutz ischd gstoorben!

Dies die den Alprain herauftönenden letzten Worte des Zwergenvolkes, »und im Oigemblick hed ma niimma vun im gseen«. – Dann hat man nichts mehr von ihnen gesehen.[22]

Christ zwischen Stühlen und Bänken

In die kirchen gent ir alle, in tempel gottes gehet niemants. es vertregt sich alles mit der kirchen, niemants vertregt sich aber mit dem tempel gottes. (VII, 528)

»Stark verachtet werde ich darum, dass ich meiner Lebtag nie einen Ort des Bleibens hatte, dass ich nicht hinter dem Ofen gesessen bin und Birnen gebraten habe.« (X, 224) Das gern zitierte Bekenntnis aus der *Grossen Wundarznei* wird auf erschütternde und zugleich groteske Weise bestätigt durch Originalbriefe, die sich nach Sudhoff noch 1799 in den Stadtakten von Memmingen im Allgäu befunden haben müssen. Nach diesen Dokumenten ist Hohenheim 1536 gleich zweimal in einen Zechprellerprozess verwickelt. Das eine Mal gegen den Müller von Ungershausen, das andere Mal gegen den sogenannten »Gabelpfaff« Peter Algeuer und dessen Konkubine Rosina. In beiden Fällen werden gegen den Landfahrer mit, wie er sagt, »üppigen Lügen«, Forderungen gestellt, bei denen er sich übers Ohr gehauen fühlen muss. Gegen den Müller hat er, analog zu seinem Verhalten in Basel »aufrecht und wahrhaftig sprüch« zum besten gegeben, zu denen er auch vor Gericht stehen will, »als gegen einen, der betrüglich gegen mir gehandelt hat«.[1] In einem kurzen, arbeitsreichen Leben einmal mehr die Schleimspur kleinlichen Ärgers. Die beiden Eingaben an die »Fürsichtigen, Ersamen und weisen Herren Burgermaister und Rat der Stadt Memingen, meinen günstigen Herren« sind mit Datum vom 15. Oktober 1536 in Augsburg verfasst. Sie enden jeweils mit den Worten: »Theophrastus von Hohenhaim der heiligen gschrift und beder Artzney Doctor«[2].

Der Heiligen Schrift Doktor? Die Bezeichnung taucht auch in den Handschriften mit den Psalmenkommentaren auf. Sicher kann von einem Doktortitel der Theologie nicht die Rede sein, dieser wurde an Laien nicht vergeben. Auch gibt es keinerlei Briefanreden an Hohenheim, die ihn als schulmässig ausgebildeten Theologen ansprechen – in Anbetracht des Vorrangs der Theologie in der Hierarchie der Fakultäten hätte dies zum Anstand gehört. Auch bekennt der Verfasser in *De secretis secretorum theologiae* selbst, von der

Fachwelt in diesen Fragen als »Laie«, »Bauer« und »gemeiner Mann« für unzuständig erklärt worden zu sein (II, 2, 169). Seinen Freunden und Glaubensgenossen im Appenzellerland erklärt er am 26. Mai 1533: »Drum bitte Ich, wollet solche bucher bein euch behalten, und nit offenen (veröffentlichen). Dan Ir alle wissent, wie die Ertzet von den Pfaffen verschmehet sein, und von den Predigern. Also sollens nicht können, und Ir maul zuhalten: So wil ich aber von Irer hoffart unangetast sein, Gott wirds auch wol selbest herfürbringen, zu seiner Zeit, wie sein Gottlich willen ist. Ich hette hie bey mir mit etlichen Pfaffen davon geredt... Etliche, aber wenig, kommen offte zu mir, und Ich zu Inen, die nit gar ungeschickt weren, so sie nit in der Hundesketten legen gebunden.«[3]

Die Schriften, von denen hier die Rede ist, machen einen grossen Teil von Hohenheims Werk aus. Ein monumentales, teilweise verschollenes Werk ist die *Auslegung des Psalters Davids*. Die erhaltenen Psalmenkommentare, eine Enzyklopädie geistlicher Tagesbewältigung und zugleich eine authentische Stimme des christlichen Glaubens, füllen in der von Goldammer edierten Ausgabe drei starke Bände. Die *Dogmatischen und Polemischen Einzelschriften,* zum Teil schon aus der Salzburger Frühzeit, bezeugen einen hochspirituellen Katholizismus-Begriff, der mindestens in der Anfangszeit noch viele Gemeinsamkeiten hat mit den Anliegen Zwinglis einer Verinnerlichung und Versittlichung der Kirche. Das *Vita-Beata-Schrifttum,* im ersten Band der Zweiten Abteilung der Gesamtausgabe zu erwarten, steht für ein ethisch orientiertes, gegenwartsbezogenes Christentum voller Hoffnung auf ein seliges Leben nicht erst in einer unabsehbaren Zukunft oder im Jenseits. Ein hoher, auch sozialpolitischer Gehalt kommt den *Auslegungen der Zehn Gebote* zu. Ergiebig für prophetisch-ethische Orientierungen sind ein fragmentarischer Jesaia-Kommentar und eine Deutung des Buches Daniel[4]. Im Hinblick auf das neutestamentliche Christentum steht die Auslegung des Matthäusevangeliums im Vordergrund, wovon bei Sudhoff drei grosse Auslegungen sowie mehrere Kommentarfragmente teilweise referiert sind.[5]

Umfassend ist das Schrifttum zum Thema »Abendmahl des Herrn«. In dieser zentralen Frage bei der Herausbildung der neuen

Konfessionen hält Hohenheim hartnäckig eine eigene Position inne. Angesichts der enormen Bedeutung der leiblichen Realisierung des Evangeliums eigentlich kein Wunder. Spektakulär der Titel *Vom Abendmahl des Herrn an Clemens VII. und den Chor seiner Kardinäle,* eine Anrede, die in Rom auch vierhundertfünfzig Jahre nach dem Tode des Verfassers noch nicht zur Kenntnis genommen worden ist. Desgleichen ist kaum bekannt, dass Hohenheim mit seinen Marienschriften hochbrisante Beiträge geleistet hat zu einer oft einseitig geführten Diskussion. Die spirituelle Vergegenwärtigung der Jungfrau und Gottesmutter, das verdeutlichen die erhaltenen Marienschriften, muss keineswegs mit einer politisch reaktionären und blind autoritätshörigen Haltung einhergehen, erst recht nicht mit einem domestizierten Frauenbild. Hohenheim, ein entschiedener Gegner aller weltlichen Privilegien der Kirche, einschliesslich Steuern und Abgaben, kommt aus einer zugleich christozentrischen und marianischen Spiritualität zu Auffassungen kirchenpolitischer und sozialer Natur, die im Regelfall radikaler sind als die der papstkritischen katholischen Theologen des 20. Jahrhunderts. Abgesehen von den sehr unterschiedlichen historischen Bedingungen wirkt besonders unbequem, dass er die kirchlichen Verhältnisse jeweils vor Ort nachhaltiger kritisiert als den Papst in Rom, der allerdings in der obgenannten Schrift unverblümt zu einer Kehrtwende um 180 Grad aufgefordert wird. Dabei fehlt dem Autor die für den Selbstschutz und eine genügende Wirkung nach aussen notwendige Meute von Mitläufern. Schon auch deshalb, weil ihm das Sektenwesen zutiefst nicht behagt, für ihn sogar die Schweizer Reformierten nicht zur wahren Kirche gehören können. Umgekehrt bleiben Katholiken seines Formats, zum Beispiel Erasmus von Rotterdam, Einzelerscheinungen. So ist Hohenheim wie dieser in religiöser Hinsicht kein Mann einer Partei, sondern eben ein »homo pro se« (Mann für sich).

Dass dieser Mann sich in einem komödienreifen Zusammenhang zweimal »der heiligen gschrift doktor« nennt, hat immerhin zu tun mit einem theologisch begründeten Ämterverständnis. Das zentrale Glaubensamt ist für ihn, das ist an zahlreichen Stellen seiner Schriften nachweisbar, das Apostelamt. Daneben gibt es Propheten und Doktoren. Die Apostel sind »hinausgesandt in die Welt der Heiden, ihre Aufgabe ist die Mission der Ungläubigen, die das Wort Gottes noch nicht gehört haben; ihr Amt ist mit Entbehrung, mit Armut, mit Wanderschaft in der Fremde und mit Leiden und Martyrium verknüpft (nach Matth. 10)«.[6] Doch sei er kein Apostel, sondern ein »philosophus nach der teutschen art« (II, I, 76). Als solcher beansprucht er kein Lehramt, aber die Freiheit eines Christenmenschen: »So ich gelesen hab den eckstein der christenheit (die Heilige Schrift) und hab gehört der andern predigt und disputationes, so ist es gegen einander gewesen wie ein müller und köhler. ist mir nun vonnöten gewesen und augenscheinlich, dass ich mehr soll die warheit dann die lügen annemben, mehr die gerechtigkeit dann die ungerechtigkeit, mehr das liecht dann die finsternus, mehr Christum dann Satanam...« (II, 3, 169f.)

Wie Müller und Köhler, also völlig gegensätzliche Berufe, seien ihm die Bibelausleger vorgekommen, und so hat er sich offenbar, wie Goethes Faust, entschlossen, »leider auch Theologie« zu betreiben, Laientheologie. Das mit dem Doktor der Heiligen Schrift ist wohl wie folgt zu verstehen: »... dann der geist in uns wird kein doctor, nimpt auch kein grad, kein staffel, ken wirdigkeit an über den geist seins nechsten.« (II, 5,168) Auf den Geist kommt es also an, nicht auf den Doktortitel. Doktor ist insofern schlicht mit »Lehrer« gleichzusetzen.[7]

Der Laientheologe Theophrastus von Hohenheim ist zunächst vom Arzt und vom Philosophen her zu sehen. Eine gewisse Ambivalenz in der Doppelberufung, falls man von einer solchen sprechen will, liegt in der Gleichzeitigkeit von Stolz und Demut gegenüber dem Erfahrungswissen. Dies kommt zum Beispiel im *Buch der Erkanntnus* zum Ausdruck, das ebenfalls Papst Clemens VII. und seinem Kardinalskollegium gewidmet ist: »Besser ist rue/dann unrue/nutzerss aber unruhe/dann ruhe... der unnrue hat/ligt jnn teglicher übung... darumben bei den unruwigen ist die erfarnheit, kunst, geschickhlickhait... bei dennselbigen sollen lernen/erfahren/ die geschickhlickhait haben wollen...« (BdE 20).

Besser ist Ruhe als Unruhe, aber nützlicher Unruhe als Ruhe! Bei den Unruhigen ist die Erfahrenheit, die Kunst, die Geschicklichkeit – bei ihnen sollen wir lernen ! Dies ist keineswegs eine Unruhe der Überheblichkeit: »wissen wir schon aus teglicher erfarenheit etwas, ein weniges, so ist es doch im ernst nichts !« (XIV, 58) Die Erfahrenheit gibt nicht Gewissheit, ist nicht schon Weisheit, das Buch Sapientia, von welchem im Kärntner *Labyrinth der irrenden Ärzte* die Rede ist. Diese gehöre zur Religion der Arznei. Darunter haben wir eine Gesinnungsgemeinschaft zu verstehen, mithin wohl auch den Stand des Arztes, soweit er zum seligen Leben beiträgt. Der Begriff Religion geht in diesem Zusammenhang von einem stark diesseitigen Ansatz aus, mit jenseitigen, transzendenten Perspektiven, also einer theologisch begründeten Weltlichkeit. Analog spricht Hohenheim in *De religione perpetua* von der »religion der arzeten«, der »iuristen religion« (II,I, 103), »der religion der rhetorica« (II,I, 104), generell von der »religion des geistes« (II,I, 92), auch von der »religion der natur« (II, I, 101). Es sind dies, wie angedeutet (II,I, 89), die Fakultäten des seligen Lebens. Was heisst in diesem Zusammenhang zum Beispiel Religion der Arznei? Zunächst nichts anderes als das Wissen, was Krankheit sei, in einem umfassenden Sinne (II,I, 95). Die Religion der Juristen ist Barmherzigkeit, die Religion der Rhetorik Wahrhaftigkeit, zur Religion der Natur gehört der richtige Gebrauch der magischen Künste nach dem Vorbild Salomons und der Weisen aus dem Morgenland (II, I, 98f.), welche ohne Hexenkünste, allein dank reinem Wandel die Zeichen in der Natur zu lesen vermochten (II,I, 101). »Dise religion wil ein gross erfarnheit haben und dief us dem innern grund gon« (II, I, 101). Das Ziel ist jedesmal Weisheit (II,I, 102). Diese wird im *Labyrinthus* als das »erste buch aller arznei« (XI, 171) gepriesen.

Aus der Erkenntnis würden alle Dinge regiert und in ihre Vollkommenheit gebracht. Dieses Buch der Weisheit sei Gott selbst. Der Arzt werde darin angewiesen, das Reich Gottes zu suchen. Der Geist geistet, wo er will; sei niemands eigen. Ohne ihn bleibe der Arzt ein Pseudomedicus und Errant eines fliegenden Geistes (XI, 172). Beide Lichter, das Licht der Natur (»das angezündet wird durch den neunten himel«) und das Licht des Geistes, sind aus Gott. Der heilige Geist wird im *Paragranum* der Anzünder des Lichtes der Natur genannt (VIII, 80).

Um auf das Konzept in *De religione perpetua* zurückzukommen: Juristen, die sich dem Lichte der Vernunft wie dem übernatürlichen Lichte in gleicher Weise öffnen, sind barmherzig; Redner entsprechend wahrhaftig; Ärzte tätige Nachfolger Christi, welcher ist »der erst arzet und der oberste, der es umsonst tut«, wie im noch ungedruckten *Sermo de miraculis* geschrieben steht (PR, 160). Alle Fakultäten zusammen, so darf man subsumieren, bilden die Menschen aus der Religion des Geistes, die als Apostel, Propheten und Jünger, auch Doktoren, »verkünden der apostolischen ler und gschriften..., zeigen an den seligen weg in Christo zu dem seligen leben, der dan allein der selig weg ist und kein ander nit« (II, I, 91).

Mag sich Hohenheim gelegentlich von den Ämtern des Apostels und des Propheten distanzieren, gibt es doch genügend Belege für ein Sendungsbewusstsein, welches seiner Auffassung von einem Apostel oder Propheten entspricht. Die Nähe, ja die Zusammengehörigkeit des Amtes von Arzt und Apostel manifestiert sich in einer eigentümlichen, auf sein Leben zugeschnittenen spirituellen Hochhaltung der Ehelosigkeit. Die Zölibatsfrage gehört zu denjenigen, in denen er am wenigsten mit den Reformatoren übereinstimmt, bei aller vielfältig artikulierten Ablehnung eines nur gleisnerisch hochgehaltenen Zölibats bei Weltpriestern, Mönchen und Nonnen. Im Kern gehört der Zölibat für Hohenheim zu den Auszeichnungen einer radikal christusähnlichen Existenz, die dem Apostel ebenso zukommt wie dem Arzt, der für seine Kranken wirklich alles zu geben bereit ist. Die verheirateten Geistlichen nennt er höhnisch »Bleiapostel«. Das Eintreten für den Zölibat bedeutet, wie Kurt Goldammer nachgewiesen hat, keine prinzipielle Abwertung der Ehe, sondern ergibt sich als »eine berufsethische Forderung, eine Arbeitsaskese«. Ein besserer Stand als der Ehestand ist, gemäss der *Auslegung der Zehn Gebote,* »allein das apostelamt... und wo du nit ein wahrer apostel bist und heltst den jungfrauenstand, frau oder mann, so sihe, wie gross du vor got beschuldiget würdst werden am jungsten tag. dann der ehelich stand ist der grösst für got...«[8]. Die Hochschätzung des Zölibats setzt eine Hochschätzung der Ehe voraus, handelt es sich doch um eine Entscheidung und Berufung innerhalb der höchsten geistigen Güter. Dieses Wertsystem entspricht weitgehend den Auffassungen der katholischen Kirche, so weit sie zum Beispiel durch Thomas von Aquin geprägt worden sind. In der Praxis sieht Hohenheim jedoch die Inkonsequenzen. Eine zölibatäre Lebensweise ist mit Pfründen usw. unvereinbar, erst recht natürlich mit der gängigen Konkubinatspraxis – sie müsste frei machen für missionarische Tätigkeit, zum Beispiel die Predigt unter den Heiden und Türken[9]. In der Heiratspraxis der protestantischen Geistlichen sieht Hohenheim zwar im Vergleich zu einem missbrauchten Zölibat das geringere Übel, sieht jedoch darin den Keim zu einem unapostolischen Wohlstandschristentum: »... sie gebrauchen aber den dienst gotes zu dem mammon«[10]. Der Weg der Jünger Christi ist ein anderer, ein Weg ins Offene: »Sie achten keines reichs der welt noch derselbigen güter, sie wandern on schuch, on seckel, on stecken, zu einem zeichen, dass ir reich nit von diser welt ist. sie gont die fuessstaffeln (Fussstapfen) ires meisters und herrn Christi, des reich auch nit war von diser welt...« (II, I, 92)

Dieser Radikalität eines Christentums ohne Schuhe, Sack und Stecken, eine Wiederaufnahme des franziskanisch-mystischen Armutsideals, verbunden mit lebendigem Tun in der Gegenwart, steht das Zeugnis der Zeitgenossen vom angeblich ausgesprochen unfrommen Theophrastus gegenüber, ausser dem schon erwähnten Bullinger der Bericht von Johannes Herbster, genannt Oporinus: »Ich habe ihn nie beten gesehen oder gehört, noch fragte er nach irgend einer geistlichen Übung noch nach der evangelischen Lehre, welche zu der Zeit (1527) bei uns verehrt und geübt zu werden anfing. Nicht nur verachtete er diese Lehre, er drohte auch, dass er noch einmal Luther und dem Papst, ebenso wie Galen und Hippokrates, den Kopf zurechtsetzen werde, und dass niemand, der bisher über die heiligen Schriften geschrieben habe, sowohl die Älteren wie die Jüngeren, den Kern der Schriften getroffen habe, sondern nur die äussere Schale, so dass sie nur Schatten träfen und erklärten.«[11]

Trotz der insgesamt als böswillig einzuschätzenden Absicht Herbsters, der mit seinem Brief an Johann Weyer den Adressaten mit negativen Informationen über Hohenheim versorgen soll, bleibt an der grundsätzlichen Authentizität der darin wiedergegebenen

Hohenheimschen Ansichten kaum ein Zweifel. Zum Beispiel ist seine Auffassung über das Beten in mehreren Schriften bezeugt, auch solchen, die 1527 sicher schon geschrieben sind. Hingegen finden sich die »flächendeckenden« Ausfälle über sämtliche Konfessionen und Denominationen konsequent erst in den dreissiger Jahren, doch bleibt Basel als Ort einer ersten Formulierung dieser Ansicht durchaus wahrscheinlich. Die dahinterstehenden Überzeugungen haben die Zeitgenossen nicht gekannt. Ähnlich wie Faust sollte Hohenheim möglichst als Ketzer, Hexer, Teufelsbündler, ähnlich wie Serveto als Leugner der Heiligen Dreifaltigkeit hingestellt werden. Adam von Bodenstein stellt 1572 fest: »Es sagen die widersächer, es seye Paracelsus dem Arrianismo angehangen, und sein verthädinger (Verteidiger) müssen auch darmit beschmeisst werden... Für mich thund sie mir gewalt, dann ich profitiere Paracelsi theologiam gar nit«[12]. Für einen Paracelsisten ist es also im 16. Jahrhundert durchaus notwendig, sich von der Theologie zu distanzieren, um nicht in den Geruch des Arianismus zu geraten – das wäre höchste Ketzerei gegen die Heilige Dreifaltigkeit! Noch Herausgeber Huser muss davon absehen, Theologisches zu publizieren, für die naturwissenschaftlichen und medizinischen Schriften formuliert er ausdrücklich einen Rechtgläubigkeitsvorbehalt, nicht dass man ihm, dem gläubigen Katholiken, deswegen Schwierigkeiten mache![13] Mit grobem Geschütz fahren die Antiparacelsisten auf, darunter Bernhard Dessenius, Professor in Löwen, Groningen und Köln: »Paracelsus est magus monstrosus, superstitiosus, impius et in Deum blasphemus, infandus impostor, ebriosus, monstrum horrendum.«[14] Paracelsus ist ein abscheulicher Zauberer, abergläubisch, gottlos und gotteslästerlich, ein infamer Betrüger, ein Trunkenbold und ein widerliches Ungeheuer!

Die Verurteilung aus religiösen Gründen ist von herausragender Bedeutung. Dies ist auch in der reformierten Tradition von Bullinger, Gesner bis Lavater und Gotthelf spürbar[15]. Umgekehrt deutet die anonyme Publikation einer paracelsischen Marienschrift in einem geläufigen katholischen Gesangbuch der Barockzeit, kürzlich entdeckt von Katharina Biegger[16], an, dass katholischerseits einige heimliche Sympathien für die theologischen Werke Hohenheims bestanden haben. Noch in der ersten Hälfte unseres Jahrhunderts tönt es aber gerade bei den sonst paracelsusfreundlichen Einsiedler Autoren Raymund Netzhammer und Ildefons Betschart äusserst distanziert. Der Benediktiner-Theologe Netzhammer und spätere Erzbischof von Bukarest bescheinigt Hohenheim die Unfähigkeit, auch nur ein einziges Dogma der katholischen Kirche korrekt darzustellen![17]

Es sind dies, auch in unserem Jahrhundert noch, Vorverurteilungen, denen keine ausreichende Analyse auch nur von einem der 123 theologischen Traktate vorausgegangen ist. In einer Zeit, da religiöser Fundamentalismus Oberwasser gewinnt, die Theologie teilweise ein intellektuelles Ideologisieren geworden ist, gewinnen Hohenheims Positionen neue Aktualität. Kommt dazu, dass die Voraussetzungen für die Auseinandersetzung mit dieser Theologie editorisch erst heute geschaffen werden. Wer weiss, »vielleicht grünet, was da blühet, mit der Zeit«?[18] Wenige Theologen, auch wenige Heilige haben sich mit vergleichbarem Engagement um Natur und Kosmos, die menschliche Leiblichkeit unter Einschluss einer radikal vom Evangelium her orientierten Gläubigkeit bemüht wie Hohenheim. Seine Fragestellungen sind nicht selten aktueller, dem heutigen Menschen vielleicht näher als viele Positionen von Reformation und Gegenreformation. Vor allem ist er eine authentische Stimme des Christentums, unabhängig davon, wie nahe oder fern seine Thesen irgendeiner Orthodoxie stehen. Da er durchaus keine Kirche oder Sekte gründen will, aber auch nichts einfach erhalten, geniesst er das Privileg, als Christ zwischen Stühlen und Bänken ganz zukünftig orientiert zu sein. Ob er dabei teilweise ein Vorgänger von Reformbewegungen ist, für die Namen wie Weigel, Andreä und Jacob Böhme stehen, wie nahe seine Perspektiven der Erwartung des »kosmischen Christus« bei Teilhard de Chardin stehen, was es mit seinem angeblichen Frühkommunismus für eine Bewandtnis habe, scheint weniger wichtig. Zur Hauptsache muss Hohenheim als ein Arzt und Christ gesehen werden, der für sich selbst und im sozialen Zusammmenhang die Einheit von Wissenschaft, Glaube und Ethik beispielhaft zu praktizieren versucht. Das ist in der Folgezeit noch schwieriger geworden. Gerade deshalb wird eine »holzschnittartige« Gestalt wie Theophrastus von Hohenheim heute interessant.

Das Erkennen der Leuchtspur der paracelsischen Theologie muss, über verdienstvolle bisherige Arbeiten hinaus, künftigen Generationen von engagierten Fachleuten und interessierten Laien überlassen bleiben. Aus der Sicht eines heutigen Christen kann – ohne jeden Anspruch auf abschliessende Würdigung – auf ein paar Punkte hingewiesen werden, bei denen sich Hohenheim, manchmal originell, sehr oft durchaus in einer bestimmten Tradition, als Hüter vernachlässigter Wahrheiten ausweist. Kommt dazu, dass seine Spiritualität des betenden Herzens bzw. des Betens mit geschlossenem Munde wegen des starken Praxisbezugs nicht einfach in eine Schublade der Mystik oder in eine Vorläuferbewegung des Pietismus verwiesen werden kann. Es handelt sich hier um ein Phänomen, das unserer Zeit zugleich sehr nahe und fern steht: der Mensch, den man nie beten sieht, der aber unablässig betet; der Mensch, der keine Kirche, keinen Gottesdienst besucht, dessen ganzes Leben aber ein einziger Gottesdienst ist, in der Geschichte der Wissenschaft auf diese Weise vielleicht einmalig; der Mensch, der nie beichtet, aber alle seine Worte und Taten sind in einem noch ganz anderen Sinne als bei Goethe, in einer durchaus christlichen Meinung, Bruchstücke einer grossen Konfession. Der Mensch, der an Fastenbräuchen nicht teilnimmt, in gewissen Phasen seines Lebens ein fröhlicher Zecher ist, der aber letztlich von den Tischen seiner Mitmenschen abberufen wird zu einer permanenten Askese der Gesinnung, des Wortes, der Tat. Das ist paracelsische Theologie: »Der tempel ligt im herzen und nit im gemäur; der ornat ligt im glauben, nit im gewand; die altär, die segen ligen in der liebe, in händen. die händ seindt zu der arbeit beschaffen, nit zu dem segnen.« (II, 3, 54)

Dabei ist der Verfasser, das unterscheidet ihn wesentlich von Sektierern, weit davon entfernt, das Gemäuer, die Altäre und Bilder einfach zu zerschlagen oder gar die Orgeln aus den Kirchen herauszubrechen, wiewohl der »weg zur seligkeit will still sein... von innen aus dem herzen heraus und nit von aussen an kleibt. alle glocken und orgeln in der kirchen ist ein seitenspiel des teufels« (II, 3, 51). Charakteristisch für Hohenheims Polemik ist, dass er mit ihr einen bestimmten Gedanken herausschält, zum Beispiel den von der Kritik an der Veräusserlichung. Ist dieser Gedanke einmal verstanden, dürfen

Orgeln und Bilder durchaus in der Kirche bleiben. Bilder können als Abgötterei missbraucht werden, aber als »der laien pücher« sind sie durchaus sinnvoll – so soll man sie Bücher sein lassen und sie nicht anbeten (II, 3, 55). Bei genauerem Studium der Schriften fällt bei Hohenheim jeweils ein weit differenzierteres Urteil auf, als es die Lektüre zugespitzter Thesen glauben macht. Insgesamt geht es, in Medizin und Theologie, nicht um Hassformeln, sondern um eine jeweils positive Aussage in Richtung einer Reform bestehender Zustände. Revolutionär ist die Gesinnung, die Praxis fast immer pragmatisch-reformerisch. Die Fundamentalisten ohne genügenden geistigen Hintergrund, bei denen der Wahn der Wörtlichkeit ins Dreinschlagen, in die Anarchie oder überhaupt in revolutionäre Tatopfer umschlägt, sind Hohenheim im Grunde ein Graus. Weder die Sache der Bauern noch die der Täufer kann er voll zu der seinigen machen, im Gegenteil.

Fast scheint es, dass dieser Wörtlichkeitswahn in seinen negativen Konsequenzen ein Hinweis sei auf die Notwendigkeit einer Spiritualität der Stille und der Innerlichkeit. Im Herzen sollen wir bekennen, mit geschlossenem Munde, empfiehlt er im Matthäus-Kommentar und sinngemäss auch im fünften Kapitel des Buches *Von den unsichtbaren Krankheiten*, was sowohl gegen die katholischen »Zeremonien« (IX, 343f.) als auch gegen die Bekenntniswut der Täufer gerichtet sein dürfte. In der eindrücklichen Frühschrift *De Septem punctis idolatriae Christianae* aus der Salzburger Zeit wird gemahnt, wir brauchten das Vaterunser nicht zu sprechen, sondern es solle alle Augenblicke in unserem Herzen liegen (II,3, 22). Das Paternoster ist in diesem Sinne das einzige heilsnotwendige Gebet. Es ist dies eine Spiritualität, die der mystischen Tradition, von welcher zum Beispiel ein Niklaus von Flüe zehrt, verbunden scheint. Mit diesem Gebet im Herzen, gemeint als Gesinnungsgrundlage, ergebe sich eine sinnvolle und rastlose Tätigkeit von früh bis spät, so dass das Maul kaum zum Beten komme. Dieses habe ohnehin anderes zu tun, müsse »essen und trinken und ander red treiben, in welchem der mensch vergisst des morgengebets« (II, 3, 22). Es sind dies Worte eines Christen, der ähnlich wie Luther innerlich seiner Sache ganz sicher ist. Kritisiert wird, dass um das Beten »ein verflucht arbeit«

gemacht worden sei (II, 3, 22). Das Vergessen der Gebete scheint geradezu Voraussetzung dafür, dass »unser beten soll täglich sein... das beten ist uns von got aufgelegt, nit dass wir dessen not seindt, sonder dass wir ihne als die creaturen erkennen... und dass wir ihne bitten sollen umb sein reich nit durch unsers bets ansuchen, sonder durch seines suns beten und tod und marter«(II, 3, 23). Die Pointe des Vaterunsers liegt darin, dass es nicht unser Gebet ist, sondern das Gebet des Herrn Jesus Christus für uns. Die Kraft des Gebetes kommt ausschliesslich davon ! Weil Jesus es ist, der betet, kann es auch eine Pflicht zum Beten nicht geben. Das tägliche Brot, die Vergebung der Sünden hängen am allerwenigsten von unserem Gebet ab. Heilswichtig ist nicht das Beten, sondern der Glaube: »wan der glaub ist also stark, dass er keines beten bedarf. also ist das beten ein ding, nit zu einem tagewerk gericht, nit in die zal verordnet, sondern in die bekanntnus, die wir zu gott haben. aus dem glauben beten wir, nit aus zweifel, nit aus mangel: dann wir habens alles vor (zuvor)« (II,3,24). Die paracelsische Lehre vom Beten ist bei genauerem Hinsehen nicht Ausdruck des Minimalismus eines Aktivisten, sondern hoffnungserfüllte, überströmende Frömmigkeit auf einem Niveau, welches den besten lutherischen und mystischen Traditionen entspricht.

Neben der Betonung des betenden Herzens gehört die urfranziskanische Überzeugung von der Einfachheit des Christentums ins Zentrum der paracelsischen Spiritualität. Hohenheim ist nicht nur jede Art von Dogmatik und Dialektik des Evangeliums zuwider, die grossen Wälzer der Gottesgelehrsamkeit von Augustinus über Thomas bis Marsilio Ficino, – er hält überdies aus Überzeugung nichts vom ganzen Herumpredigen der Geistlichen. Den Vorstellungsgehalt der christlichen Religion glaubt er zur Hauptsache auf drei Geschehnisse beschränkt: Christi Geburt, Tod, Auferstehung – das ist die Dramaturgie des Heils. Es scheint wenig sinnvoll, dass ein Prediger dies immer und immer wiederholt: »Sags dir selbst und dinge dir keinen Pfaffen zum Wort Gottes. In dir muss es liegen... Predigt ist allein für die Ungläubigen... Sind sie gläubig, so glauben sie an Christo, so haben sie sein Evangelium, demselbigen sollen sie glauben: meinen sie's von Herzen, so liegt das Evangelium ohne

Predigt in ihrem Herzen. Meinen sie's nicht von Herzen, so hilft die Predigt auch nicht.«[19]

Im Zentrum steht die Vergegenwärtigung Jesu, der für ihn immer der Christus ist. »Selig ist der, der sich Christum einbildet ohne Objekt und Gegenwurf« – das ist mehr als nur eine Kritik an der christlichen Kunst. »Christum von Herzen meinen« ist die letzte Gesinnungsformel – dann beginnt die Praxis, der Primat der Ethik vor allen scheinbar gelehrteren theologischen Disziplinen.[20]

Dieser Primat der Ethik beherrscht das ganze laientheologische Schrifttum Hohenheims – die Innerlichkeit des betenden Herzens legt sich Rechenschaft ab über das Tun im Alltag, in Ehe und Familie, Gesellschaft und Politik, Wirtschaft, Recht und Krieg. Dabei wäre Hohenheim nicht er selbst, stände im Zentrum seiner Frömmigkeit nicht die wunderbare Freude an der Herrlichkeit der Schöpfung mit ihren vielfältigen Zeichen. Und entgegen seinen eigenen Ausführungen über die Überflüssigkeit der Predigt sind gerade seine Schriften Predigt in Permanenz. Um ihn richtig zu verstehen: Predigen von der Kanzel scheint fragwürdig, mit jedem Satz, den man schreibt, Gott loben und die Mitmenschen lehren im Sinne von Erwecken und Ermahnen (XIII, 298) – das ist Paracelsus!

Der Primat der Ethik schliesst eine Hochschätzung der Wissenschaft nicht aus. Rosemarie Dilg-Frank hat die diesbezügliche Einstellung Hohenheims mit einer Maxime von Max Planck zusammengefasst: »Die Naturwissenschaft braucht der Mensch zum Erkennen, die Religion aber braucht er zum Handeln.«[21] Dem ist lediglich hinzuzufügen, dass der Begriff »Religion« bei Hohenheim sozusagen eine islamische Weite hat, also alle weltlichen Bereiche mitumfasst, auch die Erkenntnis beflügelt. Wissenschaftliche Erkenntnis aus dem Licht der Natur ist bereits ein Vorgang aus dem Geiste, nicht zu verwechseln mit der elementaren Grundorientierung des »viehischen« Verstandes. Der letztere lässt sich vom Gestirn leiten, einer triebhaften Struktur (die bei Hohenheim an sich nicht verurteilt wird). Das natürliche Licht hat zu tun mit einem »gewissen im menschen..., dass es weiss, was gut und böse sei«[22]. Eine ethische Naturbetrachtung, Natur als Offenbarung und Richtschnur. Das Licht der Natur kommt genauso von Gott wie das Licht des Geistes.

Das Licht der Natur steht für Gott als Gegenstand der Metaphysik (natürliche Gotteserkenntnis), das Licht des Geistes für Gott als den Erlöser, den ersten Gegenstand des Glaubens[23].

Aus beiden Lichtern geht die Orientierung zum Weg des seligen Lebens, nicht zu verstehen als Jenseits schlechthin, sondern als sinnerfüllte Zeit: »Es ist alles nur ein stund, nur ein puncten, nur ein minuten oder ein augenblick« (II, 6, 202). Es ist dies die Zeit der Gelassenheit, eine Zeit der Hoffnung auch, die den Menschen nicht hasten lässt, sondern ihm einen ruhigen Schlaf ermöglicht. Wer diesen Schlaf des Gerechten schläft, soll nicht geweckt werden, schläft er schon bis Mittag! »Schleft er schon bis im mittag, so findt ihn got allemal gerust und bereit und wachend. so sehen sein augen zu grund, und schlafen und ligen in danken... darumb wirdst nix versaumpt; lass mettin, vigil aus, rue du auf solche tagarbeit und hofnung« (II,6,202).

Hoffnung und Dankeshaltung als Ausdruck eines erfüllten Lebens, ausgefüllt vom Augenblick, »in dem wird, was sein soll«[24], jenseits ängstlicher Gesetzesfurcht. Für ein Leben dieser Art steht das leitmotivische Bild des Sommers, der »ewige somer, der nimer one frucht und blumen ist,... der da komen wird, so kein jar mer wird zelt werden, sonder alle jar nur ein augenblick sein werden«(VII, 500).

Die paracelsische Theologie des Sommers, die Gleichzeitigkeit der Betrachtung der Dinge im Lichte der Natur und des Geistes, ermöglicht bei der Auslegung der Psalmen den Vorstoss zu Dimensionen, die Augustinus und Thomas von Aquin, aber auch Luther und Zwingli weniger naheliegen. Typisch für Hohenheim ist die starke Betonung einer ökologisch-kosmosophischen Schriftauslegung in Verbindung mit sozialethischen Überlegungen als konkrete Zeitkritik mit eschatologischem und ekklesiologischem Hintergrund. Aus protestantischer Sicht »stört« dabei die unbefangene Sicht der Einheit von Natur und Übernatur, unkatholisch ist andererseits der radikale Biblizismus und die völlige Eigenständigkeit gegenüber lehramtlichen Autoritäten. Hohenheim vertritt, ohne das Papstamt zu leugnen, einen ganz und gar spirituellen Katholizismusbegriff. »Die kirch heisst auf latein catolica und ist der geist aller gerechten glaubigen und ir wohnung und ir zusambkombung. und ist im heiligen geist« (II, 3, 11). Gemeint ist nicht eine schlechthin unsichtbare

Kirche, weil die guten und bösen Werke sehr wohl sichtbar sind. Überhaupt machen die Werke der Liebe, die »Früchte«, die sichtbare Kirche aus, und nicht Ämter und Zeremonien.

Die Freude an der Schöpfung, eine Dankgesinnung aus franziskanischer Tradition, ist sicher keine exklusive Errungenschaft der paracelsischen Theologie, aber doch die Basis einer Psalmenauslegung weit jenseits eines einseitigen Supranaturalismus. Die Erde ist die Kleidung Gottes (II,5,1), der Fuss und der Stuhl Gottes (II, 5, 4,), der Garten Gottes, sie nährt die Tiere, den Menschen mit Weizen und Wein, damit er fröhlich und guten Mutes sein kann. Das Leben ist zu vergleichen mit der Art und Eigenschaft des Öls – was man damit malt, das glitzert und ist hübscher als andere Farben. So verhilft uns Gott zu der »Hübsche«! Die Speisen, die Gott uns anbietet in der herrlichen Natur, lassen unsere Gesichter wie »Ölfarben« aussehen: so feist und frisch sollen wir sein! (II,5,9) Ein Hohelied der Bejahung der Erde und zugleich ein Preislied der Leiblichkeit entgegen jeder krampfhaften fanatisierten Askese. Fürwahr eine »güldene Welt«: Die Bäume wachsen, dass die Vögel Lust haben, darin zu wohnen.– Die Bäume sollen schön sein, damit sie allen Vögeln eine liebliche Behausung seien. Auch die Menschen sollen sich freuen, damit die Engel Gottes bei ihnen nisten und bei ihnen wie die Vögel in den Wäldern seien! Wenn wir uns aber mager machen, uns Joch und Bürden aufladen, dann werden keine Vögel bei uns wohnen, sondern Teufel und böse Engel und Wettergeister! (II, 5, 10)

In der paracelsischen Psalmenauslegung wird uns die Erde als wahres Schlaraffenland vorgeführt: Das Meer ist eine unerschöpfliche Nahrungsquelle, Hunger muss nicht sein, es müsste möglich sein, dass viel mehr übrigbleibt, als hinweggenommen wird (II,5,14). Das Wild im Meere, auf der Erde, in den Lüften müsste auf lange Sicht die Nahrungsbasis abgeben, die jenseits menschlicher Zuchtbemühungen für alle ausreicht. In diesem Zusammenhang preist Hohenheim die Künste der Schiffer, Angler und Jäger. »Also haben wir die speis und gotliche weisheit, dieselbig in unser hand zu bringen« (II, 5, 15). Das ist sicher nicht zu verwechseln mit rücksichtsloser Ausbeutung, im Gegenteil. Der Mensch ist nicht Herr der Natur. Im Kommentar zu Psalm 91 lesen wir: »Also auch soll man die kraft der natur, das werk der natur nit misbrauchen, sunder dohin brauchen, dohin die diefen gedanken gottes heissen und befelen« (II,4, 246). Unter Missbrauch der Kräfte der Natur versteht Hohenheim einen anderen Gebrauch als den zur Arbeit und Notdurft, nämlich den spekulierenden Umgang mit den Dingen der Schöpfung mit Zins, Gült, Wuchern, Spielen und Schinden (II, 5, 13). Im Vordergrund steht die Arbeit als Lebensinhalt, ein Hauptgesichtspunkt der paracelsischen Sozialphilosophie, wie in den *Sozialethischen und sozialpolitischen Schriften*, von Kurt Goldammer zusammengestellt, hinreichend dargetan.

Zum hohen Lobpreis der Natur auf der Grundlage der Psalmen gehört nicht zufällig das Lob der Arznei: »Die arznei auf erden lobt den herren. dann sie tut seinen willen. er will, dass sie uns gesunt mach in unser krankheit, also volbringt sie iren willen. darumb so ist das erst bitt: herr, lern uns dein tugent erkennen, nit allein in der seel, sunder auch im leip: das ist: gib uns kunst der erznei.« (II, 4, 346f.)

Von der Schöpfungsordnung ist nichts ausgenommen, selbst das Erdbeben nicht, welches die Bodenschätze aus dem Untergrund an die Oberfläche treibt (II,5, 18), auch das Geschrei der Raben und Ochsen ist ein Aufrufen zu Gott. Dennoch, der Prophet Paracelsus weissagt, wie die Elementargeister, die Hüter der Schätze der Erde, Schlimmes für den Fall, dass die Menschen die Schöpfung, die Arbeit des Herrn, missbrauchen, damit ihre Geile ersättigen, die Leute betrügen, um ihren Eigennutz, ihre eigene Wolllust damit zu haben: »Dise alle werden zerstort!« (II,4,247)

Wer aber die Gaben Gottes zur Nahrung gebraucht, in ehrlicher Arbeit seine Tage verbringt, anderen Häuser baut »nit dir allein«, Korn sät, »nit deinem maul allein«, den Weingarten pflanzt, »nit deiner gurgel allein«, für den gilt die Devise des seligen Lebens: Sei selig, und es geht dir gut (II, I, 254). Auf dem Weg zu diesem seligen Leben spielen Theologie und Bibelauslegung eine wegleitende Rolle, aber nicht in einem intellektuellen Sinne, für Hohenheim »gugelfur«: »Ich wollte aber, dass ich den theologischen Geist hätte.... Aber ich kann wohl erkennen: es mag mit nöten nit erlangt werden, dieweil ich mit soviel Armut, Elend und Jammer diese kleine Fakultät habe müssen erfahren – noch viel mehr Ernst, Armut, Hunger,

Elend gehört zu dem theologischen Geist.« (II, I, 64), (übers. von W. Matthiessen) – Diese Art Bibelauslegung ist spirituelle Bibelinterpretation, nicht wissenschaftlich-philologisches Sezieren: »Wir sollen arbeiten und werken, nicht der spekulation obliegen... erforschung der geschrift erfordert, denselbigen sentenz und spruch der gschrift mit der geschrift geist zu verstehen.« (PR, 158) Auf das Gebet und die »herzarbeit« in der richtigen Musse kommt es an (II, 2, 78). Das Gemeinte lässt sich mit einer Sentenz von Papst Gregor dem Grossen verdeutlichen: »Beim Anhören der Gebote Gottes wurden sie nicht erleuchtet; als sie sie erfüllten, kam die Erleuchtung.«[25]

Das ist die »Catolica«, die Hohenheim meint, allerdings weit entfernt von der historischen Realität. Wie Sebastian Franck gehört er zu jenen radikalen Geistern in der Epoche der Reformation, denen man nachsagt, sie erwarteten »aliam ecclesiam magis pneumaticam« – eine andere, in höherem Grad geisterfüllte Kirche.[26]

Hohenheim begnügt sich nicht damit, vom Heiligen Geist zu schwärmen. In der Geschichte des christlich-sozialen Gedankengutes gehören seine sozialethischen, sozialpolitischen und in vieler Hinsicht sozialrevolutionären Traktate zu frühen Programmen, denen eine angemessene Wirkungsgeschichte versagt bleibt. Dabei fällt, was zum Beispiel die Wertung des Krieges und der Todesstrafe betrifft, eine bemerkenswerte Nähe zu täuferischem Gedankengut auf. Im Hinblick auf die Hochschätzung der Arbeit gehört Hohenheim zu den Denkern der protestantischen Ethik, wie sie von Max Weber verstanden worden ist. Dabei fehlt Paracelsus das Verständnis für die soziale Funktion des Kapitals durchaus. Seine Vorstellungen, zum Beispiel die Viertagewoche betreffend, sind im einzelnen interessant, bleiben jedoch in vieler Hinsicht von klassischen sozialistischen Illusionen durchdrungen – zum Beispiel dem Glauben an einen einfachen Wohlstand, erreichbar durch Arbeit für alle möglichst ohne Gewinn. Die positive ethische Leistung Hohenheims auf diesem Gebiet liegt zur Hauptsache wohl in einem Eintreten für innerweltliche Askese, also eine Haltung, welche einen sparsamen Umgang mit den Früchten der Arbeit empfiehlt, entgegen jeder Protzerei und Ausschweifung. Es ist dies eine Einstellung, der zum Beispiel reiche Familien wie die von Watt und Schowinger durchaus nachgelebt haben, so sehr deren grosse Vermögen dem franziskanisch-paracelsischen Armutsideal widersprochen haben mögen.

Hohenheims Auslegungen des Alten und des Neuen Testamentes, seine Predigten und religiösen Traktate betonen in mittelalterlicher Tradition stark die Sozialnatur des Menschen. Wir »seindt alle bei'n Leuten. Der Mensch ist bei'n Leuten« (PS 24) ist die Devise. Entsprechend ist das menschliche Dasein eingeordnet in die konkreten Gemeinschaften: Ehe, Familie, Beruf, Stand – im Prinzip steht eine Emanzipation des Menschen von diesen Gemeinschaften nicht zur Diskussion, vielmehr hat er sich, in Realisierung konkreter Nächstenliebe, in diese Gemeinschaften selbstlos zu integrieren. Dabei bildet die Kirche nicht eine Gemeinschaft dieser Art, ihre diesbezüglichen Ansprüche als Mauerkirche werden zurückgewiesen. Kurt Goldammer sieht in Hohenheims sozialpolitischem Christentum einen »modifizierten Kollektivismus«[27]. Von einem konsequenten Kommunismus kann nicht gesprochen werden. Privatleben und Privateigentum sind nicht geleugnet, jedoch stark eingeschränkt, auf der Grundlage eines theonomen Eigentumsbegriffs, »indem Gott als der wahre Herr der Güter proklamiert wird, der Mensch, im Sinne der evangelischen Parabel, als sein Haushalter«[28]. Entschieden abgelehnt wird nicht das Privateigentum an sich, nur dasjenige an Grund und Boden, darüber hinaus die Bevorrechtung der Stände. Beides, Grundeigentum und Standesprivilegien, sollten mit Hilfe des Kaisers überwunden werden. Bei aller radikalen Kritik an Kaiser und Papst artikuliert Hohenheim die Hoffnung, durch die allerhöchsten weltlichen und geistlichen Instanzen des Abendlandes eine Verbesserung der bestehenden Verhältnisse durchzusetzen – chiliastisches endzeitliches Warten auf einen engelgleichen Kaiser und Papst[29].

Der lange Atem der Hoffnung ist bei Hohenheim die Basis für eine Haltung der Gewaltlosigkeit: Krieg, Todesstrafe, Revolution, Martyrium – die Realzeichen der Gewalt werden durchwegs abgelehnt oder höchstens als Ausnahmefall gerechtfertigt. Ähnlich wie die gemässigten Wiedertäufer hält Hohenheim den Verteidigungskrieg für zulässig, desgleichen die Todesstrafe zumindest für mörderische Apotheker, das Martyrium dann, wenn es nicht gesucht worden ist[30]. Für einen revolutionären Geist ist die Ablehnung revolutionärer Gewalt vielleicht verwunderlich. Aus der Sicht von Marx und Engels würde die folgende Stelle aus der *Auslegung der Zehn Gebote* wohl als Beispiel für eine christliche Ideologie gebrandmarkt, die Stelle ist indes als Kontrapunkt zur durchaus gutgeheissenen »Rache der Armen« zu lesen: »Dass du auch arm bist, das ist aus gott, und nit der unfall mit dem unglück... also seindt ir armen erwöhlet von gott, zu besitzen das reich der himmel... euer reich ist nit von diser welt. darumb ergebet euch in den tod des hungers. sehet an, wieviel wucherer ligen in volen küchin und kellern krank, und ligen in vil härtern krankheiten und sterben eines herteren tods als einer, der vor hungers stirbt! darumb so tragent geduld. gedenket, dass euch Christus solches alles vorgesagt hat, und lassent ligen, was nit euer ist, es werde euch dann gegeben zu einem almusen.« (II, 7, 184f.)

Die oben genannte »Rache der Armen« ist kein Recht auf Revolution, wohl aber ein verdientes Schicksal der Reichen. Die Rache der Armen ist nicht selber in die Hand zu nehmen, sondern Gott zu überlassen bzw. dem Vertrauen in den langfristigen Sturz der Ungerechten (PS 321). Von einem Widerstandsrecht ist im Falle religiöser Unterdrückung die Rede, der Widerstand wird verglichen mit demjenigen eines Mannes, dessen Ehefrau geschändet wird (PS 322). Interessant ist, dass vor allem dem Hausvater das Recht zum Widerstand zukommt – eine anarchische Praxis scheint Hohenheim zuwider zu sein.

Der innerste Bereich der christlichen Theologie ist und bleibt die Meditation über die Heilige Dreifaltigkeit. Diese ist sowohl in Hohenheims alchemistischen wie auch in seinen theologischen Schriften zentraler Gegenstand – insofern scheint Ulmannus' *Buch der heiligen Dreifaltigkeit* die Funktion einer Patenschaft über weite Teile des paracelsischen Schrifttums zuzukommen. Dabei stellt sich bei den Spekulationen über die Trinität seit jeher das Risiko der Ketzerei, vor allem was die Einschätzung der Person Jesu Christi betrifft. Entweder wird Jesus nur als Mensch betrachtet oder als reiner Christus total vergottet, jenseits menschlicher Züge, wie zum Beispiel der Fähigkeit zu leiden. Serveto musste seine kühnen Spekulationen über die Dreifaltigkeit mit dem Leben bezahlen, als

Ketzer des Katholizismus und des Protestantismus. Für Hohenheim ist typisch, dass er in bezug auf die Dreifaltigkeit nichts leugnet, in Jesus den wahren Gott und den wahren Menschen in *De Genealogia Christi* bekennt (II, 3, 61). Dreifaltigkeit ist indes für den Laientheologen mit dem Ruf eines Winkelpredigers kein Zustand, sondern ein heilsgeschichtlicher Prozess (vgl. II, 3, 239). In diesem Zusammenhang spricht der *Liber de Sancta Trinitate* von einem göttlichen Leib in Christo. Es ist auch die Rede von einem Leib des Vaters und sogar einem Leib des Heiligen Geistes (II,3, 257). Diese Leiblichkeit Gottes, in keiner Weise mit der »tötlichen«, das heisst dem Tode ausgesetzten Leiblichkeit der Geschöpfe vergleichbar, ist die Basis für eine kühne Erweiterung des Dogmas von der Heiligen Dreifaltigkeit.

Das entscheidende Moment, von der spätmittelalterlichen Mystik vorbereitet, ist die »frau gottes« oder »gemahlin« von Gott dem Schöpfer. Mit anderen Worten: der Einbezug der Frau und Gottesmutter Maria in den Prozess der göttlichen Liebe. Dabei kann es gemäss der mystischen Tradition offen bleiben, ob letzten Endes die Frau mit dem Heiligen Geist gleichgesetzt wird – wie in einer Vision von Nikolaus von Flüe nicht ausgeschlossen – oder ob die Dreifaltigkeit durch die Integration der Gottesmutter zu einer göttlichen Quaternität erweitert wird. Hohenheim steht ein für einen Gottesbegriff und, was wichtiger erscheint, eine Gotteserfahrung, in denen gemäss der Spiegelbildlichkeit Mensch – Gott das Weibliche ebenso einbezogen ist wie das Männliche. Von hohem spirituellem Interesse ist die Behauptung, Maria sei die machtlose Person in Gott, wenn eine Stelle aus dem *Liber de Sancta Trinitate* so gedeutet werden darf: »Diese person der frauen gottes hat keinen gewalt, kein regiment in der gottheit nach irer person zu rechnen, dann sie bleibt ein frau in der person, und ir bleibt fräulicher gwalt aber in der gottheit ist volkomben und gott dem vater gleich förmbig« (II,3,245). Noch weiter geht eine Meditation zum *Salve Regina*: »Gott der Vater hat ein Weib gehabt vor allen Dingen. Wenn er kein Weib gehabt hätte, so hätt er den Sohn nicht gehabt. Also wär der Heilig Geist auch nit« (PR, 163). Die Vergöttlichung der Frau bei Hohenheim ist ein radikales Gegensignal gegen reformatorische Auslegungen, in welchen der Jungfrau und Gottesmutter ein nur menschlicher Rang zugesprochen wird.

Dabei ist der Marienkult bei Hohenheim in keinem Fall mit einer Bedeutungsverminderung der Christologie verbunden, im Gegenteil. Desgleichen hat paracelsische Marienverehrung nichts zu tun mit einer rein jenseitigen, weltfremden, einseitig spirituellen Religiosität.[31] »Christum von herzen meinen« ist gerade aus mariologischer Sicht die Zentralformel des Glaubens. Die Praxis ist die Liebe auf Erden: »Auf erden ist die liebe, nach dem ist kein liebe; was uf erden nit anfacht, das facht nach dem tod nimmermehr an...« (II, 5, 41) Die Liebe wiederum ist, wie unzählige Male dargetan, zu erkennen an ihren Früchten: »Unsere werk seind in der auferstehung des menschen«[32]. Der Mensch, gemäss der *Philosophia Sagax* »der natur arbeiter« (XII, 53), ist zur Vollendung der Schöpfung aufgerufen, das heisst, das zu tun, was Gott in sie gegeben, gelegt und geschaffen hat. Es sind dies Gedanken, wie sie im 20. Jahrhundert Teilhard de Chardin wieder aufgreifen wird, wie Hohenheim auf dem Boden einer franziskanischen Tradition.[33]

Dieser Optimismus der Schöpfung und die langfristig angelegte Hoffnung auf Erlösung bewahren Hohenheim bei aller leidenschaftlichen Inbrunst des religiösen Strebens vor dem Abgleiten ins Sektierertum. Mit einem Vorausblick auf eine Million Jahre leistet sich Teilhard de Chardin den Luxus, katholisch zu bleiben, weil kleinliche dogmatische Streitigkeiten ihm nicht lohnend scheinen. Hohenheim wartet, wie seine Auslegung der Papstbilder zeigt, auf den Papa Angelicus, den Engelpapst in der utopischen »güldenen Welt«, der seine Tiara abzieht und »al hoffart, al êr, al geizigkeit, al ubermut und aller hochfertiger gewalt. und do werden alein sein demut und die art der apostel« (XII, 578). Der Papst des seligen Lebens! In der gegenwärtigen Zeit aber, so Hohenheim im *Buch der Erkanntnus,* mästen sich die Geistlichen, sie schütteln sich den Staub nicht von ihren Schuhen wie die Landfahrer. »Was ist schuech schutlen vom staub anderst/dann biss leicht und arm/lass dich die pfrundt nit heben/ wo ist sie/ allein bej den glaubigen/zeucht zu dem unglauben/die geben dir khain pfrundt/ pfrundtner schutlen khain schuech.« (BdE, 45).

Werde leicht und arm, lass dich von der Pfründe nicht vereinnahmen, geh zu den Ungläubigen, die geben dir keine Pfründe. Pfründner schütteln keine Schuhe!

Mit dem Bild des Menschen, der die Schuhe schüttelt, verdeutlicht uns Hohenheim die mit seiner Existenz nachgezeichnete quijotische Linie eines Erdenwandels als Arzt aus apostolischer Gesinnung und denkwürdiger Bürger dieses dunklen europäischen Kontinents. Mit einer unermesslichen Lebensleistung ist er früh abgetreten in den »tot, der ist gottes« (XIV, 102). Im Sinne seines Schrifttums sind nicht die ärmlichen Gulden, die er in Salzburg zurückgelassen hat, sein Erbe, sondern die Erde, zu betreten in den Fussstapfen Christi:

»... die erden bleibet und wartet auf den erben, der ir mit forcht gottes gebraucht.« (PS, 107). Damit ist fast alles gesagt über die einmalige Schönheit des Daseins im Leib, »ein zier« (PS 103), als dessen Substanz er »das herz« verkündet, die Substanz der Welt aber als »das geblüe«.[34]

Meine Gebeine
werden mit euch streiten

Der Paracelsus der Gelehrten, Ideologen und Forscher

Der Phantasie aber und der Betrachtung ist keine Grenze gesetzt. (II, I, 270)

Bei seinem Tode ist Hohenheim als Doktor Paracelsus ein bekannter Name, den ein gewisser Verruf zuverlässig vor dem Vergessenwerden schützt. Im oberdeutschen Raum ist er als Zeitgenosse schon berühmt. Wenige Jahre nach seinem Tode kennt man ihn dank verschiedener Übertragungen seiner Werke auch in den Niederlanden[1]. Viele, wenn nicht die meisten Gebildeten, haben eine Meinung über ihn, scheint es auch kaum angebracht, seinen Namen zu nennen oder ihn gar zu zitieren. Wie weit sein Ruf beim einfachen Volk zu Lebzeiten bereits Legende ist, lässt sich nicht sicher ausmachen. Die zahlreichen Paracelsus-Sagen kristallisieren sich erst im Lauf der Jahrhunderte heraus. Ein angeblich auf *Doctors Theophrastj Paracelsi Buch* zurückgehender Pesttraktat eines Bruders Ägidius Karl von 1554 setzt Berühmtheit voraus, auch »wie lebendig der Ruhm des Paracelsus damals noch in Salzburg unter dem Volke war«[2]. Nach Sudhoff kann zu dieser Zeit bereits von einer Paracelsisten-Gemeinde gesprochen werden. Die konkreten Kenntnisse sind jedoch kaum etwas anderes als ein sich fortwährend steigerndes Gerücht, die Basis für den buchhändlerischen Erfolg fast aller Paracelsus-Publikationen ab 1560, da Adam von Bodenstein, der Sohn des Reformators Karlstadt, Michael Schütz, genannt Toxites, Gerhard Dorn und andere sukzessive Werke von Hohenheim in den Druck bringen, gelegentlich in Ausgaben, die mit Recht zu Zweifeln Anlass geben.

Zu Lebzeiten und in den ersten Jahrzehnten nach seinem Tode nährt sich sein Ruf vor allem aus negativen und positiven Übertreibungen. Das »Allgemeinwissen« über ihn besteht, von Gesners Lexikonartikel abgesehen, vornehmlich aus den wenigen Sätzen von Sebastian Franck, nachzulesen in der 1531 in Strassburg gedruckten *Chronika – Zeitbuch und Geschichtsbibel:* »Doctor Theophrastus von Hohenheim, ein Phisikus und Astronomus; anno 1529 ist gemeldeter Doktor gen Nürnberg kummen. Ein seltsam wunderlicher Mann, der fast alle Doktoren und Scribenten (Autoren) in Medicinis verlacht. Den Avicenna soll er verbrennt haben zu Basel in öffentlicher Universität und allein schier wider alle Medizin... mit seinen Rezepten, Judiciis... und viel Widersinns...«[3]. Neben Francks negativer, aber doch Neugierde weckender Apostrophierung soll eine Flugschrift eines gewissen Valentius de Retiis ebenfalls schon zu Lebzeiten zirkuliert sein. Die grossprecherische Anpreisung, anfänglich von wenig Erfolg gekrönt, ist im letzten Drittel des 16. Jahrhunderts weit verbreitet. Sie steht für eine frühe Paracelsus-Verehrung, die entgegen der vernichtenden Urteile den Zeitgenossen, jenseits genauer Überprüfung, die gewaltige Lebensleistung des vielseitigen Arztes vor Augen hält. Beides, Ablehnung und übersteigerte Bewunderung, haben den Paracelsismus zu einem spürbaren Unterstrom der abendländischen Geistesgeschichte gemacht.

Nach Valentius de Retiis ist »Philippus Theophrastus von Hohenheim, zu Einsideln im Schweitzerland geboren,... von den Atheniensibus der grosse Paracelsus genannt worden. da er hat 230 bücher in der Philosophei geschrieben, 40 bücher in der artzenei, 12 de republica (Politik), 7 in Mathematica oder Astronomei, 66 von verborgnen und heimlichen künsten. ...In Teutschland ist jetzt ein junger mann, des gleichen in der ganzen welt nicht gefunden wird, der so fürtrefflich und köstlich in der Philosophei, Artznei, Astronomei und vom Gemeinen nutz und dem rechten geschriben hat, das ich nicht anders glaub, er habs entweder aus einer wunderbarlichen angeborenen influenz, oder aus unaussprechlicher gnad des heiligen geists, oder aber aus der bösen geister eingebung« (III, 564).

Auffallend ist die Ambivalenz noch in dieser Anpreisung, wird doch die Eingebung der bösen Geister nicht ausgeschlossen. Im Hinblick auf die Werbewirkung des Textes scheint dies aber kein Nachteil zu sein. Mit dieser grosssprecherischen Präsentation wird die Legende vom Universalgelehrten Paracelsus in die Welt gesetzt, der aus schlechthin allen Quellen schöpfe, ein Meister der alchemistischen Künste sei und ein erleuchteter Pansoph, also ein Gelehrter, der alle Wissenschaften in einer philosophisch-spirituellen Gesamtschau vereinigt. Aus einem im Grunde naiven Hunger nach Geist, in Verbindung mit der typisch neuzeitlichen Begierde nach

Macht, Reichtum und Weltbeherrschung, kommt es, wohl mit gnostisch-neuplatonischem ideologischem Hintergrund, zur Begründung des Vulgärparacelsismus. Von diesem unterscheiden muss man die Bemühungen hervorragender Gelehrter aus fast allen Generationen, die paracelsische Erbmasse dank eigenständigem differenziertem Denken nicht zur Ideologie gerinnen zu lassen, sondern sie als eine Art Bergwerk für die wissenschaftliche Phantasie nutzbar zu machen: die Erfahrung mit einer kosmosophischen Sinngebung verbinden. Der schlichte Vulgärparacelsismus hat, in Missachtung des Wortlauts der Schriften, bei seinem Meister vor allem Geheimtips zum Auffinden oder Herstellen von Gold sehen wollen. So noch im frühen 18. Jahrhundert der sagenumwobene Obwaldner Exjesuit und »Seminariherr« Johann Baptist Dillier (1668–1745). Auf Anregung des Zürcher Naturforschers und Geographen Johann Jakob Scheuchzer studiert er vor allem Werke über Bergwerkfragen, darunter solche von Paracelsus, wie der Dillier-Biograph Leo Ettlin dargetan hat[4]. Dank diesem Geheimwissen hält er sich in der Lage, das Arniloch oder Goldloch bei Engelberg zu seinem Eigentum zu machen, um hier Edelmetalle und kostbare Mineralien gewinnen zu können. Ausser bleichenden Gebeinen von Goldsuchern ist an der geheimnisumwitterten Stätte kaum etwas zu finden. Eine Paracelsisten-Geschichte unter vielen!

Im Gegensatz zum Vulgärparacelsismus haben Leonhardt Thurneisser (1530–1595), Oswald Croll (1580–1609), Johann Baptist van Helmont (1579–1644) und François Turquet de Mayerne (1573–1655) auf phantasievolle Weise und weithin schöpferisch die paracelsische Alchemie in Richtung Chemiatrie weiterentwickelt[3]. Gilt Thurneisser wegen seinem skandalträchtigen Lebenslauf zeitweilig als Scharlatan, was an seinen Verdiensten z.B. als Wasserforscher nichts ändert, haben Croll und vor allem der Niederländer Helmont wesentlich dazu beigetragen, dass überhaupt von einer reellen Bedeutung von Hohenheim in der Geschichte der Naturwissenschaften gesprochen werden kann. Helmont, der führende ärztliche Paracelsist und Arzt-Chemiker der Barockzeit, setzt Hohenheims Kampf gegen die galenische Dogmatik entschlossen fort, auf einem bereits höheren methodischen Niveau. Typisch für Helmont ist das Nebeneinander von Experiment, quantitativen Methoden und einer naturphilosophischen Betrachtungsweise. Messungen, zum Beispiel des spezifischen Gewichts des Harns, und Fragen nach dem Urgrund der Materie sind für ihn in gleicher Weise interessant. Aus dem paracelsischen Chaos-Begriff, wichtig zum Beispiel in der Schrift *Von der Bergsucht*, entwickelt er, bei einer bei weitem moderneren Betrachtungsweise, eine Theorie des Gases. Dabei ist Hohenheim nicht so sehr Vorläufer als Anreger. Auf diese Weise wirkt er schulbildend, ausser in Deutschland und in den Niederlanden vor allem auch in England und im Osmanischen Reich, wo Ibn Sallum sich von ihm überaus fasziniert zeigt. Alle diese weitverzweigten Nachwirkungen, deren Darstellung im einzelnen eine enzyklopädische Aufgabe wäre, setzen eine frühe Sammlertätigkeit, die Bildung einzelner Paracelsistengemeinden und Editionen voraus. Die Erhaltung des weitaus grössten Teils der Werke Hohenheims ist heute noch über weite Strecken rätselvoll, weil von keinem einzigen Buch noch Originalmanuskripte existieren. Im Salzburger Inventar sind ausser Hinweisen auf theologische Konzepte und Auslegungen lediglich »Ein getruckt/ und siben geschribne Artzney Bücher«[6] verzeichnet.

Als wichtigste Sammelstelle paracelsischer Manuskripte im 16. Jahrhundert ist die Pfalzgräfliche Bibliothek in Schloss Neuburg an der Donau anzusehen. Hier hütet im Auftrag des Pfalzgrafen Ottheinrich (1502–1559) der »fürstliche Renntschreiber« und »Chemikus« Hans Kilian während Jahrzehnten 141 Handschriftenbände, zum grossen Teil Werke Hohenheims. Ottheinrich gehört zu jenen Mächtigen in Deutschland, welche, vielleicht auch aus Geldnöten, grosse Hoffnungen in die Alchemie setzen. Mag diese Kunst auch verrufen sein, insbesondere wenig zu einem rechtgläubigen Lebenswandel passen, kann man doch nie wissen! Das Geheimnisvolle und vielfach Verworrene der Alchemie, von Ramon Lull bis Paracelsus, sorgt dafür, dass selbst verrufene Werke als kostbare Schätze gehütet werden, mit dem Risiko, eines Tages doch dem Fanatismus einer Orthodoxie zum Opfer zu fallen. Von der Neuburger Sammlung sagt Kurfürst Ernst von Bayern am 11. September 1597, man solle aus ihnen einen geeigneten Extrakt machen, »was guett oder nicht... die buecher so nichts richtigs (enthalten) soll man nuhr verbrennen«[7].

Diesem Grundsatz hat der recht alchemiefreundliche Kurfürst selber nicht nachgelebt, doch sind diese wertvollsten Manuskripte der paracelsischen Überlieferung im Verlauf des 17. Jahrhunderts spurlos verschwunden. Erhalten hat sich ein Aktenband, in welchem die Titel verzeichnet sind, und, für die Wirkungsgeschichte von enormer Wichtigkeit, Quittungen, welche die Praxis des Ausleihens bezeugen. Neuburg ist das Zentrum des frühen Paracelsismus, ohne welches zum Beispiel die lebhafte Paracelsus-Rezeption in Strassburg und die Editionsbestrebungen Husers keine ausreichende Basis gehabt hätten.

Die frühen Bemühungen um die Werke Hohenheims setzen einen Durchbruch des hermetisch-alchemistischen Gedankenguts voraus. Forscher und Sammler wie Alexander von Suchten, Johann Scultetus vom Berg, genannt Montanus, Adam von Bodenstein, Michael Schütz, Johann Günther von Andernach und andere bekennen sich zu einer Erneuerung der Medizin aus dem Geiste der Alchemie, mehr noch, sie sehen in Hohenheim den Hermes Trismegistos des neuen Zeitalters. Der einst Verrufene wird auf den Thron gehoben. Dazu der Medizinhistoriker Joachim Telle: »Ein vielerorts fassbares Merkmal der frühneuzeitlichen Paracelsusrezeption ist der mächtige Beifall, der Hohenheim von Trägern alchemischen Wissensgutes zuteil ward, jenen zahlreichen Medizinern, Pharmazeuten, naturkundlichen Laien aller Ränge, die ihm alsbald alchemische Schriften unterschoben und ihn zum deutschen Hermes Trismegistos erhoben. Dieser ausserordentlich produktive Mystifikationsprozess, der sich... oft in schroffem Widerspruch zu Hohenheims medizinisch-pharmazeutischen Bestrebungen vollzog, hat wohl auch Ottheinrichs nur schemenhaft kenntlichen Paracelsismus fundamentiert und es ist anzunehmen, dass seine Aufgeschlossenheit gegenüber den erklärten Neuerern hauptsächlich von der Hoffnung auf den Gold und Gesundheit versprechenden Lapis philosophorum gelenkt wurde«[8].

Repräsentativ für die frühen Paracelsisten ist der um 1515 in Sterzing (Südtirol) geborene Michael Schütz, genannt Toxites. Nach Jugendjahren in Dillingen an der Donau studiert er an den Universitäten Tübingen und Pavia, wird 1537 Schulmeister im schwäbischen Urach. Als angeblicher Verfasser eines Spottgedichts auf den Ortspfarrer wird er gefoltert, verdingt sich eher trübsinnig als Lehrer in Strassburg und im aargauischen Brugg, wird 1544 auf dem Reichstag in Speyer zum Poeta laureatus gekrönt. Als spätberufener Arzt eröffnet er, unter dem Einfluss des Paracelsus, 1564 eine Praxis in Strassburg, wo zu der Zeit auch Günther von Andernach, Ulrich Gyger von Pforzheim (der frühere Diener Hohenheims) und Didymus Obrechtus wirken. Zwischen 1564 und 1578 gibt er 23 Werke des Meisters heraus, darunter die *Astronomia Magna,* ferner die Schrift Suchtens *De secretis antimonii,* welche für die Verwendung metallischer Präparate programmatische Bedeutung erhält. Verdienste hat sich Toxites auch als Herausgeber von zwei Paracelsus-Wörterbüchern erworben – diese sind, ähnlich wie die vergleichbaren Projekte von Gerhard Dorn und Adam von Bodenstein aus den 1560-er Jahren, für die Klärung der allgemein als dunkel geltenden paracelsischen Terminologie von einiger Wichtigkeit im Hinblick auf die sich verbreiternde Fortwirkung.

Die zahlreichen Vorreden und Widmungen, womit Toxites seine Buchausgaben versieht, zeugen nicht nur für exzellente Fähigkeiten im Bereich der Werbung. Einige persönliche Geständnisse zeigen deutlich eine Geisteshaltung, die für einen praxisorientierten Pioniergeist steht, aber auch deutlich ideologische Züge trägt. Einmal bekennt er, dass »ohne die chemische Philosophie alle Medizin so gut wie als todt zu betrachten« ist[9]. Dann wieder gibt er die enorme Schwerverständlichkeit der Schriften von Paracelsus zu. Er gesteht, dass er anfangs »den wenigern Theil in den Schriften Theophrasti verstanden«, weil ihm die Vocabula nicht geläufig gewesen seien. Er habe sie aber »doch geliebt und nicht urtheilen noch verdammen wollen, sondern festiglich dafür gehalten, dass der grosse Lehrer nicht geirrt, auch nicht hab irren können, sondern alles wohl und recht traktirt, dieweil er geschrieben, Gott hab ihn zu einem Arzt aus der Natur gemacht. Dieweil ich dann dieses geglaubt, allenthalben viel Mängel in Philosophia und Medicina gespürt, kein rechte Reformation gesehn, und in Theophrasto viel das dem Menschen zu Nutz kommen mag hin und wieder in seinen Büchern gefunden, und mich doch nicht in Alles können richten, hab ich meinem Unverstand zugemessen und verhofft die Zeit, welche auch der Rosen Mutter ist, werde bessern Verstand mitbringen.«

Kern der Bekenntnisse ist der Hinweis auf die rechte »Erkenntniss«, die er in den Schriften des Theophrastus gefunden haben will, nachdem er sich lange, »jedem Adepten glaubend, im Nebel des Irrthums« habe herumführen lassen[10]. Mit anderen Worten: Theophrastus Paracelsus als der Meister, dem die Erleuchtung zu verdanken sei, der Erwecker, der sich nie geirrt hat. Bei allen Verdiensten und weitreichenden Vermittlungen zeigt dieses typische Beispiel, wie sehr der Paracelsismus schon in seiner Frühzeit weniger ein Zweig der Wissenschaft geworden ist als eine Wissenschaftsideologie. In der Geschichte der neuzeitlichen Medizin ist dies kein Einzelfall. Mesmer, Hahnemann, Virchow, Freud, Jung, Adler repräsentieren zum Teil eine revolutionäre Reformmedizin, welche zum anderen Teil in ihrem wissenschaftlichen Wert durch Dogmatismus getrübt worden ist. Ohne den Paracelsismus wüssten wir mutmasslich von Hohenheim fast nichts mehr. Doch muss die bleibende Differenz zwischen Paracelsus und jeder Art Adaption betont werden, nicht zuletzt im Hinblick auf den Missbrauch des bedeutenden Namens noch und vor allem im zwanzigsten Jahrhundert.

Zu den Verdiensten der Frühparacelsisten gehören ohne Zweifel die Übertragungen ins Lateinische, ohne welche der Funke schwerlich nach England und Frankreich hätte überspringen können. In Grossbritannien »gewinnt die wachsende Paracelsusschule um 1590 eine feste Position neben den Galenisten, besonders nach dem Erscheinen englischer Übersetzungen paracelsischer Werke. Als Vermittler wirkt dabei u.a. Giordano Bruno, der... um diese Zeit jahrelang in England im Exil lebt.«[11]

Typisch ist indes auch für England die Polarisierung von Paracelsisten und Antiparacelsisten. Als führender theosophisch-gnostisch orientierter Paracelsist tut sich der Arzt Robert Fludd (1574–1637) hervor. Es kommt zu einer ideologischen Frontstellung, welche Thomas de Quincey in seiner *Historisch-kritischen Untersuchung über den Ursprung der Rosenkreuzer und der Freimaurer* wie folgt vereinfacht: »Die Exoteriker (Nichteingeweihte), an deren Spitze (Francis) Bacon stand, der später die Royal Society of London gründete, waren die Gegenpartei der Theosophen, Kabbalisten und Alchemisten. An deren Spitze stand Fludd, und von ihnen nahm die Freimaurerei ihren Ursprung«[12]. Dabei ist das Ansehen Hohenheims in England noch stärker von seiner Einschätzung als Chemiker geprägt. In einer schon 1594 publizierten satirischen Passage aus dem Werk *The Terrors of the Night* von Thomas Nashe (1567–1601) werden die Paracelsisten als »mettle-brewing«, Vertreter der Sudkocherei, charakterisiert, die für alle Gebresten eines oder zwei Allheilmittel anbieten[13]. Für Shakespeare schliesslich repräsentiert Paracelsus neben Galen schlicht und einfach eine der beiden massgebenden Richtungen der Medizin überhaupt[14].

Die Beanspruchung Hohenheims durch Rosenkreuzer und später (zum Teil) Freimaurer hat über Jahrhunderte Aufsehen erregt und vielfach zu neuen Missverständnissen und Ablehnungen Anlass gegeben. Der historische Theophrastus kann indes weder für die Rosenkreuzerbewegung noch die Freimaurerei »verantwortlich« gemacht werden, so wenig er ein authentischer Vorläufer des Marxismus und des Nationalsozialismus ist. Ideologische Beanspruchungen weisen vor allem aus, dass ein bedeutender Geist es zum Klassiker gebracht hat, den man gerne vor den Karren eines eigenen »Anliegens« spannt. In diesem Sinn hört man heute den Namen Paracelsus nicht selten im Zusammenhang mit Diskussionen um »New Age« und andere als alternativ geltende Zeitströmungen.

Die Differenz zwischen dem historischen Paracelsus und allen Beanspruchungen seiner Person und Hinterlassenschaft durch irgendwelche esoterischen Erlösungs- und Selbsterlösungsbewegungen ändert nichts daran, dass auch missverständliche Rezeptionen immer wieder zumindest anregende Geistesfrüchte gezeitigt haben. Im Zusammenhang mit den sogenannten Rosenkreuzern ist der mystische Utopismus von Johann Valentin Andreä (1586–1654) interessant. Hundert Jahre nach Luther ist die Forderung, die Reformation müsse auch für das politische und gesellschaftliche Leben entscheidende Neuerungen und Verbesserungen bringen, in mancher Hinsicht ein Aufgreifen paracelsischer Ideen. Andreäs Werke, darunter die *Chymische Hochzeit*, das utopische Buch *Christianopolis* und die *Fama fraternitatis, Kunde von einer Bruderschaft des löblichen*

Ordens des Rosenkreuzes, an alle Gelehrten und Häupter Europas geschrieben enthalten nicht nur recht viel paracelsisches Gedankengut, sie gehen gelegentlich auch direkt auf Hohenheim ein. So lesen wir in der »Fama«: »Einen besonderen Ruf hat Theophrastus, genannt Paracelsus, der zwar unserer Fraternität nicht beigetreten, jedoch den Liber Mundi (das Buch der Welt) las und seinen hohen Geist dadurch erweckte. In seinen Schriften spottete er eher der Fürwitzigen, als dass er sich ganz zu durchschauen gab... Dennoch ist die angestrebte Harmonie bei ihm zu finden.«[15]

Für die »angestrebte Harmonie« steht das Programm des (fiktiven) Christian Rosenkreutz, eine »Überfigur« (Gerhard Wehr), welche die Fragment gebliebenen Werke von Luther und Paracelsus vollenden soll: leben aus dem Glauben, die Freiheit eines Christenmenschen, eindringen in die Geheimnisse der Naturkräfte und eine Gesellschaft umfassender Brüderlichkeit begründen, einen reformatorisch-christlichen utopischen Staat nach dem Motto: »Aus Gott sind wir geboren, in Christus sterben wir, durch den Heiligen Geist werden wir wiedergeboren«[16]. Herkunft, Bildungsgang und Spiritualität von Johann Valentin Andreä, seine recht guten Kenntnisse von Paracelsus und der Verzicht darauf, diesen bei den Rosenkreuzern einzugemeinden, machen das Werk des phantasievollen schwäbischen Pastors zu einem authentischen Ausläufer des paracelsischen Spiritualismus. Der Vorbehalt gegenüber der vielschichtigen und ambivalenten Rosenkreuzer- und Illuminatenbewegung liegt in der Katholizität Hohenheims. Seine entschiedene Weigerung, einen Orden, eine Sekte oder auch nur eine Schule zu gründen, muss ernst genommen werden. Vor allem aus diesem Grund bleibt Johann Huser, der aus dem schlesischen Glogau stammende Arzt und vorbildliche Textsammler und Herausgeber der bedeutendste Paracelsist überhaupt. Sein einziges Anliegen: Den Autor selbst zu Wort kommen zu lassen. Husers vorbildliche Haltung ist erst im 20. Jahrhundert durch Karl Sudhoff, den früh verstorbenen Wilhelm Matthiessen, Kurt Goldammer und Karl-Heinz Weimann wieder realisiert worden.

Im übrigen haben Genies seit jeher ihren eigenen Umgang mit Paracelsus gepflegt: Ärzte, Philosophen, Mystiker, Künstler, darunter viele Dichter, nicht zu vergessen die Exzentriker fast aller Richtungen. Unter den grossen, mittleren und kleinen Geistern, für die das Erbe des Arztes und Philosophen aus Einsiedeln wichtig geworden ist, ragt der Görlitzer Schuster und einzigartige Meister heimlicher Weisheit, Jacob Böhme, (1575–1624) in mehrfacher Hinsicht heraus. Schon die Bezeichnung »philosophus teutonicus«, die ihm Zeitgenossen zuerkannt haben, steht in der Nähe des Paracelsismus.

Bei Jacob Böhme wird die paracelsische Naturphilosophie konsequent spiritualisiert, wobei die drei Prinzipien, die vier Elemente und die Makrokosmos-Mikrokosmos-Analogie eine grosse Rolle spielen. Einige Sätze schon aus der Erstlingsschrift *Aurora,* in welcher die sinnliche Anschauung Ausgangspunkt ist für einen geistlichen Höhenflug, lesen sich wie die Abwandlung einer Stelle aus dem *Labyrinthus der irrenden Ärzte*: »Du wirst kein Buch finden, da du die göttliche Weisheit könntest mehr inne finden zu forschen, als wenn du auf eine blühende Wiese gehest; da wirst du die wunderliche Kraft Gottes riechen und schmecken, wiewohl es nur ein Gleichnis ist; und ist die göttliche Kraft im dritten Principio materialisch geworden und hat sich Gott im Gleichnis offenbaret. Aber dem Suchenden ist's ein lieber Lehrmeister. Er findet viel allda«[17].

Böhme geht noch stärker als Hohenheim den Weg der spekulativen Alchemie. Dass die Wiese mit ihrem Geruch und Geschmack auch eine Apotheke ist, steht für sein frommes Gemüt weniger im Vordergrund. Dabei ist das Gemüt, nach Troxler die Mitte in der Quaternität Geist – Körper – Seele – Leib[18], für Böhme wie schon für Meister Eckhart und Paracelsus ein zentraler anthropologisch-kosmosophischer Begriff. Das Gemüt ist nach paracelsischer Auffassung sogar der Anfang der Religion: »denn durch das gemüt komen wir zu got, durch den glauben zu Christo, durch die imagination emphahen wir den heiligen geist« (XIII, 384). Auch der Böhmesche Grundbegriff des Gleichnisses, in der deutschen Literatur in den Schlussversen von Goethes *Faust* unvergänglich geworden, gehört ins Zentrum von Hohenheims Theologie: »Alle ding seindt kommen aus der trinitet – wie ein schatten an der wand... abconterfet von denselbigen auf ir gleichnus« (II, 3, 62). Bei Jacob Böhme können wir nicht unterstellen, dass er ein »wissenschaftlicher« Paracelsist gewesen sei. Sehr vieles ist über Valentin Weigel an ihn herangekommen. Sein Umgang mit Texten ist zu vergleichen mit demjenigen Hohenheims – er übernimmt frei, was in seine Vision passt. Beide, Böhme und Hohenheim, sind Zeugen für die Überwindung der Mauerkirche, auch des engen Konfessionalismus, in Erwartung einer Geistkirche, aus der keine Kreatur ausgeschlossen ist. Hartmut Rudolph hat diese Haltung, die bei Hohenheim mit leidenschaftlichem ethischem Engagement verbunden ist, im Anschluss an Kurt Ballerstedt als »dativ« bezeichnet, »ein Denken, das stets einem andern zugedacht ist,... ein stetes Transzendieren objektivistischer Denkstrukturen und spekulativer Denkinhalte auf die Menschen hin in der Konkretheit ihrer Leiden und Hoffnungen«[19]. Bei Paracelsus heisst das: »Also ist der mensch nun einem andern beschaffen und ihm selber nit«. Noch konkreter: »Ihm selbst ist keiner kein arzt, dann Christus hat ihm selber nichts geton, aber andern leuten« (II, 3, 152). Die Nähe und Differenz zwischen Paracelsus und Böhme harrt noch einer ausreichenden Erforschung.

Im Vergleich zu der kaum absehbaren Nachwirkung Hohenheims auf Mystik und Illuminismus sind die Zusammenhänge mit der deutschen Philosophie eher überblickbar. Als bedeutendster deutscher Philosoph, auf den Denkfiguren von Paracelsus nachhaltig gewirkt haben, gilt Gottfried Wilhelm Leibniz (1646–1716). Dieser hat nicht nur Hohenheims Werke »studiert und exzerpiert, ihn wiederholt gewürdigt und zitiert«[20], sondern seinen Begriff der Monade in Analogie zum paracelsischen Archeus entwickelt, wie Domandl dargetan hat [21]. Dabei spielen die Gesichtspunkte des Dynamischen (Kraft statt Stoff), die Spiegelung des Weltalls im kleinen, die Kontinuität, die Entsprechung der Monaden bzw. des Archeus zu den einzelnen Körperteilen und das Prinzip der Metamorphose eine grosse Rolle. Zu den gemeinsamen Überzeugungen Hohenheims und Leibnizens gehört die Auffassung, es gebe niemals in der Natur zwei Dinge, die einander vollkommen gleich wären. Unweit von Gedankenflügen dieser Art entwickelt Goethe seine naturwissenschaftlichen und naturphilosophischen Entwürfe – die Zusammenhänge mit Paracelsus sind seit Generationen diskutiert worden[22].

Unter den grossen Philosophen des 19. Jahrhunderts findet Hohenheim eine einzigartige Wertschätzung bei Arthur Schopenhauer. In der Schrift *Über den Willen der Natur,* einer Kurzfassung und Ergänzung von *Die Welt als Wille und Vorstellung,* wird Hohenheim im Zusammenhang mit den Themen Animalischer Magnetismus und Magie noch vor Roger Bacon, Agrippa von Nettesheim, Johann Baptist van Helmont und Franz Anton Mesmer als derjenige gerühmt, »welcher über das innere Wesen der Magie mehr Aufschlüsse gibt als wohl irgendein anderer und sogar sich nicht scheut, die Prozeduren dabei genau zu beschreiben«[23].

Schopenhauer referiert alsdann die Darstellung der Wachsbilder-Magie als Schadenzauber, bei welchem der Wille gemäss Hohenheims eigenen Worten in ein corpus, d.h. ein Medium, gebracht werde: »Also ist es möglich, dass mein Geist ohne meines Leibes Hülfe durch mein Schwert einen anderen steche oder verwunde durch mein inbrünstiges Begehren... Ihr sollt wissen, dass die Wirkung des Willens ein grosser Punkt ist in der Arznei. Denn einem, der ihm selbst nichts Gutes gönnt und ihn selber hasst, ist's möglich, dass das, so er ihm selber flucht, ankommt. Denn Fluchen kommt aus Verhängung des Geistes«[24]. Diese Zitate aus der Strassburger Ausgabe von 1603, von Schopenhauer übersetzt, als wären es Worte aus dem Zentralteil eigenen Philosophierens, greifen mit der Wirkung des Willens in der Natur dem Kerngedanken des eigenwilligen spätromantischen Philosophen vor. Nebst dem Willen, der sich in die Erscheinung bringt, sind die paracelsischen Grundbegriffe Imagination und Gemüt Fundgruben für weiterführendes Philosophieren. Die Imagination, die Bewusstes und Unbewusstes umfasst, ist dasjenige, womit der Wille sich in die Vorstellung transponiert. Auch dieser Gedanke wird mit Paracelsus belegt: »Alles Imaginieren des Menschen kommt aus dem Herzen: das Herz ist die Sonne im mikrokosmo. Und alles imaginieren des Menschen aus der kleinen Sonne mikrokosmi geht in die Sonne der grossen Welt, in das Herz makrokosmi. So ist die imaginatio mikrokosmi ein Samen, welcher materialisch wird. usw«. Bei Hohenheim wird indes nicht der Wille, sondern in Eckhartscher Tradition das Gemüt als tiefster Grund des Menschen betrachtet. In Schopenhauers Wiedergabe: »Es ist ein so grosses Ding um des Menschen Gemüt, dass es niemand möglich ist auszusprechen: wie Gott selbst ewig und unvergänglich ist, also auch das Gemüt des Menschen. Wenn wir Menschen unser Gemüt recht erkennten, so wäre uns nichts unmöglich auf Erden... Die perfekte Imagination, die von den astris (Sternen) kommt, entspringt dem Gemüt.«[25]

In der Philosophie in der Zeit der Romantik wird der Begriff »Gemüt« gleichsam zu einem Programm, wobei ein hoher Bedarf an geistesgeschichtlichen Anschlüssen bei Eckhart, Paracelsus und Böhme gedeckt wird. Dies gilt ausser für Schopenhauer besonders für Schelling, Schleiermacher, Novalis, Troxler und Baader. Ob allerdings der deutschnationale Ideologie-Publizist Artur Moeller van den Bruck mit der Charakterisierung der Geisteslinie Eckhart – Paracelsus – Böhme also »verschwärmte Deutsche« recht behält, scheint fraglich. Nicht diese drei bedeutenden Aussenseiter der Geistesgeschichte machen den Eindruck von »verschwärmt«, sondern vielmehr ein Teil ihrer Anhänger in der Zeit der Romantik und dann wieder in den ersten Jahrzehnten unseres Jahrhunderts.

In der grossen Epoche der deutschen Literatur und Philosophie bleibt Schopenhauer neben Goethe und Novalis der überragende Geist, welcher paracelsisches Gedankengut in beeindruckender Eigenständigkeit aufgegriffen hat. Ausser der schon genannten Abhandlung auch im zweiten Teil des Hauptwerkes *Die Welt als Wille und Vorstellung*, in so wesentlichen Kapiteln wie *Über den Tod* und *Die Metaphysik der Geschlechtsliebe*. Theophrastus Paracelus habe die Entstehung der Seele »aus etwas« angenommen, ihre Unsterblichkeit aus der Präexistenz gegründet. Desgleichen habe er, am Beispiel der ehebrecherischen Beziehung zwischen David und der Frau des Urias, den metaphysischen Hintergrund einer starken Leidenschaft erfasst mit dem Satz: »Aber um des Salomo willen, der von andern nicht geboren werden konnte als von der Bathseba und dem Samen Davids, obgleich im Ehebruch, hat sie doch Gott verbunden.«[26] In den Abhandlungen *Absichtlichkeit im Schicksale des Einzelnen* und *Versuch über das Geistersehen* deutet Schopenhauer die paracelsische Lehre von den Geistern im Sinne einer Prophetie. Die den Menschen begleitenden Genien stünden für das fatum (Schicksal). Interessant ist, dass vor allem das Psychologische bei Paracelsus für

Schopenhauer bedenkenswert ist. Demgegenüber betont Franz von Baader das Theosophische und Naturphilosophische, generell die Nähe zwischen Hohenheim und Böhme, welche für ihn die »zwei grössten deutschen Naturphilosophen«[27] überhaupt sind.

Gegenstand von medizinhistorischen Monographien müsste das Verhältnis von Franz Anton Mesmer und Samuel Hahnemann (Begründer der Homöopathie) zu Paracelsus sein. Was die romantischen Bezüge betrifft, ist das Werk von Friedrich von Hardenberg, genannt Novalis, eine reichhaltige, bei weitem noch nicht hinreichend erschlossene Quelle. Von programmatischer Bedeutung ist Hardenbergs Forderung nach einer »Philosophie der Medizin und ihrer Geschichte«[28]. Dieses Postulat kann als eine wesentliche Anregung für die im 19. Jahrhundert entwickelte wissenschaftliche Disziplin der Medizingeschichte gesehen werden. Im allgemeinen wird der Rang von Paracelsus von jenen Medizinhistorikern stärker betont, welche im historischen Rückblick Medizin und Philosophie unter einer vereinheitlichenden Perspektive sehen. Eher abschätzig äussern sich vergleichsweise die mehr positivistischen und rein fortschrittsorientierten Medizinhistoriker.[29]

Die Nachwirkung von Paracelsus bei den Gelehrten des 20. Jahrhunderts hat, bei fortwährender Umstrittenheit des bewunderten Meisters oder geradezu bemitleideten Scharlatans, kaum mehr überblickbare Ausmasse angenommen. Allein für die Jahre 1932 bis 1960 verzeichnet eine Bibliographie 1180 Titel, darunter neben bahnbrechenden Forschungsarbeiten, zum Beispiel denjenigen von Walter Pagel, zahlreiche Zeugnisse einer ideologischen Beanspruchung auch im nationalistischen, nationalsozialistischen und antisemitischen Sinne. Bei aller Euphorie und enormer Beachtung stellt das Jubiläum 1941 ein negatives Schicksalsjahr in der Geschichte des Paracelsismus dar. Zu einem gewissen Gegengewicht trägt die Gründung der Schweizerischen Paracelsus-Gesellschaft in Einsiedeln bei, für die sich als prominentester Redner Carl Gustav Jung engagiert. Auf die deutschnationale Beanspruchung reagiert man zur Zeit des Zweiten Weltkrieges in der Schweiz mit einer Berufung auf Paracelsus, die ihrerseits nicht immer frei von Chauvinismus ist. Josef Strebel und Linus Birchler vergleichen ihn mit Leonardo da Vinci.

Einer objektiven Würdigung erweisen sie einen schlechten Dienst mit Sätzen wie: »Ohne Paracelsus ist unsere Naturwissenschaft nicht denkbar.« – »Es gibt in der Gegenwartsmedizin so gut wie nichts, was nicht einmal bei Paracelsus gesagt ist.«[30]

Beim Einsiedler Paracelsus-Umzug zum 400. Todestag wirken die Delegationen der Schweizer Universitäten, ihre Talare spazieren führend, zusammen mit hohen Militärs der Schweizer Armee, darunter Oberstkorpskommandant Wille, Oberstdivisionär Bircher und Oberfeldarzt Vollenweider, im Hinblick auf das Schicksal Hohenheims zu Lebzeiten beinahe grotesk. Rührend die Würdigung von Bundesrat Philipp Etter, der in »staatsmännisch feiner Rede« (Nova Acta Paracelsica) Paracelsus als »Revolutionär mit positivem Vorzeichen« würdigt[31]. Der Anlass steht eindeutig im Zeichen der sogenannten geistigen Landesverteidigung. Es geht darum, sich zu einem grossen Schweizer zu bekennen und damit vaterländische Identität zu bezeugen in einer Geschichtsstunde, da Paracelsus allenthalben als einer der grössten Deutschen aller Zeiten kultisch verehrt wird. Dass neben erstrangigen Repräsentanten der Universitäten und bedeutenden Gelehrten wie Hans Barth, dem Philosophen, und C.G. Jung Vertreter der äussersten Rechten in der Schweizer Armee zugegen sind, ändert nichts daran, dass es bei der Schweizer Paracelsus-Feier um eine Abgrenzung gegangen ist. Auf hohem Niveau stehen die wissenschaftlichen Vorträge unter anderen von Fritz Medicus, Bernhard Milt und Erwin Jaeckle. Letzterer tritt bereits 1943 mit einer repräsentativen Paracelsus-Anthologie vor die Öffentlichkeit und gehört bis heute zu den führenden Rezipienten überhaupt, wofür er, wie Kurt Goldammer, Robert-Henri Blaser und andere mit dem Paracelsus-Ring der Stadt Villach geehrt worden ist.

Im nationalsozialistischen Grossdeutschland nimmt der Paracelsismus zunehmend gespenstische Dimensionen an. Ein Thema, dessen Erforschung bis heute ein Tabu geblieben ist. Eine angemessene Darstellung müsste ein Buch füllen. Im Rahmen eines geistesgeschichtlichen Paracelsus-Porträts bleibt es wichtig, den verhängnisvollen Gesichtspunkt der Ideologisierung eines faszinierenden Geistes wenigstens nicht auszuklammern. Um diesen Prozess zu verstehen, muss auf die Texte von Hohenheim selber verwiesen werden. So wie seine sozialen Ideen später in der DDR positiv rezipiert worden sind, wenn auch eher am Rande[32], bedeuten die zahlreichen Stellen, bei denen er sich zum Deutschtum bekennt, ein »gefundenes Fressen« für totalitäre Ideologen auf der Suche nach einer Legitimation in der Geschichte. Dazu kommen in der Tat hässliche Ausfälle gegen die Juden, in denen sich das polemische Talent Hohenheims überschlägt, notabene eine Haltung, die mit derjenigen Martin Luthers weitgehend identisch ist. Paracelsus gewinnt auf diese Weise mit zunehmendem Ruhm eine negative Ausstrahlung auf das Schicksal des deutschen Geistes, was an der Faszination, womit auch jüdische Forscher sich seiner Werke annehmen, nichts ändert. Im Literaturverzeichnis einer wissenschaftlich recht hochstehenden Monographie über *Pflanzliche Arzneimittel bei Theophrastus von Hohenheim* aus dem Jahre 1941 sind jüdische Autoren wie Ernst Darmstaedter und Bernhard Aschner, sogar Baruch de Spinoza, mit einem Stern* zitiert. Der Verfasser, der Medizinhistoriker Dieter Schmaltz, ist von den Schlachtfeldern des Zweiten Weltkrieges nicht mehr zurückgekehrt[33].

Die deutsch-chauvinistische Rezeption von Paracelsus beginnt schon vor dem Ersten Weltkrieg bei Artur Moeller van den Bruck[34]. 1916 erscheint in Lorch eine okkult-esoterische Kampfschrift mit dem Titel *Des Theophrastus Paracelsus Prophezeiungen vom deutschen Felsen, an welchem die Franzosen zerschellen. Des Paracelsus Weissagungen über Frankreichs Schicksal, Revolution, Königssturz, den zwei französischen Kaisern, dem Auftreten des deutschen Felsens... dem endlichen Untergang Frankreichs durch den deutschen Felsen, nebst Karakteristik des französischen Volkes. Ausgewählt aus den Werken des Paracelsus von C. J. Glückselig.* In den zwanziger und dreissiger Jahren macht Erwin Guido Kolbenheyer mit seiner Romantrilogie Paracelsus allgemein bekannt. 1933 erscheint im *Deutschen Ärzteblatt* ein programmatischer Artikel aus der Feder des Berliner Medizinhistorikers Ludwig Englert, in dem Hohenheims »Bekenntnis zu deutscher Art und deutschem Denken« mit zahlreichen Zitaten belegt wird.[35] Ein Lieblingszitat zur Zeit des Nationalsozialismus lautet: »Darumb aber, dass ich allein bin, dass ich neu bin, dass ich deutsch bin, verachten darumb meine schriften nit und lasset euch nit abwendig machen«

(VII, 201). Ferner: »Das brot wird gessen bei den Deutschen und macht den Deutschen ir deutsch fleisch, wird gessen bei den Africanern und macht in ein africanisch fleisch, also macht sein land sein inwonern das irige« (VII,326). Diese Sätze sind, wie die Ausfälle gegen die Juden auch, bei Hohenheim ganz und gar im Kontext des Kampfes gegen die galenische, das heisst welsche, arabische und jüdische Medizin zu sehen. Wichtig ist ferner die Diskussion um das Guajakholz, die ihn veranlasst, das Lob einheimischer Drogen anzustimmen. Wenn dann Englert aus dem »deutschen Fleisch« eine medizinisch-biologische Basis für eine »Pathologie der Rassen und eine geographische Pathologie« macht, Paracelsus schliesslich zu einem »Führer auf dem Wege zu diesem Ziele«, kann von einem auch nur halbwegs wissenschaftlichem Umgang mit dem Originaltext nicht die Rede sein.

Trotz der missbräuchlichen ideologischen Beanspruchung durch den Nationalsozialismus gibt es zur Zeit des Dritten Reiches eine Reihe von Forschern, die sich dank dem Rückzug in eine möglichst unpolitische Schreibweise von der nationalsozialistischen Paracelsus-Rezeption freihalten. So enthalten Karl Sudhoffs *Paracelsus – Ein deutsches Lebensbild aus den Tagen der Renaissance* (1936) und Georg Stickers *Paracelsus – ein Lebensbild* (1941) keine expliziten Zugeständnisse an den herrschenden Zeitgeist. Ganz anders jedoch Hans Hartmann in seinem *Paracelsus – eine deutsche Vision* (1941). Da wird polemisiert gegen die »Überfremdung der deutschen Medizin durch die ausländische«. Die französische Propaganda habe es verstanden, alle bedeutenden Errungenschaften der Medizin durch Franzosen geschehen zu lassen. Demgegenüber sei Paracelsus der gute Geist der deutschen Medizin und Bürge gegen alle Überfremdung[36]. Der Reichsgesundheitsführung und dem Reichsgesundheitsamt wird attestiert, »in der unmittelbaren Nachfolge des Paracelsus« zu stehen[37].

Wie diese »unmittelbare Nachfolge« auf dem Papier der Propaganda aussieht, bezeugt sich in der totalitären Geisterstunde des Paracelsismus, für die weniger der Salzburger Festakt von 1941 steht als einer der fürchterlichsten Medizin-Ideologen der Geschichte höchstpersönlich. Zu den Denkwürdigkeiten gehört, dass der 24. September 1941 zum Schweizertag in der Geschichte des Dritten Reiches geworden ist. Im *Völkischen Beobachter* schreibt ein Schweizer über einen Schweizer einen Leitartikel, gleich neben und unterhalb der Hauptschlagzeile »Die grösste Kriegsschlacht aller Zeiten« im Krieg gegen die Sowjetunion. Der Titel des Grundsatzartikels, der die Kommentarspalte der ersten und zweiten Seite des Organs der Nationalsozialistischen Bewegung Grossdeutschlands umfasst, lautet: *Was uns Paracelsus sagt*. Der Verfasser: Reichsgesundheitsführer Dr. Leonardo Conti von Lugano, des Lands ein Schweizer, 41-jährig, seit 1918 Mitglied des antisemitischen Kampfbundes, Völkischer Studentenführer, Gründer und Führer des Nationalsozialistischen Ärztebundes im Gau Berlin, aus Anlass des 50. Geburtstages von Adolf Hitler am 20. April 1939 ins höchste Medizinalamt Grossdeutschlands berufen. Kein gebürtiger Schweizer hat unter Hitlers Palladinen eine vergleichbar hohe Stellung inne mit enormen Möglichkeiten zu pseudowissenschaftlich-kriminellen medizinischen Aktivitäten wie Aktionen zur Ausmerzung lebensunwerten Lebens und Menschenversuchen in Konzentrationslagern, zum Beispiel Buchenwald und Natzwiller-Struthof im Elsass. Als ausgesprochen machthungriger, ehrgeiziger und politischer Reichsärzteführer (auch dieser Titel kommt ihm zu) gilt unter anderem der Zusammenschliessung aller Deutschen in einer gigantischen Reichsversicherung sein besonderer Ehrgeiz[38]. Das Theaterstück über diesen Mann, der sich gemäss dem Brauch der ganz grossen Kriegsverbrecher in Nürnberg 1945 das Leben genommen hat, ist noch nicht geschrieben. Sein Leitartikel über Paracelsus bedeutet geistesgeschichtlich einen fast beispiellosen Akt perfider Vereinnahmung, um nicht zu sagen Vergewaltigung des Textes. Auf der anderen Seite hiesse es den Nationalsozialismus und seine führenden Exponenten unterschätzen, wollte man die teilweise geschickten ideologiepolitischen Schachzüge übersehen.

Das nationalsozialistische Paracelsusbild, von Leonardo Conti hochoffiziell und an wichtigster Stelle der Öffentlichkeit präsentiert, ist der Extremfall einer betont einseitigen Deutung Hohenheims als Exponent einer radikal fortschrittsorientierten Wissenschaftsideologie. Hohenheim, »dieser grosse deutsche Arzt und Mensch«, dem

»wir Nationalsozialisten... uns besonders nahe verwandt fühlen«, wird vor allem als Reformator, Neuerer und Pionier gepriesen, der die Heilkunde auf die zwei Prinzipien »Erfahrung und Experiment« gestellt habe (Sperrungen von Conti). Dass es sich in Wirklichkeit um die Maximen »Erfahrenheit und Vernunft« handelt, wird wohl vorsätzlich unterschlagen. Das »deutsche Arzttum« von Paracelsus sieht Conti in kühnen Neuerungen wie die »strenge Überprüfung der Apotheken und Einhalten der Arzneitaxen«, im Nützlichkeitsdenken (»nur was dem deutschen Volke nützt, darf massgebend für unser Tun und Lassen sein«), in der Kenntnis der Gesetze der Vererbung und der Rassenhygiene, der Ablehnung der ausländischen und speziell jüdischen Arznei und der Leugnung der Erbsünde. Für ärztliche Aussenseiter, nach Conti »eine gewisse Sorte von Okkultisten, Pendlern und Kurpfuschern...die sich so gern auf ihn berufen möchten«, hat der Leitartikel gar nichts übrig. Hippokrates und Paracelsus sind für den Reichsärzteführer die beiden Erzarier der Medizingeschichte: »Echtes Arzttum wird immer die Lehren und das Andenken des Hippokrates in Ehren halten, ist uns Hippokrates als Grieche der Antike ja auch rassisch verbunden. Aber deutsches Arzttum knüpft heute bei Paracelsus an; denn ihm gelang der Durchstoss... zu dem wirklich Arteigenen. Wir wissen, dass Paracelsus von Hohenheim bewusst Deutscher war.«

Auffällig sind bei Conti, neben den deutschtümelnden Phrasen (die schweizerische Herkunft Hohenheims wird nie erwähnt) und dem obligaten Antisemitismus drei Dinge: die mehrfache Betonung der Praxis und des Prinzips Experiment; die Ablehnung jeglicher Alternativmedizin zugunsten einer kollektivistischen deutschen Medizinideologie; schliesslich die betonte Polemik gegen den christlichen Glauben, wobei die Inanspruchnahme Hohenheims als Kronzeuge gegen das Dogma der Erbsünde durch zahlreiche Textbelege vor allem aus den theologischen Schriften zu falsifizieren ist, zum Beispiel aus dem Psalmenkommentar und der Auslegung der Zehn Gebote[39]. Mit Berufung auf Hohenheim polemisiert Conti gegen die katholische Wertschätzung der Jungfräulichkeit der Frau. Entgegen der »kirchlich-klösterlichen Auffassung« komme es auf die »gottgewollte Ehe und den Kindersegen« an[40].

Der nationalsozialistische Paracelsuskult hat in der Zeit nach dem Zweiten Weltkrieg das Andenken dieser historischen Figur grundsätzlich nicht zu trüben vermocht. Im Bewusstsein des einstigen Missbrauchs konzentrieren sich zahlreiche Forscher aus fast allen Bereichen der Wissenschaftsgeschichtsschreibung um eine streng quellenorientierte Arbeit in Einzelbereichen, die reiche Erträge zeitigt. Eine erhebliche Korrektur konventioneller Vorstellungen von Paracelsus geht bis heute vom ehrgeizigen Forschungs- und Editionsprojekt der Ausgabe der Zweiten Abteilung des Gesamtwerks aus, der *Theologischen und Religionsphilosophischen Schriften*, herausgegeben unter Mitwirkung von Johann Daniel Achelis, Heinrich Bornkamm, Donald Brinkmann, Paul Diepgen, Gerhard Eis, Erwin Metzke und Walter Mitzka, durch den heute führenden Paracelsusforscher Kurt Goldammer. Die Universität Marburg ist in diesem Zusammenhang für einige Jahrzehnte das Zentrum der Paracelsusforschung geworden. Indes wird sich die Herausgabe sämtlicher Bände der Zweiten Abteilung wohl noch bis ins nächste Jahrhundert erstrecken. Für im allgemeinen seriöse, oft hochqualifizierte Beiträge zur Paracelsusforschung bürgen die Schriftenreihen der Schweizerischen Paracelsus-Gesellschaft (*Nova Acta Paracelsica*, seit 1944), der Internationalen Paracelsus-Gesellschaft Salzburg (*Salzburger Beiträge zur Paracelsus-Forschung*, seit 1951) und die von Kurt Goldammer edierte Reihe *Kosmosophie*, deren Neuerscheinung *De invocatione Beatae Mariae Virginis – Paracelsus und die Marienverehrung* von Katharina Biegger in sorgfältiger Dokumentation und behutsamer Kommentierung Neuland erschliesst – für die Geschichte der Reformation und des Katholizismus ebenso sehr wie für Mariologie und Frauenforschung. Von Bedeutung für die Paracelsusrezeption der Nachkriegszeit bleibt es, dass die Publikationen nicht ausschliesslich von gelehrten Paracelsus-Fans und Popular-Autoren unterschiedlicher Qualität geleistet werden. Immer wieder sind kritische Autoren hervorgetreten, die sich entschieden nicht als Paracelsisten verstehen, dabei aber hervorragend in die Text- und Kontextforschung eingearbeitet sind. Ein Paracelsismus, der sich nicht grundsätzlich und generell in Frage stellen lässt, hat nach all den ideologischen Sackgassen mit den verschiedensten esoterischen

Modewellen keine Zukunft mehr als philosophisch-wissenschaftliche Haltung.

Unter den modernen Paracelsisten, die nicht als philologische Forscher oder wissenschaftshistorische Spezialisten an den »Gegenstand« herangetreten sind, nimmt Carl Gustav Jung wegen der gewaltigen Ausstrahlung seiner Lehre eine Sonderstellung ein. Dem »lemurenhaften Tross paracelsischen Geistes«[41] fügt Jung seine Theorien vom Unbewussten, der Projektion und Individuation hinzu. Das bereits »Postmoderne« an Jungs Paracelsusdeutung ist die Rückwendung zu einer anthropologisch fundierten und orientierten Wissenschaft. Dahei muss offen bleiben, wie weit der Initiant der Tiefenpsychologie, analog zu Rudolf Steiner oder im 18. Jahrhundert Franz Anton Mesmer, eine therapeutisch anwendbare Heilslehre begründet, die mehr Ideologie ist als Wissenschaft. Unvergesslich bleibt das Zeugnis über Hohenheim: »Er war ein gewaltiger Sturmwind, welcher alles auseinanderriss und alles zusammenwirbelte, was sich irgendwie von der Stelle rücken liess. Wie ein Vulkanausbruch hat er gestört und zerstört, aber auch befruchtet und belebt. Man kann ihm nicht gerecht werden: man kann ihn immer nur unter- oder überschätzen.«[42]

Abschied vom Paracelsismus

Die Werk zaigen an, das die arbeit uss ist.
(I, I, 82)

Entgegen der herkömmlichen Fragestellung, wie aktuell Hohenheim »noch« sei, welche seiner Rezepte allenfalls »noch« tauglich, wie weit er die Naturwissenschaften vorangebracht habe oder eben nicht, stellt sich der Berner Physiker Eduard Kaeser in seiner interdisziplinären Dissertation *Fortschritt und Verdrängung – Ein erkenntnisanthropologischer Versuch über die neuzeitliche Wissenschaft* (Bern, 1984) der geistigen Situation, in die sich der Forscher von heute hineingestellt sieht. Im Vordergrund dieser Arbeit abseits der Heerstrassen des Paracelsismus steht nicht Hohenheim, sondern ein Hauptproblem unserer Zeit: Wie komme ich als Wissenschaftler mit der Erkenntnisdisziplinierung der modernen Methoden und der Forderung nach einer humanen Wissenschaft zurecht? In diesem Zusammenhang gewinnt die Beschäftigung mit der Geschichte der Wissenschaften an Gewicht. Dabei steht nicht mehr, wie in der traditionellen Geschichtsschreibung, die Bilanzierung des Wissenswachstums im Vordergrund. Im Zusammenhang mit Paracelsus, der als Beispiel nach wie vor einiges hergibt, interessiert kaum mehr, für welche heutigen Wissenschaftsmeinungen er Vorläufer oder Pionier sei. Ins Zentrum des Interesses gelangen die »Rückstande des wissenschaftlichen Erkenntnisfortschrittes«, die vermutete Proportionalität von Wissenswachstum und Wissensverlust. Kaesers postmoderne Überzeugung, jenseits von Nostalgie und billigem Bekritteln der Naturwissenschaften: Für fast jeden wissenschaftlichen Fortschritt zahlen wir einen Preis, verlieren wir etwas von dem, was unsere Vorfahren noch wussten. Die »fundamentale Einseitigkeit neuzeitlicher Wissenschaft«, gemeint sind die Errungenschaften von Francis Bacon, René Descartes bis zu Kant und dem Positivismus, erzeugt Defizite. *»Wo der Blick der Wissenschaft auch hinfällt: es gibt eine diesem Blick abgewandte Seite der Dinge – den wissenschaftlich erzeugten Schatten«.* Die Beschäftigung mit Naturmagie, wofür Hohenheim einer der historisch bedeutsamsten Zeugen ist, spielt eine kompensatorische Rolle, damit der Naturwissenschaftler besser verstehen kann, was er tut und nicht tut, was in seinem Gesichtskreis sich befindet und was nicht. Dabei geht es nicht um eine billige Esoterik-Nische: »Den Magus und seine Tradition verstehen bedeutet... nicht, selber ein Magus zu werden (Relativismus), aber auch nicht, den Magus nur als Psychotiker oder Psychoseverdächtigen zu behandeln (Absolutismus, wissenschaftlicher Dogmatismus), sondern bedeutet, zu erkennen versuchen, welche meist verdrängten, tabuisierten magischen Residuen an unserer eigenen wissenschaftlichen Kultur, an uns selbst, haften und uns heimlich heimsuchen, welchen Preis wir für die Durchsetzung neuzeitlicher wissenschaftlicher Traditionen der Magie, Alchemie und Kabbala bezahlt haben, in welchen subkulturellen Kellern und Kanalisationen diese Traditionen selbst in der wissenschaftlichen Neuzeit, noch weiterexistieren«[1]. Die Warnung betrifft die »restlose Ausmerzung des Irrationalen durch die Wissenschaft«, welche unversehens umschlagen könne in einen noch mächtigeren Irrationalismus der Wissenschaft selbst. Als irrational entpuppe sich dann nämlich vor allem, wer sich vor dem sogenannt Irrationalen verschliesse oder glaube, mit wissenschaftlichen Mitteln allein schon alles Irrationale gebannt zu haben. »Das Irrationale ist freilich ein schlauer Kunde. Es sucht sich seine Hintertüren in die Welt selbst – und findet sie auch.«[2]

Den klugen Warnungen eines jungen Physikers, für den Paracelsus ein Hauptzeuge ist für den wissenschaftlich erzeugten Schatten des scheinbar endgültig Veralteten und doch bleibend Kostbaren, ist wenig hinzuzufügen. Aus der Sicht der älteren Philosophie von Albertus Magnus bis Paracelsus bliebe dem Physiker zu antworten, dass metaphysische Fragestellungen keineswegs irrational sind. Auch Ethik ist im Prinzip nicht irrationaler als Mathematik, was Baruch de Spinoza, der Algebraiker des Regenbogens und Verfasser einer bis heute vieldiskutierten *Ethik,* noch gewusst hat. Die Frage nach dem Geist, die Frage nach der Natur als Schöpfung und schliesslich die Frage nach Gott – diese Fragen haben Hohenheim im Kontext der ärztlichen Tätigkeit ein Leben lang in Atem gehalten. Über die Vergegenwärtigung der Ungewissheit der Naturwissenschaft hinaus kann uns der Schweizer aus Einsiedeln wohl auch in diesen Perspektiven nicht mit befriedigenden Antworten versehen, so wenig wie in unserem Jahrhundert der christliche Kosmologe Teilhard de Chardin, der sich teilweise den selben Problemen erneut gestellt hat. Indem dieser Gelehrte unter den Perspektiven der modernen Wissenschaften diese Fragen ausgehalten, die Ungewissheit ertragen hat, hat er mit seinem Werk ein Stück Hoffnung auch für die kommenden Jahrtausende artikuliert. Von der Zulassung dieser Fragen, auch von der grundsätzlichen Bewertung utopischen Denkens hängt es ab, ob man in Hohenheim je nach dem eine faszinierende oder abstossende Kuriosität sehen kann oder einen bei allen Irrtümern und Irrwegen in seiner Haltung massgebenden Wissenschaftler. Arzt und Seelsorger ist er geworden, um dem tastenden Erkennen das Tun folgen zu lassen. Dabei gilt es, um aus den Büchern *Von den unsichtbaren Krankheiten* zu zitieren, »nit zu ersaufen im werk« (IX, 255), sondern nach einer schon Hippokratischen Maxime Philosophie in die Medizin und Medizin in die Philosophie hineinzutragen. Die Philosophie mag in diesem Sinne mit dem zu tun haben, was Kaeser unter der Erkundung des wissenschaftlich erzeugten Schattens verstehen mag – wobei der Schatten, wie die Finsternis überhaupt, gemäss der Überlieferung der Mystik durchaus Fülle bedeuten kann.

In dem skizzierten Verhältnis von Medizin und Philosophie, als Beispiel für Naturwissenschaft und Philosophie überhaupt, sieht der todkranke Beromünsterer Altphilologe, Philosoph und Schriftsteller Josef Vital Kopp (1906–1966) eine transzendente Fundierung unseres Wirkens, ohne die der denkende Mensch nicht leben könne. Das menschliche Tun, speziell das ärztliche, vollziehe sich hinter einer Folie unermesslichen Leidens. Auf die Kräfte, die der Mensch dem Leiden gegenüber mobilisieren kann, kommt es an: »Je mehr wir das Leiden... von ganzem Herzen und mit allen Kräften zurückstossen, umso näher stehen wir dem Herzen und dem Handeln Gottes... Ergebensein wird nur dem Kämpfer, dem die Kräfte schwinden, in den Armen des Engels erlaubt.«[3]

Diese Sätze aus dem Buch *Der Göttliche Bereich* von Teilhard de Chardin fassen in Kopps später Studie *Der Arzt im kosmischen Zeitalter* (1964) über Hippokrates, Paracelsus und Teilhard als Widerstand und Bekenntnis in der Krankheit zum Tode vielleicht alles zusammen, was über den Arzt und Wissenschaftler Theophrastus von Hohenheim in kurzen Worten gesagt werden kann. Um auf diese Worte aufmerksam zu werden, musste Josef Vital Kopp durch die Hölle der Leukämie. In dieser ist er, nach Ignaz Paul Vital Troxler, ein beeindruckender Repräsentant eines christlichen Paracelsismus geworden, welcher in der Zentralschweiz, der Heimat Hohenheims, noch und noch Wurzeln und mannigfaltige Zweige getrieben hat.

Der Paracelsismus steht indes heute, bei all seinen bemerkenswerten Perspektiven, zur Verabschiedung an, ob er sich nun mehr christlich oder gnostisch artikuliere. Zu schweigen vom Vulgärparacelsismus, welcher 1941 und 1993 gewaltsam einen Fremdling aus einer anderen Welt zum »Arzt unserer Zeit« stilisieren wollte. Ein hoffnungsloses Unterfangen. Nicht verabschiedet werden muss die Beschäftigung mit Theophrastus von Hohenheim selbst. Der Mann, der in Leben und Werk jederzeit für eine Überraschung gut ist, hat sich in seinem Reisebettlein im Gasthaus zum Weissen Ross in Salzburg auch vom Tod nicht überrumpeln lassen: »Der Tod aber des Menschen ist gewisslich nichts anders als ein Ende des Tagwerks, ein Hinnehmung des Lufts, ein Verschwindung des Balsams und ein Ablöschung des natürlichen Lichts und ein grosse Separation der drei Substanzen, Leib, Seel und Geists, und ein Hingehung wiederum in seiner Mutter Leib«[4].

Kultfigur in Sage und Dichtung

Ein kunterbunter Polterabend der alten und der neuen Zeit. Heinrich Heine

In der dritten Szene des zweiten Aktes von Shakespeares Komödie *All's well that ends well* führen die Höflinge Lafeu und Parolles ein geistvolles Gespräch. Sie sorgen sich um die Gesundheit ihres Herrn, des Königs von Frankreich:

> *Lafeu:* Man sagt, es geschehen keine Wunder mehr, und unsere Philosophen sind dazu da, die übernatürlichen und unergründlichen Dinge alltäglich und trivial zu machen. Daher kommt es, dass wir mit Schrecknissen Scherz treiben und uns hinter unsere angebliche Wissenschaft verschanzen, wo wir uns vor einer unbekannten Gewalt fürchten sollen.
> *Parolles:* In der Tat, es ist die allerseltsamste Wundergeschichte, die in unseren letzten Zeiten aufgetaucht ist.
> *Lafeu:* Aufgegeben von den Kunstverständigen –
> *Parolles*: Das sage ich eben: von Galenus und Paracelsus –
> *Lafeu:* Von all diesen gelehrten und weltberühmten Doktoren –
> *Parolles*: Nun eben !
> *Lafeu:* Die ihn für unheilbar erklärten -
> *Parolles*: Recht! Für einen, der gefasst sein müsse –
> *Lafeu*: Auf ein ungewisses Leben und einen gewissen Tod –[1]

Soweit Shakespeares lebendige Bühnenprosa in der Übersetzung von Ludwig Tieck und Wolf Graf von Baudissin. Parolles, von dem Hohenheim zusammen mit Galenus genannt wird, ist in der Komödie der Verführer, der »geile Böse«, im übrigen ein wohlinformierter Mann. Mit Lafeu diskutiert er über die Grenzen der ärztlichen Kunst, währenddessen der König von Helena geheilt wird, mit Hilfe des Himmels, also wohl aus dem paracelsischen Ens Dei. Dabei sind mit Galen und Paracelsus die beiden berühmten Ärzte nicht persönlich gemeint, vielmehr die beiden konkurrierenden Medizinschulen der Galenisten oder Humoralpathologen einerseits und der Paracelsisten oder Iatrochemiker andererseits. Dennoch, im Gespräch über Grösse und Grenze der Wissenschaft, speziell der Medizin, setzt Englands grösster Dramatiker gleichsam mit der linken Hand Hohenheim ein Denkmal, wenn er ihn im gleichen Rang wie Galen einschätzt, noch im Zeitalter von William Harvey ein Halbgott unter den Medizinern. Achtung und Distanz stehen in gleicher Weise für dieses Zeugnis, welches repräsentativ ist für den Zeitgeist der elisabethanischen Epoche. Zur Zeit Shakespeares haben mit Thomas Nashe und Ben Jonson bereits andere Dichter bedeutenden Kalibers Paracelsus auf ähnliche Art vorgestellt. Für Jonson steht er neben Hippokrates, Galen und Ramon Lull, als naturwissenschaftlicher Schriftsteller sei er Plinius ebenbürtig. Im Drama *The Alchemist* gilt es als erstes Gütezeichen, als »a rare physician... an excellent Paracelsian« zu gelten, ironischerweise in der Prahlerei eines betrügerischen Alchemisten. So bleibt das Thema immer etwas ambivalent – so wie eine Generation später bei Samuel Butler, bei welchem von Teufelskünsten des Paracelsus die Rede ist, im komischen Epos *Hudibras*[2].

Exkurs: Volkssagen

Wie bei den frühen britischen Rezeptionen hängt in der deutschsprachigen Volkssage das Andenken an Hohenheim mit Teufelskünsten, aussergewöhnlichen Heilerfolgen und Goldmacherei zusammen, etwa bei den im Tirol und im Salzburgerland kursierenden Arzt- und Alchemistengeschichten. Dabei tritt jedoch die Gestalt als solche stärker in den Vordergrund, je nachdem als abschreckendes Beispiel wie der Doktor Faust oder dann als Kultfigur. Es gibt kaum eine Stadt oder Landschaft seines Wirkens, die sein Andenken nicht in die Sage aufgenommen hätte, wobei in mehr als einem Fall die Paracelsisten gewiss nachgeholfen haben. Wo präzise Informationen fehlen, aber Betroffenheit da ist, Interesse, Faszination, vermischt mit dem Spurenelement Angst, wuchern die Geschichten.

So auch in der Stadt Sankt Gallen, wo sich eine der denkwürdigsten Phasen seines Lebens abgespielt hat, ohne dass wir sagen können, wann genau er angekommen und wann er wieder gegangen sei. Desgleichen in Baden an der Limmat, für dessen warme Quellen (ihre Heilkraft soll der Pflanze Beifuss entsprechen) er mässig schmeichelhafte Worte gefunden hat. Den Frauen nütze es nicht, schade aber auch nicht, meint er in seinem Baderbüchlein (II, 251).

Von einer eigenartigen Badenfahrt berichtet die Sankt Galler Sage, nicht ohne auftrumpfend vorauszuschicken, das sei nun wirklich die merkwürdigste Geschichte um den wunderbaren Arzt und Zauberer, der viele geheilt habe. Die Handlung vollzieht sich an einem Tag, da die Gesandten der hochwohllöblichen Dreizehn Orte der Eidgenossenschaft sich zu ihrer Tagsatzung in Baden versammelt haben. Im Herrengarten feiern sie ihr Bankett.

In der Gallusstadt schlendert zur gleichen Stunde der Stücheli oder Steucheler, ein unbemittelter Spielmann, heiter in seiner Kunst, durch die Gassen. Beim Multertor trifft er den Doktor Paracelsus im Kreise vornehm gekleideter Herren aus der Stadt, beisammen im Gespräch. Sie politisieren. Der Stücheli mischt sich ungeniert ein: In Baden sollte man sein heute, wo die Herren Gesandten bei gutem Essen und Trinken es sich wohl sein lassen. Da wollte er ihnen gerne aufspielen und sich dabei ein gutes Trinkgeld verdienen!

Das sollte doch möglich sein, sagt der Paracelsus ohne aufzublikken.

Der Stücheli macht grosse Augen. Baden ist zwanzig Stunden weit weg von hier.

Der Doktor heisst den Stücheli heimgehen. Er soll das Sonntagsgewand anziehen und mit der Flöte zurückkommen. Ein Pferd werde dann hier sein, das ihn schnell nach Baden bringe. So könne er den Herren noch zeitig genug aufspielen.

Gesagt, getan. Vor dem Tor steht der Gaul, gesattelt und gezäumt. Halte dich fest, Stücheli, sonst könntest du dir den Hals brechen. Gute Reise, und bewahre die Diskretion.

Beim Aufbruch staunt der Stadtpfeifer nicht schlecht, wie sich sein Pferd in die Lüfte erhebt und wie ein Wolkenschiff über die Stadt hinwegbraust. Zwanzig Minuten später landet der Musikant nicht in Moskau, wo der Paracelsus auch gearztet haben soll, sondern auf der Schlosshalde zu Baden im Aargau. Im Herrengarten tritt er auf die Bühne unter die anderen Spielleute, bläst so vergnügt und selig, dass alle sich an seinen Tönen ergötzen. Plötzlich aber erschrickt ein Sankt Galler Standesherr, reibt sich verwundert die Augen und ruft aus: Stücheli, bist du's oder bist du's nicht? Welcher Teufel hat dich hergetragen?

Ich bin's wohl, Junker, gibt der Künstler zur Antwort, auf dem leibhaftigen Teufel hergeritten, so wahr mir Gott helfe. So einen Schimmel reite ich meiner Lebtag nicht mehr, wenn es auch schön war, die Welt von oben zu besehen![3]

Soweit die Sage, im 17. Jahrhundert überliefert in Bartholomäus Anhorns *Magiologia* und in Weichard Valvasors *Die Ehre des Herzogtums Crain,* Laybach 1689[4]. Das Dementi aus den sicher überlieferten Schriften folgt auf dem Fusse: »Es ist noch nit geflogen worden. ...die werk sein ein zeugnus meiner arbeit.« (I, I, 82). Nachzulesen im *Prologus in vitam beatam* aus dem ersten Band der Theologischen und Religionsphilosophischen Schriften.

»Noch nicht«, lehrt einer realistisch, hoffnungsfroh und zukunftsweisend. Er hat während einiger Jahre seines Lebens Schweizer Luft, Swiss Air, geatmet. Die Luftsubstanz überhaupt, den Äther, bezeichnet er als Wohnstätte für ein langes Leben (III, 286). Diese ist ihm wichtiger als die Utopie des Fliegens, die für ihn teilweise den Charakter einer satanischen Versuchung hat. Das hat zu tun mit zu hoch hinauswollen, während die Kunst nicht fliegt, sondern beim Arzte bleibt[5].

Vergleichsweise eher als Versager wird Paracelsus in der Sage vom »Hahnenkikerle« vorgestellt, einer Rumpelstilzchengeschichte, die mit ihrem Bezug zur Welt der Zwerge immerhin im weiteren Zusammenhang von Hohenheims *Astronomia Magna* steht. Im Gasthaus zum Goldenen Stern in Innsbruck, nach einer anderen Version beim Schiffwirt zu Salzburg, soll eine reiche Fürstin eingekehrt sein, um sich vom Doktor Theophrast kurieren zu lassen. Dieser untersucht sie, ist aber unfähig, sie zu heilen, was Arzt und Patientin sehr kränkt. Da kommt ein winziges Männchen ans Krankenbett der Fürstin, verspricht ihr Hilfe, heilt sie mit einem geheimnisvollen Medikament. Einen Lohn will der Zwerg nicht, doch kündigt er an, in einem Jahr wiederzukehren, um die Fürstin noch einmal zu sehen. Hätte sie bis dann seinen Namen vergessen, müsse sie als Braut zu ihm in seine Bergheimat unter die Höttinger Klamm ziehen.

In der Tat, nach Jahresfrist hat die Fürstin den Namen des Berggeists prompt vergessen. In ihrer Angst vertraut sie sich einigen Frauen an, doch niemand weiss Rat. Da steigt ein armes Dienstmädchen in die grause Klamm, wo es nach einigem Suchen einen jauchzenden Gnom gewahrt, der toll springend ausruft:

> Juhe, dass die Fürstin im Stern nicht weiss,
> Dass ich Hahnenkikerle heiss!

So rettet ein armes Mädchen die Fürstin vor der Vermählung mit einem unheimlichen Geist. Zur Belohnung wird es, da es einen braven Stadtbürger heiratet, fürstlich beschenkt.[6]

Für das Volk ist Theophrastus Paracelsus, in Einsiedeln gelegentlich Raster, Rastus, nach Wernerkarl Kälin auch »der Paracelsi« genannt, ein Mann der Wunder von heimlich-unheimlicher Popularitat. Er kann alles: Gold machen, besitzt den Stein der Weisen, eine Verjüngungsessenz, einen gezähmten Haselwurm, der ihm alle Geheimnisse der Welt offenbart und einige Spinnen, welche alles Gift aufsaugen, das dem ständig von Neidern verfolgten weisen Landfahrer zugedacht ist[7]. Schliesslich beherrscht er auch alle möglichen Arten von Schadenzauber, besitzt Diamantkörner, in seinem gewaltigen Schwert geheimnisvolle Pülverchen. Dass er mit dem Teufel listigen Umgang hat und die Kunst des Fliegens beherrscht, rundet das Bild ab, bildet auch mannigfache Verknüpfungen mit anderen Sagen, zum Beispiel denjenigen um den Doktor Faustus. Zu den faszinierendsten magischen Eigenschaften, die ihm nachgesagt werden, gehört, dass er die Sprache der Tiere verstehe. Der Wunderdoktor, Zauberkünstler und Goldmacher Paracelus, davon ist das Volk überzeugt, ist zutiefst eingeweiht in die Geheimnisse der Natur. Zu den frühesten Paracelsus-Geschichten gehören Müsterchen vom schalkhaften Umgang mit seinen Studenten. In Basel habe er Oporin und anderen Scholaren befohlen, drei Tage zu fasten und hernach ihm den Urin in einem Fläschchen in Männchenform abzuliefern. Die Studenten gehorchen allzugerne, in der Hoffnung, einen Geheimtip für das sogenannte Seichsehen zu erhalten. Hohenheim aber schmeisst die Fläschchen lachend an die Wand, um den Studenten ihre eigene Leichtgläubigkeit zu demonstrieren. »Ein haft ein gulden, ein seich ein batzen« steht zu diesem Thema lakonisch in der *Grossen Wundarznei.* (X, 69)

Das Paracelsus-Bild in der Dichtung zeigt sich nicht minder schillernd wie in der wissenschaftsgeschichtlichen Nachwirkung. Wenige Gestalten in der deutschen Geistesgeschichte, und schon gar kein Schweizer, nicht einmal der legendäre Wilhelm Tell, haben in Aneignung und Verwerfung ähnlich ausstrahlungsmächtig in die Literatur aller Generationen und auf alle Gattungen gewirkt wie der Magus aus Einsiedeln. Auch im 20. Jahrhundert, da endlich einigermassen seriöse Textzeugen vorliegen, ist Paracelsus genau so Gegenstand der Dichtung wie verschiedenster Arten der Wissenschaft. Zumal für das Thema »Wissenschaft und Literatur« ist er ein einzigartiges, gar nicht ausschöpfbares hochinteressantes Beispiel.

Als Urbild des »faustischen« Wissenschaftlers bildet dieser Mann einen über Jahrhunderte wirkenden Topos, der, wie in zahlreichen Studien dargetan wurde, auch in die Dichtung Goethes eingegangen ist. Darüber hinaus steht er repräsentativ für das Verhältnis Medizin und Philosophie, Medizin und Magie, Medizin und Astrologie, Medizin und Theologie, und dies immer wieder über eine Vermittlung, die sowohl Historie und wissenschaftliche Arbeit als generell auch die Sage und vor allem die Literatur geleistet haben. »Ein kunterbunter Polterabend der alten und der neuen Zeit«, diese Worte Heinrich Heines treffen Bedeutung und Nachwirkung Hohenheims präzis. Als eine der schillerndsten Figuren des Abendlandes steht er, ungeheuer vorgestrig und ewig zukünftig, an der Epochenwende zwischen Mittelalter und Neuzeit. Es würde nicht verwundern, wenn die Literatur sich auch im nächsten Jahrhundert seiner annähme, so wie sie es über Jahrhunderte getan hat.

Die Wertung schwankt dabei zwischen einer grenzenlosen Apotheose zum Beispiel beim Barockdichter Paul Fleming (»würdig ein Gott genannt zu werden,/Du, das Staunen und die mächtige

Bewunderung der grossen Welt/Und die Zierde Europas« bis zur Rückweisung als »Bombast« bei Conrad Ferdinand Meyers *Huttens letzte Tage,* dort als Rollenlyrik aus der Perspektive Ulrich von Huttens:

> Er hat ein abenteuerlich Gesicht,
> So denk ich mir den ernsten Forscher nicht...
> Ich dachte: Wie zu dir dein Name passt!
> Bombastus nennst du dich – und sprichst Bombast![8]

Der Begriff »bombastisch« für aufgeblasen hat, wie Robert-Henri Blaser dargetan hat, nichts mit dem Familiennamen Bombastus von Hohenheim zu tun, überhaupt nicht mit Paracelsus.[9]

Das Thema *Hohenheim in der Weltliteratur,* von Karl-Heinz Weimann in der Germanisch-Romanischen Monatsschrift (XI, 1961) enzyklopädisch, wenn auch keineswegs erschöpfend behandelt, hat derart breite Dimensionen, dass wir uns auf einen speziellen Gesichtspunkt beschränken müssen: Paracelsus als Kultfigur in einigen repräsentativen epischen, lyrischen und dramatischen Werken. Es geht also nicht primär um die Nachwirkung von paracelsischem Gedankengut, wie es etwa schon im Barock bei Grimmelshausen (mit dem wunderschönen Kapitel von den Elementargeistern im letzten Teil des *Simplizissimus)* anzutreffen ist, ferner in zahlreichen Monologen von Goethes *Faust,* in den Fragmenten von Novalis, den Erzählungen E.T.A. Hoffmanns, sondern um Theophrastus als Kultfigur selber. Dabei fällt auf, dass er gelegentlich, wie im Frühwerk von Rainer Maria Rilke, eher dekorativ als eine Art Galionsfigur verwendet wird[10], nicht selten auch für ideologische Absichten herhalten muss, stets aber eine Figur bleibt, in die ein unbegrenzter Gehalt projiziert werden kann. Für die Dichter ist der legendäre Paracelsus in der Regel wichtiger als der historische, obwohl nicht wenige Autoren durchaus aufwendige Recherchen unternommen haben.

Paracelsus als Gestalt zwischen Wissenschaft, Legende und Märchen ist als Hintergrund zu sehen bei manchen Folianten, die im siebzehnten, achtzehnten und neunzehnten Jahrhundert von einem geisthungrigen, oftmals auch halbgebildeteten Lesepublikum verschlungen werden. Dabei handelt es sich je nachdem um mystisch orientierte Pietisten, Rosenkreuzer, Illuminaten, Sektierer aller Art, Anhänger von allerlei Mysteriösem und Irrationalem, nicht selten um Leser, die ihre ganze Weisheit aus einigen wenigen möglichst geheimnisvollen Büchern zu ziehen trachten.

In die Atmosphäre genau dieser Leserschaft werden wir im zweiten Buch der Jugendgeschichte von Johann Heinrich Jung-Stilling *(Wanderschaft,* 1778) hineinversetzt. Die Rede ist von einem Forstmeister im Westfälischen, in einer abgelegenen Landschaft, in der Kohlenbrenner lebten. Hier betätigt sich der noch jugendliche Jung-Stilling als Hilfsschulmeister in »Zellberg«, wie das Dorf in der Lebensgeschichte genannt wird. Dabei heisst Hohenheim bei diesem Forstmeister und Jäger bezeichnenderweise »Para*la*celsus«, die leichte Verballhornung des Namens steht für den kindlich-naiven und ganz unintellektuellen Umgang der Volksgelehrsamkeit mit einem ihrer grössten Meister. Besser als jeder Kommentar zeigt uns der Text selbst, in welchem Zusammenhang Paracelsus in der Zeit des Pietismus gesehen und wie er empfunden wird. Der Ausdruck »Kultfigur« ist in diesem Zusammenhang gewiss nicht danebengegriffen: »Die Zellberger waren indessen mit Stilling recht zufrieden; sie sahen, daß ihre Kinder lernten, ohne viel gezüchtigt zu werden; verschiedene hatten sogar ihre Freude an all den schönen Geschichten, welche ihnen ihre Kinder zu erzählen wussten. Besonders liebte ihn Krüger (...), denn er konnte vieles mit ihm aus dem Paralacelsus reden, (so sprach der Jäger das Wort Paracelsus aus); er hatte eine alte teutsche Übersetzung seiner Schriften, und da er ein sclavischer Verehrer aller der Männer war, von denen er glaubte, dass sie den Stein Lapis gehabt hätten, so waren ihm Jacob Böhms, Graf Bernhards und des Paracelsus Schriften grosse Heiligthümer. Stilling selber fand Geschmack darinnen, nicht bloss wegen des Steins der Weisen, sondern weil er ganz hohe und herrliche Begriffe, besonders im Böhm, zu finden glaubte; wenn sie das Wort: Rad der ewigen Essenzien, oder auch schielender Blitz und andre mehr aussprachen, so empfunden sie eine ganz besondere Erhebung des Gemüths. Ganze Stunden lang forschten sie in magischen Figuren, bis sie manchmal Anfang und Ende verloren und meynten, die vor ihnen liegenden Zauberbilder lebten und bewegten sich; das war dann so rechte Seelenfreude, im Taumel groteske Ideen zu haben und lebhaft zu empfinden.«[11]

Auffällig ist bei Jung-Stilling, wie hier Paracelsus für die alchemistische Tradition einerseits steht (mit dem Stein der Weisen als Hauptfigur), andererseits aber vor allem für die Rezeption von Jacob Böhme. Wichtig ist der Zusammenhang mit einem Bild- und Symboldenken, dem es weniger um rationales Verstehen als eben um die »Erhebung des Gemüths«, das lebhafte Empfinden ganz im Geist des *Sturm und Drang,* geht. Die »Seelenfreude«, der »Taumel grotesker Ideen« – dies alles steht in der Bezugnahme auf die Kultfigur Paracelsus als Überlieferer einer vergessenen und mithin unterdrückten Weisheit. Man kann sagen, dass in diesem Abschnitt bei Jung-Stilling ein wesentlicher Ansatz, ein »Grund« zu fast jeder Art von Paracelsus-«Renaissance« liegt, von der Romantik bis zur Gegenwart.

Die bei Jung-Stilling schön gefasste Atmosphäre findet sich ziemlich parallel beim jungen Goethe, der zusammen mit der herrnhutisch gesinnten, also pietistischen Susanne von Klettenberg sich in Theosophie und Alchemie vertieft. So kommt er »auf die Werke des Theophrastus Paracelsus und Basilius Valentinus«, auch Johann Baptist van Helmont, den niederländischen Paracelsisten und Chaos-Theoretiker. In seiner Autobiographie *Dichtung und Wahrheit* schreibt Goethe im Zusammenhang mit Paracelsus: »Wir verwendeten viele Zeit an diese Seltsamkeiten und brachten Abende eines langen Winters, während dessen ich die Stube hüten musste, sehr vergnügt zu, indem wir zu dreien, meine Mutter mit eingeschlossen, uns an diesen Geheimnissen mehr ergötzten, als die Offenbarung derselben hätte tun können.«[12]

Also auch bei Goethe mehr der Nimbus einer geheimnisvollen Geistes- und Geisterwelt als eine wissenschaftliche Beschäftigung, im Hinblick auf die Dichtung ein fruchtbarer Anstoss. In diesem Zusammenhang sind *Urfaust, Faust* überhaupt, soweit es sich um ein Drama der Geisterbeschwörung, der Magie, des Erdgeistes und der Elementargeister handelt, immer wieder als eine Art Paracelsus-Drama gewürdigt worden. Die Einflüsse des Paracelsus auf die Faust-Dichtung sind zahlreich, auch auf die Goethesche Naturwissenschaft generell. Nicht zufällig finden wir das höchste Lob des Paracelsus bei Goethe in der *Farbenlehre*.[13] Im übrigen aber kann, wenn wir der Gestalt des historischen Faust ihr Recht lassen, von Paracelsus als Kultfigur in der Dichtung von Goethe nicht gesprochen werden.

Im Vergleich zu Jung-Stilling, bei dem die volkstümliche verehrende Paracelsus-Überlieferung noch stark mitschwingt, ist ein Menschenalter später Jeremias Gotthelf, der Schweizer Erzähler und protestantische Pfarrer, ein bemerkenswerter Zeuge für das Weiterleben des Theophrastus Paracelsus als starke Kontur, als kolossaler, unheimlicher Kerl, auch Marktschreier und Scharlatan. Hier wirkt nicht so sehr die romantische Tradition nach, sondern die äusserst skeptische bis ablehnende Wertung von Paracelsus bei den Schweizer Reformierten von Bullinger und Vadian bis zu Gotthelfs Berner Landsmann Johann Georg Zimmermann, aus Brugg, dem nachmaligen Leibarzt der Frau Charlotte von Stein, der auch als philosophischer Schriftsteller bekannt geworden ist. Die Kritik, die in Unkenntnis der theologischen Werke von Paracelsus erfolgt, betrifft Hybris und angeblich (gnostische) Selbsterlösung wie überhaupt eine konstante Anzweiflung von Hohenheims Rechtgläubigkeit. Es ist kein Zufall, daß Paracelsus im grossen Medizin-Roman *Anne Bäbi Jowäger, wie es haushaltet und wie es ihm mit dem Doktern ergeht* (1843) ins Blickfeld kommt. Ein Paracelsus-Bild in einer kurzen Skizze, die sich von Hohenheim irgendwie fasziniert zeigt, sonst aber die alten, strenggläubigen Vorbehalte anbringt:

> »Aber Onkel«, sagte der Doktor, »Ihr kömmt da auf ein Feld, auf dem ich Euch zu finden nie erwartet hatte; seid Ihr noch im Aberglauben befangen und wollt Ihr uns zu Marktschreiern machen, sollen wir den Theophrastus Bombastus Paracelsus nachahmen?«
> »Eben das meine ich nicht«, sagte der Onkel, „aber den rechten Namen hast du mir genannt, an welchem ich dir begreiflich machen kann, was ich meine. Dieser Paracelsus, möglicherweise ein Unterwaldner und geboren im Jahre 1493, machte gewaltiges Aufsehen in der Welt, und seinen Namen

brannte er in die Geschichte ein. Er polterte gewaltig gegen alles bisherige Wissen, und sein Wissen bestund doch auch nur aus dem Wissen der damaligen Zeit, aber durchleuchtet mit einigen eigenen Geistesblitzen. Er dachte sich alle Heilmittel zusammengesetzt aus zweierlei, aus Stoff der Erde und in dem Stoff eine Tugend, Kraft, Seele möchte man fast sagen, welche Letztere nicht erschaffen, sondern von Gott ausgeflossen sei, mit der Pflanze zum Beispiel nicht zerfalle, sondern zu Gott zurückkehre, also mit den Sinnen nie wahrgenommen werden könne. Obgleich er diese Kräfte als von Gott ausgeflossen annahm, so konnte sich derselben doch bemächtigen, wer es verstund, und sie zu seinen Dienern machen nach seinem Willen, so dass wiederum Leben und Tod gleichsam von ihm abhing, die Brücke zwischen ihm und Gott abgebrochen war. Er, gleichsam Herr dieser Geister in den Elementen, möchte fast zu zählen sein zu den alten Zauberern, einer Art von heidnischen Priestern, obgleich diese weniger schwatzten; er rühmte sich auch eines Lebenselixiers, wahrscheinlich zusammengesetzt aus Schwefel, Salz und Quecksilber, starb aber eben diesem Elixier zu Trotz, ehe denn er fünfzig Jahre alt war. Sein Leben stand also in einer andern Hand als in seiner Hand, weder in seinem Wissen noch in seiner Kunst. Der Arzt hat es mit seinem Walten nicht anders als der Landmann mit seiner Saat, der Hausvater mit seinem Haushalt, der Pfarrer mit seinem Wort; es ist alles, alles eitel, wenn Gott nicht Leben und Segen gibt.«[14]

Die hier gegebene Skizze vom Wesen und Schaffen Hohenheims steht, bei allen Ungenauigkeiten (der in Einsiedeln Geborene ist für Albrecht von Haller ein Appenzeller, für Gotthelf »möglicherweise ein Unterwaldner«), im Blick auf eine ziemlich objektive Darstellung der Lehre von den Stoffen auf einem für die damalige Zeit recht hohen Niveau. Daß Hohenheim in die Nähe der heidnischen Priester oder Druiden gerückt wird, dürfte wohl auf die Paracelsus-Überlieferung Conrad Gesners zurückgehen. Etwas schief ist die unterschwellige Kritik am paracelsischen Arzttum im Sinne einer unterstellten Überheblichkeit und Eitelkeit. Gotthelf kann eben die theologischen Schriften des Paracelsus nicht kennen, in denen der ärztliche Beruf sogar relativiert wird, ganz zu schweigen von der ständigen Unterordnung unter die Hand Gottes, die durch und durch zum Wesen des Paracelsus gehört, der sich als ein Arzt aus apostolischer Gesinnung gesehen hat, zentriert von Christus her (»der oberst arzet und der einzige, der es umsonst tut«). Trotz aller Einwände – es leuchtet der Blitz historischer Grösse auch über dem Gotthelfschen Paracelsus, womit der bernische Prediger-Dichter letztlich doch seine Prägung durch die Romantik kundtut.

Über Paracelsus in der deutschen Romantik können wir es an dieser Stelle aus zwei Gründen mit einer Andeutung bewenden lassen: Erstens ist das Gebiet ausserordentlich weit, wobei das enorm Paracelsische an der Romantik nicht so sehr die Verwendung von Hohenheim als Kultfigur ist als vielmehr der in dieser Epoche unabsehbare Einfluss gewisser Werke, vor allem der *Astronomia Magna oder Philosophia Sagax der Grossen und der Kleinen Welt* (1538), in welcher die Lehre von den Elementargeistern entwickelt ist. Das eigentliche Kultbuch über Hohenheim, ein Projekt von Novalis, wurde leider nicht geschrieben. Zweitens liegt mit Kurt Goldammers Standardwerk *Paracelsus in der deutschen Romantik*[15] eines der für das Verständnis dieser Epoche überhaupt wichtigsten Bücher vor. Das Buch des heute weltweit führenden Paracelsuskenners und Herausgebers bringt eine kaum auslotbare Fülle von Fakten und Zusammenhängen im Kontext von Paracelsus in Dichtung, Musik und Philosophie.

Es sei als Hinweis lediglich auf die Fernwirkung des Paracelsus (oft indirekt über die Aneignung Jacob Böhmes) auf Novalis, Friedrich Schlegel, E.T.A. Hoffmann (*Der goldene Topf, Die schöne Melusine, Ein Feind),* Friedrich von la Motte-Fouqué, Tieck, Eichendorff, Lenau und viele andere verwiesen. Paracelsisches Gedankengut schwingt in der Romantik »unter der Haut der Zeit« (Goldammer) so stark mit, dass ohne Kenntnis dieses Zusammenhangs ein Hauptschlüssel für das Verständnis der ganzen Epoche fehlt.

In der weiteren Literaturgeschichte des 19. und 20. Jahrhunderts hat Paracelsus eine starke Anziehungskraft als Bühnen- und Romanfigur, aber auch in der Lyrik kommt er wirkungsmächtig ins Blickfeld. Im Hinblick auf die »Kultfigur« muß zunächst auf die gewaltige,

4000 Blankverse in fünf Büchern umfassende Dichtung des Engländers Robert Browning verwiesen werden. Dieses romantisch inspirierte Jugendwerk (Erstausgabe 1835) wird bis 1888 mehrfach bearbeitet, bleibt indes wohl eines der genial misslungenen Dramen der Weltliteratur, zumindest wenn man zum Beispiel die von Shakespeare oder Schiller perfektionierten Errungenschaften des klassischen Dramas als Maßstab nimmt.

Brownings *Paracelsus* (1835, deutsch 1904), eine Art Faust-Drama ohne Mephisto, stilisiert im Wechsel von *Paracelsus erstrebt* (1. und 4 Bild) und *Paracelsus erreicht* (2. und 5. Bild) mit *Paracelsus* als Mittelstück den Konflikt von Liebe und Wissen, ein genuin paracelsisches Thema, wenn man an die schönen Ausführungen Hohenheims zum Verhältnis von Erkenntnis und Liebe denkt, wie sie zum Beispiel von Erich Fromm als Motto zum Buch *Die Kunst des Liebens* zitiert worden sind[16].

Bei offensichtlich mageren Kenntnissen Brownings, was die historischen Fakten und auch die Werke von Paracelsus betrifft, geht der Weg des stark monologischen Dramas vom Geniessen über das Erkennen zum Lieben, dies in lyrisch zum Teil starken Partien, die das Stück noch heute lesenswert machen. Der »Geniesser« Paracelsus dürfte auf die Oporin-Weyer-Überlieferung vom »Trinker« Paracelsus zurückgehen, die ja schon aus frühen Zürcher und Elsässer Quellen belegt ist. Dies alles darf, mit Einschränkungen, durchaus als authentisches Paracelsus-Verständnis gelten.

Wenn das Stück von Browning dennoch als »genial misslungen« bezeichnet werden muss, dann aufgrund einer Eigenschaft, die zum Beispiel auch in den Dramen von Christian Dietrich Grabbe anzutreffen ist: die historische Grösse – hier Paracelsus – bleibt trotz der wichtigen Gesprächspartner Festus (Diener) und Aprile (Dichter) isoliert auf der Bühne, ein gewaltiger Einzelner ohne angemessenen Partner, auch ohne eine Situation (äusserer) dramatischer Spannung, die doch immerhin in der Lebensgeschichte des Helden eigentlich auszumachen gewesen wäre.

Das Stück ist und bleibt meistenteils ein kolossaler Monolog, ein Riesenwerk von Rollenlyrik. Eine ungekürzte Aufführung wäre eine Zumutung. Dies ändert nichts an seinen mannigfaltigen Reizen als Lesedrama, ein Werk, dem für die Entwicklung Brownings enorme Bedeutung zugeschrieben wird, und zwar gerade im Hinblick auf den dramatischen Monolog, dessen Meister der Dichter im Verlauf seines Schaffens geworden ist.

Das *Paracelsus*-Drama von Robert Browning, 1904 in einer deutschen Übersetzung bei Insel in Leipzig erschienen, bildet den Auftakt zu weiteren Dramatisierungen, die in der Schweiz von den eher zweitrangigen Historiendichtern Theodor Curti und Max Geilinger, in Österreich immerhin von Autoren der ersten Garnitur, nämlich Arthur Schnitzler und Max Mell, geleistet werden, beide maßgebend angeregt von Hugo von Hofmannsthal. Die Version des Schweizer Nationalrats und Schriftleiters der *Frankfurter Zeitung,* Theodor Curti (1848-1914), soll in stofflicher Hinsicht Einfluss auf das Paracelsus-Drama aus dem Frühwerk des Arztes und Dichters Arthur Schnitzler gehabt haben.[17]

Im Vergleich zu Robert Browning wirkt Arthur Schnitzlers *Paracelsus-Versspiel in einem Akt* leichtfüssig-verspielt, auch dramatischer und bühnengerechter. Dem 1894 entworfenen, 1898 uraufgeführten Einakter kommt nicht in der Art der Heroendramatik des 19. Jahrhunderts die Funktion zu, dem Publikum kultmässig einen grossen Mann zu präsentieren. »Spielt zu Basel, zu Beginn des 16. Jahrhunderts, an einem schönen Junimorgen, im Hause des Cyprian.« Das historische Kolorit, in der Exposition in freier Handhabung durchaus getroffen, spielt in diesem typischen Schnitzler-Stück, eher ein Nebenwerk, keine grosse Rolle. Wichtig ist auch nicht das Arzt-Porträt, sondern die Liebelei zwischen Spiel und Ernst, in welcher ein Arzt eine dramatische Funktion hat – in diesem Fall Paracelsus, der als Magnetiseur und Psychologe, aber »ohne Pulver«, in das Geschehen eingreift. Als ehemaliger Freund der Hausherrin Justina wirkt er im Schnitzlerschen Liebesreigen vermittelnd, analysiert Justinas melancholische Schwester Cäcilia und lässt schliesslich Justina eine Liebesumarmung mit einem jungen Gast des Hauses, Junker Anselm, träumen als Kompensation für eine ungestillte Sehnsucht. Dies hat immerhin mit dem paracelsischen Grundbegriff der »imaginatio« zu tun, welcher in Ätiologie und Therapie eine erhebliche Rolle spielt.

Schnitzlers Paracelsus ist eine vergleichsweise unmetaphysische Erscheinung, kein faustischer Streber; »einfach, fast puppenspielhaft« (Hofmannsthal) präsentiert er sich als derjenige, der das Spiel des Lebens durchschaut. Das klingt dann im Schlussmonolog, in dem auf die allgemeine Unsicherheit des Lebens (Paracelsus würde da wohl vom »astrum« sprechen) hingewiesen wird, wie folgt:

> Es war ein Spiel! Was sollt' es anders sein?
> Was ist nicht Spiel, das wir auf Erden treiben,
> Und schien es noch so gross und tief zu sein!
> Mit wilden Söldnerscharen spielt der Eine,
> Ein Andrer spielt mit tollen Abergläubischen.
> Vielleicht mit Sonnen, Sternen irgendwer, –
> Mit Menschenseelen spiele ich. Ein Sinn
> Wird nur von dem gefunden, der ihn sucht.
> Es fliessen ineinander Traum und Wachen,
> Wahrheit und Lüge. Sicherheit ist nirgends.
> Wir wissen nichts von Andern, nichts von uns.
> Wir spielen immer, wer es weiss, ist klug.[18]

Paracelsus, der Spieler, könnte man abschliessend würdigen, unweit von Fritz Langs *Doktor Mabuse, der Spieler*, einem der bedeutendsten älteren deutschen Spielfilme. »Das schönste aller Spiele ist das Spiel mit Menschen«, sagt dort Mabuse, ein später, besonders fragwürdiger Abkömmling des Doktors Faustus. Von den historischen Quellen her kann man sagen, dass das Motiv des spielerischen, schalkhaften Paracelsus eher in der Sage vorkommt als in der authentischen Überlieferung. Im Hinblick auf Schnitzler bleibt zutreffend, dass sowohl die Heilung durch den Magneten, der Somnambulismus und die Heilung durch das Wort immerhin eine grosse Rolle beim historischen Paracelsus spielen.

Ein schönes Stück Poesie ist Max Mells spätes Traumspiel *Der Garten des Paracelsus* (1964), von dem 1971 im Alter von 90 Jahren verstorbenen Verfasser eine *Dramatische Phantasie* genannt. Es ist nicht möglich, dieses komplexe Werk in all seinen Facetten, auch nur von irgendeinem Hauptgedanken aus, in wenigen Zeilen vorzustellen. Wichtig ist bei Mell wie bei Stifter, dessen Spätwerk *Aus der Mappe meines Urgrossvaters* einen von Hohenheim beeinflussten Arzt vorstellt, der Glaube an die Heilkraft der Dichtung, der Bilder überhaupt. Aus diesem Grunde verbleibt Mell nicht in einem vordergründigen historischen Kolorit, wiewohl er auch dieses liebevoll zu pflegen vermag, sondern bezieht mythologische Elemente, archaische Figuren, Symbole, Träume in seine dramatische Gestaltung ein. Im Vergleich zu Browning wirkt Mell bildhafter, wird Paracelsus zu einer Art Märchenfigur, genauer: zum Mittler zwischen der Anderswelt des Märchens und der Erfahrenheit des heutigen Menschen. Ein zentrales Motiv ist, gemäss dem *Liber de nymphis* aus Hohenheims *Astronomia Magna oder Philosophia Sagax der Grossen und der Kleinen Welt* die Begegnung mit der Nymphe Daphne. Sie spricht den Meister wie folgt an: »Meine glückliche Wachheit. Ich komme um des Erwachens willen. Mein Erwachen danke ich deinen Träumen.«[19] Ausser der Nymphe wird Apollo, der Gott des Heilens, zu einer Hauptgestalt. Mell geht es um die Versöhnung zwischen Himmlischem und Irdischem, auch Heidnischem und Christlichem. Seiner Hauptgestalt Paracelsus, und das ist ein grosses Verdienst, hat er ihr Geheimnis gelassen. Ein bewegendes, zutiefst zutreffendes Wort: »Lebenslang hiess meine Heimkehr Aufbruch! Was wisst ihr von mir!«[20]

Max Mell ist heute ein weithin vergessener Autor. Dennoch bleibt er einer der letzten seines Landes, die das Erbe Grillparzers, Stifters, Hofmannsthals eigenständig und glaubwürdig vertreten haben.

Gespannt sein darf man auf das Schauspiel von Frank Geerk, dessen *Paracelsus*-Drama vergleichsweise auf umfangreichen und genauen Recherchen beruht, wobei im Gegensatz zu Browning und in einer gewissen Anlehnung an Mell die wichtigsten Aussagen paracelsischen Gedankenguts einer Nymphe in den Mund gelegt werden. Auszüge aus Geerks Drama wurden in Basel bereits 1991 gespielt.[21]

Von allen literarischen Paracelsus-Adaptionen ist die Trilogie von Erwin Guido Kolbenheyer (1878–1962) die bekannteste und zugleich umstrittenste. Jahrzehnte nach dem Tode des Verfassers ist es an der Zeit, dass dieser Erfolg, ein literatursoziologisches und geistesgeschichtliches Phänomen, untersucht und einigermassen jenseits von Überschätzung und Verteufelung gewürdigt wird. Dabei kann es nicht darum gehen, Kolbenheyers neugotisch anmutenden Historismus mit der alemannisierenden Sprache sowie den Anklängen an das Lutherdeutsch retten oder rehabilitieren zu wollen. Von der Trilogie *Die Kindheit des Paracelsus* (1917), *Das Gestirn des Paracelsus* (1922) und *Das dritte Reich des Paracelsus* (1925) erweist sich der erste Band am frischesten und der Wirklichkeit am nächsten erzählt (wiewohl längst nicht mehr auf der Höhe der biographischen Forschung). Es bleibt einigermassen nachvollziehbar, wie dieser Roman ein Longseller historiographischen Literaturschaffens werden konnte, ähnlich wie mehr als eine Generation zuvor der *Ekkehard* von Josef Viktor von Scheffel und *Ein Kampf um Rom* von Felix Dahn. Kolbenheyer hat wesentlich dazu beigetragen, daß Paracelsus in der ersten Jahrhunderthälfte im ganzen deutschsprachigen Kulturraum wieder ein Begriff geworden ist, im Hinblick auf die Popularisierung waren die Romane wichtiger als der Medizinhistoriker, Biograph und Herausgeber Karl Sudhoff mit seinen Publikationen. Der grosse Erfolg der Kolbenheyer-Trilogie wird dann auch mit ein Grund, Paracelsus durch einen ebenfalls äusserst populären UFA-Film mit Werner Krauss in der Titelrolle zusätzlich bekannt zu machen.

Es bleibt dabei, daß Kolbenheyer zwar nicht als der erste und einzige (grosse »Vorarbeit« hat da schon Artur Moeller van den Bruck geleistet!), aber doch als einer der in dieser Hinsicht wichtigsten Autoren zur deutschnationalen Verbrämung des Paracelsus-Themas beigetragen hat. Der historisierende Naturalismus geht mehr und mehr in einen raunenden Irrationalismus über, im Stil von »kein Wipfel ist so hoch, dass dieses Volkes wühlendes Wesen nicht ruhelos in alle Tiefen müsste«, wobei schliesslich aus dem paracelsischen Archeus (dynamisches Lebensprinzip) ein verschwommenes deutsches »Artplasma« wird. Immerhin liegt das Ideologiehaltige bei Kolbenheyer nicht so sehr in ideologischen Formeln (die nicht sehr zahlreich sind, sie müssen gesucht werden) als mehr in einer deutschtümelnden Atmosphäre. Dies schliesst nicht aus, dass zum

Beispiel im eidgenössischen Kanton Schwyz, der Heimat des Paracelsus, Kolbenheyers Roman während langer Zeit als populäre Biographie gelesen worden ist. Immerhin muß man Kolbenheyer lassen, das damals zugängliche biographische Material gut recherchiert und überhaupt eine Fülle kulturgeschichtlicher Details lebendig und für ein damaliges Publikum »packend« vergegenwärtigt zu haben. Fatal ist der von Kolbenheyer eingeläutete Zusammenhang von Paracelsus mit dem »Dritten Reich«, wobei freilich zunächst das gnostische Zeitalter des Heiligen Geistes gemäss Joachim von Fiore gemeint ist.

Für die Nationalsozialisten war Paracelsus zweifellos einer der ihren, so wie er für einige Kommunisten schon fast immer ein Kommunist war – so geht es zu, wenn man vom Aussenseiter zum Klassiker und Repräsentanten des deutschen Kulturerbes aufsteigt. Die nahezu offizielle einstige DDR-Version von Paracelsus (die immerhin eine gute homöopathische Dosis versteckter Regimekritik enthält) gehört ebenfalls zu einer Trilogie und trägt den Titel *Paracelsus und Der Garten der Lüste* (1972). Die Verfasserin, Rosemarie Schuder, Nationalpreisträgerin der ehemaligen DDR, hat für die Romane *Agrippa oder das Schiff der Zufriedenen, Serveto vor Pilatus* und das Paracelsus-Buch ausgedehnte Recherchen gemacht und drei gut geschriebene historische Romane vorgelegt, welche als gültige Zeugnisse einer nicht mehr unbedingt als antiquiert geltenden Erzählgattung Anerkennung verdienen. Im Gegensatz zu Kolbenheyer neigt Rosemarie Schuder dazu, das Irrationale bei Paracelsus, zum Beispiel den durchaus vorhandenen Hexen- und Teufelsglauben, zugunsten eines frührationalistischen Arztes und Bauernbefreiers zu unterschlagen. Also endlich ein fortschrittlicher, die Veränderung der Welt im Sinne der Marxschen Lehre vom Klassenkampf vorantreibender Paracelsus. Immerhin, die Faktendichte und die Orientierung an guten Vorbildern, z.B. Lion Feuchtwanger, aber auch die eschatologische Dramatik mit dem Erzengel Michael, der »deutlichen Zunge der Gerechtigkeit«, am Schluss geben beeindruckende Perspektiven. Die prophetische Botschaft des Paracelsus, der Kosmos seiner Farben, steht gegen die totalitäre »siebente Farbe«, das Grau. »Ihr allgewaltiges, gottverfluchtes, unübersehbares aber unendlich beruhigendes Grau.«[22] Nicht nur diese Stelle, auch die die ganze Trilogie umfassende Kritik an beamteten Funktionären macht den beachteten Paracelsus-Roman von Rosemarie Schuder zu einem Werk, das Chancen hat, als glaubwürdiges Zeugnis den Untergang der DDR vielleicht überdauern zu können.

Exkurs: Paracelsus in moderner Lyrik

In der modernen Dichtung bestechen der exzentrische amerikanische Lyrik-Pionier Ezra Pound (1885-1972) und der zugleich leicht und schwer schreibende Schweizer Autor Jürg Federspiel (geb. 1931) durch Paracelsus-Gedichte von genialischer Einfühlsamkeit, die als Ausdruck eines ganz persönlichen und zugleich rein dichterischen Paracelsus-Verständnisses alle vorwiegend historischen Vermittlungsversuche hinter sich lassen. Im Vergleich zu den mehr historistisch orientierten Romanautoren und Dramatikern sind Pound und Federspiel keine »Paracelsus-Fachleute«, die sich durch längere Quellenstudien ausgewiesen hätten. Bei Pound ist vor allem Browning das Vorbild, ferner scheint er über einige mehr zufällige Kenntnisse des kabbalistischen Schrifttums Hohenheims zu verfügen. Federspiel ist vergleichsweise kenntnisreicher, doch steht sein Paracelsus-Gedicht eher am Anfang als am Ende seiner Beschäftigung mit dem »Meister«, dem er Jahrzehnte nach Pound und in moderner Diktion eine nicht minder hochachtungsvolle Referenz erweist. Beide Adaptionen des Themas sind der »historischen Wirklichkeit« etwa so ähnlich wie Oskar Schlemmers grandioses Paracelsus-Porträt »Der Gesetzgeber« (Öl auf Leinwand, 1923, Staatsgalerie Stuttgart) historischen Stichen angelehnt ist. Beide Dichter greifen – hier auch Oskar Schlemmer innerlich verwandt – Paracelsus vom Bedenken des Todes her auf: die unwahrscheinliche Gelassenheit, mit der *Paracelsus der Gesetzgeber* (Schlemmer) das menschliche Sterben als Bestandteil kosmischer Wandlung gedeutet hat, als Übergang in einen »astralischen« Zustand: »Wenn dann der irdische Leib von uns kommt, so werden wir sehen, wie wir sind in dem ewigen: über alle Sonnen und Sterne«[23].

Paracelsus in Excelsis

Being no longer human, why should I
Pretend humanity or don the frail attire?
Men have I known and men, but never one
Was grown so free an essence, or become
So simply element as what I am.
The mist goes from the mirror and I see.
Behold! the world of forms is swept beneath -
Turmoil grown visible beneath our peace,
And we that are grown formless, rise above
Fluids intangible that have been men,
We seem as statues round whose high-risen base
Some overflowing river is run mad,
In us alone the element of calm.«

Paracelsus in Excelsis

Da ich kein Mensch mehr bin, wär's Abersinn,
Masst ich mir Menschheit an und trüge Leibestracht.
Menschen habe ich gekannt und Menschen, doch
Keiner ward zu so flüchtiger Essenz,
Noch zu so schierem Element wie ich.
Der Hauch weicht von dem Spiegel, und ich seh.
Wahrlich! die Welt der Formen fliegt dahin,
Aufruhr, den unsre Stille bringt ans Licht,
Und wir Gestaltlosen steigen hinan -
Fliegender Äther, was einst Mensch gewesen,
Wir sind wie Standbilder, um deren hohen Fuss
Ein angeschwollner Strom im Taumel rast,
Einzig in uns das Element der Ruh.«
(Aus dem Amerikanischen von Eva Hesse)[24]

Pounds Gedicht aus der frühen Sammlung *Personae (*Masken) trägt den ans Blasphemische grenzenden Titel *Paracelsus in Excelsis,* womit dem Einsiedler Arzt, wie schon in der gnostischen und rosenkreuzerischen Tradition, eine Heilandsrolle zugesprochen wird, die er selber nie beansprucht hat. Dennoch enthält das Gedicht, selbst und gerade in der typisch Poundschen Maskenfunktion (weder mehr historistisch wie bei Browning noch rein symbolistisch wie bei Yeats) viel vom paracelsischen Selbstverständnis: das Einssein mit den Elementen wie auch das Streben nach einem wesenhaft menschlichen Dasein, das weder im Leiblichen gebunden bleiben noch isoliert weltfremd nur im Geistigen stehen will. Überdies verinnerlicht der Grundton dieser noch in der Nachdichtung von Eva Hesse grandios klingenden Verse das immense Selbstwertgefühl des Paracelsus, wie er es u.a. im *Opus Paragranum,* dem berühmten Buch von den vier Säulen der Medizin, artikuliert hat. Der Reformator der Medizin weist darin jeden Vergleich mit Aristoteles und Plinius, aber auch mit Luther zurück (»er sol mir nicht ein rinken auftun in meinen schuhen«). Dieses überstarke Selbstwertgefühl steht bei Paracelsus im Zusammenhang mit dem Scheitern seiner Karriere als Hochschuldozent und medizinischer Schriftsteller, während es bei Pound als Kompensation einer »Ichschwäche« gedeutet wird (Eva Hesse). Aus diesem Grund zieht sich das dichterische Ich Masken historischer Grösse über, um einen Ausweg aus der subjektiven Verlorenheit zu finden.

Über die Artikulation des Selbstwertgefühls hinaus klingen als paracelsische Grundelemente die neuplatonische Theorie von der Verwandlung der Formen, das Motiv des Windhauchs (»mist«) und in den letzten drei Versen eine ganz freie Abwandlung des paracelsischen Trotzes an, im Bild der Ruhe im Taumel des wütend überfliessenden Stromes. Der Gegensatz Ruhe-Unruhe tritt als topische rhetorische Figur im Paracelsus-Werk unzählige Male auf: »Besser ist ruhe dann unruhe, aber nützer ist unruhe dann ruhe.« *(Buch der Erkanntnus)*

Im Gegensatz zu Federspiels eher nüchterner Diktion haben wir bei Pound eine Apotheose Hohenheims vor uns, in einer Sprache, die im Wechsel von fast barocker Emphase und stillem Beschauen

(»The mist goes from the mirror and I see«) sowie mit der äussersten Abbreviatur eines kaum zu begrenzenden Gehaltes Dichte und Intensität erreicht. Dabei ist, wie auch die Anführungs- und Schlusszeichen andeuten, das Gedicht im Gegensatz zum Stil der späteren *Cantos* eher dramatisch als rein lyrisch, in dieser Hinsicht noch etwas an das Vorbild Brownings anklingend. Dieser ist für Pound ein Dichter, der »Macht hat, Tote zu erwecken«. [25] Die Faszination des Anrufens grosser Toter ist es auch, was Pound es ermöglicht, durch eine in der Weltliteratur einzigartige Kunst des aneignenden Zitierens Tradition und Moderne in einem vor ihm nie dagewesenen lyrischen Klang zu verbinden, dessen Einwirken auf die neuere Lyrik kaum abzusehen ist. Zu den Leitfiguren gehören in den *Cantos* Homer, Konfuzius, Dante und auch Paracelsus.

Jürg Federspiel:
Paracelsus

für Margarita

Nichts ist giftig. Alles ist giftig. Es käme
auf die Dosierung an, sagt Paracelsus, der Meister.
Nichts ist töricht und nichts ganz gescheit:
Es kommt auf die Zeit an, da etwas vollbracht
oder zur nämlichen Unzeit verbrochen wird.
Fragt sich bloss, welches Büro dies beurteilt.
Nichts ist göttlich. Nichts ist bloss teuflisch:
Stets fragt's sich, in welcher Küche die Engel
der Feuerwehr angestellt sind und von wem.
Der Tod ist nicht lustig. Der Tod ist nicht traurig.
Es kommt darauf an, wer zurückbleibt, wer geht.
Kein Apfel ist faul, keine Birne und Pflaume:
Auch Bienen mögen ihr Leben, das kurze.

Keine Liebe ist wirklich und auch nicht der Hass,
wenn der Hassende die Liebe verkauft und der
Liebende Verhasstes vergessen hat: Keinen Tag
lebt zuviel man, auch keine Stunde zuwenig.
Es kommt auf die Nächte an, Geliebter, Geliebte:

Der Glanz einer Kerze ist so lange wie der Docht,
der erlischt und erstickt im wächsernen Leib.

Nichts ist tödlich. Es ist alles lebendig,
erkannte der Meister, als die Nacht in ihm aufstieg.[26]

Im Vergleich zu derjenigen von Ezra Pound ist die lyrische Studie *Paracelsus* von Jürg Federspiel gänzlich unpathetisch, getragen von einem ruhigen und nichtsdestoweniger intensiven Hören auf den »Meister«. Gedruckt sind die einer Frau gewidmeten 22 Zeilen als Eingangsgedicht zu dem Reportagenband des Verfassers, *Böses – Wahn und Müll*. Der Autor erweist sich hier als scharfer, wirklichkeitshungriger Beobachter, aber in noch höherem Masse als in seinen erfolgreicheren New-York-Reportagen als metaphysischer Grübler, der seine ganz unerwartet um die Frage nach der Schöpfung kreisenden Betrachtungen mit ironischen Lichtern überspielt. Trotzdem wagt er dabei mehr zu bekennen als in irgendeinem seiner vorher publizierten Werke. So gibt es in diesem Buch eine Klage über die Abschaffung Gottes, die im Ton und im Inhalt die Konventionen traditioneller und kritischer Schweizer »Gegenwartsliteratur« hinter sich läßt.

Nicht nur die Eingangsverse, die eine der bekanntesten Stellen aus den Kärntner *Sieben Defensionen* paraphrasieren – »Alle Dinge sind Gift, und nichts ist Gift; allein die Dosis machts, dass ein Ding kein Gift ist« – bringen paracelsisches Gedankengut. Das Motiv des der Zeit unterworfenen Kosmos ist in den medizinischen Hauptschriften zentral, die Art und Weise, wie Federspiel es nachvollzieht, alles andere als epigonal. Nach Paracelsus machen die »inneren Planeten« bei einem jeden Menschen eine volle Drehung durch, ob er nun am Tage seiner Geburt oder mit neunzig Jahren stirbt. Deswegen ist aber das Leben keineswegs gleichgültig, im Gegenteil. Das Wort »lebendig« ist in diesem Zusammenhang ein Schlüsselwort. Daß dieser Schweizer Schriftsteller dabei auf Paracelsus kommt, ist mehr als ein fruchtbarer Einfall, ein Verdienst, mithin ein Ausweg aus ideologischen und literarischen Stereotypen und Sackgassen. Der Autor hat dem Buch *Böses – Wahn und Müll* neben dem Paracelsus-

Gedicht noch ein Motto aus dem medizinischen Grundlagenwerk *Volumen Paramirum* über die Krankheitsursachen und Heilungswege vorangestellt: »dan die treume der neidischen menschen werden wahr« (I, 223).

Die beiden Gedichte von Pound und Federspiel gehören zu den reinsten Paracelsus-Referenzen in der modernen Literatur. Im Gegensatz zu den romanhaften Gestaltungen, die grundsätzlich zur Einseitigkeit und zu einem gewissen Veralten verurteilt scheinen, gehen sie ganz von der Essenz aus, die sie in faszinierender Unmittelbarkeit wiederzugeben vermögen. Bei Federspiel stellen wir – als zusätzliche, »moderne Qualität« – eine Distanz fest, wie sie schon Reinhold Schneider in seiner Mesmer-Novelle *Der Stein des Magiers* markiert hat, im Hinweis auf die völlig veränderten modernen Verhältnisse[27].

Federspiel zeigt eine durchaus vergleichbare Distanz viel nüchterner an: »Fragt sich bloss, welches Büro dies beurteilt.« Gemeint ist damit die konkrete Anwendung der paracelsischen Philosophie der Zeit auf das Heute. Mit dem Hinweis auf das »Büro« macht Federspiel unmissverständlich klar, daß die Visionen des Theophrastus von Hohenheim uns eben doch fremd bleiben, so grossartig sie sind, wenn wir daraus ideologische Rezepte ableiten wollten. Damit würde die faszinierende Konzeption auf die Ebene des Büros heruntergeholt und zerstört. »Die großen Toten lassen uns allein«[28], hat Reinhold Schneider in einem gewissen Gegensatz zu Pound in seiner Mesmer-Novelle geklagt, dennoch gilt für die Früchte des paracelsischen Schaffens mit den Worten Federspiels »Kein Apfel ist faul, keine Birne und Pflaume.« Die ruhige, anspielungsreiche und doch transparente Diktion Federspiels, der gelassene Fluss der Zitate, Assoziationen, Bilder und Paradoxien, getragen von einer unpathetischen, auseinandersetzenden Verehrung, einem heute seltenen wirklichen Hören auf einen Grossen im Bewusstsein der Distanz, die uns für immer von ihm trennt, macht das Gedicht *Paracelsus* zu einem herausragenden Text eines Schweizer Lyrikers in den vergangenen Jahren.

Dabei spielt Paracelsus in einem repräsentativen Œuvre der neueren Schweizer Lyrik, den Gedichten von Erika Burkart, ebenfalls eine Rolle. »...allein und fremd und anders« ist das Gedicht »Schneelicht« aus der 1988 veröffentlichten Sammlung *Schweigeminute* überschrieben, welche seither mehrere Auflagen erlebt hat.[29] Dabei handelt es sich nicht um ein lyrisches Paracelsus-Porträt wie bei Pound und Federspiel, jedoch um eine denkwürdige Reminiszenz. Paracelsus-Anspielungen finden sich schon in Erika Burkarts Roman *Moräne* sowie im Prosaband *Rufweite*.

Bedeutende Prosaminiaturen

Vermögen die dramatischen und romanhaften Paracelsus-Adaptionen trotz durchaus ergiebiger Resultate immer nur teilweise zu befriedigen, gibt es in der neueren Literatur doch auch in Prosa Hohenheim-Porträts, die dem vorgestellten lyrischen Paracelsus kaum nachstehen. Hervorragende Beispiele sind die Schilderung des Aufenthaltes von Paracelsus in Baden-Baden in Reinhold Schneiders spätem Buch *Der Balkon – Aufzeichnungen eines Müssiggängers in Baden-Baden* und die Erzählung *Die Rose des Paracelsus* aus der Feder des führenden argentinischen Schriftstellers Jorge Luis Borges. Auf Reinhold Schneiders Buch kann ich hier nicht eingehen, habe ich es doch im Band *Kunst und Wissenschaft um Paracelsus* – Folge 23 der *Salzburger Beiträge zur Paracelsusforschung* ausführlich besprochen.

Die Erzählung von Jorge Luis Borges eignet sich insofern für den Abschluss unserer Ausführungen, weil in diesem novellistischen Juwel Paracelsus für einmal nicht Kultfigur ist, sondern eher Gegenstand der Kritik. Er bittet in seiner alchemischen Werkstatt in einem Kellergewölbe (historisch könnte dies 1531 im aufgehobenen Kloster Sankt Gallen sein, wo Hohenheim dem Hieronymus Schowinger eine alchemische Küche baute) seinen Gott, »dass er ihm einen Schüler schicke«. Dieser Schüler, der sich dann tatsächlich einfindet, verlangt weder Gold noch Reden, sondern »einen Beweis«. Und zwar, wie er betont, »jetzt sofort«. Paracelsus soll eine Rose verbrennen und sie mit Hilfe seiner Kunst wieder aus der Asche auferstehen lassen. Der daraufhin unternommene Versuch scheitert. Paracelsus scheint ein Scharlatan zu sein, der Schüler empfindet Scham und

Mitleid. »Wer war er, Johannes Grisebach, mit frevelhafter Hand zu entdecken, dass hinter der Maske niemand war?«

Der Nimbus des Paracelsus scheint entlarvt, damit auch die Kultfigur, der bewunderte Meister, der Paracelsus in excelsis. Und mit dem Stein der Weisen ist es nichts.

Oder doch nicht? Die Pointe dieser einzigartigen Erzählung findet sich nicht, wie erwartet, am Schluss, sondern ziemlich am Anfang, noch bevor irgendein Versuch gemacht, irgendeine »Entlarvung« vollzogen ist: »Der Weg ist der Stein.... Jeder Schritt, den du gehst, ist das Ziel.«[30]

Damit ist Entscheidendes, Massgebendes auch für das Verhältnis von Wissenschaft und Literatur gesagt und mit wenigen Worten fast alles, was ein gutes Buch über Paracelsus vielleicht mitteilen kann.

Anmerkungen

Anmerkungen

Der Zorn der Turteltaube oder aus dem Leben eines Streitbaren

1 Kolta, Kamal Sabri: Paracelsus im Urteil des osmanischen Oberhofarztes Salih b. Nasrallah b. Sallum, in: Goerke, H. u. Terzioglu, A.: Die medizinischen Beziehungen zwischen Deutschland und der Türkei, Verhandlungen des am 18. und 19. Oktober 1976 in Istanbul abgehaltenen Symposiums, München 1978, S. 103.

2 Blaser, Robert-Henri: Paracelsus in Basel, Muttenz/Basel 1979.

3 Benn, Gottfried: Goethe und die Naturwissenschaften, in: Ders., Gesammelte Werke in acht Bänden, Bd. 3, Wiesbaden 1968, S. 725. Benn bezeichnet die naturwissenschaftlichen Schriften von Goethe als »wohl mehr eine Hinterlassenschaft als ein Werk«. Dies dürfte für Hohenheim ebenfalls zutreffend sein.

4 Vgl. Kap. »Para-Psychiatrie oder von den unsichtbaren Päpsten«, S. 180.

Regenbogen bei Sonnenaufgang

1 Staerkle, Paul: Beiträge zur spätmittelalterlichen Bildungsgeschichte St. Gallens, St.Gallen 1939, S. 133 (nach Rütiners Diarium).

2 Locher, Hans: Theophrastus Paracelsus Bombastus von Hohenheim, der Luther der Medizin und unser grösster Schweizerarzt,Zürich 1851, S.18.: die euphorische Titelsetzung hängt zusammen mit der Stimmung zur Zeit der Gründung des Bundesstaates (1848) und dem 500. Jahrestag des Beitritts Zürichs in den Bund der Eidgenossen. Lochers Jubiläumsbiographie, auf vergleichsweise gutem historischen Niveau, überwindet die seit der Aufklärung bei Schweizer Ärzten vorwiegend negative Beurteilung von Persönlichkeit und Leistung Hohenheims.

3 Peyer, Hans Conrad: Leinwandgewerbe und Fernhandel der Stadt St. Gallen von den Anfängen bis 1520, Bd. II, St. Gallen 1960, S. 47, S. 82. Stadtarchiv St. Gallen: Steuerbücher 1490–1530. Persönliche Mitteilung von Viktor Schobinger.

4 Peyer, a.a.O., S. 52f.; Staerkle, S. 41, 45, 138 mit Verwendung von: W. Ehrenzeller: Geschichte der Familie Zili in St. Gallen, St. Gallen 1928.

5 Staerkle, a.a.O.

6 Rüsch, Ernst Gerhard: Vadian und der Thurgau, Thurgauische Beiträge zur vaterländischen Geschichte, Heft 121 (1983), S. 7.

7 Kläui, Paul: Chronik Bezirk Hinwil, Zürich 1944, S. 111.

8 Pfister, Christian: Klimahistorische Daten,16. Jahrhundert, Computerausdruck, Bern 1990. S. 25.

9 Sudhoff, Karl: Paracelsus-Forschungen II, Frankfurt 1889, S. 144 (Aus der Sammlung »chymischer«Manuskripte von J. Isaak Voss der Universität Leyden).

10 Rütiner, Johannes: Diarium, I. Fol. 84a – 84b (im Original lateinisch).

11 Domandl, Sepp (Hrsg.): Paracelsus, Werk und Wirkung, Festgabe für Kurt Goldammer zum 60. Geburtstag, Wien 1975, S. 391 f.

12 Watt, Joachim von (Vadianus): Deutsche Historische Schriften, hrsg. von Ernst Götzinger, Bd. II, S.443 (zit. nach Rüsch, E.G., Vadian und der Thurgau, S. 8).

13 Mitteilung von Viktor Schobinger. Vgl. Schobinger, Viktor: Geschichte der Schowinger, Zweites Heft, Die Münchner Schobinger im 16. Jahrh./Von der Schobingerschen Handelsgesellschaft, Wädenswil 1969, S. 54.

14 Vgl. Anmerkung 8.

15 Bächtold-Stäubli, Hanns: Handwörterbuch des deutschen Aberglaubens, Berlin und Leipzig 1936, Bd. 7, S. 587.

16 Mitteilung von Max Tobler, Lehrer u. Historiker, Romanshorn. »Überem Tal« meint das umliegende Land.

17 Zihlmann, Josef: Die Bergmännchen auf der Nagelfluh. Tages-Anzeiger v. 6. November 1985. Ders.: Volkserzählungen und Bräuche, Hitzkirch 1989, S. 135.

18 Darmstaedter, Ernst: Paracelsische Auffassungen über Farben-Erscheinungen, Acta Paracelsica Heft 5 (1932), S. 126.

19 Spinoza, Baruch de: Algebraische Berechnung des Regenbogens, Berechnung von Wahrscheinlichkeiten, Hamburg 1982.

20 Betschart, Ildefons: Theophrastus Paracelsus, Der Mensch an der Zeitenwende, Einsiedeln 1941, S. 35f.

21 Darmstaedter a.a.O., S. 122.

22 Goethe, Wolfgang, Sämtliche Werke in 18 Bänden, Zürich 1950, Bd. 16, S. 390.

23 Goethe, a.a.O., S. 206 ff.

24 Spiess, Johann: Historia von Doktor Johann Fausten, Stuttgart 1960, S. 119f.

25 Goldammer, Kurt: Der göttliche Magier und die Magierin Natur, Stuttgart 1991, S. 18f.

26 Sudhoff, Karl: Paracelsus, Ein deutsches Lebensbild aus den Tagen der Renaissance, Leipzig 1936, S. 74.

1 Meier, Pirmin: Vom feinen Liedlein und dem finstern Grund, Scheffels romantische Weltflucht und das Seetal, Seengen 1986, S. 13.

2 Sudhoff, Paracelsus, Ein deutsches Lebensbild, S. 68.

3 Sudhoff, Paracelsus-Forschungen II, S. 144.

4 Schobinger, Viktor: Die Münchner Schobinger im 16. Jahrhundert/ Von der Schobingerschen Handelsgesellschaft, Wädenswil 1969, S 3f.

5 Staerkle, Paul: Geschichte von Gossau, Gossau/SG 1961, S. 145.

6 Staerkle, a.a.O., S. 139 f.

7 Schobinger, Die Münchner Schobinger, S. 24.

8 Abele, Hermann: Grabdenkmal, Schädel und Abbildungen des Theophrastus Paracelsus, Salzburg 1891, S. 59.

9 Schobinger, Die Münchner Schobinger, S. 45.

10 Sudhoff, Paracelsus-Forschungen II, S. 144.

11 Sudhoff, a.a.O.

12 Schobinger, Viktor: Quellensammlung zur Geschichte der Schowinger, Teil II, Heft 4, Die Schowinger von St. Gallen, Bartlome Schowingers Bücher 1545, Zürich 1978, S. 191.

13 Sudhoff, Paracelsus-Forschungen II, S. 44f.

14 Blaser, Robert-Henri: Paracelsus in Basel, Muttenz 1979, S. 67.

15 Rütiner, Johannes: Diarium, Bd. II, Fol. 25 v bis 26r.

16 Schobinger, Die Münchner Schobinger, S. 6.

17 Betschart, Ildefons: Paracelsus in der Sage, Atlantis 9, 1941, S. 493 f.

18 Schobinger, Die Münchner Schobinger, S. 37.

19 A.a.O., S. 52.

20 A.a.O. S. 46.

21 A.a.O. S. 45.

22 Weber, Max: Die protestantische Ethik und der Geist des Kapitalismus, Frankfurt 1910.

23 Binswanger, Hans Christoph: Geld und Magie, Deutung und Kritik der modernen Wirtschaft, Stuttgart 1985, S. 50.

24 A.a.O., S. 58 f.

25 Netzhammer, Raymund: Theophrastus Paracelsus, Das Wissenswerteste über dessen Leben, Lehre und Schriften, Einsiedeln 1901, S. 165.

26 Blaser, Paracelsus in Basel, S. 67.

27 Blaser, a.a.O., S. 113.

28 Siehe Anmerkung 11, »Regenbogen vor Sonnenaufgang«.

29 Staerkle, Paul: Die Leibärzte der Fürstäbte von St. Gallen, Rorschacher Neujahrsblätter, 57. Jahrg. (1967), S. 76. Vogler, Werner: Ein neues Dokument zum Aufenthalt von Paracelsus in St. Gallen im Jahre 1533, Nova Acta Paracelsica, Neue Folge 3 (1988), S. 32 f.

30 Rütiner, Diarium, I. fol. 133.
31 Schmieder, K.Ch: Geschichte der Alchemie, Halle 1832, S. 190 ff. Hinweis von Joachim Telle, Stuttgart.
32 Sudhoff, Paracelsus-Forschungen II, S. 145.

In den Niederungen kriecht der Regenwurm

1 Staerkle, Paul: Die spätmittelalterlichen Bildungsverhältnisse Appenzells, Appenzell 1944, S. 4.
2 Staerkle, Beiträge zur spätmittelalterlichen Bildungsgeschichte von St. Gallen, S. 121.
3 A.a.O., S. 281.
4 Milt, Bernhard: Vadian als Arzt, St. Gallen 1959, S. 137.
5 Persönliche Mitteilung.
6 Rütiner, Diarium, II, 25v his 26r.
7 Blaser, Paracelsus in Basel, S. 60.
8 Weimann, Karl-Heinz: Die deutsche medizinische Fachsprache des Paracelsus, Diss. masch.schr., Erlangen 1951, S. 336.
9 A.a.O., S. 102.
10 Betschart, Paracelsus, S.117.
11 Sudhoff, Lebensbild, S. 106. Betschart, a.a.O., S. 118.
12 Ebert, Max: Reallexikon der germanischen Altertumskunde, Bd. 3, S. 534. Bächtold-Stäubli: Handwörterbuch des deutschen Aberglaubens, Bd. 7, S. 610 f.
13 Rütiner, Diarium, I., Fol. 84a bis 84b.
14 Milt, Bernhard: Paracelsus und Zürich, Vierteljahresschrift der Naturforschenden Gesellschaft in Zürich LXXXVI (1941), S. 333.
15 Golowin, Sergius: Vom Weisen Salomo, dem König der Geister, Bern 1964, S. 64f.
16 Wilms, Anno: Zigeuner (Texte von Mirella Karpati und Sergius Golowin), Zürich 1972, S. 11.
17 Müller, Kuno: Luzerner Sagen, Luzern o. J., S. 78.
18 Mitgeteilt von E. G. Rüsch. Rütiner, Diarium, I., Fol. 48v.
19 Rütiner, Diarium, I., Fol. 124 v.
20 Rosner, Edwin: Hohenheims Weg von St. Gallen nach Augsburg (1531 – 1536), Wien 1977, S. 34f.
21 A.a.O., S. 36.
22 Spiess, Johann: Historia von Doktor Johann Fausten, Stuttgart 1961, S. 37.
23 Rueb, Franz: Der hinkende Schmiedgott Vulkan, Ulrich von Hutten, 1488–1523, Zürich 1988, S. 186.
24 Mitgeteilt von E. G. Rüsch.

25 Goethe, Johann Wolfgang: Gedenkausgabe der Werke, Briefe und Gespräche, Bd. 19, Zürich 1948, S. 613 (Brief an K. F. von Reinhard, 22.7. 1810).

Der Stadtarzt lässt erkunden

1 Kaiser, Ernst: Paracelsus, Reinbek bei Hamburg 1969, S. 54.
2 Jung, Carl Gustav: Paracelsica, Zwei Vorlesungen über den Arzt und Philosophen Theophrastus, Zürich und Leipzig 1942, S.59
3 Milt, Paracelsus und Zürich, S.331.
4 Vgl. Näf, Werner: Vadian und seine Stadt St. Gallen, 2 Bde., St. Gallen 1944/57. Bonorand, Conradin: Personenkommentar II zum Vadianischen Briefwerk, St. Gallen 1983.
5 Akten der Ausstellung zum 400. Todestag von Paracelsus (1941) in der Stadtbibliothek Vadiana, St. Gallen.
6 Milt, Paracelsus und Zürich, S. 322.
7 Blaser, Paracelsus in Basel, S. 67.
8 Kuster, Reinhard: Reformator, Politiker, Wissenschafter, Zum 500. Geburtstag von Vadian, Neue Zürcher Zeitung v. 1.12. 1984.
9 Zit. nach Heinz Hafter: Vadian und die Universität Wien, Wiener Geschichtsblätter, 80. Jahrg. (1965), S. 386.
10 Milt, Vadian als Arzt, S. 51.
11 Milt, a.a.O., S. 49.
12 Vadianische Briefsammlung III, Nr. 361.
13 Milt, a.a.O., S. 43. Näf, a.a.O., Bd. 2, S. 83.
14 Bonorand, Conradin: Vadian in Villach. Aus: 900 Jahre Villach, Neue Beiträge zur Stadtgeschichte, Villach 1960, S. 219.

Prophet der Eidgenossen

1 Öchsli, Wilhelm: Quellenbuch zur Schweizer Geschichte, Neue Folge, Zürich 1893, S. 550f.
2 Milt, Paracelsus und Zürich, S. 327.
3 Durrer, Robert: Bruder Klaus, die ältesten Quellen über den seligen Nikolaus von Flüe, sein Leben und seinen Einfluss, 2 Bde, Sarnen 1917 u. 1921, Bd. 1, S. 162f.
4 Schneider, Reinhold: Der Balkon, Wiesbaden 1957, S. 9.
5 Materialien der Ausstellung zum 500. Geburtstags Zwinglis im Helmhaus, Zürich(1984).
6 Datierung der frühesten erhaltenen Marienschrift De virgine sancta theotoca (1524)

7 Schöner, Johannes: Coniectur odder abnemliche ausslegung uber den Cometen so jm Augstmonat/des M.D.XXXI. jars erschinen ist, zu ehren einem erbern Rath/und gmainer burgerschafft der stat Nürmberg aussgangen, 1531 in Nürnberg bei Friedrich Peypus (Verleger Hohenheims!) erschienen.

8 Staerkle, Beiträge zur spätmittelalterlichen Bildungsgeschichte St. Gallens, S. 269.

9 Rütiner, Diarium, I. fol. 79r. u. 99 (Hinweis: E.G. Rüsch).

10 Gröbli, Roland: Die Sehnsucht nach dem ›einig Wesen‹, Leben und Lehre des Bruders Klaus von Flüe, Zürich 1990, S. 115.

11 Basler Zeitung, 1. Juli 1990.

12 Sudhoff, Karl: Paracelsus-Handschriften, gesammelt und besprochen, Bd 2. Versuch einer Kritik der Echtheit der Paracelsischen Schriften, Berlin 1899, S. 253. Vgl. die Breslauer Variante a.a.O., S. 540.

Das politische Bauchweh des Abtes

1 Daems, Willem F. u. Vogler, Werner: Das medizinische Consilium des Paracelsus für Abt Johann Jakob Russinger von Pfäfers 1535, Einsiedeln 1988, S.9.

2 Vgl. Kap. »Arzten, Lehren, Schreiben, Sterben«, S. 223f.

3 Daems/Vogler, a.a.o. S. 13f.

4 A.a.O., S. 21f.

5 Strebel, Josef: Über den Wert des St. Galler Manuskriptes Hohenheims (Consilium Russinger) für das Studium der paracelsischen Ursprache, Gallusstadt-Almanach, St. Gallen1949, S. 60f.

Von der Para-Chemie zur Para-Medizin

1 Kopp, Hermann: Geschichte der Chemie, 4 Bde., Braunschweig 1843, Bd. 1, S. 95.

2 Kopp, Hermann, a.a.O., S. 102.

3 Braun, Lucien: Paracelsus, Alchemist, Chemiker, Erneuerer der Heilkunde, deutsch v. Katharina Biegger, Zürich 1988, S. 147.

4 Diels H., Kranz W.: Die Fragmente der Vorsokratiker, Dublin und Zürich 1972. Nestle, Wilhelm: Die Vorsokratiker, Wiesbaden 1978, S. 108.

5 Mansfeld J. (Hrsg.): Die Vorsokratiker I, Stuttgart 1983, S. 89.

6 A.a. O., S. 67.

7 Koelbing, Huldrych: Von Paracelsus zur Labormedizin, Neue Zürcher Zeitung v. 2. Feb. 1981.

8 Schneider, Reinhold: Erfüllte Einsamkeit, Freiburg–Basel–Wien 1963, S. 249.

9 Darmstaedter, Ernst: Arznei und Alchemie, Leipzig 1931, S. 46 Philippe, Adrien: Geschichte der Apotheker (Neudruck der Ausgabe von 1858), Stuttgart 1966.

10 Wollgast, Siegfried: Zur Friedensidee in der Reformationszeit, Texte von Erasmus, Paracelsus, Franck, Berlin (Ost) 1968, S. 55 f.

11 Daems, Willem Frans: »Sal-Merkur-Sulphur« bei Paracelsus und das »Buch der Heiligen Dreifaltigkeit«, Nova Acta Paracelsia X (1982), S. 189f.

12 A.a.O., S. 204.

13 Vgl. Junker, Uwe: Das »Buch der Heiligen Dreifaltigkeit« in seiner zweiten, alchemistischen Fassung (Kadolzburg 1433), Köln 1986.

14 Persönliche Mitteilung.

15 Kolta, Kamal Sabri: Paracelsus im Urteil des osmanischen Oberhofarztes Salih b. Nasrallah b. Sallum. In: Die medizinischen Beziehungen zwischen Deutschland und der Türkei, hrsg. von Heinz Goerke und Arslan Terzioglu, München 1978.

Kurzgefasster Bericht über eine Flugreise ins osmanische Reich

1 Sudhoff, Lebensbild, S. 62.

2 Rütiner, Diarium, I, 48v. (Hinweis: E.G. Rüsch).

3 Kolta, Kamal S., Paracelsus im Urteil des osmanischen Oberhofarztes Salih b. Nasrallah b. Sallum, S. 103.

4 A.a.O., S. 103.

5 A.a.O., S. 103.

6 A.a.O., S. 107.

7 A.a.O., S. 107.

8 A.a.O., S. 107.

9 A.a.O., S. 108.

10 Häne, Johannes: Zwei Abhandlungen zur Kultur- und Wirtschaftsgeschichte der Stadt St. Gallen, St. Gallen 1932, S. 49f.

Der Magen des heiligen Niklaus von Flüe

1 Durrer, Robert: Die ältesten Quellen über den seligen Niklaus von Flüe, sein Leben und seinen Einfluss, 2 Bde., Sarnen 1917/1921, Bd. 1, S. 58.

2 Durrer, Robert, in: Historisch-Biographisches Lexikon der Schweiz, Bd. 3, S. 180.

3 Durrer, a.a.O., S. 180.

4 Durrer, Die ältesten Quellen, S. XXI.

5 Durrer, Die ältesten Quellen, Bd.2, S. 656f. Amschwand, Rupert: Bruder Klaus, Ergänzungsband, zum Quellentext von Robert Durrer, Sarnen 1987, S. 39ff.
6 Durrer, a.a.O., S. 659.
7 Durrer, a.a.O., S. 624.
8 Goldammer, Kurt: Die geistlichen Lehrer des Theophrastus Paracelsus (1957), in: Ders., Paracelsus in neuen Horizonten, Gesammelte Aufsätze, Wien 1986, S. 78.
9 Durrer, Die ältesten Quellen Bd. 1, S. 351.
10 Durrer, Die ältesten Quellen, S. 347.
11 Durrer, a.a.O., S. 587.
12 Durrer, a.a.O., S. 60, S. 521 u.a.
13 Durrer, a.a.O., S. 428.
14 Durrer, a.a.O., S. 39.
15 Nigg, Walter: Grosse Heilige, Zürich 1953, S. 157.
16 Durrer, a.a.O., S. 203.
17 Nigg, Grosse Heilige, S. 167 f.
18 Persönliche Mitteilung (Brief).
19 Canetti, Elias: Masse und Macht, Frankfurt 1980, S. 324.
20 Paracelsus-Handschrift, zit. nach v. Boehm-Bezing: Stil und Syntax bei Paracelsus, Wiesbaden 1966.
21 Affolter, Peter: Niklaus von Flüe, Die grosse Lichtgestalt des Mittelalters, in: Zeit•Punkt Nr. 2, Bellach 1992.
22 Durrer, a.a.O., S. 232 f.
23 Durrer, a.a.O., S. 430.
24 Ritter, Joachim (Hrsg.): Historisches Wörterbuch der Philosophie, Bd. I, Stichwort »Archeus«, »Archeus«, S. 500 (H. M. Nobis).
25 Durrer, a.a.O., S. 657.
26 Hemleben, Johannes: Niklaus von Flüe, Frauenfeld 1970.
27 Nigg, Walter: Bruder Klaus, Eine Begegnung mit Niklaus von Flüe, Freiburg i. Br. 1976, S. 12 f.
28 Canetti, Masse und Macht, S. 487 f.
29 Durrer, a.a.O., S. 283.

Para-Feminismus oder von den Heimlichkeiten der Frauen

1 Augustinus, Confessiones – Die Bekenntnisse, Einsiedeln 1985, S. 66. Hans Urs von Balthasar übersetzt wie folgt: »Ich kam nach Karthago, und rings um mich her brodelte laut der wallende Kochtopf schmutzigen Liebestreibens.«
2 Abele, Grabdenkmal, S. 59.

3 Biegger Schwarz, Katharina: Paracelsus aus dem Blickwinkel der Volkskunde, Nova Acta Paracelsica, Neue Folge 5, Einsiedeln 1990, S. 13.

4 Netzhammer, Theophrastus Paracelsus, S. 168f.

5 Lienhardt, Bruno: Paracelsus und seine Einsiedler Vorfahren, Nova Acta Paracelsica, IX, S. 191.

6 Strebel, Josef (Hrsg.): Theophrastus von Hohenheim, gen. Paracelsus, Werke, Bd. 1, St. Gallen 1944, S. 31.

7 Netzhammer, a.a.O., S. 12.

8 Daly, Mary: Women, Church and State, Verlag Reine Lust, München 1986, S. 16, u. Wisselinck, Erika: Hexen, Verlag Fauenoffensive München 1986, S. 90.

9 Strebel, Josef: Th. v. Hohenheim, gen. Paracelsus, Sämtliche Werke in zeitgemässer kurzer Auswahl, Bd. 1, St. Gallen 1944, S. 47.

10 Zekert, Otto: Paracelsus, Europäer im 16.Jahrhundert, Stuttgart 1968, S.34.

11 Reichenmiller, Margareta: Das ehemalige Reichsstift und Zisterziensernonnenkloster Rottenmünster, Studien zur Grundherrschaft, Gerichts- und Landesherrschaft, Stuttgart l964, S. 183.

12 Persönliche Mitteilung (Brief)

13 Vgl. Anmerkung 11

14 Goldammer, Kurt: Paracelsus in neuen Horizonten, Wien 1986, S. 44f.

15 Weimann, Karl-Heinz: Die deutsche medizinische Fachsprache des Paracelsus. Phil.Diss. Erlangen 1951 (maschschr.) mit umfangreichem Paracelsus-Wörterbuch.

16 Weimann, a.a.O., S. 30.

17 Weimann, a.a.O., S. 30.

18 Durrer, Die ältesten Quellen, S. 60.

19 Weimann, a.a.O., S. 30.

20 Weimann, a.a.O., S. 35.

21 Eis, Gerhard: Vor und nach Paracelsus, Untersuchungen über Hohenheims Traditionsverbundenheit und Nachrichten über seine Anhänger, Stuttgart 1965, S.35f.

22 Weimann, a.a.O., S. 36.

23 Weimann, a.a.O., S. 32.

24 Gundolf, Friedrich: Paracelsus, Berlin 1927, S. 126.

25 Weimann, a.a.O., S. 286.

26 Ritter, Gerhard, Hrsg.: Historisches Wörterbuch der Philosophie, Bd. 5, Basel 1980, S. 939 f. (H.M. Nobis).

27 Heller, Daniel: Eugen Bircher, Arzt, Militär, Politiker. Ein Beitrag zur Zeitgeschichte, Zürich 1988, S. 255 f.

28 Freud, Sigmund: Die Traumdeutung, Frankfurt 1961.

29 Strunz,Franz, Hrsg.: Volumen Paramirum und Opus Paramirum, Jena 1904, S. 240.

30 Druschky, Sibylle: Die Struktur der Frau aus dem Leitbegriff der Matrix bei Paracelsus. Med. Diss. Heidelberg 1965. Bearbeitet zu: Zum Begriff der Matrix im Paracelsischen Schrifttum, Antaios 1970, S. 358 f. (unter dem Namen Sibylle Lenz).

31 Simon, Walther: Paracelsus in Böhmen und Mähren, Referat am 39. Paracelsustag in Salzburg v. 29. Sept. 1990 (unveröffentlicht).

32 Vgl. Anmerkung 25.

33 Virchow, Rudolf: Gesammelte Abhandlungen zur wissenschaftlichen Medizin, Frankfurt 1856. Vgl. Fischer-Homberger Esther: Krankheit Frau und andere Arbeiten zur Medizingeschichte der Frau, Bern–Stuttgart–Wien 1979, S.132 f.

34 Budjuhn, Horst: Fontane nannte sie »Effi Briest«, Das Leben der Elisabeth von Ardenne, Berlin 1985.

35 Amschwand, Rupert: Bruder Klaus, Ergänzungsband zum Quellenwerk von Robert Durrer, S. 31 (Visionsbericht des Caspar am Buel).

36 Lenz, Sibylle: Antaios 1970, S. 367.

37 Lenz, a.a.O.

38 Domandl, Sepp: Paracelsus, Stationen deutscher Philosophie, S. 27f.

39 Vgl. Kap. »Das Geisterreich ist nicht verschlossen«, S. 333f.

Para-Psychiatrie oder von den unsichtbaren Päpsten

1 Vgl. Goldammer, Kurt: Der cholerische Kriegsmann und der melancholische Ketzer, bedeutender Beitrag zum Thema: »Fritz Blanke wies mich daraufhin, dass Zwingli schon seit 1523 die Täufer bzw. ihre Vorläufer als ›saturnisch‹ und ›melancholisch‹ bezeichnet hat.« In: Paracelsus in neuen Horizonten, Wien 1986, S. 184f.

2 Bätscher, Theodor Wilhelm: Kirchen- und Schulgeschichte der Stadt St.Gallen, St. Gallen 1970, S. 199 f.

3 Fast, Heinold: Die Sonderstellung der Täufer in St. Gallen und Appenzell, Zwingliana Bd. XI, Heft 4, S. 230.

4 Fast, a.a.O., S. 234 f.

5 Bätscher, a.a.O., S. 202 (drittes Täufermandat des Rates der Stadt St. Gallen vom 9. Februar 1526).

6 Nach Leibbrand, Werner u. Wettley, Annemarie: Der Wahnsinn, Geschichte der abendländischen Pathologie, Freiburg/München 1961, S. 641.

7 Canetti, Elias: Masse und Macht, Frankfurt 1980, S. 348.

8 Fast, a.a.O., S. 233.

9 Leibbrand, a.a.O., S. 213.

10 Siehe Anmerkung 1.

11 Enzensberger, Hans Magnus in: Der Spiegel v. 4. Februar 1991.
12 Vgl . »Der Paracelsus der Gelehrten, Ideologen und Forscher«, S. 380f.
13 Nietzsche, Friedrich: Zur Genealogie der Moral; Scheler, Max: Das Ressentiment im Aufbau der der Moralen, Frankfurt 1978; Schoeck, Helmut: Der Neid, eine Theorie der Gesellschaft, München 1966.
14 Lienert, Meinrad: Schweizer Sagen und Heldengeschichten, Aarau 1974, S. 197.
15 Vgl. Domandl, Sepp: Erziehung und Menschenbild bei Paracelsus, Salzburger Beiträge zur Paracelsusforschung, Heft 9, Wien 1970, S. 19. (XIII, 298).
16 Schipperges, Heinrich: Zum Begriff der Barmherzigkeit im ärztlichen Denken des Paracelsus. In: Paracelsus – Werk und Wirkung, Festgabe für Kurt Goldammer zum 75. Geburtstag, Wien 1975, S. 235 f.
17 Schneider, Reinhold: Erfüllte Einsamkeit, Freiburg–Basel–Wien 1963, S. 251.

APPENZELLER HUNDSKETTEN

1 Pfister, Christian: Klimahistorische Daten, 16. Jahrhundert, Computerausdruck, Bern 1990.
2 Vgl. Schneider, Reinhold: Stimme des Abendlandes, Colmar 1943, S. 43.
3 Betschart, Ildefons: Theophrastus Paracelsus, Der Magus vom Etzel, Bern 1953, S.15. Sudhoff, Karl: Paracelsus-Forschungen II, S. 153.
4 Sticker, Georg: Paracelsus, Ein Lebensbild, Nova Acta Leopoldina Bd. 10, Halle (Saale) 1941, S. 31.
5 Golowin, Sergius: Paracelsus im Märchenland, Basel 1980, S. 14.
6 Sudhoff, Lebensbild, S. 123. Rosner, Edwin: Hohenheims Weg von St. Gallen nach Augsburg, Wien 1977 S. 14; 38f.; 44 f., 79.
7 Sudhoff, Karl: Kritik der Echtheit der paracelsischen Schriften, Berlin 1899, S. 279.
8 Siehe Anmerkung 6.
9 Sudhoff, Lebensbild, S. 123.
10 Meier, Pirmin: Lebte Paracelsus 1532/33 in Roggenhausen bei Aarau? Aargauer Tagblatt v. 5. August 1986.
11 Bänziger, Andreas: Der Geist weht, wo er will, Tages-Anzeiger vom 16. Juli 1988.
12 Staerkle, Paul: Die spätmittelalterlichen Bildungsverhältnisse Appenzells, S. 18.
13 A.a.O.
14 Siehe Anmerkung 7.
15 Rosner, Edwin: Hohenheims Weg von St. Gallen nach Augsburg, S. 79 schliesst Rhäzüns in Graubünden nicht aus. Vgl. Sudhoff, Paracelsus-Forschungen II, S. 158.

16 Vgl. Sudhoff, Paracelsus-Forschungen II, S. 162.

17 Dürrenmatt, Friedrich: Rede zur Verleihung des Gottlieb-Duttweiler-Preises an Vaclav Havel, in: Du, Nr. 1, 1991, S. 14f.

Herkommen, Kindheit, Lehrjahre

1 Eis, Gerhard: Vor und nach Paracelsus, S. 26.

2 Netzhammer, Theophrastus Paracelsus, S. 16.

3 Nova Acta Paracelsica, Bd. I, 1944, S. 12.

4 Jung, Carl Gustav: Paracelsus, Vortrag (1920). St. Gallen 1952, S.3.

5 Bittel, Karl: Die Kindheit Theophrasts in Einsiedeln, Nova Acta Paracelsica I (1944), S. 40.

6 Sudhoff, Lebensbild, S. 11.

7 Bittel, Karl: Ist der Beiname »Paracelsus« am Oberrhein entstanden? Zeitschrift f.d. Geschichte des Oberrheins, N.F. 56 (1943), S. 668 f.

8 Sudhoff, Kritik der Echtheit der Paracelsischen Schriften II, S. 51.

9 Jaeckle, Paracelsus und der Exodus der Elementargeister, S. 9.

10 Gonser, W.: Zur Geschichte der Bombaste von Hohenheim, Württembergische Vierteljahreshefte für Landesgeschichte, N.F. XXX, Stuttgart 1921, S. 191f.

11 Nach Netzhammer, Theophrastus Paracelsus, S. 161. Vgl. Greiner, Karl: Paracelsus im Lande seiner Väter, Salzburger Beiträge zur Paracelsusforschung Heft 2, Salzburg 1960.

12 Vgl. Netzhammer, Theophrastus Paracelsus, S. 162. Die herkömmlichen Biographien rechnen das Alter Wilhelms von Hohenheim nach dem fraglichen Bräutigamsbild von 1491 zurück, auf welchem er als vierunddreissigjähriger Mann bezeichnet wird. Diese Angabe ist recht unwahrscheinlich. In diesem Fall hätte sich Wilhelm von Hohenheim im Alter von vierundzwanzig Jahren in Tübingen immatrikuliert, was unwahrscheinlich ist. Als Geburtsjahr kommt weniger 1457 in Betracht als als die Mitte der sechziger Jahre des 15. Jahrhunderts, zumal dann, wenn wir den im Dienerbuch 1464 als achtzehnjährig registrierten Wilhelm von Hohenheim als möglichen, ja wahrscheinlichen Vater des Tübinger Studenten in Betracht ziehen.

13 Franz von, Marie-Louise: Die Visionen des Niklaus von Flüe, Zürich u. Stuttgart 1959, S. 42 f.

14 Netzhammer, a.a.O., S. 171.

15 Lienhardt, Bruno: Medizingeschichtliches aus Einsiedeln, Paracelsus, Sonderdruck aus »Einsiedler Anzeiger«, 1941, S. 21f.

16 Lienhardt, Bruno: Paracelsus und seine Einsiedler Vorfahren, Nova Acta Paracelsica IX (1977), S. 190 f.

17 Vgl. Anmerkung 5.

18 Blaser, Paracelsus in Basel, S. 97.

19 Telepnef de, Basilio: Paracelsus, A Genius amidst a troubled World, A biographical Essay, St. Gallen 1945, S.80.

20 Weimann, Karl-Heinz: Was wissen wir wirklich über die Wanderjahre des Paracelsus? In: Sudhoffs Archiv für Geschichte der Medizin 44 (1960), S. 218–223.

21 Wickersheimer, Ernest: Die ersten Sektionen an der medizinischen Fakultät zu Paris, Aus: Medizin im mittelalterlichen Abendland, hrsg. von G. Baader und G. Keil, Darmstadt 1982, S. 65.

22 Blaser, Robert-Henri: Paracelsus und die Dichter, in: Kunst und Wissenschaft um Paracelsus, Salzburger Beiträge zur Paracelsusforschung 23 (1984), S. 9f.

23 Goldammer, Paracelsus in neuen Horizonten, S. 58 f

24 Wäckerlin-Swiagenin, Katharina: Der »Schüpfheimer Codex«, ein Medizinalbuch aus dem zweiten Viertel des 15. Jahrhunderts, Aarau 1976

25 Jaeckle, Paracelsus und der Exodus der Elementargeister, S. 15.

26 Wehrli, G.A.: Der Zürcher Stadtarzt Dr. Christoph Clauser und seine Stellung zur Reformation der Heilkunde im XVI. Jahrhundert (1924), Amsterdam 1971.

Arzten, Lehren, Schreiben, Sterben

1 Strebel, Josef: Paracelsus über Kropf- und Kropfentstehung, Nova Acta Paracelsica VI (1952), S. 15.

2 Popper, Karl: Ausgangspunkte, Hamburg 1979.

3 Goldammer, Kurt: Aus den Anfängen evangelischen Missionsdenkens, Kirche, Amt und Mission bei Paracelsus (1943). Aus: Paracelsus in neuen Horizonten, Wien 1986, S. 25.

4 Schneider, Reinhold: Winter in Wien, Freiburg–Basel–Wien 1958, S. 65.

5 Schmid-Reiter, Isolde: Die Auseinandersetzung mit Paracelsus im Werk Cesar Bresgens, Vortrag am 39. Paracelsustag (29.9.90), Salzburg (unveröffentlicht).

6 Goldammer, Kurt: Vorwort Bd. III der 2. Abteilung v. Theophrast von Hohenheim, genannt Paracelsus, Sämtliche Werke, Stuttgart 1986, S. X.

7 Dopsch, Heinz: Bauernkrieg und Glaubensspaltung, Aus: Geschichte Salzburgs – Stadt und Land, Band II,1, Salzburg 1988.

8 Kerner, Dieter: Das Leben des Paracelsus, Mainz 1973, S. 12f.

9 Nach Joachim Telle, vgl. Anmerkung 8, S. 439.

10 Kerner, a.a.O., S.14.

11 Vgl. Wickersheimer, Ernest: Paracelsus à Strasbourg, Centaurus 1951, I, S. 356 f. (aus dem Lateinischen übersetzt).

12 Blaser, Paracelsus in Basel, S. 21 f.

13 Lat. Originaltexte bei Sudhoff, Paracelsus-Forschungen II, S. 103f. Die Übertragung von lic. phil. Martin Ramming erfolgte eigens für dieses Buch. Der Ausdruck »die ärztliche Alsthoos«, von Sudhoff mit Scharfsinn wiedergegeben, muss als dunkel gelten. Etymologisch besteht mutmasslich ein Zusammenhang mit dem griechischen Wort für Salz.

14 Vir omnibus modis maximus, Inschrift an der Grabplatte des Erasmus im Basler Münster.

15 Keil, Gundolf u. Daems, W.F.: Paracelsus und die »Franzosen«, Beobachtungen zur Venerologie Hohenheims, Nova Acta Paracelsica IX(1977), S. 106.

16 Gail, Anton J.: Erasmus von Rotterdam, Reinbek 1974, S. 59.

17 Blaser, Paracelsus in Basel, S. 36.

18 Blaser, a.a.O., S. 108. Vgl. auch S. 36: »Die Oporinus-Biographie des Jociscus aus dem Jahre 1569 enthält den Hinweis, Okölampad sei der Initiant seiner Wahl und Berufung zum Stadtarzt und Hochschullehrer gewesen.«

19 Blaser, a.a.O.

20 Blaser, a.a.O., S. 110.

21 Nach Sudhoff, Lebensbild, S. 27 f.

22 Lay, Rupert: Die Ketzer, Von Roger Bacon bis Teilhard, München 1980, S. 25.

23 Meyer-Steineg Th., Sudhoff, Karl: Illustrierte Geschichte der Medizin, 5. durchgesehene u. erweiterte Auflage, hrsg. v. R. Herrlinger u. F. Kudlien, Stuttgart 1965, S. 90 f.

24 Bächtold-Stäubli, Hanns: Handwörterbuch des deutschen Aberglaubens, Bd. 4, Berlin 1932, S. 739.

25 Sudhoff, Lebensbild, S. 30 f. Vgl. Film Ninotschka v. Ernst Lubitsch (1937) mit Greta Garbo in der Titelrolle.

26 Blaser, a.a.O., S. 98.

27 Sudhoff, Lebensbild, S. 54.

28 Betschart, Theophrastus Paracelsus (1941), S. 75.

29 Blaser, a.a.O., S. 121.

30 Sudhoff, Lebensbild, S. 74 f.

31 Sudhoff, a.a.O., S. 137.

32 Fromm, Erich: Die Kunst des Liebens, Hamburg 1990, S. 7.

33 Sudhoff, a.a.O., S. 132 f.

34 Sticker, Georg: Ein Gespräch des Königs Ferdinand mit Paracelsus. Halle (Saale) 1941.

35 Blaser, a.a.O., S. 9-19.

36 Sudhoff, Kritik der Echtheit der Paracelsischen Schriften II, S. 232 (De felici liberalitate).

37 Sudhoff, Lebensbild, S. 153.

38 Zekert, Paracelsus, S. 127.

39 Sticker, Georg: Paracelsus, ein Lebensbild, S. 31.

Die tückische Vielfalt der Qualen

1 Schmaltz, Dieter: Pflanzliche Arzneimittel bei Theophrast von Hohenheim, genannt Paracelsus, Stuttgart 1941, S. 30 f. Vgl. VI, 263 f.

2 Keil, G., Daems W.F.: Paracelsus und die »Franzosen«, Nova Acta Paracelsica IX, S. 114.

3 A.a.O., S. 115.

4 A.a.O., S. 118.

5 Leyh, Frowine: Die Bedeutung dermatologischer Zeichen, In: Zeitschrift für Semiotik, Bd. 6, Heft 1–2 (1984), S.24.

6 Weimann, Die deutsche medizinische Fachsprache des Paracelsus, S. 388.

7 Wesiack, Wolfgang: Die Bewältigung der Unsicherheit in der Medizin: ein semiotisches Problem. In: Zeitschrift für Semiotik, Bd. 6, Heft 1–2 (1984), S. 15.

8 Rueb, Der hinkende Schmiedgott Vulkan, Ulrich von Hutten 1488–1523, Zürich 1988, S. 168.

9 Rueb, a.a.O., S. 166.

10 Hemleben, Hans: Paracelsus, Arzt, Revolutionär und Christ, Frauenfeld 1973, S. 141.

11 Schmitt, Wolfram: Grundlinien der Epilepsielehre des Paracelsus. In: Paracelsus, Werk und Wirkung, Kurt Goldammer zum 60. Geburtstag, Wien 1975, S. 259 f.

12 Schmitt, a.a.O., S. 260.

13 Schmaltz, a.a.O., S. 43.

14 Dobler, Friedrich: Die chemische Fundierung der Heilkunde durch Theophrastus Paracelsus. Veröffentlichungen der Internationalen Gesellschaft für Geschichte der Pharmazie, N.F. Bd 10, Wien 1957, S. 76 f. Die Tinctura bei Theophrastus Paracelsus von Hohenheim, a.a.O., N.F. Bd. 13, Stuttgart 1958, S. 73 f.

15 Schmaltz, a.a.O., S. 63.

Meisterstücke der Leib- und Wundarznei

1 Gurlt, a.a.O., S. 214 f.

2 Betschart, Theophrastus Paracelsus, S. 76.

3 Gurlt, a.a.O.

4 Meyer-Salzmann, Martha: Frühe Medizin in der Schweiz, Aarau–Frankfurt–Salzburg 1989, S. 219.

5 Bonorand, Conradin: Personenkommentar II zum Vadianischen Briefwerk, Vadian-Studien 11, St.Gallen 1983, S. 310 f. Staerkle, Paul: Beiträge zur spätmittelalterlichen Bildungsgeschichte St. Gallens, St. Gallen 1939, S. 310.

6 Staerkle, a.a.O.

7 Meier, Gabriel: Hans von Hinwils Bericht über den Kappeler Krieg,, Zs. f. Schweiz. Kirchengeschichte, 1 (1907), S. 161 f.

8 Müller, Josef: Zs. f. Schweiz. Kirchengeschichte 11 (1917), S. 71.

9 Custor, Johann Ulrich: Chronik der Grafschaft Uznach, hrsg. v. P. Oberholzer, Uznach 1973, S. 153. Mitteilung A. Stadler, St. Gallen.

10 Meyer-Salzmann, a.a.O. S. 219 f.

11 Buch der Bündth-Ertznei. Von Heinrich von Pfolsprundt (!), Bruder des deutschen Ordens, 1460. Hrsg. v. H.Haeser u. A. Middeldorpf, Berlin 1868, S. 21.

12 A.a.O.

13 Gurlt, Bd. 2., S. 190. Buch der Bündth-Ertznei, S. 56 f.

14 Buch der Bündth-Ertznei, S. 56 f.

15 Pagel, Walter: Das medizinische Weltbild des Paracelsus – seine Zusammenhänge mit Neuplatonismus und Gnosis, Wiesbaden 1962, S. 137.

16 Pagel. a.a.O., S. 22 f.

17 Eis, Gerhard: Vor und nach Paracelsus, S. 4 f.

18 Goldammer, Kurt: Zur philosophischen und religiösen Sinngebung von Heilung und Heilmittel bei Paracelsus. In: Paracelsus in neuen Horizonten, Wien 1986, S. 349 f.

19 Philippe, Adrien, a.a.O., S. 28.

20 Ritter, Joachim: Historisches Wörterbuch der Philosophie, Bd. 1, S. 495 (K. Goldammer).

21 Philippe, Adrien, a.a.O., S. 425.

22 Daems, Willem F.: Die Idee der Heilpflanze bei Paracelsus, Nova Acta Paracelsica, N.F. 3 (1988), S. 66. Helmrich, Hermann E.: Das Herz im Kosmos und die Pharmakologie des Herzens bei Paracelsus, Heidelberg 1986.

23 Daems, a.a.O., S. 63.

24 Teilhard de Chardin, Pierre: vgl. Wildiers, N.M.: Teilhard de Chardin, Freiburg, Basel, Wien, 1962, S. 40 u. S. 58.

25 Daems, a.a.O., S. 63.

Zur Frage der Errungenschaften des Arztes Paracelsus

1 Strebel, Josef: Theophrastus von Hohenheim, gen. Paracelsus. Zur 4. Jahrhundertfeier seines Todes. Der Stein der Weisen. Luzern 1941., S. 15.

2 Hartmann, Hans: Paracelsus – eine deutsche Vision. Berlin, Wien 1941, S. 173.

3 Gmelin, Johann Friedrich: Geschichte der Chemie seit dem Wiederaufleben der Wissenschaften bis an das Ende des achtzehnten Jahrhunderts, 3 Bände, Göttingen 1797–1799, Reprint Hildesheim 1965.

4 Pagel, Walter: Das medizinische Weltbild des Paracelsus – seine Zusammenhänge mit Neuplatonismus und Gnosis, Wiesbaden 1962, S. 29 f.

5 Hemleben, Johannes: Paracelsus – Arzt, Revolutionär und Christ, Frauenfeld 1973, S. 181.

6 Goldammer, Kurt: Paracelsus in neuen Horizonten, Gesammelte Aufsätze, Wien 1986, S. 184 f.

7 Eis, Gerhard: Vor und nach Paracelsus, Stuttgart 1964.

8 Pagel, a.a.O., S. 18.

9 Goerke, Heinz u. Terzioglu Arslan, Hrsg.: Die medizinischen Beziehungen zwischen Deutschland und der Türkei, München 1978.

10 Jaeckle, Erwin: Paracelsus und der Exodus der Elementargeister, Lahnstein 1987, S. 7.

Die Philosophie, die einem Arzt nötig ist

1 Domandl, Sepp: Paracelsus – Stationen deutscher Philosophie, Nikolaus von Kues, Paracelsus, Leibniz, Kant, Goethe, Wien 1990, S.12 u. S. 48.

2 Jaeckle, Erwin: Paracelsus und der Exodus der Elementargeister, S. 99.

3 Vgl. ausser den Publikationen Goldammers und Domandls u.a. Weinhandl, Ferdinand: Paracelsus-Studien, Wien 1970; Braun, Lucien: Paracelsus, Alchimist – Chemiker – Erneuerer der Heilkunde, Zürich 1988; Biegger, Katharina: De Invocatione Beatae Mariae Virginis – Paracelsus und die Marienverehrung, Stuttgart 1990.

4 Neuhochdeutsch transkribiert von Robert-Henri Blaser in: Paracelsus in Basel, S. 141 f.

5 Blaser, a.a.O., S. 142.

6 Pieper, Josef: Über das christliche Menschenbild, München 1950, S. 28.

7 Pieper, Josef: Philosophia Negativa, München 1953, S. 37.

8 Pieper, Josef: Scholastik, München 1960, S. 156.

9 Popper, Karl: Ausgangspunkte – Meine intellektuelle Entwicklung, Hamburg 1979, S. 57 f.

10 Braun, Lucien: Vom Wesen des Grundes bei Paracelsus, in: Kunst und Wissenschaft um Paracelsus, Vorträge 1982/1983, Salzburger Beiträge zur Paracelsusforschung, Folge 23, Wien 1984, S. 35.

11 Troxler, Ignaz Paul Vital: Naturlehre des menschlichen Erkennens, oder Metaphysik, Oberwil bei Zug und Hamburg 1985, S. 2.

12 Troxler, a.a.O., S. 7. Der Gedanke kommt im 24. Blütenstaubfragment von Novalis ebenfalls zur Formulierung (Hinweis von H.J. Balmes).

13 Goldammer, Kurt: Die Paracelsische Kosmologie und Materietheorie in ihrer wissenschaftsgeschichtlichen Stellung und Eigenart, in: ders., Paracelsus in neuen Horizonten, Wien 1986, S. 306.

14 Goethe, Johann Wolfgang: Sämtliche Gedichte, Zweiter Teil, München 1961, S. 153.
15 Daems, Willem F.: Die Idee der Heilpflanze bei Paracelsus, Nova Acta Paracelsica, NF 3, S. 66.
16 Goethe, a.a.O., S. 254.
17 Pagel, Walter: Das medizinische Weltbild des Paracelsus – seine Zusammenhänge mit Neuplatonismus und Gnosis, Wiesbaden 1962, S. 120.
18 Garin, Eugenio, Hrsg.: Der Mensch der Renaissance, Frankfurt/ New York 1990, S. 208.

Fünf Gründe und fünf Wege

1 Helmrich, Hermann Ernst: Das Herz im Kosmos und die Pharmakologie des Herzens bei Paracelus, Heidelberg 1986, S. 13.
2 Schipperges, Heinrich: Paracelsus – der Mensch im Lichte der Natur, Stuttgart 1974, S. 124 f.
3 Granet, Marcel: Das chinesische Denken, Inhalt, Form, Charakter, übers. u. eingeleitet von Manfred Porkert, Frankfurt 1978, S. 379.
4 Brugger, Walter: Philosophisches Wörterbuch, Freiburg – Basel – Wien, S. 424.
5 Brugger, a.a.O., S. 425.
6 Schipperges, Heinrich: Paracelsus – Das Abenteuer einer sokratischen Existenz, Freiburg i. B., 1983. Die Publikationen von Heinrich Schipperges sind vor allem für das Paracelsische »Haus der Heilkunde«, die Lehre von den vier Säulen und den fünf Entien, ergiebig, die zentral am Volumen Paramirum und am Paragranum orientiert ist.
7 Meyer, Rolf: Vom Umgang mit Fremdem: Alle Dinge sind Gift und nichts ist ohne Gift – die 3. Defension des Paracelsus, Vortrag am 29.Sept. 1990 in Salzburg (unveröffentlicht).
8 Dopsch, Heinz u. Koller, Fritz: Umweltschutz, Energie und Arbeitsmarkt – »Moderne« Wirtschaftsprobleme in früheren Jahrhunderten am Beispiel Salzburgs, in: Dolores M. Bauer, Günter Virt: Für ein Lebensrecht der Schöpfung, Analysen, Visionen und Strategien zur Bewältigung der Umweltkrise, Salzburg 1987, S. 186.
9 Dopsch, a.a.O., S. 186 f.
10 Rosner, Edwin: Die Bergsuchtschrift von Paracelsus, in: Dilg-Frank, Rosmarie: Kreatur und Kosmos.
11 Vgl. Anmerkung 5 »Zur Frage der Errungenschaften des Arztes Paracelsus«.
12 Dunkelberg, Hartmut: Zum Begriff »gestirn« bei Paracelsus, Diss. Heidelberg 1972 (masch. schr.), S. 52.
13 Schneider, Reinhold: Erfüllte Einsamkeit, Freiburg–Basel–Wien 1963, S. 249.

14 Schipperges, Heinrich: Die Kranken im Mittelalter, München 1990, S. 249.

15 Kestenholz, Maria Veronika: Corallium rubrum aus medizinhistorischer und naturkundlicher Sicht, Diss. Basel 1985 (masch.schr.), auszugsweise veröffentlicht in: Nova Acta Paracelsica, NF 3, Einsiedeln 1988, S.55 f.

Das Geisterreich ist nicht verschlossen

1 Von Flüe, Nikolaus: Erleuchtete Nacht, hrsg. von Gertrude und Thomas Sartory, Freiburg-Basel-Wien 1981, S. 117.

2 Hilty, Hans-Rudolf: Bruder Klaus oder zwei Männer im Wald. Eine erzählerische Recherche, Zürich 1981.

3 Amschwand, Bruder Klaus, Ergänzungsband, S. 29.

4 Brandstetter, Renward: Renward Cysat, Luzern 1909, S. 48.

5 Eis, Gerhard: Vor und nach Paracelsus, S. 45.

6 Zekert, Otto: Paracelsus – Europäer im 16. Jahrhundert, Stuttgart 1968, S. 146.

7 Eis, a.a.O., S. 47.

8 Ackerknecht, Erwin: Kurze Geschichte der Medizin, Stuttgart 1975, S. 96.

9 Golowin, Sergius: Paracelsus im Märchenland, Basel 1980. Jaeckle, Erwin: Paracelsus und der Exodus der Elementargeister, Lahnstein 1987. Pörksen, Gunhild: Die Bewohner der Elemente nach Paracelsus' Liber de Nymphis, in: Nova Acta Paracelsica; Neue Folge 6, Bern 1991/92.

10 Zihlmann, Josef: Volkserzählungen und Bräuche, Handbuch luzernischer Volkskunde, Hitzkirch 1989, S. 11.

11 Zihlmann, Josef: Die Bergmännchen in der Nagelfluh, Tages-Anzeiger v. 6. November 1985.

12 Strunz, Franz: Theophrastus Paracelsus, Idee und Problem seiner Weltanschauung, Salzburg–Leipzig 1937, S. 78.

13 Jung, Carl Gustav: Paracelsica – Zwei Vorlesungen über den Arzt und Philosophen Theophrastus, Zürich und Leipzig 1942, S. 95 f.

14 Thüring von Rigoltingen: Melusine, hrsg.. von Karin Schneider, Berlin 1959.

15 Arseniew, Wladimir K.: Dersu Usala, Meerbusch 1985. Vgl. die bekanntere meisterhafte Filmfassung von Akira Kurosawa: Dersu Usala (1975).

16 Zit. nach Golowin, Sergius: Von den Erdleutlein und dem Goldenen Alter, Bern 1962, S. 57.

17 Vgl. Anmerkung 13

18 Über gelehrtes Räsonieren hinaus verdienen die von Hohenheim in einzigartiger Unbefangenheit geschilderten Phänomene die von Platon bis Ernst Bloch dem Philosophierenden angemessene Haltung: das Erstaunen. Im weiteren hermeneutischen Fortgang kann dann die notwendige und nützli-

che Detailforschung einsetzen, die sich zum Beispiel unter Gesichtspunkten der allgemeinen Geistesgeschichte, Literaturwissenschaft, vergleichender historischer Volkskunde, Theologie, Tiefenpsychologie, um einige naheliegende Gesichtspunkte zu nennen, des »Gegenstandes« annimmt. Dass Elementarwesen schon in der antiken Mythologie ihren bestimmenden Platz haben, bei den Zeitgenossen Hohenheims vor allem im Schaffen von Agrippa von Nettesheim, sei hier lediglich erwähnt. Für die Nachwirkung in der Literaturgeschichte sei auf Kurt Goldammers Standardwerk »Paracelsus in der deutschen Romantik« (Salzburger Beiträge zur Paracelsusforschung, Folge 20, Wien 1980) verwiesen. Den Utopien in der Volkskunde geht unter anderen Sergius Golowin nach, zum Beispiel in der reizvollen Studie »Von den Erdleutlein und dem Goldenen Alter«, (Bern 1962), eine gehaltvolle Arbeit, deren Ergebnisse auch in den späteren Publikationen Golowins immer wieder mal Verwendung finden. Wer es nicht bei Golowin nachlesen will, kann die Hauptquelle für das Geisterreich in der Innerschweiz, Renward Cysat, die volkskundlichen Forschungen von Josef Zihlmann und generell die alpenländischen Volkssagen direkt konsultieren. Zahlreiche Hinweise ferner in: Meier, Pirmin: Magisch Reisen Schweiz, München 1993.

19 Pörksen, Gunhild: Die Bewohner der Elemente nach Paracelsus' Liber de Nymphis, in: Nova Acta Paracelsica, Neue Folge 6, Bern 1991/92.

20 Goethe, Johann Wolfgang: Faust, Der Tragödie Erster Teil, V. 3217 f.

21 Meier, Pirmin: Paracelsus-Reminiszenzen – Arzt und Medizin im Werk von Reinhold Schneider, in: Salzburger Beiträge zur Paracelsus-Forschung F. 23, Wien 1984, S. 107.

22 Sooder, Melchior und Dauwalder, Hans: Zelleni us dem Haslital, Märchen, Sagen und Schwänke aus mündlicher Überlieferung, Meiringen 1984, S. 104; S. 97 u.a.

Der heiligen Gschrift Doctor

1 Sudhoff, Karl: Paracelsus – Ein deutsches Lebensbild aus den Tagen der Renaissance, Leipzig 1936, S. 134.

2 Sudhoff, Lebensbild, a.a.O.

3 Schubert, Eduard u. Sudhoff, Karl: Paracelsus-Forschungen, Zweites Heft, Handschriftliche Documente zur Lebensgeschichte Theophrasts von Hohenheim, Frankfurt 1889, S. 162 f.

4 Veröffentlicht in Bd. 7 der 2. Abteilung der Sämtlichen Werke Hohenheims, S. 242 – S. 359.

5 Sudhoff, Karl: Paracelsus-Handschriften, gesammelt und besprochen, Berlin 1899, S. 234 f.

6 Biegger, Katharina: »De Invocatione beatae Mariae virginis«, Paracelsus und die Marienverehrung, Stuttgart 1990, S. 44.

7 Goldammer, Kurt: Neues zur Lebensgeschichte und Persönlichkeit des Theophrastus Paracelsus I. War Paracelsus Doktor der Theologie? In: Paracelsus in neuen Horizonten, Gesammelte Aufsätze, Wien 1986, S. 34f.

8 Goldammer, Neues zur Lebensgeschichte, a.a.O. S. 46. Daselbst auch eine ausführliche Erörterung der Ehelosigkeit.

9 Goldammer, a.a.O., S. 9.

10 Goldammer, a.a.O., S. 45.

11 Domandl, Sepp: Paracelsus, Weyer, Oporin. Die Hintergründe des Pamphlets von 1555, in: Paracelsus – Werk und Wirkung, Festgabe für Kurt Goldammer zum 60. Geburtstag, Wien 1975, S. 55 f.

12 Milt, Bernhard: Paracelsus und Zürich, in: Vierteljahresschrift der Naturforschenden Ges. in Zürich 86 (1941), S. 334.

13 »Es haben wol ettliche vermainet, das dieselben Invectiven (gegen die katholische Kirche und die Ärzte) in dieser Edition möchten ausgelassen vnd geendert werden: So hab ich doch auss vielen vrsachen – diss zu tun bedencken gehabt«. Huser verzichtet indes konsequent auf die Publikation von Theologica. Vgl. Sudhoff, Karl: Bibliographia Paracelsica, Besprechung der unter Hohenheims Namen 1527–1893 erschienenen Druckschriften, Berlin 1894 (Neudruck: Graz 1958), S. 371.

14 Netzhammer, Theophrastus Paracelsus, S. 106.

15 Gotthelf, Jeremias (Albert Bitzius): Wie Anne Bäbi Jowäger haushaltet und wie es ihm mit dem Doktern ergeht, Zweiter Teil, Zürich 1978, S. 279 f.

16 Biegger, »De Invocatione beatae Mariae Virginis«, Stuttgart 1990, S. 193 f.

17 Netzhammer, Theophrastus Paracelsus, S. 129. Ildefons Betschart, dessen Darstellung Theophrastus Paracelsus – Der Mensch an der Zeitenwende (1941) die Auffassungen über Paracelsus in der katholischen Urschweiz vor einem halben Jahrhundert nachhaltig geprägt hat, äussert sich S.130 noch abschätziger: »...dem Laien Theophrastus wurde offenbar mehr als einmal zugerufen: Schuster, bleib bei deinem Leisten, und nicht ganz zu Unrecht!... Das oft Paradoxe, ja Widerspruchsvolle in der paracelsischen Theologie ist wohl zu erklären aus seiner nicht hinreichenden theologischen Bildung... Und hier reichen seine Methoden nicht mehr aus. Menschliche Mittel greifen wohl Menschliches, an Göttlichem aber müssen sie versagen.«

18 Sudhoff, Bibliographia Paracelsica, S. 2.

19 Matthiessen, Wilhelm: Die Form des religiösen Verhaltens bei Theophrast von Hohenheim, gen. Paracelsus, Düsseldorf 1917, S. 31.

20 Matthiessen, a.a.O., S 47 u.a.

21 Dilg-Frank Rosemarie (Hrsg.): Kreatur und Kosmos, Internationale Beiträge zur Paracelsusforschung, Stuttgart – New York 1981, S. 1.

22 XII, 66, neuhochdeutsche Version in: Theophrastus Paracelsus, Werke Bd.

III, Philosophische Schriften, besorgt von Will-Erich Peuckert, Basel 1976, S. 98.

23 Matthiessen, a.a.O., S. 11.

24 Rahner, Karl: Vor dem Geheimnis Gottes den Menschen verstehen, München 1984, S. 124.

25 Schneider, Reinhold: Erfüllte Einsamkeit, Freiburg–Basel–Wien 1963, S. 137.

26 Matthiessen, a.a.O., S. 49, Frecht an Bullinger über Sebastian Franck am 5. August 1538.

27 Goldammer, Kurt: Paracelsus als Sozialethiker und Sozialrevolutionär. In: Paracelsus – Sozialethische und sozialpolitische Schriften, Tübingen 1952, S. 25.

28 A.a.O., S. 27.

29 Dieser Gedanke spielt in den von Sudhoff um 1529/30 angesetzten Auslegungen der Liechtenbergischen Figuren eine Rolle. Vgl. XII, 578.

30 Vgl PS, 330/331; Kap. »Para-Psychiatrie oder von den unsichtbaren Päpsten«

31 Eine differenzierte Darstellung der Mariologie Hohenheims bringt das Buch von Katharina Biegger »De Invocatione beatae Mariae Virginis«.

32 Strunz, Franz: Theophrastus Paracelsus, Idee und Problem seiner Weltanschauung, Leipzig 1937, S. 197.

33 Vgl. Wildiers, N.M: Teilhard de Chardin, Freiburg-Basel -Wien 1962, S. 93f. Gemäss der scotistischen bzw. franziskanischen Tradition geht es bei der Menschwerdung Jesu ausser um die Sündenvergebung auch um die Vollendung der Schöpfung. Diese ist für Teilhard Bestandteil der Teilhabe am Werk Christi, was Heiligung der Arbeit bedeutet einschliesslich einer hoffnungsvollen Wertung der Technik. »So können wir alle, ob Künstler, Arbeiter, Gelehrte oder welche Funktion wir immer ausfüllen, wenn wir Christen sind, uns auf den Gegenstand unserer Arbeit stürzen wie auf ein offenes Tor zur Vollendung unseres Seins.« Teilhard de Chardin, in: Le Milieu divin, zit. nach Wildiers, a.a.o., S.114.

34 Theophrastus Paracelsus, Werke IV, besorgt von Will Erich Peuckert, Basel 1967, S. 402.

Der Paracelsus der Gelehrten, Ideologen und Forscher

1 Sudhoff, Karl: Bibliographia Paracelsica, S. 57–59. In der frühesten Periode der Editionen nach dem Tode Hohenheims (1549–1557) spielt Antwerpen mit sechs Drucken, darunter mehrmals die Grosse »Wundarznei«,eine bedeutende Rolle.

2 Sudhoff, Bibliographia Paracelsica, S. 52.

3 Betschart, Ildefons: Theophrastus Paracelsus, Einsiedeln 1952, S. 92.

4 Ettlin, Leo: Dr. Johann Baptist Dillier 1668–1745, Sarnen 1969, S. 209.

5 Pagel, Walter: Das medizinische Weltbild des Paracelsus – seine Zusammenhänge mit Neuplatonismus und Gnosis, Wiesbaden 1962.

6 Netzhammer, Theophrastus Paracelsus, S. 170.

7 Sudhoff, Karl: Versuch einer Kritik der Echtheit der Paracelsischen Schriften, II. Paracelsus-Handschriften, Berlin 1899, S. 12.

8 Telle, Joachim: Kurfürst Ottheinrich, Hans Kilian und Paracelsus, in: Von Paracelsus zu Goethe und Wilhelm von Humboldt, Salzburger Beiträge zur Paracelsus-Forschung, Folge 22, Wien 1981, S. 134.

9 Schmidt, Carl: Michael Schütz, genannt Toxites, Leben eines Humanisten und Arztes aus dem 16. Jahrhundert, Strassburg 1888, S. 87 f.

10 Schmidt, a.a.O.

11 Weimann, Karl-Heinz: Paracelsus in der Weltliteratur (Beiträge zur Wirkungsgeschichte Hohenheims. In: Germanisch-Romanische Monatsschrift, Neue Folge, Band XI, 1961, S. 245.

12 Freudenberg, F.: Paracelsus und Fludd, Die beiden grossen Okkultisten und Ärzte des 15. und 16. Jahrhunderts, Berlin 1918, S. 20 f.

13 Weimann, Paracelsus in der Weltliteratur, S. 246 f.

14 Vgl. das Kapitel »Kultfigur in Sage und Dichtung«.

15 Wehr, Gerhard: Johann Valentin Andreä und seine Rosenkreuzerschriften, in: Johann Valentin Andreä 1586–1654, Ein universaler Geist des 17. Jahrhunderts in internationaler Sicht, hrsg. von Friedrich Bran, Bad Liebenzell 1987, S. 31.

16 Wehr, Gerhard, a.a.O. S. 36.

17 Wehr, Gerhard: Profile christlicher Spiritualität, Schaffhausen 1982, S. 24.

18 Troxler, Ignaz Paul Vital: Blicke in das Wesen des Menschen, Oberwil bei Zug 1989.

19 Rudolph, Hartmut: Kosmosspekualtion und Trinitätslehre. Ein Beitrag zur Beziehung zwischen Weltbild und Theologie bei Paracelsus. In: Paracelsus in der Tradition, Salzburger Beiträge zur Paracelsusforschung, F. 21, S. 44.

20 Weimann, Karl-Heinz: Paracelsus bei Leibniz, in: Die ganze Welt ein Apotheken, Festschrift f. Otto Zekert, Salzburger Beiträge zur Paracelsusforschung, F. 8, Wien 1969, S. 222.

21 Domandl, Sepp: Paracelsus, Stationen deutscher Philosophie, Wien 1990, S. 50 f.

22 Vgl. Weinhandl, Ferdinand: Paracelsus-Studien, hrsg. von Sepp Domandl, Wien 1970. Über Paracelsus in der Philosophie haben u.a. Fritz Medicus, Donald Brinkmann und Erwin Jaeckle in den Nova Acta Paracelsica (I–III) publiziert. In den Salzburger Beiträgen zur Paracelsusforschung u.a. Lucien Braun, Arlene Miller-Guinsburg, Anton Dyk und immer wieder Sepp Domandl.

23 Schopenhauer, Arthur: Sämtliche Werke, Bd. 3, Kleinere Schriften, Stuttgart/Frankfurt 1962, S. 443.
24 Schopenhauer, a.a.O., S. 444.
25 Schopenhauer, a.a.O., S. 445.
26 Schopenhauer, Arthur: Sämtliche Werke, Bd. 2, Die Welt als Wille und Vorstellung II, Stuttgart/Frankfurt 1960, S. 704.
27 Goldammer, Paracelsus in der deutschen Romantik, S. 49.
28 Goldammer, a.a.O., S. 62.
29 Man vergleiche etwa die Darstellungen eines Erwin Ackerknecht mit denjenigen von Walter Pagel.
30 Vgl. Nova Acta Paracelsica I, 1944, S. 7 u. S. 160.
31 Nova Acta Paracelsica, I, S. 11.
32 Löther, R.: Gedanken zu einem marxistischen Paracelsus-Bild. Beiträge zur Geschichte der Universität Erfurt, Bd. 14 (1968/69), S. 79 f.
33 Vgl. das Namenregister bei Schmaltz, Dieter: Pflanzliche Arzneimittel bei Theophrast von Hohenheim, gen. Paracelsus, Stuttgart 1941.
34 Moeller van den Bruck, Arthur: Verschwärmte Deutsche, Minden 1906. In diese Kategorie der »verschwärmten Deutschen« gehören ausserdem Meister Eckhart, Jacob Böhme und Novalis. Neu publiziert in: Ders. Das Ewige Reich – Die Deutschen, II. Bd., Die geistigen Kräfte. Breslau 1934
35 Englert, Ludwig: Volksbewusstsein und Heimatgefühl bei Paracelsus, Deutsches Ärzteblatt 63 (1933), Sonderdruck aus Nr. 7, S. 10 f.
36 Hartmann, Hans: Paracelsus – Eine deutsche Vision, Berlin – Wien 1941, S. 140.
37 Hartmann, a.a.O. S. 155.
38 Mitscherlich, Alexander u. Mielke, Fred: Medizin ohne Menschlichkeit, Dokumente des Nürnberger Ärzteprozesses, Hamburg 1960, S. 203.
39 Goldammer, Kurt: Das Menschenbild des Paracelsus zwischen theologischer Tradition, Mythologie und Naturwissenschaft. In: Paracelsus in neuen Horizonten, Wien 1986, S. 212.
40 Völkischer Beobachter v. 24. Sept. 1941.
41 Jung, Carl Gustav: Paracelsus als Arzt, Zürich und Leipzig 1942, S. 13.
42 Jung, a.a.O., S. 9.

Abschied vom Paracelsismus

1 Kaeser, Eduard: Fortschritt und Verdrängung – Ein erkenntnisanthropologischer Versuch über die neuzeitliche Wissenschaft. Bern 1984, S. 93.
2 Kaeser. a.a.O., S. 95.
3 Kopp, Josef Vital: Der Arzt im kosmischen Zeitalter. Luzern 1964. S. 126.
4 Jaeckle, Erwin: Paracelsus – Seine Weltschau in Worten des Werks, Zürich 1942. S. 358.

1 Shakespeare, William: Komödien, München 1956, S. 423.

2 Weimann, Karl-Heinz: Paracelsus in der Weltliteratur (Beiträge zur Wirkungsgeschichte Hohenheims. In: Germanisch-Romanische Monatsschrift, Neue Folge, Bd XI, 1961, S. 245 f.

3 Büchli, Arnold: Schweizer Sagen, hrsg. u. ergänzt von Dino Larese, Aarau 1971, S. 228 f.

4 Sudhoff, Karl: Paracelsus – Forschungen II, Frankfurt 1899, S. 130.

5 Persönliche Mitteilung von Prof. Dr. Kurt Goldammer.

6 Betschart, Ildefons: Paracelsu s in der Sage, in: Atlantis Heft 9, Sept. 1941, S. 494.

7 Betschart, a.a.O. u. Biegger, Katharina: Paracelsus aus dem Blickwinkel der Volkskunde, Nova Acta Paracelsica, NF 5, Einsiedeln 1990, S. 10 f.

8 Meyer, Conrad Ferdinand: Huttens letzte Tage, aus: Sämtliche Werke in einem Band, München – Zürich 1960, S. 968.

9 Vgl. die philologischen Untersuchungen v. R.H. Blaser.

10 Vgl. Weimann, Paracelsus in der Weltliteratur, S. 244, 259, 273 u.a. Die Studie von Weimann »Hohenheim in der Weltliteratur« behandelt ihr Thema enzyklopädisch, wenn auch keineswegs erschöpfend. Vgl. auch Meier, Pirmin: Ein kunterbunter Polterabend der alten und der neuen Zeit – Paracelsus als Kultfigur in epischen, lyrischen und dramatischen Werken. In: Thiede, Carsten Peter (Hrsg.): Christlicher Glaube und Literatur IV, Wissenschaft und Literatur, Wuppertal und Zürich 1990, S. 70 f.

11 Jung-Stilling, Johann Heinrich: Lebensgeschichte, Vollständige Ausgabe, hrsg. v. Gustav Adolf Benrath, Darmstadt 1976, S. 99 f.

12 Vgl. Goldammer, Kurt: Paracelsus in der deutschen Romantik, Salzburger Beiträge zur Paracelsusforschung F. 20, S. 22.

13 Goethe, Johann Wolfgang: Sämtliche Werke in 18 Bänden, Bd. 16, Zürich 1979, S. 390: »Man ist gegen den Geist und die Talente dieses ausserordentlichen Mannes in der neueren Zeit mehr als in einer früheren gerecht...«.

14 Gotthelf, Jeremias: Wie Anne Bäbi Jowäger haushaltet und wie es ihm mit dem Doktern geht, Zweiter Teil, Zürich 1978, S. 279 f.

15 Goldammer, a.a.O., S. 16.

16 Fromm, Erich: Die Kunst des Liebens, S. 7.

17 Urner, Hans: Schnitzlers Paracelsus, in: Paracelsus – Werk und Wirkung, Festgabe für Kurt Goldammer, Wien 1975, S. 346.

18 Schnitzler, Arthur: Der grüne Kakadu – Paracelsus – Die Gefährtin, Drei Einakter, Berlin 1908, S 56.

19 Mell, Max: Der Garten des Paracelsus – Dramatische Phantasie, Graz–Wien–Köln 1974, S. 41.

20 Mell, a.a.O., S. 182.

21 Das Drama von Frank Geerk blieb unveröffentlicht.

22 Schuder, Rosemarie: Paracelsus und der Garten der Lüste, Berlin (Ost) 1972, S. 349 f.

23 Vgl. Meier, Pirmin: Ein kunterbunter Polterabend der alten und der neuen Zeit, in Thiede, Carsten Peter: Christlicher Glaube und Literatur IV, S. 83.

24 Pound, Ezra: Personae – Masken, Der ausgewählten Werke erster Teil, autorisierte Übertragung von Eva Hesse, Zürich 1959, S. 54 f. Zuerst erschienen ist das Gedicht in: The Book of Poet's Club – London, Weihnachten 1909. Hinweis von Prof. Dr. Eva Hesse, München.

25 Hesse, Eva, Hrsg.: Ezra Pound, 22 Versuche über einen Dichter, Frankfurt 1967.

26 Federspiel, Jürg: Wahn und Müll, Zürich 1983, S. 9, Taschenbuchausgabe (Suhrkamp) Frankfurt 1990.

27 Meier, Pirmin: Paracelsus-Reminiszenzen – Arzt und Medizin im Werk von Reinhold Schneider, in: Salzburger Beiträge zur Paracelsusforschung F. 23, S. 106ff.

28 Meier, Pirmin, a.a.O.

29 Burkart, Erika: Schweigeminute, Zürich 1988, S. 83.

30 Borges, Jorge Luis: Die Rose des Paracelsus, deutsch von Dieter E. Zimmer, in: Nova Acta Paracelsica X, Einsiedeln 1982.

Hinweis auf Schrifttum und Zitierweise

Die bibliographische Erfassung von Leben, Werk und Nachwirkung des Theophrastus von Hohenheim, genannt Paracelsus ist so umfangreich, dass eine angemessene Darstellung Spezialbibliographien in Buchform überlassen bleiben muss. Desgleichen sei für spezielle Gesichtspunkte wie Geschichte der Medizin, Alchemie, Pharmazie, Religionshistorie usw. auf das spezielle fachbezogene Schrifttum verwiesen. Auch die Erforschung des Lebenslaufes und der Nachwirkung von Persönlichkeiten wie Niklaus von Flüe, Erasmus von Rotterdam, Ulrich Zwingli und Joachim von Watt hat sich in bibliographischer Hinsicht längst verselbständigt.

Die Werke Hohenheims sind in der Regel nach der Ersten und Zweiten Abteilung des Gesamtausgabe zitiert, ferner nach Spezialeditionen wie den von Kurt Goldammer betreuten Sozialethischen und Sozialpolitischen Schriften, dem wertvollen, auch Unveröffentlichtes enthaltenden Auswahlband in Reclams Universalbibliothek *Vom Licht der Natur und des Geistes* sowie dem *Buch der Erkanntnus*. Ausnahmsweise wurde auch die historische zehnbändige Werkausgabe von Hans Huser zu Rate gezogen, ferner die fünfbändige Auswahl der

Werke, die Erich Peuckert für den Schwabe-Verlag bzw. die Wissenschaftliche Buchgesellschaft Darmstadt besorgt hat.

Der hohe Schwierigkeitsgrad, den paracelsische Schriften dem Laien und oft auch dem fachkundigen Leser bereiten, veranlasste uns im Einzelfall zu Modernisierungen und behutsamen Anpassungen an die modernen neuhochdeutschen Lesegewohnheiten. Dabei wurde der Text von Sudhoff, der bereits eine gewisse Normalisierung darstellt, gelegentlich zusätzlich verdeutlicht, zum Beispiel mit »dass« für »das«, wenn es sich um die entsprechende Konjunktion handelt. Schwierige Stellen wurden manchmal, ohne Anführungszeichen, neuhochdeutsch paraphrasiert, jedoch mit dem entsprechenden Quellenbeleg versehen. Für das Zitieren der Werke von Paracelsus im streng wissenschaftlichen Gebrauch müsste auf die Handschriften, die Ausgabe von Huser und die von Kurt Goldammer noch unvollständig edierte Zweite Abteilung der Gesamtausgabe verwiesen werden. Sudhoff ist indes nach wie vor unentbehrlich. Auch für populäre Darstellungen kaum zitierbar sind hingegen die neuhochdeutschen Ausgaben von Bernhard Aschner und Josef Strebel, bei denen es sich, wie oft auch bei Peuckert, um engagierte Interpretationen handelt.

Die Menge der Textbelege zwingt zu Abkürzungen, wobei die meistzitierte Erste Abteilung von Sudhoff jeweils mit einer römischen Ziffer mit arabischer Seitenzahl versehen ist, zum Beispiel X, 274 für den zehnten Band, S. 274, *Die grosse Wundarznei*. Bei der Zweiten Abteilung erfolgen nach dem »II« z w e i weitere Ziffern, zum Beispiel II, I, 173 für den von Wilhelm Matthiessen 1923 besorgten Band der theologischen und religionsphilosophischen Schriften. Bei der von Kurt Goldammer begonnenen Ausgabe ist die zweite Ziffer eine arabische Zahl, zum Beispiel II, 3, 235, was so viel heisst wie: Zweite Abteilung, Dritter Band, S. 235, *Liber de Sancta Trinitate*.

Unter den historischen Quellen wurde die für unsere Darstellung sehr bedeutende Chronik des Sankt Galler Sattlermeisters und Humanisten Johannes Kessler *Sabbata* mit einer Abkürzung (Sigel) zitiert, nämlich KS = Kessler, Sabbata, St. Gallen 1903. Im folgenden begnügen wir uns mit einer Auswahlbibliographie, welche den interessierten Leser unter einigen Gesichtspunkten weiterführen will. Im Hinblick auf die Sekundärliteratur sei im Einzelfall auf die Erstzitierung in den Anmerkungen verwiesen.

Bibliographien

Sudhoff, Karl: Bibliographia Paracelsica, Besprechung der unter Hohenheims Namen 1527–1893 erschienenen Druckschriften, Berlin 1894, Neudruck Graz 1958, 722 Seiten.

Sudhoff, Karl: Nachweise zur Paracelsus-Literatur, München 1932, 62 Seiten.

Weimann, Karl-Heinz: Paracelsus-Bibliographie 1932–1960, Wiesbaden 1963, 100 Seiten.
Dilg-Frank, Rosemarie: Paracelse, in: Cahiers de l'Hermétisme, Paris 1980, S. 268–280.
Biegger, Katharina: »De Invocatione Beatae Mariae Virginis«, Paracelsus und die Marienverehrung, Stuttgart 1990, S. 284-S. 296 (weiterführend vor allem unter dem Gesichtspunkt der Theologie des Paracelsus).

Werke von Paracelsus einschliesslich Sigeln

Sämtliche Werke, 1. Abteilung: Medizinische, naturwissenschaftliche und philosophische Schriften, hrsg. von Karl Sudhoff, Berlin 1922–1933, 14 Bände u. Registerband v. Martin Müller, hrsg. von Robert-Henri Blaser, Einsiedeln 1960. Zit. I–XIV u. Seitenzahl.
Sämtliche Werke, 2. Abteilung: Theologische und religionsphilosophische Schriften, Erster Band, Philosophia Magna I, hrsg. von Wilhelm Matthiessen, München 1923. Zit. II, I u. Seitenzahl.
Sämtliche Werke, 2. Abteilung: Theologische und religionsphilosophische Schriften, hrsg. von Kurt Goldammer, Wiesbaden und Stuttgart 1955 f., bisher 8 Bände. Zit. II, arab. Bandzahl u. Seitenzahl.
Bücher und Schriften, hrsg. von Johann Huser, 10 Bände, Basel 1589–1591.
Sämtliche Werke. Nach der zehnbändigen Huserschen Gesamtausgabe in neuzeitliches Deutsch übersetzt von Bernhard Aschner, 4 Bände, Jena 1932.
Sämtliche Werke, in zeitgemässer Kürzung, hrsg. von Josef Strebel, St. Gallen 1944–1949.
Werke, 5 Bände, hrsg. von Will-Erich Peuckert, Basel 1965 f.
Sozialethische und sozialpolitische Schriften, hrsg. von Kurt Goldammer, Tübingen 1952. Zit. PS u. Seitenzahl.
Vom Licht der Natur und des Geistes, hrsg. v. Kurt Goldammer und Karl-Heinz Weimann, Stuttgart 1979 (Reclams Universalbibliothek Nr.8448). Zit. PR u. Seitenzahl.
Die Kärntner Schriften, hrsg. von Kurt Goldammer, Klagenfurt 1955, enthält: Kärntner Chronik; Septem Defensiones; Labyrinthus medicorum errantium; Buch von den Tartarischen Krankheiten.
Das medizinische consilium des Paracelsus für Abt Johann Jakob Russinger von Pfäfers 1535, hrsg. und kommentiert von Willem F. Daems u. Werner Vogler, Einsiedeln 1986.
Liber de nymphis, sylphis, pygmaeis et salamandris et de caeteris spiritibus, hrsg. von Robert-Henri Blaser, Bern 1960.
Das Buch der Erkanntnus des Theophrast von Hohenheim gen. Paracelsus. Aus

der Handschrift mit einer Einleitung hrsg. von Kurt Goldammer, Berlin 1964. Zit. BdE.
Sudhoff, Karl: Versuch einer Kritik der Echtheit der Paracelsischen Schriften, 2. Teil: Paracelsus-Handschriften, Berlin 1899.
Jaeckle, Erwin: Paracelsus – Seine Weltschau in Worten des Werkes (Auswahl), Zürich 1942.
Vom eigenen Vermögen der Natur – Frühe Schriften zur Heilmittellehre, ausgewählt, eingeleitet und übertragen von Gunhild Pörksen, Frankfurt 1988.
Der andere Arzt – Das Buch Paragranum, eingeleitet und übertragen von Gunhild Pörksen Frankfurt 1990.

Schriftenreihen zur Paracelsusforschung

Acta Paracelsica I–V, hrsg. von Ernst Darmstaedter, München 1928–1932.
Nova Acta Paracelsica, Jahrbuch der Schweizerischen Paracelsus-Gesellschaft Einsiedeln, Bände I–X, Einsiedeln 1944–1982, Neue Folge I–VII, Einsiedeln 1987–1992 (wird fortgesetzt).
Salzburger Beiträge zur Paracelsusforschung. Hrsg. Internationale Paracelsus-Gesellschaft Salzburg, Bände 1–27, 1960 ff. (wird fortgesetzt).
Kosmosophie – Forschungen und Texte zur Geschichte des Weltbildes, der Naturphilosophie, der Mystik und des Spiritualismus vom Spätmittelalter bis zur Romantik. Bände I–VI, Wiesbaden-Stuttgart 1960–1991 (wird fortgesetzt).
Die genannten Schriftenreihen enthalten zahlreiche Publikationen der führenden Paracelsus-Forscher der Gegenwart, u.a. Kurt Goldammer, Walter Pagel, Sepp Domandl, Robert-Henri Blaser, Lucien Braun, Hartmuth Rudolph, Joachim Telle, Heinrich Schipperges, Katharina Biegger, Ferdinand Weinhandl, W. F. Daems und vieler anderer.

Darstellungen von Leben und Werk im Überblick

Betschart, Ildefons: Theophrastus Paracelsus – Der Mensch an der Zeitenwende, Einsiedeln 1941.
Bittel, Karl: Paracelsus. Leben und Lebensweisheit in Selbstzeugnissen, Leipzig 1944.
Blaser, Robert-Henri: Paracelsus in Basel, Muttenz–Basel 1979.
Braun, Lucien: Paracelsus -Alchimist, Chemiker, Erneuerer der Heilkunde, Zürich 1988.
Blaser, Robert-Henri: Paracelsus – Leben und Werk, Eine Skizze, in: Paracelsus

und die Schweizerische Paracelsus-Gesellschaft, Eine Informationsschrift, Einsiedeln 1988.
Bittel, Karl: Paracelsus. Leben und Lebensweisheit in Selbstzeugnissen, Leipzig 1944.
Geerk, Frank: Paracelsus, Arzt unserer Zeit, Zürich 1992.
Golowin, Sergius: Paracelsus im Märchenland, Basel 1980.
Gundolf, Friedrich: Paracelsus, Berlin 1928.
Hartmann, Julius: Theophrast von Hohenheim, Stuttgart 1904.
Hartmann, Hans: Paracelsus – Eine deutsche Vision, Berlin und Wien 1941.
Hemleben, Johannes: Paracelsus. Revolutionär, Arzt und Christ, Frauenfeld 1973.
Jacobi, Jolan: Theophrastus Paracelsus. Lebendiges Erbe. Zürich 1942.
Jaeckle, Erwin: Theophrastus Paracelsus, in: Die grossen, Schweizerinnen und Schweizer, hrsg. von Erwin Jaeckle und Eduard Stäuble, Stäfa 1991.
Kästner, Ingrid: Theophrastus Bombastus von Hohenheim, genannt Paracelsus, Leipzig 1989.
Kaiser, Ernst: Paracelsus in Selbstzeugnissen und Bilddokumenten, Hamburg 1969.
Kerner, Dieter: Paracelsus – Leben und Werk, Stuttgart 1965.
Locher, Hans: Theophrastus Paracelsus Bombastus von Hohenheim, Zürich 1851.
Netzhammer, Raymund: Theophrastus Paracelsus, Das Wissenswerteste über dessen Leben, Lehre und Schriften, Einsiedeln 1901.
Peuckert, Will-Erich: Theophrastus Paracelsus, Stuttgart u. Berlin 1944.
Pisa, Karl: Paracelsus in Österreich – eine Spurensuche, St. Pölten-Wien 1991.
Schipperges, Heinrich: Paracelsus, Der Mensch im Lichte der Natur, Stuttgart 1974.
Schipperges, Heinrich: Paracelsus – Das Abenteuer einer sokratischen Existenz, Freiburt i. B., 1983.
Sticker, Georg: Theophrastus Paracelsus, ein Lebensbild, Halle 1941.
Strebel, Josef: Paracelsus – Der Stein der Weisen, Luzern 1941.
Strunz, Franz: Theophrastus Paracelsus. Idee und Problem seiner Weltanschauung, Leipzig 1937.
Sudhoff, Karl: Paracelsus. Ein deutsches Lebensbild aus den Tagen der Renaissance, Leipzig 1936.
Sudhoff, Karl: Paracelsus-Forschungen II, Frankfurt 1889.
Telepnef, Basilio de: Paracelsus – A genius amidst a troubled world, St. Gallen 1945.
Wehr, Gerhard: Paracelsus, Freiburg i. B. 1979.
Zekert, Otto: Paracelsus. Europäer im 16. Jahrhundert, Stuttgart 1968.

FORSCHUNGSDISKUSSION EINZELNER GESICHTSPUNKTE (*Auswahl*)

Vgl. Bibliographien, Schriftenreihen u. Anmerkungen!

Achelis, Johann Daniel: Die Überwindung der Alchemie in der Paracelsischen Medizin, Heidelberg 1943.

Biegger, Katharina: »De invocatione Beatae Mariae Virginis« – Paracelsus und die Marienverehrung, Stuttgart 1990.

Blaser, Robert-Henri: Paracelse et sa conception de la nature, Genf 1950.

Blaser, Robert-Henri: Paracelsus und der »höhere Bergmann« bei Novalis, in: Zur Paracelsus-Tradition in Villach, Villach 1977.

von Boehm-Bezing, Gisela: Stil und Syntax bei Paracelsus, Wiesbaden 1966.

Braun, Lucien; Goldammer, Kurt; Delhaye Pierre; Kämmerer, Ernst Wilhelm; Gorceix, Bernard; Dilg-Frank, Rosemarie: Paracelse, in: Cahiers de l'Hermetisme, Paris 1980.

Bunners, Michael: Die Abendmahlsschriften und das medizinisch-naturwissenschaftliche Werk des Paracelsus, Theol. Diss., Berlin 1961.

Daems, Willem F.: Die Idee der Heilpflanze bei Paracelsus. In: Nova Acta Paracelsica, Neue Folge 3, Einsiedeln 1988.

Darmstaedter, Ernst: Arznei und Alchemie. Paracelsus-Studien. Leipzig 1931.

Debus, Allen G.: The Chemical Philosophy. Paracelsian Science and Medicine in the Sixteenth and Seventeenth Centuries, 2 Bde., New York 1977.

Dilg-Frank, Rosemarie; (Hrsg.) Kreatur und Kosmos – Internationale Beiträge zur Paracelsusforschung, Stuttgart – New York 1981.

Dobler, Friedrich: Die chemische Arzneibereitung bei Theophrastus Paracelsus, in: Pharm. Act. Helvetica 32 (1957), S. 181 f.

Domandl, Sepp: (Hrsg.) Paracelsus – Werk und Wirkung. Festgabe für Kurt Goldammer, Wien 1975.

Domandl, Sepp: Erziehung und Menschenbild bei Paracelsus, Wien 1970.

Domandl, Sepp: Paracelsus – Stationen deutscher Philosophie, Wien 1990.

Eis, Gerhard: Vor und nach Paracelsus – Untersuchungen über Hohenheims Traditionsverbundenheit und Nachrichten über seine Anhänger, Stuttgart 1965.

Fehlmann, H.R.: Versuch einer Deutung des Paracelsischen »Tartarus«, in: Österreichische Apothekerzeitung 31. Jg. Folge 52 (1977).

Goldammer, Kurt: Paracelsus. Natur und Offenbarung. Hannover-Kirchrode 1953.

Goldammer, Kurt: Paracelsus in neuen Horizonten, Wien 1986.

Goldammer, Kurt: Paracelsus in der deutschen Romantik, Wien 1980.

Goldammer, Kurt: Der göttliche Magier und die Magier in der Natur-Religion, Naturmagie und die Anfänge der Naturwissenschaft vom Spätmittelalter bis zur Renaissance, Stuttgart 1991.

Greiner, Karl: Paracelsus im Lande seiner Väter, Wien 1961.
Helmrich, Hermann Ernst: Das Herz im Kosmos und die Pharmakologie des Herzens bei Paracelsus, Heidelberg 1986.
Jaeckle, Erwin: Paracelsus und der Exodus der Elementargeister, Lahnstein 1987.
Jung, Carl Gustav: Paracelsica. Zwei Vorlesungen über den Arzt und Philosophen Theophrastus Paracelsus, Zürich 1942.
Kämmerer, Ernst-Wilhelm: Das Leib-Seele-Geist-Problem bei Paracelsus und einigen Autoren des 17. Jahrhunderts, Wiesbaden 1971.
Kaeser, Eduard: Fortschritt und Verdrängung – Ein erkenntnisanthropologischer Versuch über die neuzeitliche Wissenschaft, Bern 1984.
Lux, Barbara: Der Begriff des Apollinischen bei Paracelsus, Med. Diss., Heidelberg 1968.
Matthiessen, Wilhelm: Die Form des religiösen Verhaltens bei Theophrast von Hohenheim, Düsseldorf 1917.
Meier, Pirmin: Ein kunterbunter Polterabend der alten und der neuen Zeit – Paracelsus als Kultfigur in epischen, dramatischen und lyrischen Werken, in: Thiede, Carsten Peter: (Hrsg.) Christlicher Glaube und Literatur 4, Wissenschaft und Literatur, Wuppertal und Zürich 1990, S. 70 f.
Meier, Pirmin: Magisch Reisen Schweiz, München 1993 (u.a. mit einer weiterführenden Studie über die Sicht des Rheinfalls bei Paracelsus).
Miller-Guinsburg, Arlene: Von Paracelsus zu Böhme: Auf dem Weg zu neuen Bestandesaufnahmen in der Beeinflussung Böhmes durch Paracelsus, Wien
Milt, Bernhard: Vadian als Arzt, Vadian-Studien 6, St. Gallen 1959.
Milt, Bernhard: Conrad Gesner und Paracelsus, Sonderdruck aus der Schweiz. Med. Wochenschrift 59. Jahrg., Nr. 10 und 19, Basel 1929.
Milt, Bernhard: Paracelsus und Zürich, in: Vierteljahresschrift der Naturforschenden Gesellschaft in Zürich 86 (1941), S. 321 f.
Pagel, Walter: Paracelsus. An introduction to philosophical medicine in the era of the Renaissance, Basel–New York 1958.
Pagel, Walter: Das medizinische Weltbild des Paracelsus. Seine Zusammenhänge mit Neuplatonismus und Gnosis, Wiesbaden 1962.
Rosner, Edwin: Hohenheims Weg von St. Gallen nach Augsburg, Wien 1977.
Rudolph, Hartmut: Theophrast von Hohenheim (Paracelsus); Arzt und Apostel einer neuen Kreatur, in: Radikale Reformatoren, hrsg. von Hans-Jürgen Goertz, München 1978.
Schefer, Hubert W.: Das Berufsethos des Arztes Paracelsus. Aarau 1990
Schipperges, Heinrich: Die Entienlehre des Paracelsus. Aufbau und Umriss einer theoretischen Pathologie. Berlin 1988.
Schmaltz, Dieter: Pflanzliche Arzneimittel bei Theophrast von Hohenheim genannt Paracelsus, Stuttgart 1941
Telle, Joachim: Paracelsus im Gedicht; Materialien zur Wirkungsgeschichte Theophrasts von Hohenheim im 16. und 17. Jahrhundert. In: Fachprosa-

Studien. Beiträge zur mittelalterlichen Wissenschafts- und Geistesgeschichte, hrsg. von Gundolf Keil, Berlin 1982, S. 552 f.
Telle, Joachim: Benedictus Figulus – Zu Leben und Werk eines deutschen Paracelsisten, in: Medizinhistorisches Journal 22 (1987), S. 303 f.
Telle, Joachim: Hrsg.: Parerga Paracelsica, Paracelsus in Vergangenheit und Gegenwart, Stuttgart 1992 (dieses Buch mit Beiträgen qualifizierter Forscher bringt viel Neues vor allem betr. die Nachwirkung Hohenheims).
Weimann, Karl-Heinz: Die deutsche medizinische Fachsprache des Paracelsus, Phil. Diss. Erlangen 1951.
Weimann, Karl-Heinz: Was wissen wir wirklich über die Wanderjahre des Paracelsus ? In: Sudhoffs Archiv für Geschichte der Medizin 44 (1960), S. 218f.
Weimann, Karl-Heinz: Paracelsus in der Weltliteratur, in: Germ. Rom. Monatsschrift 42, Neue Folge 11 (1961), S. 241 f.
Weimann, Karl-Heinz: Paracelsus und der deutsche Wortschatz, in: Deutsche Wortforschung in europäischen Bezügen. Festschrift für Walther Mitzka, hrsg. von L.E. Schmitt, Giessen 1963.
Weinhandl, Ferdinand: Die Philosophie des Paracelsus, Stuttgart 1944.

ZEITTAFEL

1460 4. April: Einweihung der Universität Basel.

1481 Wilhelm Bombast aus Riet als »pauper« (Armer) an der Universität Tübingen immatrikuliert.

1483 Martin Luther in Eisleben geboren.

1484 Ulrich Zwingli in Wildhaus (Toggenburg) und Joachim von Watt (Vadian) in Sankt Gallen geboren.

1487 Eremit Niklaus von Flüe gestorben. Hexenhammer.

1488 Ulrich von Hutten auf der Burg Steckelberg geboren.

1492 Wilhelm Bombast von Hohenheim in Egg an der Sihl (Einsiedeln) niedergelassen als erster akademisch ausgebildeter Arzt der Region; verheiratet mit einer einheimischen Gotteshausfrau. Kolumbus fährt in die Neuen Indien aus.

1493 Theophrast Bombast von Hohenheim, später Paracelsus genannt, in der Nähe der Teufelsbrücke (Küelwisli) geboren (ev. 1494). Tod von Kaiser Friedrich III. (seit 1452), Maximilian I. deutscher Kaiser (bis 1519).

1494 Italienfeldzug von Karl VIII., König von Frankreich; verheerende Ausbreitung der Syphilis bzw. Frambösie.

1497 Zigeunerfeindliche Edikte in Deutschland. Niccolo Leoniceno, Professor der Medizin in Ferrara, publiziert ein Buch über die Französische Krankheit (Syphilis).

1498 Vasco da Gama findet den Seeweg nach Indien; erstes gesetzliches Arzneibuch (in Florenz).

1499 Überschwemmungen im Sihlgebiet. Schwabenkrieg führt faktisch zum Austritt der Eidgenossenschaft aus dem Reich.

1500 Hieronymus Brunschwig: Das Buch der rechten Kunst zu destillieren... (Kräuterbuch). In Europa gibt es 1000 Druckereien.

1502 Wilhelm Bombast von Hohenheim übersiedelt mit seinem Sohn nach Villach (Kärnten).

1503 Nikolaus Kopernikus Doktor der Rechte und der Theologie in Ferrara.

1509 Erasmus von Rotterdam widmet Thomas Morus seine satirische Schrift »Lob der Torheit«. Annaberger Bergordnung (vorbildlich für den Bergbau im 16. Jahrhundert).

1509-1515 Studienjahre von Theophrastus von Hohenheim an europäischen

Universitäten; mutmasslicher Abschluss als Doktor beider Arzneien der Universität Ferrara.
Schlacht bei Marignano (Ende der eidgenössischen Grossmachtpolitik). Erdglobus von Johann Schöner.

1516 Buchdrucker Johann Froben publiziert die von Erasmus von Rotterdam besorgte griechische Ausgabe des Neuen Testaments.

1516/17 Venezianischer Krieg; Hohenheim als Feldarzt. Joachim von Watt Rektor der Universität Wien.

1517 Luthers Beginn der Reformation in Deutschland. 95 Thesen von Wittenberg.

1518 Rückkehr von Joachim von Watt von Wien nach Sankt Gallen.

1519 Hohenheim Feldarzt im Niederländischen Krieg zwischen Karl V. von Habsburg und der Union von Geldern. Zwingli Prediger im Grossmünster, Zürich. Herzog Ulrich von Württemberg verliert sein Land an Österreich.

1520 Hohenheim als Feldarzt in Dänemark und Schweden; Beginn der schriftstellerischen Tätigkeit.

1521 Reichstag zu Worms; Luther in Reichsacht. Neues Testament in Luthers Übersetzung. Zwingli: Vom Erkiesen und Fryheit der Spysen (gegen das Fasten).

1522 Johanniterorden durch die Türken von Rhodos nach Malta vertrieben.

1523 Hutten stirbt auf der Insel Ufenau an der Syphilis. Beginn der Reformation in Basel und Sankt Gallen.

1524 15. August – Hohenheim in Salzburg. Früheste datierte Schrift »Über die heilige Jungfrau und Gottesgebärerin«.

1526 27. April: Hohenheim verlässt Salzburg zur Zeit der Unruhen des Bauernkrieges.

1526 Behandlung von Markgraf Philipp von Baden und Äbtissin Anna Bletz von Rottweil: 5. Dezember: Kauf des Bürgerrechtes der Stadt Strassburg.

1527 Behandlung des Buchhändlers Froben; Briefwechsel mit Erasmus von Rotterdam: Berufung als Stadtarzt und Professor nach Basel; Vorlesungstätigkeit ab 5. Juni; 24. Juni Bücherverbrennung. 10. November: Tod von Johann Froben. Kurzer Aufenthalt in Zürich.

1528 Flucht aus Basel (Januar). Kolmar. Albrecht Dürer gestorben.

1529 Aufenthalt in Nürnberg. Publikationen über das Guajakholz und Prognostikationen beim Verleger Friedrich Peypus. Erstmals Pseudonym Paracelsus.

1530 Publikationsverbot in Nürnberg; Berazhausen, Regensburg, Nördlingen. »Schmalkaldischer Bund« der evang. Fürsten gegen Kaiser Karl V.

1531 Behandlung von Bürgermeister Christian Studer in Sankt Gallen;

Publikation mantischer Schriften in Zürich; Beobachtung des Kometen (später nach Halley benannt); 10. Oktober: Erdbeben in St. Gallen; 11. Oktober: Niederlage der Protestanten bei Kappel, Tod von Ulrich Zwingli; 30. Dezember: Tod von Christian Studer.

1532 1. März: Einzug des Abtes Diethelm Blarer von Wartensee in Sankt Gallen. Ausslegung Dess Cometen und Virgultae, in Hohen Teutschen Landen erschienen. Otto Brunfels publiziert Kräuterbuch.

1532/33 Sogenannte Appenzeller Zeit. Behandlung des Sankt Galler Mönchs Pater Johann Hess.

1534 Innsbruck, Sterzing, Meran. Ulrich von Württemberg tritt seine Herrschaft wieder an. 8. September: Wilhelm von Hohenheim in Villach gestorben.

1535 Sankt Moritz, Bad Pfäfers; (Consilium für Abt Russinger). Agrippa von Nettesheim gestorben.

1536 Memmingen, Mindelheim, Ulm, Mönchsroht, Augsburg, München: Druck der Grossen Wundarznei in Ulm und Augsburg. Erasmus von Rotterdam gestorben.

1537 Eferding, Mährisch-Kromau (Patient Johann von Leipnick), Empfang in Pressburg, Wien. Paul Hofheimer gestorben.

1538 Villach, Klagenfurt, St. Veit an der Glan. Die vier Kärntner Schriften sollen gemäss einem Beschluss der Landstände publiziert werden (Einlösung des Versprechens 1955!). Sebastian Franck: Kriegsbüchlein des Friedens – wider den Krieg.

1539 Letzte zu Lebzeiten Hohenheims publizierte Kalenderschrift Practica Theophrasti Paracelsi, Auff das Jahr nach Christi Geburt M.D.XXXIX. gemacht in den Ehren dess Grossmechtigsten Fürsten und Herrn, Keiser Caroli (Karl V.).

1540 Klagenfurt, Salzburg.

1541 21. September: Testament. 24. September: Tod in Salzburg, Beisetzung auf dem Friedhof St. Sebastian. 8. Dezember: Peter Wesener holt im Auftrag des Abtes von Einsiedeln den »Todfall« ab.

1542 Leonhard Fuchs: Neues Kräuterbuch.

1543 Paracelsus-Schüler Johannes Oporinus druckt De humani corporis fabrica von Andreas Vesal, das bahnbrechende Werk der Anatomie. Tod von Nikolaus Kopernikus.

1560 Beginn der Herausgabe des handschriftlichen Nachlasses Hohenheims durch Bodenstein, Dorn, Toxites und andere.

1589 Die zehnbändige Sammelausgabe von Johann Huser, in Basel gedruckt bei Conrad Waldkirch, ermöglicht wissenschaftliche Auseinandersetzung mit dem Vermächtnis von Theophrastus Paracelsus.

Namenindex

Das Register enthält ausschliesslich Personennamen und anonyme Werke. Die *kursiv* gesetzten Ziffern beziehen sich auf den Anhang.

A
Abele, Hermann 35, *419*
Achelis, Johann Daniel 382
Acherknecht, Erwin 321, *435f.*
Adler, Alfred 369
Affolter, Peter *424*
Agrippa v. Nettesheim, Heinrich Cornelius 68, 123, 298, 374, 405, *436*
Albertus Magnus 36, 148, 218, 229, 264f., 291, 296, 316, 385
Algeuer, Peter 239, 339
Amerbach, Basil 10, 224, 234
Amerbach, Bonifaz 10, 224, 226, 234
Am Grund, Heimo 78
Amschwand, Rupert 124, *426*
Anaximander, 99, 279
Anaximenes, 99
Andreä, Johann Valentin 347, 370f.
Andreas Pinguis 56
Anhorn, Bartholomäus 391
Anonymus Neveleti 239
Antonius (Einsiedler) 125
Aristoteles 27, 36, 64, 100,157,199, 257, 292, 408
Aristophanes 153
Arnaldus de Villanova 36, 108,132, 229
Ardenne von (Familie) 159, *426*
Arseniew, Wladimir 331, *435*
Aschner, Bernhard 93, 378
Augustinus Aurelius, 133f., 138, 352, *424*
Avicenna 36, 64,101, 212, 217, 230, 232, 264f., 316, 364

B
Baader, Franz von 375f., 291f., 375f.
Bach, Johann Sebastian 17, 218
Bachmann, Ingeborg 330
Bacon, Francis 369, 384
Bacon, Roger 28, 229, 374, *430*
Bächtold-Stäubli, Hanns *418ff.*
Ballerstedt, Kurt 373
Balmes, H.J. *433*
Balthasar, Hans Urs von *424*
Bänziger, Andreas 189, 431
Bätscher, Theodor Wilhelm *426*
Barbara, Wiedertäuferin 168
Barth, Hans 377
Baudissin, Wolf 388
Bauer, Georg 241
Becht, Barbara 146
Beham, Riftter 239
Benedikt, Heiliger 134
Benn, Gottfried, *417*
Bernhard von Clairvaux, Heiliger 197,
Betschart, Ildefons 50f.,197, 347, *418ff.*
Bichwiler, Arzt 18
Biegger, Katharina 346, 382, *425ff.*, *438*
Binswanger, Hans Christoph 42f., *419*
Bircher, Eugen 154, 186ff., 377, *425*
Birchler, Linus 376
Birner, Hans-Josef 145
Bismarck, Otto von 159

Bittel, Karl 198, *428ff.*
Blanke, Fritz *426f.*
Blarer, Ambrosius 56
Blarer von Wartensee, Ludwig 140
Blaser, Robert-Henri 9, 210, 226, 239, 294, 377, 394, *417ff.*, *444f.*
Blaurock, Georg 167
Bletz, Anna 9, 145f.
Bletz, Adelheid 146
Bloch, Ernst *435*
Bloch, Iwan 252
Bodenstein, gen. Karlstadt, Andreas Rudolf 363
Boehm-Bezing, Gisela v. *424*
Böhme, Jacob 291, 297, 347, 372f., 375, 395, 399
Boner, Hieronymus 96
Bonorand, Conradin *421*, *431*
Borges, Jorge Luis 412, *442*
Born, Max 151
Bombast, Hans 201
Bombaste von Riet 200f., 394, siehe auch Hohenheim, Wilhelm von
Bornkamm, Heinrich 382
Brandstetter, Renward *435*
Bran, Friedrich *439*
Brandt, Johann von 238
Braun, Lucien 98, 297, *422ff.*, *439*
Brecht, Bertolt 237
Brenz, Johannes 56
Bresgen, Cesar *429*
Brinkmann, Donald 382, *439*
Brisig, Kaspar 18
Browning, Robert 159, 400f., 403, 406, 408f.,
Bruckner, Jakob 291
Brugger, Walter *434*
Brülisauer, Jakob 291
Bruno, Giordano 291, 369
Brunschwig, Hieronymus 36, 267
Buchler, Wolfgang 220
Bullinger, Heinrich 60, 67, 75, 123, 165, 345f., 397
Burkart, Erika 411f., *442*

C
Calvin, Johannes 38
Canetti, Elias 120, 128, 136, 172, *424ff.*
Casanova, Giacomo 185
Caspar am Buel *426*
Chaplin, Charles 11f.
Christian II., König v. Dänemark 9, 142, 218
Christophorus, Heiliger 330
Celsus, Aulus Cornelius 101, 199
Celtis, Konrad 69
Cicero, Marcus Tullius 72
Clauser, Familie 43
Clauser, Christoph 65ff., 71, 75f., 211, 232f., 262, 265
Clauser, Konrad 65
Clemens VII., Papst 341f.
Conti, Leonardo 176, 380ff.
Comenius, Ian Amos 157
Croll, Oswald 116, 286, 365
Curti, Theodor 401
Cues, Niklaus von 100, 291, *433*
Custor, Johann Ulrich *432*
Cysat, Renward 320, 322, 332, *435ff.*

D
Daems, Willem F. 93, 107f., 249f., *423ff.*, *434ff.*, *444f.*
Dahn, Felix 404
Daly, Mary 141, *425*
Daniel, Prophet 83, 340
Dante Alighieri 409
Darier, J. 250
Darmstaedter, Ernst 29, 103, *418*
Dauwalder, Hans *436*
David, König 340, 375
Descartes, René 99, 325, 384
Despars, Jacques 229f., 231, 378

Dessenius, Bernhard 346
Diels, H. *422*
Diepgen, Paul 382
Diesbach-Watt-Gesellschaft 43, 66
Dietrich von Bern 330
Dilg-Frank, Rosemarie 35, 351, *437*
Dillier, Johann Baptist 365, *439*
Dioscurides 36
Dobler, Fritz 262, *431*
Domandl, Sepp 162, 291f., 373, *418f.*, *433f.*, *445*
Dorn, Gerhard 106, 363, 368
Dopsch, Heinz 312f., *429*, *434*
Druschky, Sibylle 156, 161, *426*
Dürer, Albrecht 157
Dürrenmatt, Friedrich 59, 86, 191, *428ff.*
Dunkelberg, Hartmut 315, *434*
Durrer, Robert 121f., 124, *421ff.*
Dyk, Anton *439*

E
Eck, Andreas 71f., 267
Eckhart, Meister 372, 374f., *440*
Egidius Meister 277
Ehrenzeller, W. *417*
Eichendorff, Josef von 399
Eis, Gerhard 277, 286, 321, 383, *425ff.*
Empedokles, 100
Engels, Friedrich 99, 357
Enzensberger, Hans Magnus 176, *427*
Englert, Ludwig 378f., *440*
Eppenberger, Konrad 71
Erasmus von Rotterdam, Desiderius 11, 36, 47, 69, 87, 91, 96, 105, 110, 123, 186, 207, 221ff., 226, 248, 341, *430*, *442*
Erastus, Thomas 38, 139
Erhard von Graz 195
Erni, Hans 141
Ernst, Kurfürst von Bayern 366
Etter, Philipp 377
Ettlin, Leo 36, *439*

F
Fast, Heinold 173, *426*
Faust, Dr. Johann, 31, 40, 57, 321, 346, 489, 392, 397, 402
Federspiel, Jürg 5, 406ff., 409ff., *442*
Ferdinand I., König u. Kaiser, 40, 56, 239
Feuchtwanger, Lion 405
Ficino, Marsilio 232f., 265, 268, 302, 360
Fischart, Johann 45
Fischer-Homberger, Esther *426*
Flamel, Nicolas 45
Flamel, Pernelle 45
Fludd, Robert 369ff., *439*
Von Flüe, Niklaus siehe Niklaus Von Flüe, Dorothea 127, 147
Fontane, Theodor 159, *426*
Fouqué, Friedrich de la Motte 399
Fracastaro, Girolamo 253
Franck, Sebastian 76, 105, 123, 132, 355, 363f.
Franz, Marie-Louise von *428*
Freud, Sigmund 154, 164, 369, *425ff.*
Freytag, Gustav 25 Friedrich II., Kaiser 200
Friedrich III., Kaiser 126, 195, 265
Friedrich VII., Graf von Toggenburg 267
Friedrich von Brandenburg 107
Friedrich der Weise, Herzog von Sachsen 50
Friedrich von Olmütz, Chirurg 195, 363f.
Fries, Laurentius 36, 66, 89, 200, 234, 265
Frisch, Max 59
Froben, Johann 10, 221, 225, 233
Fromm, Erich 238, 400, *430ff.*
Froschauer, Buchdrucker 25

Füger, Sigmund 208
Fugger, Familie 41, 235
Fugger, Anton 108

G
Gaisberg, Franz 34
Gail, Anton J. *430*
Galenus von Pergamon 10, 36, 64f., 75, 101, 104, 117, 212, 217, 224, 228, 232, 264, 316, 345, 370, 388f.
Garbo, Thomas de 231
Garbo, Greta *430*
Garin, Eugenio *434*
Geerk, Frank 322, 403, *442*
Geilinger, Max 401
Gerbelius, Nicolaus 66, 123, 221
Gero, Abt von Einsiedeln 198
Gesner, Conrad 38f., 43, 53, 68, 183, 212, 346, 363, 398
Gmelin, Johann Friedrich 95f.
Goethe, Johann Wolfgang von 8, 29, 42, 57ff., 64, 131, 150, 186, 209, 299, 334, 372f., 375, 393f., 417, *417ff.*, *433*
Goldast von Haimisfeld, Melchior 41, 107
Götzinger, Ernst *418*
Goldammer, Kurt 8, 34, 86, 124, 128, 175, 279, 298, 340, 344, 354, 356, 371, 382, 399, *418ff.*, *442f.*, *445*
Goerke, Heinz *423*
Golowin, Sergius 321, *420ff.*, *427ff.*
Gonser, W. *428*
Gotthelf, Jeremias 59, 346, 397ff., *437ff.*
Grabbe, Christian Dietrich 400
Granet, Marcel 439
Grätzer, Familie 140
Grätzer, Uli 204
Grätzer, Zacharias 204
Grimm, Jakob 218
Grimmelshausen, Johann Christoffel von 393
Grebel, Konrad 68
Gregor der Grosse, Papst 355
Greiner, Karl *428*
Grillparzer, Franz 403
Grimmelshausen, Johann Jakob Christoffel von 393
Gröbli, Roland *422*
Grübel, Jakob 58
Günther von Andernach, Johann 367f.
Gundelfingen, Heinrich von 131
Gundolf, Friedrich 149f., *425*
Gurlt, Ernst Julius 264ff., *431f.*
Gyger, Ulrich 221, 232, 368

H
Häne, Johannes *423*
Hahnemann, Samuel 369, 376
Hafter, Heinz *421*
Haller, Albrecht von 185ff., 398
Hartmann, Hans 283f., 285, 379
Hattinger, Margarita 168
Harvey, William 286, 389
Haupt, Nikolaus 221
Havel, Vaclav *428*
Hecker, J.F.G. 170
Hedio (Caspar Heyd) 123, 221
Hegel, F.G.W. 99, 241, 291
Heidegger, Martin 59, 297
Heller, Daniel *426*
Helmont, Johann Baptist van 158, 365f., 374, 396
Helmrich, Hermann E. *432*, *434*
Heine, Heinrich 166, 292, 388, 393
Heisenberg, Werner 151
Hemleben, Johannes 257, 285, *424*, *433ff.*
Heraklit 99f., 102, 279
Herbster, Johann siehe Oporinus
Hermes Trismegistos 298, 367
Hess, Johann 44, 191

Hesse, Eva 407f., *442f.*
Heuss, Hans 20
Hewen, Georg von 58
Hilarius von Passau, Chirurg 195
Hildebrand 330
Hildegard von Bingen, Heilige 148, 161
Hilty, Hans-Rudolf *435*
Hinwil, Christoph von 267
Hinwil, Hans von 267ff., 271ff.
Hinwil, Jörg von 267
Hirsauer Annalen 125
Hirschvogel, Augustin (?) 12, 141, 198, 239
Hippokrates 11, 101, 146, 156, 210ff., 216, 228, 232, 264, 284, 294ff., 345, 381, 386
Hitler, Adolf 176, 180, 380
Hochrütiner 71, 73
Hock, Wendelin 10, 221, 234
Hoffmann, E.T.A. 394, 399
Hofmannsthal, Hugo von 401, 403
Höhener (Familienname) 185
Hölderlin, Friedrich 59
Hofheimer, Paul 157
Hohenheim, Eberhard von 200
Hohenheim, Egilolf von 200
Hohenheim, Georg von, Komtur v. Bubikon 202
Hohenheim, Jörg von 201f.
Hohenheim, Wilhelm von 9, 61, 140, 196f, 202f., 205f., 220, 266, *428*
Hohenheim, Wilhelm von (Verwandter oder Vorfahre) 201f.
Hohenlandenberg, Hugo von 268
Holywood, Johannes de 36
Homer 409
Horaz 210
Huser, Johann 8, 26, 186, 308, 324, 346, 367, 371, 389, *437f.*, *442f.*, *444*
Hutten, Hans von 58
Hutten, Ulrich von 7, 36, 56, 58, 69, 87, 102, 224, 235,249, 257, 267f., 394

I
Ibn Sallum (Salih ben Nasrallah) 110, 114ff., 185, 287, 366, *417ff.*
Imperiali, Bernardino 125
Innozenz VIII., Papst 126
Iuvenal 210

J
Jaeckle, Erwin 200, 287, 321, 377, *428ff.*, *433*, *435ff.*
Jenichen, Balthasar 198
Jesaia, Prophet 83, 340
Jesus Christus 293, 316f., 345, 350ff., 357, 360, 371, 373, 399
Johannes vom Kreuz, Heiliger 127
Johannes der Täufer, Prophet 77, 83, 318
Johanniter 77
Jona, Prophet 83
Jonson, Ben 389
Jordan, Pascal 151
Joss von Rapperswil (?) 269f., 272
Jud, Leo 59f., 67, 75ff., 84, 88, 92, 165, 203
Judas, Verräter Jesu 169f.
Jung, Carl Gustav 65, 198, 326, 330, 332, 369, 376f., 383, *421ff.*
Jung-Stilling, Johann Heinrich 395ff., *441*
Junker, Uwe *423*

K
Kaeser, Eduard 384f., *440*
Kaiser, Ernst 61, *421*
Kalbsohr, Hans 240
Kälin, Wernerkarl 392
Kant, Immanuel 31, 163, 384, *433*
Karl V., Kaiser 217

Karl VIII., König von Frankreich 252
Karl Aegidius 363
Karlstadt siehe Bodenstein, Andreas Rudolf
Karpati, Mirella *420*
Kelheimer (Weinsorte) 20
Keil, Gundolf 249f., *430*
Keller, Gottfried 59
Kerner, Dieter *429*
Kessler, Johannes 19, 27, 33, 46ff., 50, 63, 65, 71ff., 80, 166f., 168f., 175, 182, *443*, vgl. Sigel KS
Kestenholz, Maria Veronika *435*
Kilchmeier, Jos 270
Kilian, Hans 220, 366, *439*
Kläui, Paul *418*
Klettenberg, Susanne von 396
Koelbing, Huldrych 101, *422*
Kohlhaas, Michael 11
Kolbenheyer, Erwin Guido 140, 378, 403f., 405
Koller, Fritz *434*
Kolta, Kamal Sabri 110, 114f., *417*, *423ff.*
Kolumbus, Christoph 252
Konfuzius 409
Konrad von Hohenrechberg, Abt von Einsiedeln, 203
Konrad von Wiblingen 124f., 136
Kopp, Hermann 95ff.
Kopp, Josef Vital 386f., *442*
Kopernikus, Nikolaus 212, 291
Kranz, W. *422*
Kraus, Karl 50
Krauss, Werner 404
Künzli, Johann 175
Kuhn, Thomas S. 151
Kurosawa, Akira *435*
Kuster, Reinhard *421*

L

Lang, Fritz 402
Lang, Matthäus, Bischof von Salzburg 218
Larese, Dino *441*
Laurentius, Heiliger 164
Laurin, Zwerg 331
Lavater, Johann Caspar 346
Lavoisier, Antoine-Laurent 95
Lena, weise Frau 143f.
Leibbrand, Werner *426f.*
Leibniz, Gottfried Wilhelm 99, 180, 218, 373, *433*, *439*
Leipnick, Johann 91, 237f.
Lenau, Nikolaus 399
Lenz, Sibylle siehe Druschky
Leonardo da Vinci 376
Leoniceno, Niccolo 36, 61, 64, 212
Leyh, Frowine 251, *431*
Lichtenfels, Cornelius von 11, 44, 234
Lieb, Thomas siehe Erastus
Lienert, Meinrad *427*
Lienhardt, Bruno 204, *425*, *428*
Linné, Carl von 250
Locher, Hans 19, *417*
Londoner Pharmakopöe 13
Löther, R. *440*
Löw, Anthony 190
Lubitsch, Ernst *430*
Lullus, Raymundus 366, 389
Lukas, Apostel 179
Luther, Martin 7f., 47, 50, 184, 198f., 206, 209, 218, 333, 345, 349f., 352, 370f., 378, 404

M

Macer 36, 210, 262
Magenbuch (Arzt in Nürnberg) 265
Magg, Alfons 197
Maier, Kunrad 18
Manardi, Giovanni 36, 212
Mansfeld, J. *422*

Manz, Felix 167
Margarita (eig. Esther Margarita Vilar) 409
Maria (Mutter Jesu) 358f.
Martha (Wiedertäuferin) 168
Maritain, Jacques 151
Matthiessen, Wilhelm 371, *437ff.*, *443*
Marx, Karl 99, 183, 332, 357, 405
Maximilian I., Kaiser 217
Medicus, Fritz 377, *439*
Mehmet IV., Sultan 115
Mell, Max 322, 401ff., *441f.*
Menlishofer, Johann 69
Meier, Gabriel *432*
Meier, Pirmin *419*, *436*, *442*
Meinrad, Heiliger 92
Merseburger Zaubersprüche 214
Mesmer, Franz Anton 164, 334, 369, 374, 376, 383, 411
Mesue, 264
Metzke, Erwin 382
Meyer, Conrad Ferdinand 394
Meyer-Salzmann, Martha 267, *431*
Meyer-Steineg, Th. *430*
Meyer, Rolf 312, *434*
Mielke, Fred *440*
Miles, Hermann 123
Miller-Guinsburg, Arlene *439*
Milt, Bernhard 75, 377, *420ff.*, *437*
Mitscherlich, Alexander *440*
Mitzka, Walter 382
Moeller van den Bruck, Artur 375, 378, 404, *440f.*
Montanus, 367
Moro, Gisbert 240
Morgenstern, Christian 280
Morgenstern, Heinrich 127
Morus, Thomas 110
Mozart, Wolfgang Amadeus 57, 164, 218
Müller, Andreas 49
Müller, Jos 270
Müller, Josef *432*
Müller, Kuno *420*
Müllerin, Magdalena 168
Müller, Martin *444*
Müneccimbasi Ahmet Dede ben Lutfallah 115
Münster, Sebastian 72
Müntzer, Thomas 76
Murner, Thomas 50
Murphys Knopf 274
Mutter des Paracelsus 9, 139ff., 205ff., 248

N
Näf, Werner 68, *421*
Nashe, Thomas 370, 389
Necker, Jodokus 145
Nestle, Wilhelm *422*
Netzhammer, Raymund 141, 347, *419ff.*
Newton, Isaac 28
Niehans, Paul 280
Nietzsche, Friedrich 60, 138, 177, *427ff.*
Nigg, Walter *424*
Niklaus von Flüe, 61, 78, 85, 120ff., 147, 160, 178, 182, 203, 319f., 333, 349, 358, *442*
Nostradamus 57
Nobis, H.M. *424ff.*
Novalis (Friedrich von Hardenberg) 394, 399, *433ff.*, *440ff.*
Numagen, Petrus von 123, 130, 132, 136

O
Obrechtus, Didymus 53, 368
Oechsli, Wilhelm 71, *421*
Ochsner, Familie 140
Oekolampad, Johannes 17, 47, 50, 60, 66, 77, 231f., *430*

Oporinus 10, 22, 38, 106, 232, 267, 345, 392, 400, *430*
Oschlin, Hans 266
Oswald, Matthias 69
Ottheinrich, Pfalzgraf 366f., *439*
Ovid 210

P
Pagel, Walter 285f., 376, *433ff.*
Pascal, Blaise 103, 316
Paulus, Apostel 138, 171
Peuckert, Will-Erich *438*, *443f.*
Peyer, Hans Conrad *417*
Peypus, Friedrich 235, *422*
Pfister, Christian *418*, *427*
Pflaundorfer, Heinrich 195
Pfolspeundt, Heinrich von 271ff., *432*
Philipp von Baden, Markgraf 220f.
Philipp von Hessen 56
Philipp II., König von Spanien 59
Philippe, Adrien 278, 280, *423*, *432*
Pico della Mirandola, 298, 302
Pieper, Josef *433*
Pirckheimer, Willibald 69
Planck, Max 351
Platon 85, 153, 157, 199, 297, *435*
Plenck, J.J. 250ff.
Plinius 36, 61, 212, 389, 408
Pörksen, Gunhild 321, *436ff.*, *445*
Popper, Karl 216, 297, *429*
Pound, Ezra 406ff., *442*
Ptolemäus 64
Pythagoras 99, 295f.

Q
Quincey, Thomas de 369

R
Rahner, Karl *438*
Ramming, Martin 224, *430*
Ranke, Leopold von 59
Reding, Statthalter 204
Reichenmiller, Margareta *425*
Reischach (Adelsgeschlecht) 202
Reissner, Adam 91
Rhazes 264, 316
Rilke, Rainer Maria 393
Riner, Jakobus 71
Ritter, Joachim *424f.*
Rotenstein, Johann von 146
Rosenkreutz, Christian 371
Rosina (Konkubine) 339
Rosner, Edwin 186ff., 313, *420ff.*, *427*
Rotenstein, Johann von 146
Rudolph, Hartmuth 373, *439*, *445*
Rueb, Franz 58, *420*, *431*
Rüsch, Ernst Gerhard 48, 58, *418ff.*
Rüss, Johannes 44
Rütiner, Johannes 19, 22, 36, 45ff., 52f., 55f., 65, 71f., *417ff.*

S
Saddam Hussein 176
Salih ben Nasrallah ben Sallum siehe Ibn Sallum
Salomon, König 54, 375
Samson 171
Savonarola, Michele 36
Schacht, Matthias 124
Schapper, Jos 270
Scheffel, Josef Viktor von 3, 404
Scheler, Max 177
Schelling, F.W.J. 99, 297, 375
Scherer, Familie siehe Clauser
Scheuchzer, Johann Jakob 365
Schiller, Friedrich 59f., 400
Schipperges, Heinrich 312, *427ff.*
Schlageter, Michael 203
Schlegel, Friedrich 399
Schleiermacher, Friedrich 375
Schlemmer, Oskar 406
Schmaltz, Dieter 261, 378, *431f.*, *440*
Schmieder, K.Ch. *420*
Schmid-Reiter, Isolde *429*

Schmidt, Carl *439*
Schmitt, Wolfram 259, *431*
Schneider, Reinhold 103, 181, 217, 411ff., *427ff.*
Schnitzler, Arthur *441*
Schobinger siehe Schowinger
Schobinger, Viktor 34, 36, 41, *417ff.*
Schoeck, Helmut 177
Schöner, Johannes 79f., 82, *422*
Schopenhauer, Arthur 99, 186, 291f., 374, *440*
Schowinger, Bartlome 18, 20f., 22ff., 33ff., 36ff., 40ff., 45f., 49, 69, 95, 107, 162, 182, 238, 355, *419f.*
Schowingersche Handelsgesellschaft 18, 35f.
Schowinger, Hans 34
Schowinger, Heinrich 35, 40
Schowinger-Studer, Helena 18, 20, 145, 182
Schowinger, Hieronymus 34f., 49, 412
Schowinger, Tobias 42
Schreber, Daniel Paul 136
Schubert, Eduard *436*
Schuder, Rosemarie 405f., *442*
Schugger, Leonhard 169
Schugger, Thomas 169
Schüpfheimer Kodex 211, 214, 271
Schütz, Michael siehe Toxites
Schwenckfeldt, Kaspar 75f.
Scotus, Michael 108
Scultetus, Johann vom Berg siehe Montanus
Serveto, Miguel 39, 183, 346, 357, 405
Seznagl, Michael 220
Shakespeare, William 8, 64, 370, 388f., 400, *441*
Sickingen, Franz von 56
Sigenot 330
Sigismund, Kaiser 55
Sigmund von Österreich, Herzog 126
Simon, Magister 50
Simon, Walther *426*
Sixtus IV., Papst 126
Sixtus von Grüningen 272f.
Sooder, Melchior *436*
Spengler, Lazarus 235f.
Spiess, Johann 57, *420*
Spinoza, Baruch de 26, 99, 378, 385, *418*
Stadler, Alois 270, *432*
Staerkle, Paul 44, *417*, *417ff.*
Staupitz, Johannes 218
Stein, Charlotte von 397
Steiner, Heinrich 238
Steiner, Rudolf 383
Sticker, Georg 379, *430*
Stifter, Adalbert 403
Strebel, Josef 140, 283f., 285, 376, *422ff.*, *443*
Stromer, Heinrich 237
Strunz, Franz 156, *425*, *438*
Studer, Christian oder Christoffel 18ff., 22, 33f., 44, 50f., 165, 182, 238
Studer-Zili, Helena 18ff., 145, 165
Sudhoff, Karl 8, 25, 33, 51, 57, 86, 162, *186ff.*, 228, 238, 340, 363, 371, 379, 404, *418ff.*, *427ff.*, *438ff.*, *442ff.*
Suff, Hans 195, 265f.

T

Tauler, Johannes 36
Teilhard de Chardin, Pierre 282, 347, 359, 386, *432*, *438ff.*
Telepnef, Basilio de 209, *429*
Telle, Joachim 108, 367, *420*, *439*, *445*
Terenz 210
Terzioglu, Arsan *423*
Thales von Milet 99
Thalhauser, Wolfgang 211, 238, 265
Thalmann, Töni 323

Theophrastus siehe Tyrtamus von Eresos
Thiede, Carsten Peter *442*
Thomas von Aquin 99, 138, 152, 296, 310, 345, 352
Thomas (Bischof von Konstanz) 126
Thüring von Rigoltingen 330, *435*
Thurneisser, Leonhardt 198, 286, 365
Tieck, Ludwig 388, 399
Tischmacher, Kaspar 48, 307
Tobler, Max *418*
Toggenburg, Hans von 267, 271
Toko (Schütze) 218
Toxites (Michael Schütz) 162, 202, 363, 367ff., *439*
Treylingius, Sebaldus 91
Trithemius von Sponheim, 123ff., 130
Trophaea, Veitstänzerin 176
Troxler, Ignaz Paul Vital 372, 375, 387, *433ff.*
Trutwinin, Margarete 201
Turquet de Mayerne, François 286, 365
Tyrtamos von Eresos 199

U
Ulmannus (Mönch) 108, 133
Ulrich von Württemberg, Herzog 56ff., 191
Ungnad, Hans, Freiherr von Sonnegg 240
Urner, Hans *441*
Ursula, Heilige 62

V
Vadianus, Vadian (Joachim von Watt) 17, 20, 35, 46ff., 50, 53, 59ff., 71ff., 76, 78, 80, 92, 115, 118, 120, 123, 163, 182, 209, 221, 265, 267f., 271, 355, 397, *418ff.*, *421ff.*, *442*
Valla, Laurentius 36
Valvasor, Ian Weichard 391
Valentinus, Basilius 396
Valentius de Retiis 364
Varnier, Hans 238
Verena, Wiedertäuferin 168
Vergil 210
Vesalius, Andreas 106, 286
Villumsen, Sigbrit 142
Virchow, Rudolf 159, 369, *426*
Vogeljagdbüchlein vom Bodensee 277
Vogler, Werner 44, 92, *419*, *422*, *444*
Vollenweider (Oberfeldarzt) 377
Voss, Isaac 37

W
Wäckerlin-Swiagenin, Katharina *429*
Walch, Johann Georg 291
Walder, Wilhelm 70
Waldheim, Hans von 136, 147
Watt, Joachim von siehe Vadianus
Watt, David von 71
Watt, Melchior von 268
Weber, Max 42, 355, *419*
Weimann, Karl-Heinz 49, 146ff., 151, 209, 240, 251, 371, 394, *420ff.*, *425ff.*, *444*
Wehr, Gerhard 371, *439f.*
Wehrli, G.A. *429*
Weigel, Valentin 347, 373
Weinhandl, Ferdinand *433*, *445*
Welser (Familie) 235
Wesiack, Wolfgang 252, *431*
Wessener, (Familie) 140
Wessener, Koni (Konrad) 204
Wessener, Peter 140, 203
Wettley, Annemarie *426*
Weyer, Johannes 38, 345, 400
Wickersheimer, Ernest *429*
Wildiers, N.M. *432*
Willhelm Tell 122, 218, 393
Wille, Ulrich (Korpskommandant) 377
Wilms, Anno *420*

Wingartner, Jos 270
Winkelried 122
Wisselinck, Erika 141, *425*
Wittgenstein, Ludwig 59
Wolkenstein, Oswald von 232
Wollgast, Siegfried *423*

Y
Yeats, William Butler 408

Z
Zekert, Otto 145, 321, *425*, *430ff.*
Zemp (Familie) 55
Zemp, Josef 55
Zigeunerkönig von Lömmenschwil, 55f., 113, 118
Zihlmann, Josef 27, 322f., *418*, *435*
Zili, Dominik 20, 165
Zimmer, Dieter E. *442*
Zimmermann, Johann Georg 186, 397
Zwinger, Theodor 139
Zwingli, Jacob 20
Zwingli, Ulrich 12,17, 20, 50, 60, 67, 71, 74ff., 85f., 88, 121f., 184, 203, 209, 286, 352, *421ff.*, *426*, *442*

Nachwort zur 6. Auflage

»Habent sua fata libelli« – Bücher haben ihre Schicksale. Das gilt für ein Buch, an dem zwanzig Jahre nach seinem ersten Erscheinen offenbar noch immer ein Interesse besteht. Die ersten Auflagen dieses Werks haben einen überraschenden Erfolg erzielt. Der Befund der Informationslage zu meinem *Paracelsus* hat sich von Auflage zu Auflage verändert.

Nach dem Ersterscheinen (1993) war es für die Stadt St. Gallen nicht mehr tragbar, dass kein Platz und keine Strasse, »wo die Hunde seichen«, den Namen des Hohenheimers trägt. Also wurde flugs das wohl kürzeste Strassenstück der Altstadt in »Paracelsus-Gässchen« umbenannt. Zwischen der 2. und 3. Auflage fiel zur Korrektur an, dass Paracelsus im Kloster St. Gallen angeblich eine alchemistische Küche habe einbauen lassen. Diese Behauptung beruhte auf einem schon vor mir verbrochenen Übersetzungsfehler. Wurde in der bei Pendo als Taschenbuch erschienenen Sonderausgabe (4. Auflage) nichts verändert, musste in der 5. Auflage auf die vom Medizinhistoriker Gundolf Keil polemisch angemahnte Bestreitung von Paracelsus' ärztlichem Beruf eingegangen werden. Zum 150. Todestag des Philosophen F. W. J. von Schelling (2004), dem die 4. Auflage gewidmet war, wurde der Nachweis erbracht, dass die Hauptthese des romantischen Denkers, der Geist sei nichts anderes als die unsichtbare Natur, ein abgewandeltes, dem *Paragranum* entnommenes Paracelsus-Zitat ist: »Was ist die Philosophie anders denn die unsichtbare Natur?«

Als nachhaltigstes Forschungsereignis zwischen der 5. und 6. Auflage ist das Erscheinen des 1. Bandes der *Theologischen Werke* im Rahmen der Neuen Paracelsus-Edition des »Zürcher Paracelsus-Projektes« zu würdigen. Der von mir im Zusammenhang mit Schimmelflug und Hexenreise als Paracelsische Utopie eingeschätzte Satz »es ist noch nit geflogen worden« ist aufgrund der

Textkritik von Herausgeber Urs Leo Gantenbein als »gepflogen worden« zu lesen. Damit muss ein weiteres von unzähligen Paracelsus-Missverständnissen aus dem Verkehr gezogen werden. Auch scheint es aufgrund der von Pia Holenstein Weidmann und Urs Leo Gantenbein erfolgten Edition der Schrift *Der Komet im Hochgebirg von 1531* (Zürich 2006) geraten, das 5. Kapitel dieses Buches differenzierter zur Kenntnis zu nehmen, unbeschadet des gewagten Unternehmens, in Paracelsus den »Propheten der Eidgenossen« zu sehen. Die Figur des Propheten bleibt aber aus der Sicht des Theologischen Werkes substanziell genug, um den Untertitel »Arzt und Prophet« unangetastet zu lassen.

Im Hinblick auf die Tätigkeiten von Theophrast von Hohenheim als Arzt, Wundarzt, Heiler, Magier, Bibelausleger und Autor ergab sich nach der 2008 in der »Neuen Paracelsus-Edition« (Walter de Gruyter, Berlin–New York) zugänglich gemachten Lektüre der *Theologischen Werke 1* für mich ein neues Leseerlebnis. Treffendster Sammelbegriff aller Aktivitäten des Paracelsus ist die für den Kulturwandel im Spätmittelalter im höchsten Grade charakteristische Wortschöpfung »Beruf«, bei Paracelsus in der alemannisierenden Wortform *beruef*. Damit ist, wie im *Liber Prologi in vitam beatam* ausgeführt (S. 151), das Amt des Apostels und Propheten ebenso inbegriffen wie die Tätigkeit des Arztes und des medizinisch-theologischen Schriftstellers: *so leit do* (liegt hierin) *ein beruef, dass niemands zu schreiben habe, er halte dann den beruef, das ist der heilig geist.* Die Bezeichnung »Beruf« steht im engsten Zusammenhang mit »Berufung«, was im Sinne des Predigers Johannes Tauler und später aus dem Verständnis des Soziologen Max Webers ein neues Ethos der Arbeit verkörpert. In der Geschichte der Soziologie wurde der Befund »protestantische Ethik« genannt. Aus *arebeit,* vom Wortsinn her Mühsal, wird ein auch spirituell vollgültiger Lebensinhalt, eben eine Berufung. Der Ruf Gottes ist nicht zu überhören. Dieses Ethos wurde schon bei den Johannitern und Deutschrittern des Hochmittelalters zum Programm erhoben, zum Beispiel im Ratschlag der heiligen Elisabeth von Thüringen (1207–1231), dass »die Tugend die Arbeit erfordere«.

Aus diesem Ethos der Johanniter und Deutschritter ist die umfassende Medizin-Ethik des Paracelsus zu begreifen. Dies noch weiter auszuführen, müsste jedoch nicht einer Überarbeitung, sondern einem längerfristig geplanten zweiten Band dieser Studie mit dem Arbeitstitel *Paracelsus der Johanniter* überlassen bleiben.

Entgegen mancherlei Unterstellungen handelt es sich bei meiner Paracelsus-Studie, unbeschadet einer gewissen Erzählfreude, nicht um einen historischen Roman. Im Vordergrund stand ein essayistisch-narratives Bemühen um historische Wahrheit. Vor weniger als zwanzig Jahren etwa war in einem didaktischen Text des Medizinhistorischen Museums der Universität Zürich zu lesen, es habe um 1500 noch keine Bauchoperationen gegeben. Die Illustration auf Seite 241 unserer Ausgabe wie auch die entsprechenden Beschreibungen zu den bei Paracelsus in den Basler Vorlesungen erwähnten historisch belegten Bauchoperationen im oberen Zürichseeraum waren schon in der 1. Auflage dieses Buches einzusehen. Für ein tieferes Verständnis der Medizin- und Geistesgeschichte im Alpenraum bleibt die nachhaltige Beschäftigung mit Paracelsus unentbehrlich. Von daher wäre dem »Zürcher Paracelsus-Projekt« einschliesslich der Integration erfahrener gelehrter Ärzte in die medizinhistorische Forschung weiterhin eine fruchtbringende Zukunft zu wünschen.

Die 6. Auflage erscheint zum 6. Dresdner Paracelsus-Symposion der Deutschen Bombastus-Gesellschaft Dresden am 27. April 2013.

Die Neuausgabe ist dem Andenken an Bundesrat Otto Stich (1927–2012) gewidmet. Der verstorbene Staatsmann hat sich als Bundespräsident der Schweizerischen Eidgenossenschaft (1994) seinerzeit öffentlich zu Paracelsus wie auch zur Lektüre dieses Buches bekannt und damit das Projekt auf bedeutende Weise gefördert.

Pirmin Meier

Inhalt

Einleitung:
Der Zorn der Turteltaube
oder aus dem Leben eines Streitbaren 7

1. Hauptteil

Der feurige Salzgeist von Sankt Gallen
1. Kapitel: Regenbogen bei Sonnenaufgang
Paracelsus als Meister des Regenbogens 17

2. Kapitel: Die Wahrheit im Loch
Beziehungen zur Familie Schowinger in Sankt Gallen 33

3. Kapitel: In den Niederungen kriecht der Regenwurm
Paracelsus bei den St. Galler Stadtchronisten
Rütiner und Kessler 46

4. Kapitel: Der Stadtarzt lässt erkunden
Paracelsus und Vadian 59

5. Kapitel: Prophet der Eidgenossen
Paracelsus und Zwingli 71

6. Kapitel: Das politische Bauchweh des Abtes
Über Abt Russinger von Pfäfers 88

7. Kapitel: Von der Para-Chemie zur Para-Medizin
Deutung des Paramirum-Werkes 95

8. Kapitel: Kurzgefasster Bericht über eine Flugreise
ins Osmanische Reich
Die Sankt Galler Schriften im Lichte von Ibn Sallum 111

9. Kapitel: Der Magen des heiligen Niklaus von Flüe
Das Fasten des bekannten Wundermannes 120

10. Kapitel: Para-Feminismus oder von den
Heimlichkeiten der Frauen
Grundlegendes über die Frau, u.a. ›die Frau
von Kopf bis Fuss bei Paracelsus‹ 138

11. Kapitel: Para-Psychiatrie oder von den unsichtbaren Päpsten
Der Psychiater des Glaubenswahns 164

12. Kapitel: Appenzeller Hundsketten – Spuren und Legenden
Neues zur Frage eines möglichen Appenzeller Aufenthaltes 182

2. Hauptteil

VON EINSIDLEN, DES LANTS EIN SCHWEIZER
13. Kapitel: Herkommen, Kindheit, Lehrjahre 195

14. Kapitel: Arzten, Lehren, Schreiben, Sterben 214

3. Hauptteil

AUS FOLTER- UND SCHATZKAMMERN
15. Kapitel: Die tückische Vielfalt der Qualen
Krankheitsbeschreibungen 245

16. Kapitel: Meisterstücke der Leib- und Wundarznei u.a. mit Forschungen zur Chirurgie bei Paracelsus, Hinweise auf Hans von Hinwil 264

17. Kapitel: Die Frage nach den Errungenschaften des Arztes Paracelsus 283

4. Hauptteil

Wo der Arzt aufhört, fängt der Philosoph an

18. Kapitel: Die Philosophie, die einem Arzte nötig ist 291

19. Kapitel: Fünf Gründe und fünf Wege 304

20. Kapitel: Das Geisterreich ist nicht verschlossen 319

5. Hauptteil

Christ zwischen Stühlen und Bänken

21. Kapitel: Der heiligen Gschrift Doctor 339

6. Hauptteil

Meine Gebeine werden mit euch streiten

22. Kapitel: Der Paracelsus der Gelehrten, Ideologen und Forscher 363

23. Kapitel: Abschied vom Paracelsismus 384

24. Kapitel: Kultfigur in Sage und Dichtung 388

Anmerkungen 417

Hinweis auf Schrifttum und Zitierweise 442

Zeittafel 450

Namenindex 453

Nachwort 465

Weiter lesen mit dem Unionsverlag …

Stephen Landrigan und Qais Akbar Omar
Shakespeare in Kabul

Die Welt horchte auf, als eine Gruppe afghanischer Schauspielerinnen und Schauspieler Shakespeares *Verlorene Liebesmüh* in Kabul aufführte. Zum ersten Mal seit über dreißig Jahren standen Männer und Frauen gemeinsam auf einer Bühne und spielten eine Liebeskomödie! Die fesselnde Chronik eines faszinierenden Wagnisses – hoffnungsvoll und lebensbejahend, allen Konflikten und Bedrohungen zum Trotz.

Mahmud Doulatabadi
Nilofar

Wer ist dieser alte Mann im grauen Regenmantel, der durch die Straßen einer europäischen Großstadt irrt? Er setzt sich in ein Kaffeehaus, liest, schreibt und versucht, seiner Erinnerungen an Nilofar Herr zu werden. Ein rätselhaftes Gefühl uralter Liebe, Freundschaft und Einheit verband die beiden. Warum hat er sie wieder verloren? Mahmud Doulatabadi erzählt von der Macht einer Liebe, die an noch größeren Mächten scheitert: an den Zwängen einer traditionellen Familie, der politischen Starre und am eigenen Unvermögen.

Claudia Piñeiro
Betibú

Inmitten einer idyllischen Wohnsiedlung wird ein Unternehmer mit aufgeschlitzter Kehle aufgefunden. Drei Jahre zuvor wurde im selben Haus die Ehefrau ermordet. Zufall? Die Tageszeitung *El Tribuno* plant eine ausführliche Story und schickt die Krimiautorin Nurit Iscar an den Tatort. Auch der Journalist Jaime Brena kann es sich nicht verkneifen mitzumischen – nicht zuletzt, weil er ein Auge auf Nurit geworfen hat. Claudia Piñeiro nimmt das Verhältnis zwischen Medien und politischer Macht unter die Lupe und zeichnet mit scharfem Blick das Porträt einer ganzen Gesellschaft.